BYZANTINISCHER ORIENT

Jean Hirschen, dem Verleger und Freund,
in Erinnerung an fünfundzwanzig Jahre
glücklicher Zusammenarbeit

Henri Stierlin

BYZANTINISCHER ORIENT

Von Konstantinopel bis Armenien und von Syrien bis Äthiopien

Belser Verlag
STUTTGART
ZÜRICH

Die Deutsche Bibliothek – CIP-Einheitsaufnahme

Stierlin, Henri:
Byzantinischer Orient : von Konstantinopel bis Armenien
und von Syrien bis Äthiopien / Henri Stierlin. [Die Übers.
aus dem Franz. besorgte Mara Huber]. – Stuttgart ; Zürich :
Belser 1996
Einheitssacht.: L'orient byzantin <dt.>

Titel der Originalausgabe:
L'Orient byzantin – De Constantinople à l'Arménie et de Syrie en Ethiopie

Übersetzung: Mara Huber

Pläne und Zeichnungen: José Conesa

Satz: Febel AG, Basel
Photolithos: Litho-Service, Verona
Druck: Druckerei Uhl, Radolfzell

Printed in Germany
ISBN 3-7630-2341-0

Inhaltsverzeichnis

Einleitung

Byzanz: sakrale Kunst, flammendes Gold in strahlenden Mosaiken, Christos Pantokrator und die Jungfrau Theotokos in einem immateriellen Universum. Byzanz: Häresien, unterdrückt von den Kaisern und verdammt von den Kirchenvätern, um das Credo der Christen in einer umfassenden Theologie zusammenzuschmieden, die das ganze Denken der ersten Jahrhunderte miteinbezog. Byzanz: aulische Rituale, in denen die Herrscher im Rahmen des Chrysotriklinon zu Akteuren eines feierlichen und großartigen Dramas wurden. Byzanz: höfischer Prunk mit detailliertem Protokoll, das sich im Zeremoniell der omeyyadischen Kalifen spiegeln wird. Byzanz: staunenerregende mechanische Geräte verwirren die Botschafter Karls des Großen, die sich zu Füßen des Kaiserthrons geworfen haben. Byzanz: Palastintrigen, Meuchelmörder mit blutigen Dolchen, Eunuchen mit seidenen Schlingen und Kaiserinnen mit Gift. Byzanz: Armeen im Kampf gegen den Westgoten Alarich, den Perser Schahpur, den Kalifen von Damaskus oder die Kreuzritter, die die Hauptstadt plündern. Byzanz: das Schisma zwischen den Orthodoxen des Orients und den Katholiken des Okzidents, das unerbittliche Feindschaft zwischen Kaiser und Papst stiftet. Byzanz: heroischer Widerstand gegen Sultan Mehmet den Eroberer, dessen Truppen die tausendjährige Theodosianische Mauer stürmen und die Geschichte dieses orientalischen Reiches beenden, in dem die Fiktion vom glorreichen Römischen Reich überlebt hat.

Solche und ähnliche Bilder beschwört der bloße Gedanke an die byzantinische Kultur herauf, die dem breiten Publikum mit am wenigsten bekannt ist, als hätten sich die gegenseitigen Anathemata und Exkommunikationen, die die seit damals getrennten Christen einander entgegenschleuderten, bis heute erhalten. In diesem Bereich der Geschichte scheinen die päpstlichen Bannflüche ihre Wirkung nicht ganz verloren zu haben: Byzanz riecht gleichsam noch nach Häresie.

Es wäre ja sinnlos, es zu verschweigen: Der schwere Mantel des Unverständnisses, der für viele Leser die byzantinische Welt noch verhüllt, beruht auf den Mißverständnissen einer alten Fehde. So gelten die komplexe Kultur und die hieratische Kunst von Byzanz als schwer verständlich. Sein Denken gilt allgemein als dunkle Manifestation des Mittelalters, obwohl es von antiken Traditionen durchdrungen ist. Diese Verbindung zwischen Konstantinopel und Rom ist durchgehend und deutlich, wie hier gezeigt werden wird. Nie sahen sich die Byzantiner anders denn als Römer: Rumi ist der Name, den Araber und Türken ihnen gaben.

Die Kaiser behielten bis zum Ende die Hofzeremonien des Prinzipats bei, die unter Augustus eingeführt und unter Domitian, Hadrian und Diokletian entwikkelt worden waren – im kaiserlichen Rom, als dessen Erbin Konstantinopel sich kurzerhand betrachtete. In Byzanz hielt sich die Sprache des Hellenismus bis in die Renaissance; gleichzeitig überlebten die kaiserlichen Traditionen, etwa die Rennen und Feste im Hippodrom, der Kaiserkult, das römische Recht und die Idee der »Res publica«, um nur die augenfälligsten Beispiele zu nennen.

Der Begriff der Kontinuität beherrscht das ganze Denken des byzantinischen Staats. Trotz des Christentums lebt diese Kontinuität von griechischen und römischen Quellen, von hellenistischen Königreichen wie vom Römischen Reich. Die Geschichte Konstantinopels ist die bruchlose Fortsetzung dieser beiden Paradigmen in einem Prozeß direkter Übertragung.

Zwar gibt es zahllose Arbeiten und Publikationen über Konstantinopels Kunst und Kultur, doch die Zeugnisse dieser Hochblüte der Weltkultur führen ein Schattendasein: Sie gehören nicht zum Wissensgut des Bildungsbürgers im 20. Jahrhundert. Und doch sollten die gemeinsamen christlichen und griechisch-römischen Wurzeln uns den Zugang zu diesem glänzenden Kapitel der Geschichte erleichtern. Nichts, so scheint es, muß uns hindern, die Vielfalt von Phänomenen zu verstehen, die der Westen mit dem Rom des Ostens teilt.

Um diese Vorurteile auszuräumen, die auf der Geisteshaltung einer vergangenen Zeit gründen, und um den großen Atem der römischen Tradition hervorzuheben, die in Byzanz weiterlebt, scheint es notwendig, den Weg der reichen Kunstproduktion der byzantinischen Welt zu verfolgen, besonders in den östlichen Provinzen.

Unter dem Titel *Byzantinischer Orient* erscheint hier der letzte Teil einer dreibändigen Untersuchung über die »Antike Kunst im Vorderen Orient«, die die orientalischen Elemente im Erbe der Antike darlegen soll. Als erstes ging es mit dem Band *Kleinasiatisches Griechenland* darum, die Annäherung der griechisch-römischen Kultur an Kleinasien zu zeigen und dabei die gegenseitigen Einflüsse zu bestimmen, die sich aus dem Vordringen klassischer Begriffe in die anatolische Welt ergaben. Die Hellenisierung begann an den Küsten der Ägäis und des Mittelmeers und drang dann in das Landesinnere bis an die armenisch-iranischen Grenzen und nach Phönizien vor. Sie hatte vielfältige Kontakte zwischen den griechisch-römischen und den orientalischen Völkern zur Folge. Einerseits überflutete das künstlerische Vokabular des antiken Abendlandes die von Alexander dem Großen eroberten Gebiete, in denen Rom sich über die hellenistischen Königreiche mit Gewalt festzusetzen verstand; andererseits jedoch wurde die Formensprache mit neuen Themen und eigenständigen Motiven bereichert, die die Fruchtbarkeit des Austausches bezeugen.

In einem zweiten Band mit dem Titel *Städte in der Wüste* wird nachgezeichnet, wie im ganzen Vorderen Orient der Antike ein Klassizismus entstand, der Syrien und Palästina ebenso beeinflußte wie Mesopotamien. Innerhalb der Gebiete, in denen die großen orientalischen Kulturen sich entwickelt hatten, setzten sich die Stilrichtungen und Ordnungen der griechisch-römischen Kunst durch. Dieses Vordringen geschah durch die Wüsten mit ihren internationalen Handelsstraßen, die das Abendland mit den Herkunftsländern von Bedarfs- und Luxusgütern verbanden; aus Indien kamen Gewürze, Edelsteine und Elfenbein, aus China Rohseide oder Seidenstoffe. Diese Beziehungen dauerten ein halbes Jahrtausend an und brachten eine Kunst hervor, in der sich antike Formen und lokale religiöse Vorstellungen eng vermischten. In einem monumentalen Erscheinungsbild, das die griechisch-römische Ästhetik spiegelt, drückte sich ein orientalischer Geist aus, beherrscht von autochthonen Kulten. Die Untersuchung zeigt die arabisch-semitischen Traditionen, die unter der Oberfläche liegen, kaum verhüllt durch den fadenscheinigen hellenistisch-römischen Klassizismus; sie spricht von einem Gleichgewicht, das in den großen Wüstenstädten wie Petra, Palmyra und Hatra die östlichen und westlichen Gedankenströme wie in einem Meer zusammenfließen und sich gegenseitig durchdringen läßt. Diese Städte des Austauschs, wirkliche Handelshäfen, sind das Laboratorium, in dem die innige Verbindung zweier Arten von Kultur entstand, die scheinbar antithetisch sind, aber dennoch eine harmonische Synthese ergeben. Die Kommunionsriten, die im Rahmen des Triklinon institutionalisiert waren, erlebten einen spektakulären Aufschwung. Dabei wurde eine Formel der Identifikation mit der Gottheit entwickelt, die sehr viel Zukunft haben sollte.

Der vorliegende dritte Band mit dem Titel *Byzantinischer Orient* zeigt die Rückbewegung der großen Strömung, in der sich die Künste und Religionen des Vorderen Orients vermischt haben. Künftig sollte das Abendland von Gottheiten und Glaubensinhalten des Orients überflutet werden. Die erste Welle der Orientalisierung hatte den Kult von Isis, Mithra und Kybele, die Sonnenkulte und die Mysterienreligionen, die jüdische Diaspora und die Heilserwartungen gebracht, die die Antike am Anfang unserer Zeitrechnung umtrieben und im ganzen Römischen Reich Fuß faßten. Doch diese Religionen verschmolzen im antiken Synkretismus (abgesehen natürlich von der jüdischen Religion, deren Verbreitung sich freilich in Grenzen hielt). Einige Gottheiten bereicherten die Mythologie und das Pantheon des Mittelmeerraums. Sie hatten jedoch keinerlei Tendenz, andere Religionsäußerungen der antiken Welt zu unterdrücken.

Ganz anders dagegen ging es mit dem Christentum. Zwar hatte es zunächst die Situation einer gehetzten, verfolgten Sekte zu ertragen; es war eine Bewegung, die mit den Hoffnungen der Schwachen, Ausgebeuteten, der Sklaven und Rechtlosen rechnete. Doch seine Zukunft sollte strahlend sein. Dies Christentum, eine Offenbarungsreligion, die von einem kleinen vorderasiatischen Volk ausging, verdankt seinen Erfolg den Ideen der Gemeinschaftlichkeit und sozialen Gleichheit, die es predigte. Rasch fand diese subversive Botschaft durch den Bekehrungseifer der Apostel und Missionare Anhänger in der gesamten römischen Welt, selbst in Persien, Indien und China. Ein solches Phänomen markiert unbestreitbar die Rückströmung des Denkens und der Kunst, deren Vordringen zuvor gezeigt wurde. Nun triumphierte der Orient. Er setzte sich in der Ideologie ebenso durch wie in der Kunst.

Das Christentum erfaßte die unterschiedlichsten Völker des Reiches, wurde mit Konstantin offiziell von der Macht anerkannt und schließlich in der ganzen römischen Welt übernommen: ein exklusiver Monotheismus, entstanden in Palästina und Erbe der jüdischen Religion. Dies änderte die Situation vollkommen. Mit dem Edikt Theodosius' I. von 380 und vor allem der Verurteilung des Heidentums von 392 wurde die einst verfolgte Religion verstaatlicht. Die Macht erlegte dem ganzen Reich einen einzigen Glauben auf und versuchte auf diese Weise, den verlorenen Zusammenhalt wiederzufinden.

Durch die Wirren der Häresien und der gleichzeitigen großen Invasionen entstand eine regelrechte monolithische, einheitliche Theokratie, ähnlich wie in zahlreichen orientalischen Kulturen, angefangen beim Ägypten der Pharaonenzeit und bei Babylon. Doch der absolute und intolerante Charakter wurde nun verstärkt durch den Glauben an einen einzigen Gott.

Das Christentum behauptete von Anfang an seine Ausschließlichkeit gegenüber dem Synkretismus der Antike. Es charakterisierte sich als Lehre ohne Wenn und Aber. Dank des dogmatischen Kristallisationsprozesses, der sich über die Konzilien vollzog, verkündete es sein Glaubensbekenntnis, verdammte die Häresien und fixierte ein Gefüge unantastbarer Glaubenssymbole. Dabei stützte es sich ohne Zögern auf die Macht des Kaisers. Dieser, der seit Augustus auch Pontifex Maximus war, spielte so ganz natürlich die entsprechende Rolle in einer Personalunion von Kaiser und Papst, wie sie für das christliche Kaisertum im Osten typisch war – mit all den fragwürdigen Kompromissen, die eine solche Einheit von Altar und Thron impliziert.

Die Kirchenväter, die die Dogmen schmiedeten, waren oft direkte Erben des antiken Denkens (Athanasius, Eusebius, Johannes Chrysostomos usw.). Dennoch verkümmerten die philosophischen Vorstellungen, die im Heidentum geblüht hatten, ebenso rasch wie die wissenschaftlichen und technischen Kenntnisse. Später wurde versucht, das von Platon und Aristoteles Erreichte mit der Botschaft Christi zu verbinden. Doch das ist eine andere Geschichte.

Territoriale und historische Grenzen

So schließt sich der *Byzantinische Orient* an die Untersuchung der großen Welle nahöstlicher Ideen an, die damals in die griechisch-römische Kultur einflossen. Der Band soll die Folgen für die Kunst deutlich machen, deren Schöpfungen dabei als Leitfaden dienen werden. Doch die Analyse wird sich hier auf die byzantinischen Gebiete beschränken, die den Osten des Reiches bildeten. Sie umfaßt außer Konstantinopel ganz Kleinasien und Armenien, Syrien, Palästina und Ägypten sowie den fernen Sproß des koptischen Christentums in Äthiopien. Deshalb wird dieser dritte Band, um sich in etwa an den geographischen Bereich der ersten beiden Bände über die »Antike Kunst im Vorderen Orient« zu halten, nicht den byzantinischen Westen miteinbeziehen: Griechenland, Kreta, Thrakien und Dalmatien, Italien, Sizilien, Spanien und Nordafrika. Auch die slawische Orthodoxie von Ungarn bis Rußland bleibt unberücksichtigt.

Trotzdem deckt der *Byzantinische Orient,* der die Gebiete von Konstantinopel bis Lalibela umfaßt, unendlich weite Regionen ab, in denen sich das frühe Christentum ausbreitete und in denen es Kunstschöpfungen zu Tausenden gab. Darum ist ein erschöpfendes Werk ausgeschlossen: Es werden nur einige Anhaltspunkte für eine Zone zusammengestellt, die in ihrer Frühzeit das Herz des östlichen Kaiserreiches bildete.

Vom Schwarzen bis zum Roten Meer reichen die Gebiete, in denen die ersten Christengemeinden blühten und im übrigen mit den Kirchenvätern der wichtigste Teil der Intellektuellen lebte. Gegenüber der langen Reihe orientalischer, an antiker Dialektik geschulter Gelehrter sind die großen Gestalten des Abendlandes selten: im wesentlichen Hilarius von Poitiers, Ambrosius von Mailand (der Basilius von Caesarea und Gregor von Nazianz kopierte) und Hieronymus, der Übersetzer der Vulgata, der aus Dalmatien stammte. Zyprian, Tertullian und Augustinus waren Nordafrikaner, und Irenäus kam aus Smyrna. Tatsächlich waren die griechischen Kirchenväter unendlich zahlreicher als die lateinischen; sie bildeten eine glanzvolle Elite, so daß Paul Lemerle feststellen konnte: »Die lebendigen Kräfte des Reiches waren alle im Orient.«

Die Gebiete, die die byzantinische Welt bildeten, haben im Lauf der Geschichte erheblich variiert. Das konstantinische Reich entsprach mehr oder weniger dem Reich der Blütezeit der Adoptivkaiser. Das Reich Justinians erstreckte sich von Syrien bis Südspanien, nicht aber über Italien, Gallien, Britannien und Dalmatien, die in die Hände der Barbaren gefallen waren. Nachdem im 7. Jahrhundert die Araber die Provinzen Ägypten, Nordafrika, Syrien und einen Teil Anatoliens erobert hatten, gelang es Papst Leo III., den Islam 740 aufzuhalten. Nikephoros Phokas eroberte im 10. Jahrhundert Antiochia zurück, und dies für über hundert Jahre. Schließlich zeigen die letzten Jahrhunderte – immerhin ein halbes Jahrtausend – ein Territorium, das sich wie Chagrinleder zusammengezogen hatte. Nach den Wirren der Eroberung durch die Kreuzfahrer war nur noch eine winzige Provinz um Konstantinopel geblieben, bis elfhundert Jahre nach der Gründung des neuen Rom im Orient die Osmanen ihm den Todesstoß versetzten. Es lebte – paradoxerweise – genau so lange, wie die ganze römische Geschichte dauerte, von der legendären Furche des Romulus bis zum Aufstand der Barbaren unter Alarich (753 v. bis 410 n.Chr.).

Historisch erstreckt sich die byzantinische Periode also über mehr als tausend Jahre. Sie ist geprägt durch das lange Überleben des Reiches nach dem Fall der ersten Hauptstadt, die den Eroberungswellen der Barbaren überlassen wurde. Von 330 bis 1453 entwickelten sich die Phasen einer vielfältigen und an Peripetien reichen Kultur. Sie verschwand nach einer langen Agonie und einer Belagerung, in der die letzten Christen um ihren Herrscher, Konstantin XI. Palaiologos, heldenhaften Widerstand leisteten. Zuvor lösten sich eine Reihe glänzender Dynastien ab: die konstantinische, die valentinische, die theodosianische, die thrakische, die justinianische, die heraklidische, die isaurische, die makedonische und schließlich die der Komnenen und Palaiologen.

Die byzantinische Geschichte ist von einigen wichtigen Ereignissen gekennzeichnet; erwähnen wir die christenfreundliche Politik Konstantins (ab 313), die Rechtsprechung Theodosios' I., die Kämpfe gegen die Häresie und zur Festigung der Orthodoxie, das Goldene Zeitalter Justinians mit dem Bau der Hagia Sophia (6. Jahrhundert), den Krieg zwischen Heraklios und den sasanidischen Persern, die wachsende arabische Bedrohung mit den Belagerungen Konstantinopels von 674 und 717, die Erfolge Leos III. und die gleichzeitige ikonoklastische Krise (die von 726 bis 843 anhielt), die Kämpfe gegen Russen und Bulgaren, die Siege Basileios' II., die Niederlage gegen die Seldschuken bei Mantzikert 1071, die Eroberung Konstantinopels durch die Lateiner 1204, den Verlust von Nizäa und Thessaloniki, die 1331 und 1430 in die Hände der Türken fielen, sowie die Gründung des Königreichs Trapezunt vor der künstlerischen Apotheose, die dem endgültigen Fall vorausging.

Über diese elf Jahrhunderte werden die verschiedenen Phasen verfolgt, die die kraftvolle Durchsetzung der byzantinischen Kultur markieren – als Erbin des Römischen Reiches und Ursprung einer höchst eigenständigen Kunst – eine Kultur, die Tradition und Neuerung eng verband. Während der ganzen Zeit stellte Konstantinopel den Inbegriff der Kontinuität des antiken Imperiums dar. Der griechische Orient strahlte darin in reicher Fülle, und das Christentum brachte hier einige seiner höchsten Meisterwerke hervor.

Anlage des Bandes

Nach diesen Vorbemerkungen sollen kurz Inhalt, Anlage und Ziele der vorliegenden Untersuchung zusammengefaßt werden. Sie will in einigen Kapiteln, die zugleich geographische und historische Einheiten bilden, die großen Phasen in der Entwicklung der Künste darstellen, die den Glanz der byzantinischen Epoche ausmachten: Architektur, Plastik, Mosaik, Fresko, Malerei, Miniatur, Weberei, Münzprägung und Goldschmiedekunst. Mit 209 Farbabbildungen und etwa vierzig Plänen und Karten wird in diesem ikonographischen Material den Schöpfungen der Architektur breiter Raum gegeben (fünfzig Bauten); die Monumentalmalerei ist mit dreißig Fresken vertreten, hinzu kommen siebzehn Mosaiken, fünfzehn Plastiken, acht Metallkunstwerke, sieben Illuminationen und sieben gewebte Stücke. Die ästhetischen Auffassungen des christlichen Byzanz werden also ausführlich dokumentiert.

Die Entwicklung einer Kunstsprache wird gezeigt: die Entstehung gebauter Räume, ergänzt durch die imperiale Malerei und die Werke der Provinz in den Zentren des Mönchtums, der langsame Niedergang der Plastik zugunsten des Mosaiks, einer Technik, die durch die christliche Kunst tiefgreifend erneuert wird, mit ihren Goldhintergründen, die an die himmlische Unendlichkeit erinnern.

Anhand dieses Überblicks über die Ausdrucksmittel, die in den orientalischen Gebieten des byzantinischen Reiches verwendet wurden, passieren Werke Revue, die von 350 bis 1325 reichen, also fast zehn Jahrhunderte abdecken. Ein solches Panorama an Kunstschöpfungen aus sehr unterschiedlichen Bereichen ermöglicht eine recht objektive Vorstellung von den Mitteln, die die Byzantiner zur größeren Ehre Gottes und des Kaisers, seines Vertreters auf Erden, einsetzten.

Die Pläne und Karten sind alle in einheitlicher Graphik neu gezeichnet. Dieses Illustrationsmaterial in Schwarzweiß soll das Verständnis des Textes erleichtern, besonders im Zusammenhang mit Architektur- und Städtebauanalysen.

Die Untersuchung selbst entwickelt sich parallel zur Illustration. Dabei geht sie auf ideengeschichtliche und historische Einzelfragen ein. Sie besteht aus sechs Kapiteln mit einer Einleitung und einer allgemeinen Schlußbetrachtung. Es scheint nützlich, hier die Themen und die Aufteilung aufzuführen, damit die behandelte Problematik deutlich wird und ein klares Bild von Ausmaß und Grenzen des Vorhabens entsteht.

Das I. Kapitel beschreibt die rasche Ausbreitung des Christentums in den ersten Jahrhunderten, das Ende der Verfolgungen und den Aufschwung der christlichen Kunst. Es verfolgt die Änderungen in der Benützung der Gebäude und die Anpassung der Architektur an neue Bedürfnisse, die sich aus dem entstehenden rituellen System ergaben. Die monumentale Sprache der triumphierenden christlichen Architektur fügte sich am Anfang in das klassische Erbe ein: Im ganzen Vorderen Orient – in Jerash, Ephesos, Aspendos oder Sardeis – entstanden auf den Ruinen verlassener Tempel bedeutende Kirchen. In Nordsyrien, in St. Simeon oder Qalbloze, und in Südanatolien, in Alahan oder Dschambazde, setzte sich ein Typ von Gebäuden durch, dessen Strenge und im Vergleich zu den Formen des spätrömischen Reiches gemäßigtes Simswerk eine tiefgreifende Neuerung, aber keine Abwendung von der Vergangenheit bezeugen. Dort bildete sich eine Formel für basilikale Kirchen mit Balkendecke heraus, die im wesentlichen von den profanen Basiliken abgeleitet war und sich bis ins Mittelalter hielt. Gleichzeitig entwickelten sich die Grabkirchen mit zentriertem Grundriß, wie in Hierapolis. Sie gingen aus den römischen Mausoleen hervor und übernahmen deren kultische Funktion. In den östlichen Provinzen des Reiches setzte sich somit ab dem 4. Jahrhundert eine schmucklose, nüchterne Kunst von allerdings bemerkenswerter Größe durch, die sich an die griechisch-römische Tradition anlehnte und sich zugleich den Bedürfnissen eines neuen Kultes und einer neuen Religion anpaßte.

Das II. Kapitel wendet sich Konstantinopel zu und beschreibt, wie an der Stelle von Byzanz die Hauptstadt Konstantins gegründet wurde. Dort begegnet man der verwirrenden, geheimnisumwitterten Gestalt dieses Kaisers, der dem Christentum einen zentralen Platz im Reich einräumte und gleichzeitig die Formen des Heidentums respektierte. Das Werk von Valens, von Theodosius dem Großen und Theodosius dem Jüngeren ermöglicht es, die Entwicklung der Stadt zu verfolgen, auf die eine glorreiche Zukunft wartete. Auch werden die Bedeutung der Einsetzung des Kaisers und die Rolle des Hippodroms als Zentrum aller Feiern hervorgehoben, die das Volk mit der Macht verbanden. Die hierbei verwendeten Symbole fügen sich in die Kontinuität der Antike ein. Unter Justinian erhielt Konstantinopel außergewöhnliche Monumente, die bis heute vom Glanz eines Goldenen Zeitalters zeugen: Die Kirche der heiligen Sergios und Bakchos und die Hagia Sophia sind gleichzeitig unbestreitbare Gipfelleistungen der frühesten christlichen Kunst des Reiches und letzte Zeugen der antiken Formen und Techniken. Die große Zisterne Yerabatan Saray gibt Einblick in einen besonderen Typ von Nutzbauten. Übrigens haben Restaurierungsarbeiten jüngst zu interessanten archäologischen Entdeckungen in dieser riesigen Säulenhalle geführt, die 420 wiederverwendete antike Säulen aufweist. Die Periode von Konstantin bis Justinian erlebte auch die endgültige Fixierung des Glaubensbekenntnisses und den Kampf gegen die Häresien in einer Reihe von Konzilien, die die Machthaber organisierten: Nizäa, Konstantinopel,

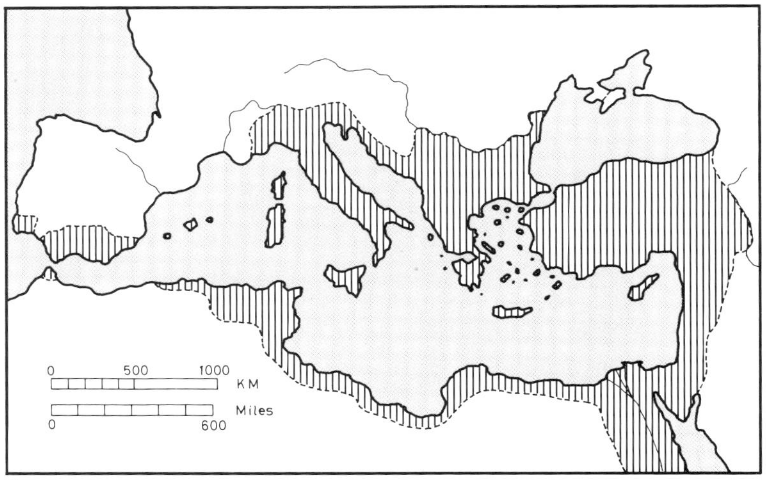

A

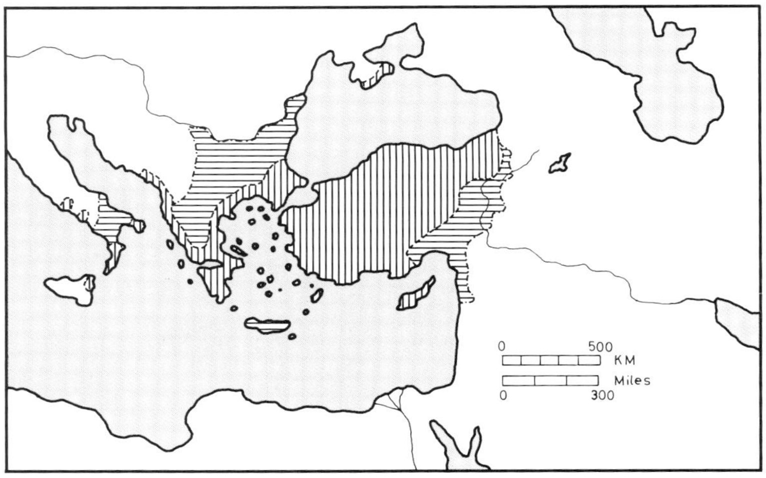

B

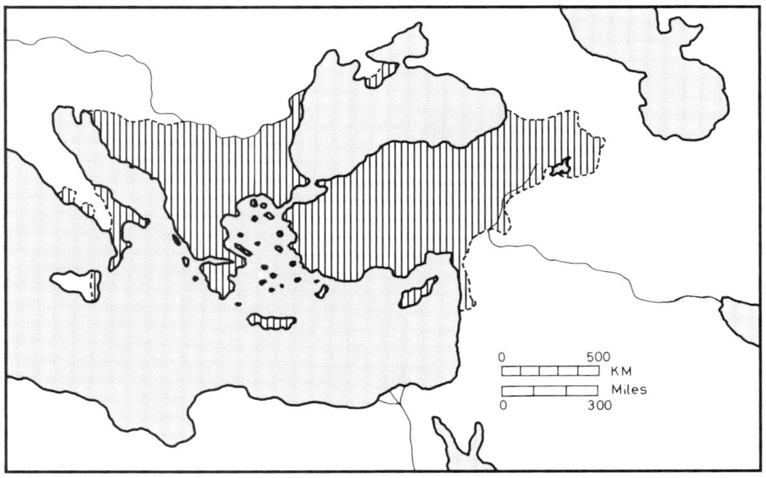

C

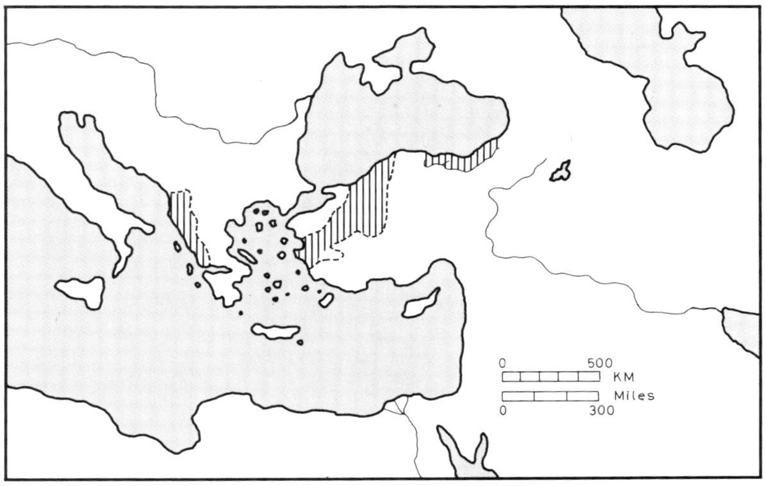

D

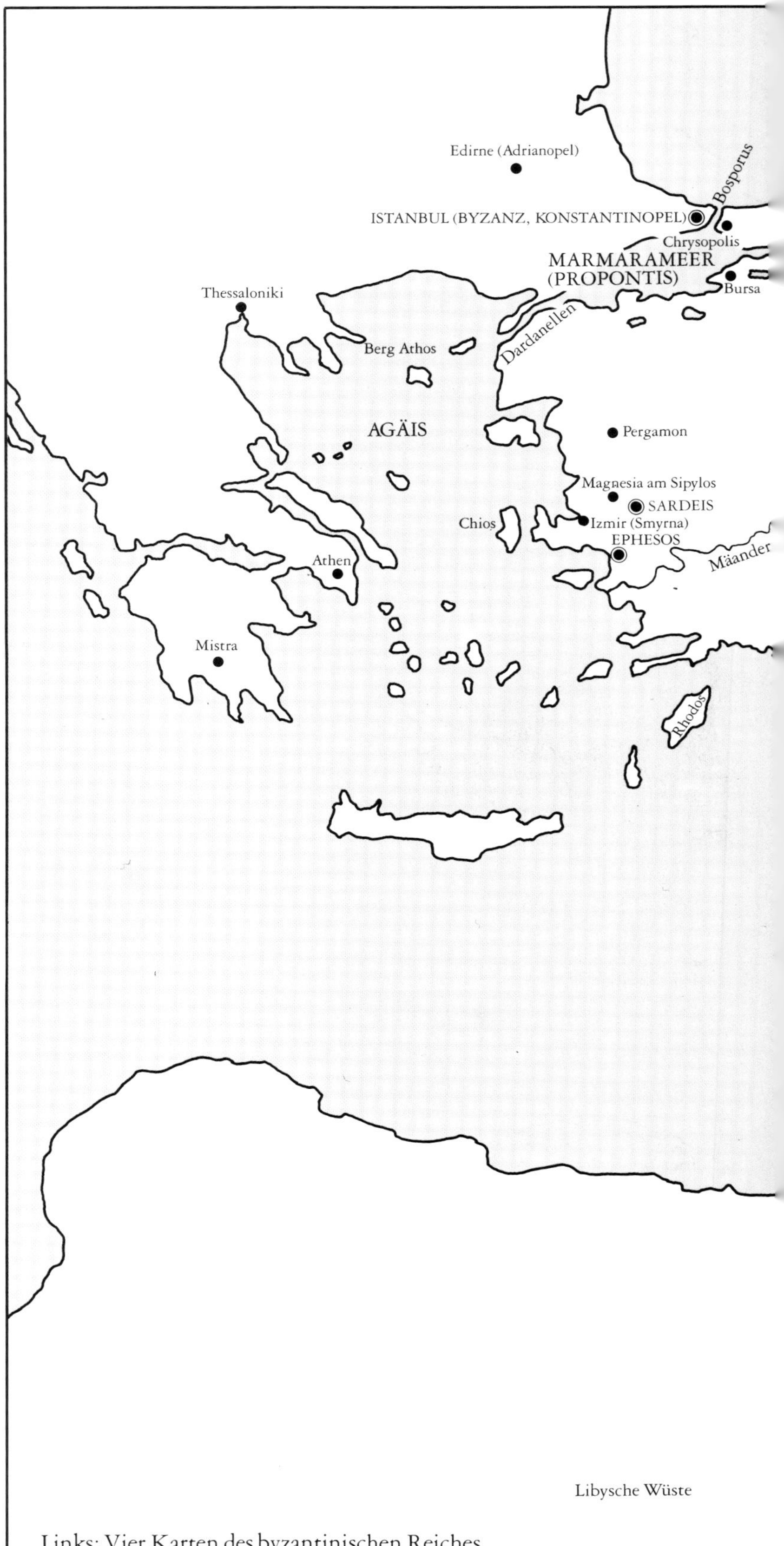

Links: Vier Karten des byzantinischen Reiches während vier verschiedener Perioden seiner Geschichte

- A zur Zeit Justinians I., um 560
- B 867 unter Michael III. (längsgestrichelt) und 1040 beim Tod Basileios' II. (quergestrichelt)
- C um 1040 unter Michael IV.
- D um 1214 während des lateinischen Zwischenspiels: von Westen nach Osten der westgriechische Staat (Epiros), das Reich von Nizäa und das Reich von Trapezunt

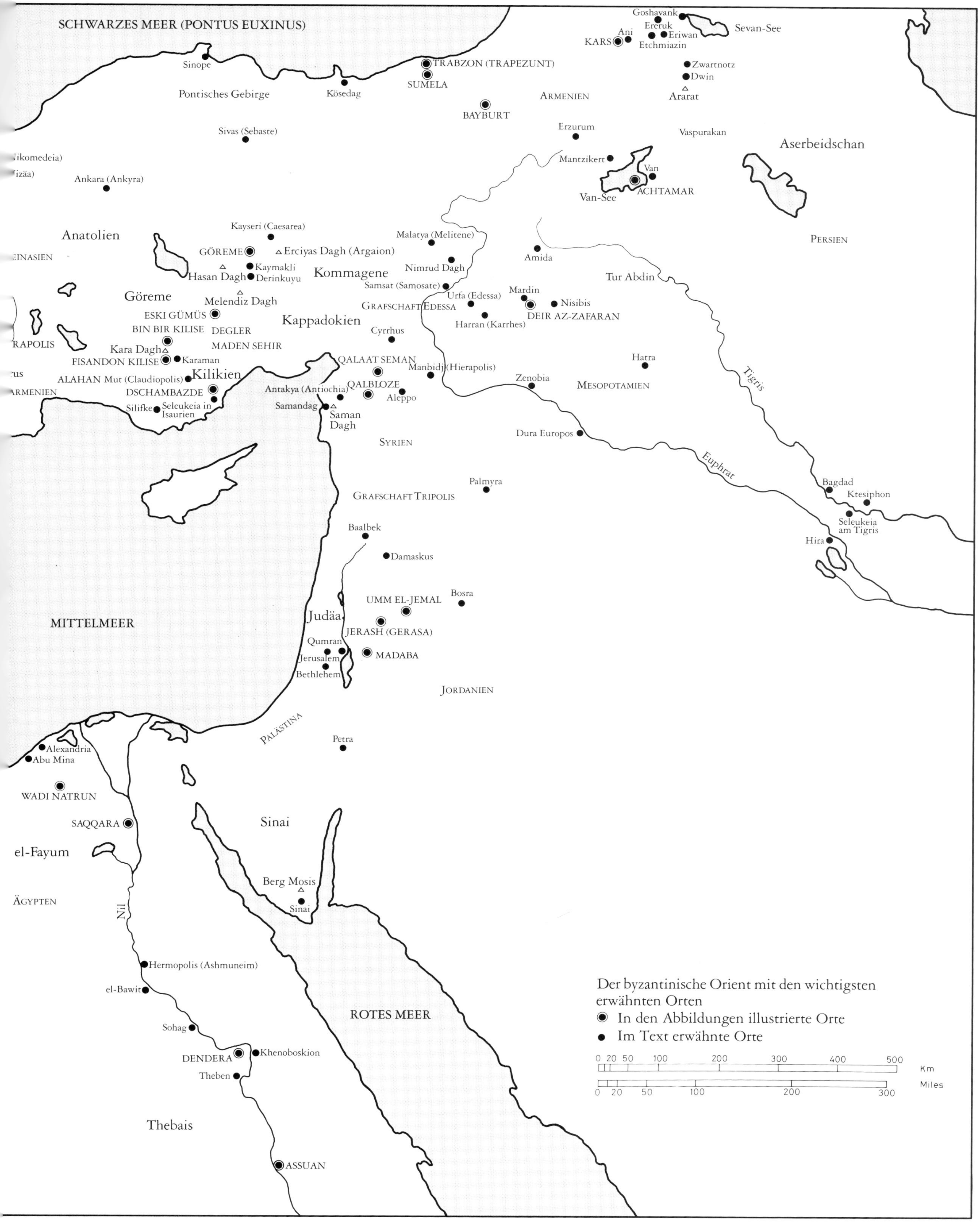
SCHWARZES MEER (PONTUS EUXINUS)
Sinope
Pontisches Gebirge
Kösedag
TRABZON (TRAPEZUNT)
SUMELA
BAYBURT
ARMENIEN
Goshavank
Ereruk
Ani
KARS
Eriwan
Etchmiazin
Sevan-See
Zwartnotz
Dwin
Ararat
Erzurum
Vaspurakan
Sivas (Sebaste)
Aserbeidschan
Mantzikert
Van
ACHTAMAR
Van-See
Ankara (Ankyra)
Anatolien
Kayseri (Caesarea)
GÖREME
Erciyas Dagh (Argaion)
Malatya (Melitene)
Nimrud Dagh
Amida
PERSIEN
Hasan Dagh
Kaymakli
Derinkuyu
Kommagene
Samsat (Samosate)
Tur Abdin
Göreme
Melendiz Dagh
Urfa (Edessa)
Mardin
Nisibis
ESKI GÜMÜS
GRAFSCHAFT EDESSA
DEIR AZ-ZAFARAN
Kappadokien
Harran (Karrhes)
BIN BIR KILISE
DEGLER
Cyrrhus
MADEN SEHIR
Kara Dagh
Karaman
FISANDON KILISE
QALAAT SEMAN
Manbidj (Hierapolis)
Hatra
ALAHAN Mut (Claudiopolis)
Kilikien
DSCHAMBAZDE
Antakya (Antiochia)
QALBLOZE
Aleppo
Zenobia
MESOPOTAMIEN
Silifke
Seleukeia in Isaurien
Samandag
Saman Dagh
Tigris
SYRIEN
Dura Europos
Euphrat
Palmyra
GRAFSCHAFT TRIPOLIS
Bagdad
Ktesiphon
Seleukeia am Tigris
Hira
Baalbek
Damaskus
Bosra
UMM EL-JEMAL
MITTELMEER
Judäa
JERASH (GERASA)
Qumran
Jerusalem
MADABA
Bethlehem
JORDANIEN
PALÄSTINA
Petra
Alexandria
Abu Mina
WADI NATRUN
SAQQARA
Sinai
el-Fayum
Berg Mosis
Sinai
ÄGYPTEN
Nil
Hermopolis (Ashmuneim)
el-Bawit
ROTES MEER
Sohag
DENDERA
Khenoboskion
Theben
Thebais
ASSUAN
Der byzantinische Orient mit den wichtigsten erwähnten Orten
In den Abbildungen illustrierte Orte
Im Text erwähnte Orte
0 20 50 100 200 300 400 500 Km
0 20 50 100 200 300 Miles

Ephesos und Chalkedon. Man muß diese Versammlungen mit »demokratischem« Anstrich analysieren, um die Bildung des christlichen Dogmas zu begreifen, die für die Ikonographie sehr wichtig wurde. In der Hagia Sophia erlauben die Mosaiken aus dem 11. und 12. Jahrhundert einen Einblick in die Eigenart dieser byzantinischen Kunst, in der der hieratische Charakter der vergöttlichten menschlichen Gestalt verherrlicht wird.

Das III. Kapitel behandelt eine der überraschendsten Provinzen der orientalischen christlichen Kunst: das koptische Ägypten mit seiner Ästhetik, die gegenüber dem nun abgelehnten pharaonischen Erbe völlig eneuert wurde. Die Plastik verschmolz Anklänge an die antiken Ordnungen mit einer Personenbehandlung, die sich von den klassischen Kanones und Proportionen gelöst hatte und die »Wahrheit« durch übersteigerten Gestaltungswillen ersetzte. Im Bereich der Webkunst verbanden sich hellenistische Anklänge – Anspielungen auf die Mythen und Götter des Heidentums – mit den biblischen Personen und Symbolen. Das trockene Klima im Niltal begünstigte die Erhaltung von Gewändern und großen Wandteppichen. In der Provinz el-Fayum entwickelte sich in römischen Niederlassungen, die die ägyptischen Begräbnisriten übernahmen, eine Kunst der Totenporträts, deren starr frontaler Blick die religiöse Malerei der Kopten ankündigt, besonders in den Klöstern des Wadi Natrun.

In Lalibela im fernen christlichen Äthiopien entstand in religiösen Gemeinschaften, die vom Patriarchat von Alexandria abhingen, eine phantastische Felsenarchitektur, die aus dem 11. bis 13. Jahrhundert stammt. Die großen, in den Stein gehauenen Kirchen haben sehr unterschiedliche Grundrisse: Kreuzschema bei St. Georg oder Säulenhalle in Medahne Alam. Die silbernen Prozessionskreuze mit ihren fein durchbrochenen Motiven entsprechen einer hochentwickelten Kunst der Buchillumination. Dies zeigt, mit welcher Formenvielfalt das koptische Christentum sich zu kleiden wußte. Diese äthiopische Kirche monophysitischer Obödienz ist aus der ägyptischen Kirche hervorgegangen, die im 7. Jahrhundert das orthodoxe Joch abschüttelte, als sie die Entscheidungen des Konzils von Chalkedon (451) über die Gottheit Christi ablehnte.

Im IV. Kapitel wird eine höchst eigenartige Gegend vorgestellt: das felsige Kappadokien in Südostanatolien, am Fuß des Vulkans Erziyas Dagh. Die besondere Geologie des Landes hat dort die Entwicklung einer Felsenarchitektur gefördert, die die Formen von Gebäuden im Negativen reproduzierte. Zwischen dem 7. und dem 13. Jahrhundert entstand eine Vielfalt von Klöstern und Einsiedeleien, die in den weichen Stein einer mondähnlichen Landschaft gehauen sind. Unter den Troglodytenhäusern zählt man Hunderte von in den Tuff getriebenen Kapellen und Kirchen mit großartigen Malereien über sakrale Themen – besonders den Zyklus mit Szenen aus der Jugend Christi oder Episoden aus den Evangelien. Sie bieten ein staunenswertes Repertoire figurativer Kunst nach der ikonoklastischen Krise. An einigen kargen Dekorationen in der Region von Göreme, die von der anikonischen Kunst beeinflußt sind, lassen sich die künstlerischen Konsequenzen dieses Kampfes zwischen Befürwortern und Gegnern der Bilder ermessen. Jenseits dieser dramatischen Kämpfe versteht man die Rolle der sakralen Kunst in der byzantinischen Kunst besser. Die Entwicklung der Malerei in Kappadokien nach dem Sieg der »Bildersklaven« bezeugt die Bedeutung figurativer Ausdrucksformen im christlichen Orient.

Das V. Kapitel ist den Territorien östlich von Konstantinopel gewidmet, besonders der armenischen Provinz, die ständig Zankapfel zwischen den Römern und den parthischen wie sasanidischen Persern war. Armenien wurde früh christianisiert – schon 301 wurde das Christentum zur Staatsreligion ausgerufen –, es entwickelte eine Architektur von großer Strenge und kraftvoller Eigenständigkeit, und es hat großartige Bauwerke zu bieten. Die Bauten – Werke von Steinmetzen, die eine perfekte Stereotomie beherrschten – sind in der Türkei, der UdSSR und dem Iran zu Dutzenden erhalten. Sie werden hier von zwei typischen Beispielen repräsentiert: der Apostelkirche in Kars, am Fuß des Kaukasus, und der Heiligkreuzkirche in Achtamar auf einer Insel im Van-See, mit ihren schönen Reliefs und Fassaden. Beide sind beachtliche Zeugnisse für die Technik der armenischen Baumeister im 10. Jahrhundert. Denn Armenien war ein Formenlaboratorium, das einen starken Einfluß auf die Künstler Konstantinopels ausübte, und noch die Künstler des Mittelalters waren seine entfernten Erben.

Immer noch im Osten, doch am Ufer des Schwarzen Meers, hielt das Königreich Trapezunt die dynastische Fackel während der lateinischen Episode hoch, die die Besetzung Konstantinopels durch die Kreuzfahrer markiert (1204–1261). Die

Hagia Sophia von Trapezunt aus dem 13. Jahrhundert präsentiert vor allem Fresken von großer Qualität. Das an einen steilen Berghang gebaute Kloster der Mutter Maria in Sumela im Landesinnern ist schließlich eines der letzten monastischen Refugien in der byzantinischen Geschichte.

Das VI. Kapitel beginnt mit Miniaturen aus zwei berühmten byzantinischen Manuskripten, die in der Topkapi-Bibliothek in Istanbul aufbewahrt werden: einem griechischen Evangelium und dem Oktateuch der Septuaginta. Sie repräsentieren die beiden Hauptströmungen dieser Kunst: die ornamentale und die figurative Illumination. Doch im wesentlichen ist dies letzte Kapitel der Erneuerungsbewegung byzantinischer Kunst im Mittelalter gewidmet. Der Aufschwung wurde von der Plünderung Konstantinopels durch die Kreuzfahrer unterbrochen. Die Werke des 14. Jahrhunderts bilden mit ihrer lebhaften Pracht eine Art Schwanengesang: In beschränkten Proportionen streben die Kirchen in großartigem Schwung nach oben, über einem Grundriß in Form eines einbeschriebenen griechischen Kreuzes. Wie bei den armenischen Sakralbauten – und wie in der zeitgenössischen Gotik – waren die Räume von nun an ganz von der Senkrechten beherrscht. Dieser Wandel in der Raumauffassung ging mit einer beträchtlichen Entwicklung der Ausmalung und des Mosaiks einher. Das letztere beschränkte sich nicht mehr auf hieratische Szenen mit dem Pantokrator, der Jungfrau oder der Deësis. Es gewann eine größere Freiheit, um die heilige Handlung der Evangelien in ihren kleinsten Details wiederzugeben. In der Fethiye Dschami – der Kirche der Jungfrau Pammakaristos – und in der Kahriye Dschami – der Erlöserkirche des Chora-Klosters – zeigt der Mosaikdekor eine bewundernswerte Virtuosität und Ausdruckskraft. Diese Eigenschaften findet man im großen Fresko des Parekklesion der Erlöserkirche wieder; dort ist die glorreiche Auferstehung Christi (Anastasis) dargestellt, der aus der Vorhölle kommt und die Toten zum Leben zurückruft.

Mit dieser hoffnungsvollen Symbolik schließt die byzantinische Kunstproduktion in Konstantinopel. Wenig mehr als ein Jahrhundert nach diesem Höhepunkt beendeten die osmanischen Truppen das tausendjährige Abenteuer von Byzanz. In vieler Hinsicht war das ein weiterer Sieg des Orients...

Im Epilog wird die gesamte Untersuchung über die »Antike Kunst im Vorderen Orient« zusammengefaßt und an die Hauptbeiträge des Orients zur westlichen Kultur bis zu der intellektuellen Revolution erinnert, die die italienische Renaissance darstellt – mit der Wiederaufnahme des wissenschaftlichen Fortschritts, der die Zukunft der ganzen Welt bestimmen sollte. Man sollte freilich nicht vergessen, daß das massive Vordringen orientalischer Vorstellungen in das Abendland bis heute unsere Mentalität beeinflußt, vor allem das Christentum in seiner mehr oder minder glücklichen Verbindung mit der antiken Philosophie. Und dies ist nicht das Uninteressanteste an einem Phänomen, das am Anfang dieses dritten Bandes noch begrenzt erschienen sein mag. Nur der Zusammenbruch der klassischen Werte, maskiert durch das Überleben der institutionellen Formen, hat diesen Sieg des nahöstlichen Denkens ermöglicht. Der *Byzantinische Orient,* der den künstlerischen Erscheinungsformen einer großen geistigen Bewegung gewidmet ist, soll deshalb die Rolle Asiens in einer ästhetischen Welt zeigen, von der wir noch leben und der die Geschichte der Menschheit einige ihrer edelsten Meisterwerke verdankt.

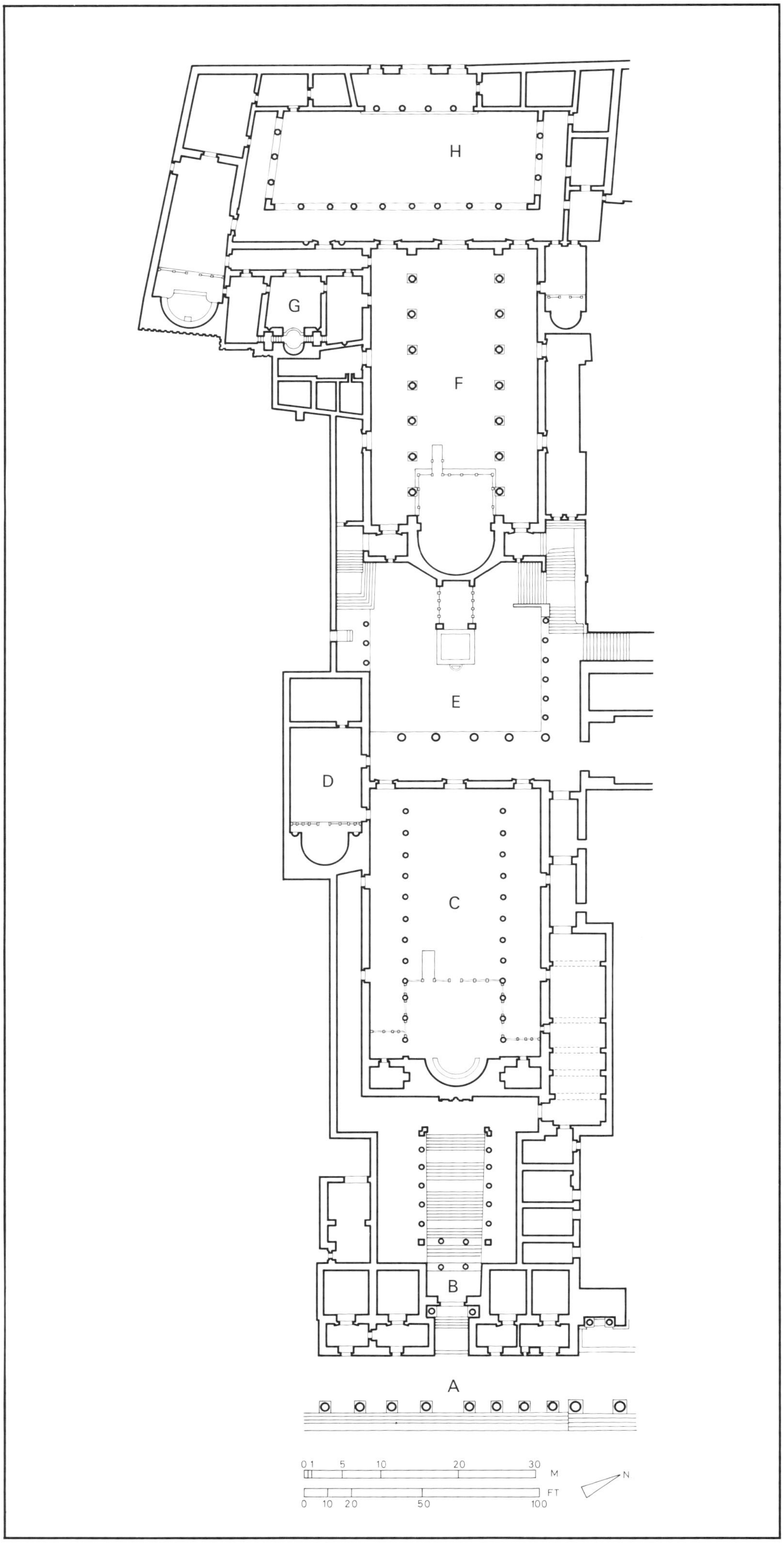

Gerasa (Jerash) in Jordanien: Lageplan des Komplexes der Kathedrale und der Kirche St. Theodor

A Cardo der römischen Stadt
B Antike Propyläen
C Kathedrale von 365
D Westliche Kapelle
E Zentraler Brunnenhof
F Kirche St. Theodor von 596
G Baptisterium
H Eingangshalle

I Die ersten Kirchen in Syrien und Anatolien

Die byzantinische Welt beruht auf dem Zusammentreffen zweier großer historischer Ereignisse, die die Entwicklung einer neuen Kultur ermöglichten:
1. Die Begründung eines neuen Zentrums kaiserlicher Macht, das weder mit den Residenzen der Augusti und Cäsaren, die unter der Tetrarchie entstanden, noch mit Rom zu verwechseln ist. Die neue Hauptstadt Konstantinopel wurde von Kaiser Konstantin 330 an der Stelle von Byzanz gegründet. Seit Urzeiten hatte dieser Naturhafen am Goldenen Horn eine besonders günstige strategische Position an der Meerenge zwischen dem Schwarzen Meer (Pontus Euxinus) und dem Marmarameer, der Ägäis und dem Mittelmeer und gleichzeitig an der Straße, die Europa mit Kleinasien verband. Diese Hauptstadt ermöglichte es den kaiserlichen Truppen und ihren Feldherren, besser als vom allzu fernen Rom aus dem Ansturm der Goten auf die Donau und den sasanidischen Persern entgegenzutreten, die die östlichen Provinzen des Reiches bedrohten.
2. Die staatliche Anerkennung einer vorderasiatischen Religion, die nach und nach eine Mehrheit der Bürger im Orient übernommen hatte: das Christentum. Seit der Herrschaft von Nero und Domitian hatten sich die Wellen der Verfolgung bis zu Diokletian und Maximinus Daia gesteigert, doch Konstantins Geste der Milde war nicht ohne Hintergedanken: Sie sollte verhindern, daß das Reich in verfeindete Gemeinschaften zerbrach, und die bedrohte Einheit wiederherstellen.

Mit den christenfreundlichen Akten unter der Herrschaft Konstantins, dem man vielleicht voreilig eine Bekehrung zum Christentum im Jahr 312 unterstellt, erlebte das Reich einen tiefgreifenden Wandel. So ist der Gedanke einer anderen Kultur gerechtfertigt – trotz der zahllosen Überbleibsel antiker Traditionen, die sich weiterhin hielten. Rom wurde als Hauptstadt aufgegeben und rund achtzig Jahre später durch Alarich erobert; die von Christus verkündete Religion wurde anerkannt und war, bis sie 380 zur Staatsreligion wurde, gleichberechtigt mit dem Heidentum; dann wurden 392 die heidnischen Kulte verboten und die Tempel geschlossen. Diese Ereignisse markieren den endgültigen Sieg des Christentums. Doch sie allein schufen nicht den byzantinischen Staat: Hierzu bedurfte es außerdem der Teilung des Reiches, die sich in sukzessiven Phasen vollzog und die zentrifugalen Tendenzen jedes Teils, des Latein sprechenden Abendlandes und des Griechisch sprechenden Orients, offenbarte.

Schon als Diokletian 293 die Tetrarchie schuf, deutete sich die Teilung erstmals an. Wirklichkeit wurde sie erst zwischen Konstantin und Licinius 314. Allerdings kam es 324 unter Konstantins Zepter zu einer Wiedervereinigung. Diese kurzlebige Einheit zerbrach 364 wieder unter Valentinian I. und Valens. Doch eine erneute Wiedervereinigung fand unter Theodosius I. statt, der als letzter römischer Kaiser den gesamten Mittelmeerraum beherrschte. Er starb 395, nachdem er das Christentum zur Staatsreligion gemacht und Häresien verboten hatte. Die Teilung vollendete sich 476, als der letzte Thronerbe im Abendland starb. Nun gab es nur noch das Reich des Ostens – und mit welcher Pracht überdauerte es ein ganzes Jahrtausend.

Obwohl sich die Teilung in etwa entlang der Sprachgrenze vollzog, wurde in der Armee und Verwaltung von Byzanz weiter Latein gesprochen. Darum bezeichnete man die Byzantiner mit Recht weiterhin als Römer. Dieser geographische Schnitt zwischen Orient und Okzident bedeutet auf keinen Fall, daß Konstantinopel die von den Barbaren geplünderten Westprovinzen schlicht und einfach aufgegeben hätte. Die kurzlebigen Rückeroberungen Justinians im 6. Jahrhundert bezeugen deutlich die universalistischen Ansprüche dieses Kaisers, dessen Herrschaft gleichzeitig den Höhepunkt Byzanz' und nahen Abstieg der großen römischen Kaisertradition markiert.

Die Herrschaft Justinians gilt zu Recht als das letzte Aufblühen eines Reiches, dessen Ideal es war, die Einheit des Mittelmeerraums zu verwirklichen. Dies gilt ebenso für die politische Ebene, wo er das Reich der Adoptivkaiser fast ganz wiederherstellte (mit Ausnahme Italiens, Galliens und eines Teils von Spanien), als auch für die künstlerische Ebene. Der Bau der Hagia Sophia stellt den Gipfel der römischen Architekturtechniken und -formen dar, ganz zu schweigen vom Codex Justinianus, einem großen Werk der Rechtspflege. Dank der einheitlichen christlichen Religion und dank der fast ganz wiederhergestellten territorialen Ausdehnung sollte dieser grandiose Versuch für die Byzantiner immer das unerreichbare Vorbild und Symbol einer Kultur bleiben, die Thron und Kreuz in harmonischer Synthese verband.

Diese Besonderheiten – die Bildung eines Reiches, dessen Zentrum Konstantinopel war, und gleichzeitig die Entstehung einer christlichen Theokratie, in der die verstaatlichte Religion Christi sich als Machtfaktor durchsetzte – haben eine ganz und gar eigenständige Kunst hervorgebracht. Die Merkmale der klassischen griechisch-römischen Ästhetik verschwanden dabei mehr und mehr. Die immer vollständigere Ausmerzung von aus dem Klassizismus hervorgegangenen Kennzeichen und gleichzeitig die Durchsetzung eines geschlossenen, einheitlichen Bezugssystems, das einen sakralen Stil begründete – eben den byzantinischen Stil –, spiegeln ein tiefgreifend erneuertes Denken wider.

Die religiösen Strebungen

Wie kam es zu diesem tiefgreifenden Wandel, der Rom zu einem christlichen Reich machte? Diese Frage kann man kaum beantworten, ohne die religiöse Atmosphäre des frühen Christentums zu beschreiben. Sein Ursprung – das historische Leben Jesu – fällt mit der Festigung der römischen Macht über den Mittelmeerraum unter der Herrschaft von Augustus und Tiberius zusammen. Es war eine Periode phantastischer Umwälzungen und üppigen Wachstums, in der Religionen, Kulte und Sekten miteinander konkurrierten. Das Heidentum wurde mit vorderasiatischen Religionen konfrontiert.

Aus diesen Kontakten und dem daraus resultierenden Synkretismus entstanden neue Weltbilder. Ein neues geistliches Universum wurde im Schmelztiegel einer Kultur zusammengebraut, in der sich die Götter des klassischen Pantheon, die Heilsreligionen aus dem Kult von Isis, Attis, Herkules, Sonne (Sol Invictus) oder Mithra ebenso begegneten wie die monotheistischen Vorstellungen des Judentums und seiner Sekten wie das Essenertum, schließlich der Mazdeismus und im 3. Jahrhundert der Manichäismus, beide aus Persien stammend, nicht zu vergessen die Verehrung vergöttlichter Herrscher; dieser Kult nahm aufgrund der Verfolgungen, zu denen seine Ablehnung durch die Anhänger des Evangeliums Anlaß gab, in der Geschichte des frühen Christentums einen wichtigen Platz ein.

Der Bruch, der die Mentalitäten zu Beginn unserer Zeitrechnung beeinflußte, fand also auf religiöser Ebene statt. Aufgrund der ungenügenden Antworten, die das Heidentum den Menschen gab, entwickelte sich nach und nach ein neues Bild vom Jenseits. Die Kulte des Heidentums waren zu leerem und formalistischem Ritual geworden: Im Tempelinnern empfingen die Statuen Ehrungen von den Priestern, die als einzige in die Cella oder den Naos vordrangen, und auf den Altären wurden bei großen Festen oder Sühneriten Tiere geopfert, die dann dem Haruspex zur Zukunftsbestimmung dienten.

Die Beteiligung des Volkes beschränkte sich auf den Larenkult mit seinen Hausgottheiten, an die man sich wandte, um Schutz oder den Vorteil des Glücks zu bekommen. Die Göttin Fortuna oder Tyche gab ihre Hilfe, so glaubte man, den Städten, Provinzen und dem ganzen Reich. Sie wurde um so häufiger angerufen, je bedrohlicher die Gefahren und je chronischer die Unsicherheit wurde. Doch es gab kaum eine innere Verbundenheit zwischen Einzelmenschen und Gottheiten, abgesehen von der Bindung, die die Herrscher durch höfische Riten und den Kaiserkult herstellten – Prüfstein für die Einheit und den Bürgersinn Roms.

1 Die Kirche St. Theodor in Jerash (Gerasa) in Jordanien wurde 496 in der Verlängerung der Kathedrale von 365 gebaut. Diese stand wiederum auf der Stelle eines Dionysos-Tempels am Ende der antiken Propyläen. Der gesamte Bau besteht aus Spolien, aus wiederverwendetem Material. Links die beiden Säulenreihen, die das Kirchenschiff dreiteilen, rechts der Portikus, der an ein breites Atrium angrenzt. Im Hintergrund die Kolonnaden von Cardo und Forum, der Zeus-Tempel und das südliche Theater der römischen Stadt.

2 Bodenmosaik, das einen Fasan darstellt und aus der Marienkirche in Jerash stammt, die im 5.–6. Jahrhundert entstand. Dieses Werk ist zwar spät, spiegelt aber eine noch rein römische Technik. (Jerash, Museum)

3 Dieses Detail eines Bodenmosaiks befindet sich in der Apostelkirche in Madaba (Jordanien). Das byzantinische Bauwerk aus dem 6. Jahrhundert – eine Inschrift nennt das Jahr 578 – enthält große Bodenmosaiken, die die Schöpfung mit Erde, Meer und Jahreszeiten darstellen. Das Mosaik heißt »Thalassa« (Ozean) nach einer Inschrift auf dem zentralen Medaillon und ist von kleinen, puttenartigen Figuren, Darstellungen der jahreszeitlichen Tätigkeiten, umzogen. Hier erkennt man einen jungen Schäfer mit Hirtenstab.

4 Detail des »Thalassa«-Mosaiks in Madaba, der in einer Ecke dargestellte Sommer. Diese Sonnenfigur mit ihrer Haarmähne, die an die Strahlen des Tagesgestirns erinnert, scheint am Himmel zu kreisen.

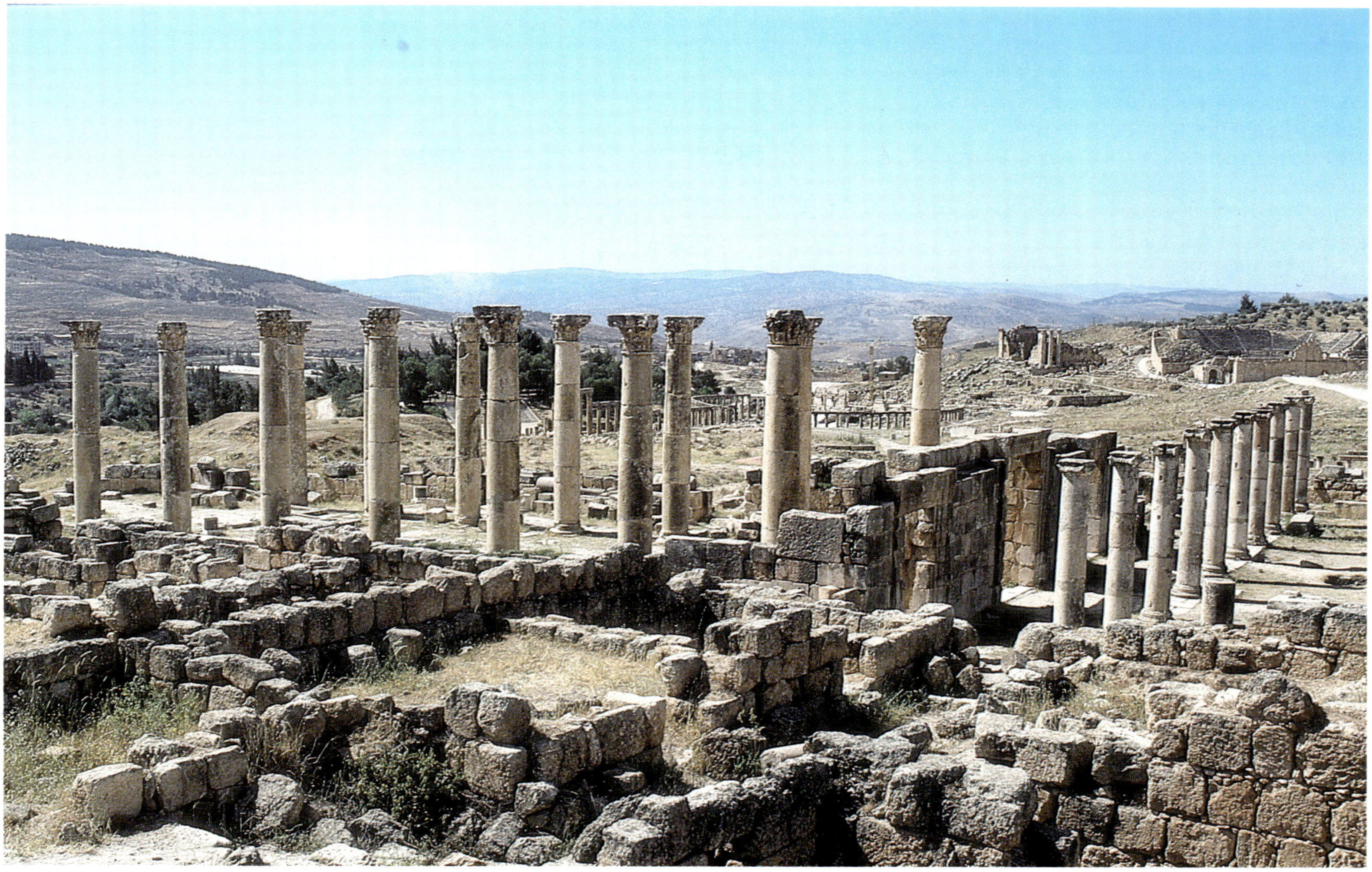
1

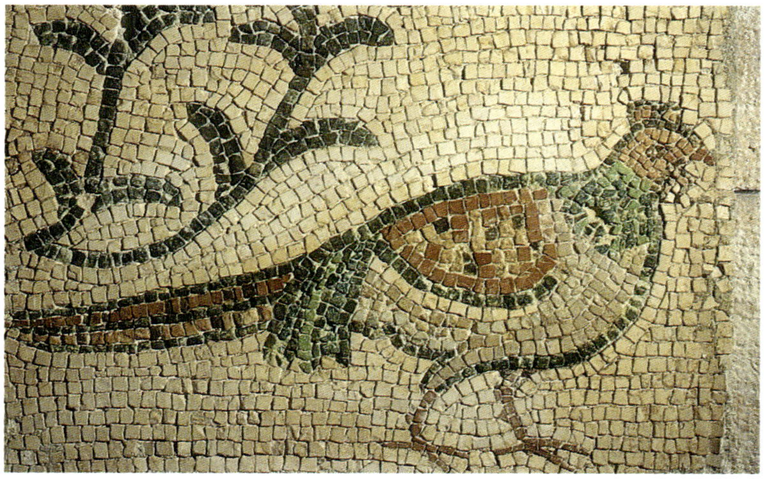
2

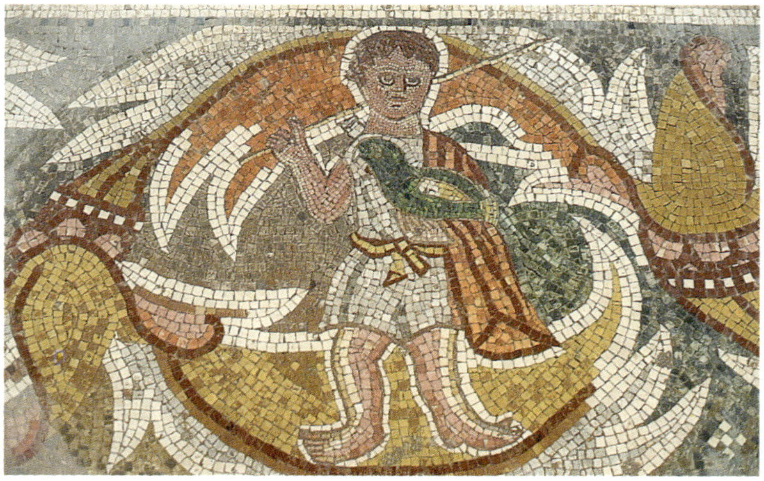
3

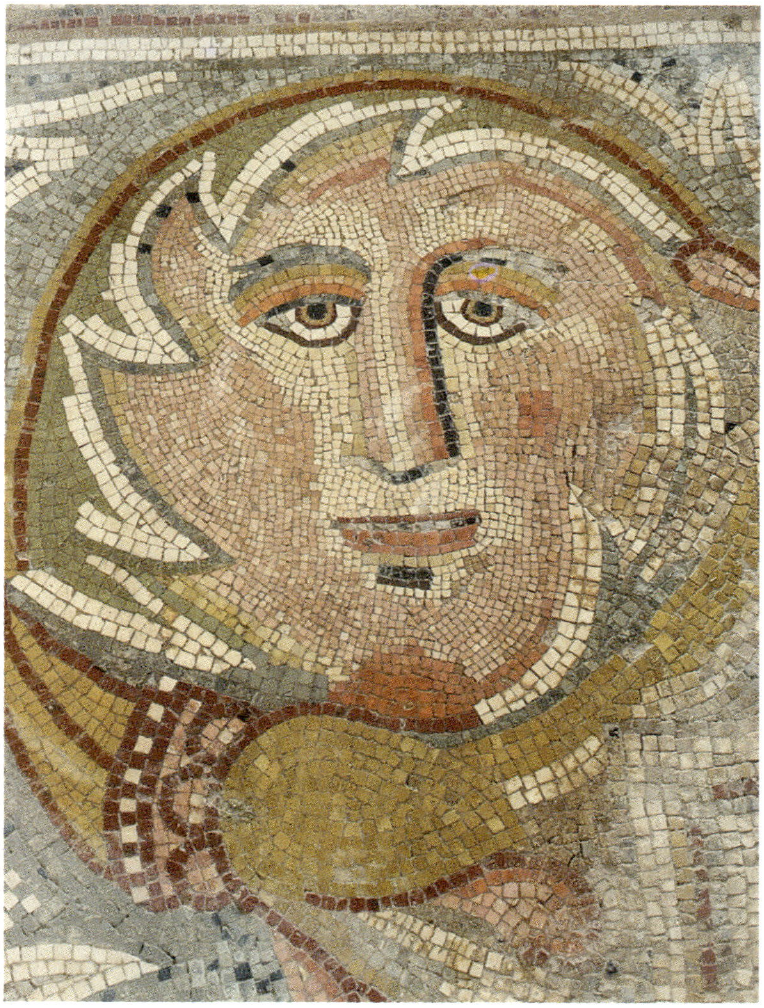
4

Die antike Religion war inzwischen leere Form geworden und hatte ihren sakralen Sinn eingebüßt, um eine politische Bedeutung anzunehmen. Sie verlor um so mehr an Interesse, als sie seit der hellenistischen Periode und vor allem seit den imperialistischen Eroberungen Roms mit den verschiedensten Religionen konkurrierte, denen die seit kurzem unterworfenen Völker des Vorderen Orients anhingen. Diese orientalischen Götter mit heilbringendem Charakter erfüllten eine beruhigende und schützende Funktion. Ihr Charisma kam von dem persönlichen Schutz, den sie Einzelmenschen und Völkern mit spirituellen, sogar mystischen Strebungen gewährten.

Auf halbem Weg zwischen den antiken Riten und den Heilsreligionen bot der Kult der vergöttlichten Herrscher – gleichzeitig Menschen und Götter – einen Zugang zu diesen privilegierten Beziehungen zwischen den Völkern und ihren Göttern. Die Könige und Kaiser spielten dabei die Rolle von Fürsprechern, von Vermittlern zur himmlischen Welt. In *Kleinasiatisches Griechenland* wurde die Entstehung eines Kults beschrieben, den Antiochos I. von Kommagene an der Nahtstelle zwischen Kleinasien und Persien begründete und der die gegenseitigen Einflüsse bezeugt, die diese beiden Teile der Alten Welt aufeinander ausübten. Danach stammte der Herrscher gleichzeitig von Alexander dem Großen und von Dareios ab, und diese mythische Genealogie rechtfertigte die Verbindung hellenistischer und orientalischer Glaubensinhalte. Antiochos setzte gegen 60 v. Chr. eine Mysterienreligion ein, die um seine eigene Person zentriert war und die griechische Mythologie mit den Mithra-Riten vermischte. Er war der »Synnaos«, der Gefährte der Götter in ihrem Heiligtum, und neben den großen Göttern thronte er auf dem kolossalen Monument des Nimrud Dagh, das auch sein Mausoleum war. Er befahl, daß am 16. Tag jedes Monats Feste gefeiert würden, solange er lebte und nach seinem Tod. Diese Gedenkfeiern umfaßten heilige Mähler (Agapen), bei denen man gemeinsam aß und mit Wasser gemischten Wein als Trankopfer darbrachte. Die alte Formel des »göttlichen Mahls« wurde also im Herrscherkult wiederbelebt und erfuhr eine beträchtliche Ausbreitung im Vorderen Orient.

Wie in *Städte in der Wüste* betont wurde, war dieser Typ einer im Triklinon oder Triklinium gefeierten Kommunion vor allem in Petra, Palmyra und Hatra vertreten. In Petra in Südpalästina vereinigten sich dreizehn Gäste zu den Zeremonien im Triklinon, wie Strabon schreibt – diese Zahl kann man mit jener der Teilnehmer am Abendmahl in Verbindung bringen: zwölf Apostel und Christus. Überall in der arabisch-aramäischen und daher semitischen Welt bürgerte sich ein Ritual heiliger Mähler ein, das durch Essen und Weintrinken in einem symbolischen oder himmlischen Gastmahl den Gläubigen mit seiner Gottheit vereinte. Die heiligen Tränke und Speisen ließen den Gläubigen am göttlichen Mysterium teilhaben. Es war Speise der Unsterblichkeit, das Fleisch und der Trank des Lebens, der Schlüssel zur Auferstehung. Im Kontakt mit solchen Praktiken und Glaubensinhalten wandelte sich die alte Religion des griechisch-römischen Heidentums tiefgreifend. Dieser Wandel unter dem Druck der Hoffnungen der Massen auf Teilhabe an der Unsterblichkeit der Götter und der vergöttlichten Monarchen markiert einen Wendepunkt in der Religiosität.

Es wurde auch gezeigt, daß der Kaiserkult in Palmyra eine trinitarische Form annahm: Drei Figuren einer Skulptur im Naos des Baal-Tempels stellen Tiberius, Drusus und Germanicus dar. Diese Idee der göttlichen Dreiheit stammt aus sehr alten Quellen und ist im pharaonischen Ägypten wie in Mesopotamien bezeugt. Man findet sie ebenfalls in Darstellungen des »Zeus Triopas« (mit drei Augen, die die Gegenwart, die Vergangenheit und die Zukunft sehen). Doch der trinitarische Aspekt kann deutlicher sein, wie bei den Ägyptern, bei denen man einen Gottvater, eine Göttinmutter und einen Gottsohn findet, entsprechend Jupiter, Venus und Bacchus in der heliopolitanischen Trias in Baalbek.

Ohne bis zur kapitolinischen Trias in Rom zurückzugehen, kann man Kulte mit astralen Konjunktionen anführen, die Jupiter, Venus und Merkur kombinieren, oder an dreifache Gottheiten erinnern, wie Hadad (Sonnengott), Atargatis (Entsprechung der Artemis oder Aphrodite) und ihr Sohn Alya (oder Adonis), der manchmal durch Dusares (oder Dionysos) ersetzt wurde. Für gestorbene und auferstandene Gottsöhne gibt es in den alten vorderasiatischen Religionen vielfache Beispiele, darunter Tammuz, Adonis und Attis. In einigen Fällen betraf die Passion vor der Auferstehung einen Gottvater, etwa bei Osiris (in Verbindung mit Isis und Horus). In den Herrscherkulten waren die Göttersöhne vielfach niemand anderes als die Könige oder Kaiser. Die hellenistischen und dann römischen Monarchen waren Gegenstand der Apotheose und gingen in Gestalt eines Sterns oder Kometen

(Caesar) in die himmliche Welt ein, wie der Pharao, der auferstand und sich als Morgenstern zur Rechten seines Vaters Ra setzte.

Apotheose, Himmelfahrt, Aufnahme in den Himmel und Auferstehung waren Teil der Vorstellungen von Ewigkeit, Überleben und Unsterblichkeit, die die Menschen im ganzen Orient seit Urzeiten bewegten. Doch diese Unruhe gegenüber dem Tod hatte nie so außerordentliche Formen angenommen wie am Anfang unserer Zeitrechnung. Das Suchen der Gläubigen zielte darauf, die Gegenwart der Gottheit hic et nunc wahrzunehmen, und nicht auf hohe, ferne und starre Götter. Sie wollten enge Beziehungen zu ihrem Gott knüpfen. So vollzog sich eine Humanisierung der göttlichen Mächte, die besonders deutlich bei den sterbenden und auferstehenden Gottsöhnen zu sehen ist. Mit der Passion der Erlöser hatte die Welt der Unsterblichen einen innigeren Anteil an den Geschicken der Menschheit.

Die Humanisierung drückte sich schon im Phänomen der Epiphanie (oder Erscheinung der Götter) aus, besonders im Kaiserkult mit dem Ritual, in dem der Vorhang vor dem Herrscher geöffnet wurde, der mit seinen göttlichen Attributen versehen war und sich der Anbetung seiner Untertanen darbot. Daher der Beiname »Epiphanes«, den mehrere hellenistische Könige, bei denen sich das aulische Protokoll entwickelt hatte, annahmen. In der Person dieser Herrscher konkretisierte sich die »Gegenwart« des Gottes, der seinen menschlichen Anbetern nahe war und mit ihnen die heilige Speise in der Zeremonie des Triklinon teilte.

Eine interessante Entwicklung nahmen auch die Sonnenkulte, die ihre Quelle in Mesopotamien und Ägypten hatten. Sie entwickelten sich unter den Severern mit dem Kult des Sonnengottes von Emesa oder des parthisch-sasanidischen Sol Invictus (unbesiegte Sonne). Dieser Kult, den Rom unter Aurelian übernahm, war eine wichtige Etappe auf dem Weg zu einer monotheistischen Religionsauffassung. Die unter Heliogabal in Rom eingeführten Riten waren im 3. Jahrhundert im Begriff, die alte, polytheistische Religion der heidnischen Antike abzulösen. Ein Beleg dafür ist der schöne Text, den Kaiser Julianus Apostata dem »König Sonne« widmete. Er war das letzte Aufbäumen eines fast monotheistisch gewordenen Heidentums gegen den Siegeszug des Christentums. Doch dieser Versuch, eine sterbende Religion zu revitalisieren, blieb auf den kleinen Kreis der Philosophen und Denker beschränkt, die in der Tradition des Hellenismus und der griechisch-lateinischen Kultur standen. In den Massen des Volkes fand er keinen Widerhall.

Anders erging es dem Herkuleskult: Er hatte seine Anhänger in den Truppen, die dem Ansturm der Barbaren auf den Limes Widerstand leisten mußten. Es bestand eine Beziehung zwischen dem Kult des Kaisers, gleichzeitig Gott und Mensch, und dem des kosmischen Herkules, aus dem der Eroberer seine Macht schöpfte. Herkules war also die Hypostase des höchsten Gottes. Im Zuge der gleichen Entwicklung wurde Herkules zu einer heilbringenden Gottheit. Er galt als Fürbitter beim Sonnengott. Durch seine Natur als Gottmensch war er das Band der Einheit zwischen Götter- und Menschenwelt. Herakles war konsubstantiell mit dem Sonnengott. »Sonnentheologie, Heraklestheologie und Kaisertheologie neigen also dazu, in einem riesigen Synkretismus zusammenzufließen«, den die Legionen in die Ferne kolportierten, weil Herkules vor allen anderen der Schutzgott der Armeen war.

5 Die Hauptfassade der großen Grabbasilika St. Simeons des Styliten in Qalaat Seman bei Aleppo in Syrien. Zwischen 476 und 490 erbaut, markiert das Martyrion den Höhepunkt der frühchristlichen Architektur in Obersyrien. Die drei Frontgiebel über dem Narthex übersetzen die dreischiffige Struktur jeder der Basiliken, die die riesige Kreuzform dieses großartigen Baudenkmals bilden. Obwohl die Fenster mit nur einer Zierleiste untereinander verbunden sind, hat die Kirche die antike Formensprache weitgehend behalten: Lisenen, Kapitelle, Pilaster, Säulen und mit reichen Profilen verzierte Bogen gehören noch zur griechisch-römischen Tradition.

6 Detail eines Kapitells in St. Simeon. Mit seinen vom Wind gezausten Palmblättern verleiht es dem zentralen Achteck des Martyrion eine rotierende Bewegung. Das barocke Blattwerk, dessen Dynamik jener der severischen Bauten ähnelt, übersetzt das Thema des Akanthus ins Plastische.

7 Weiteres Detail eines Kapitells, das einen Pilaster in St. Simeon krönt, mit doppelter Akanthusreihe in einer mehr klassischen Auffassung. Typisch für die christliche Kunst des 5. Jahrhunderts ist die tiefe Ziselierung, die kräftige Lichtkontraste hervorbringt.

Jüdische und gnostische Quellen

Am Anfang trat das Christentum als Sekte des Judentums auf. Es verstand sich als Offenbarungsreligion. Ich werde hier nicht auf die Mission Jesu und die Rolle der Apostel zurückkommen, die der Welt die »Frohbotschaft« verkündeten. Doch auch wenn es überflüssig scheint, auf die Ähnlichkeiten und Verbindungen hinzuweisen, die die Lehre Christi zu ihrem Ursprung, dem Judentum, hat, darf die tiefgreifende Entwicklung nicht vergessen werden, die die jüdische Religion an der Zeitenwende durchmachte. Sekten und Reformen vervielfältigten sich, während auf der einen Seite eine reine, strenge Religion auf strikte Observanz und buchstäbliche Einhaltung der Gebote ausgerichtet war, auf der anderen Seite Kompromisse mit dem Zeitgeist geschlossen wurden, wobei man, um mehr Anhänger zu gewinnen, besonders auf die Beschneidung verzichtete.

Unter den Lockerungen der Lehre ist auch die Zulassung von Bildern zu nennen. In *Städte in der Wüste* war die Synagoge von Dura Europos zu sehen, die sich mit einem riesigen ikonographischen Zyklus schmückte. Sie brach dadurch das zweite

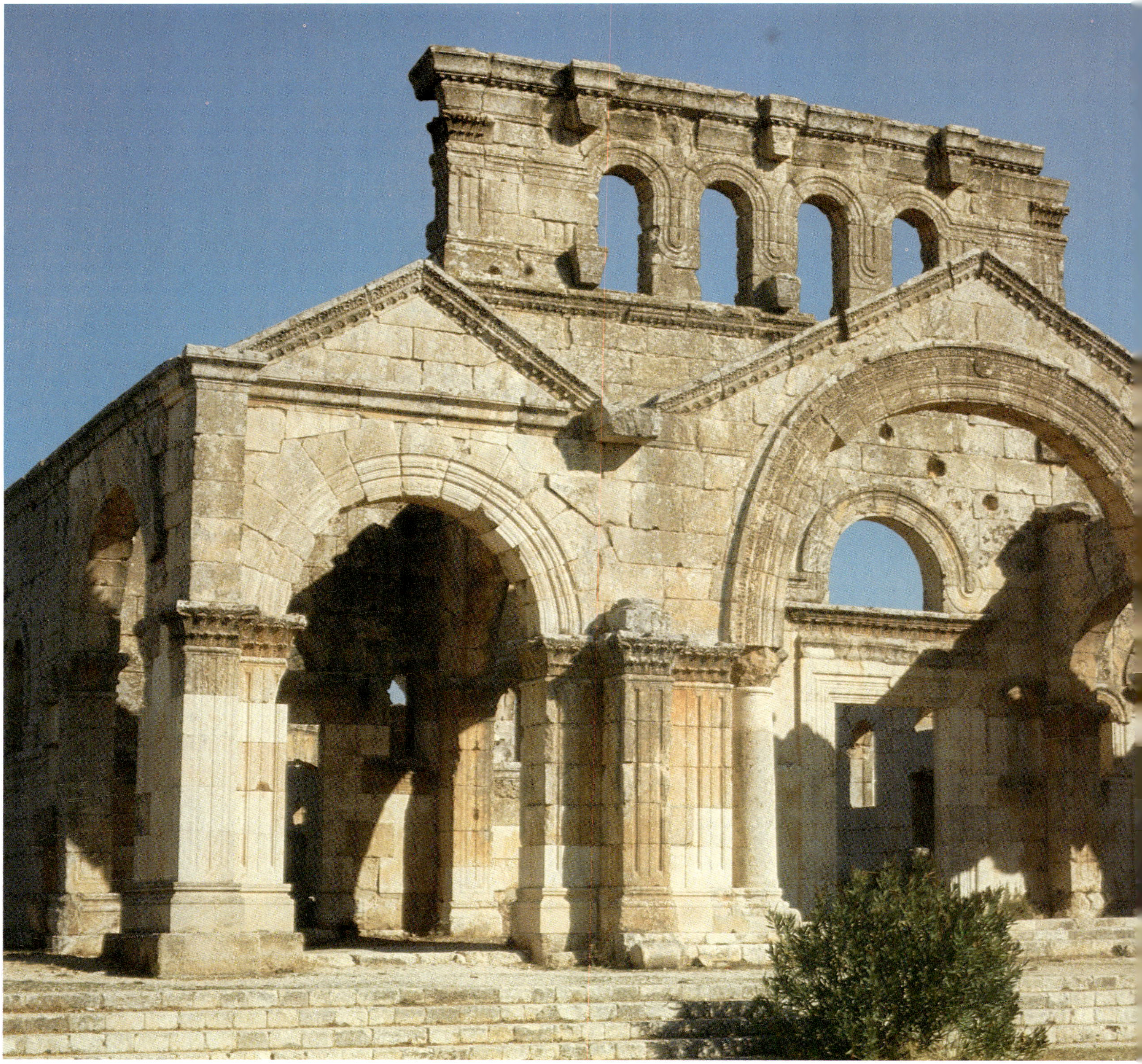

5

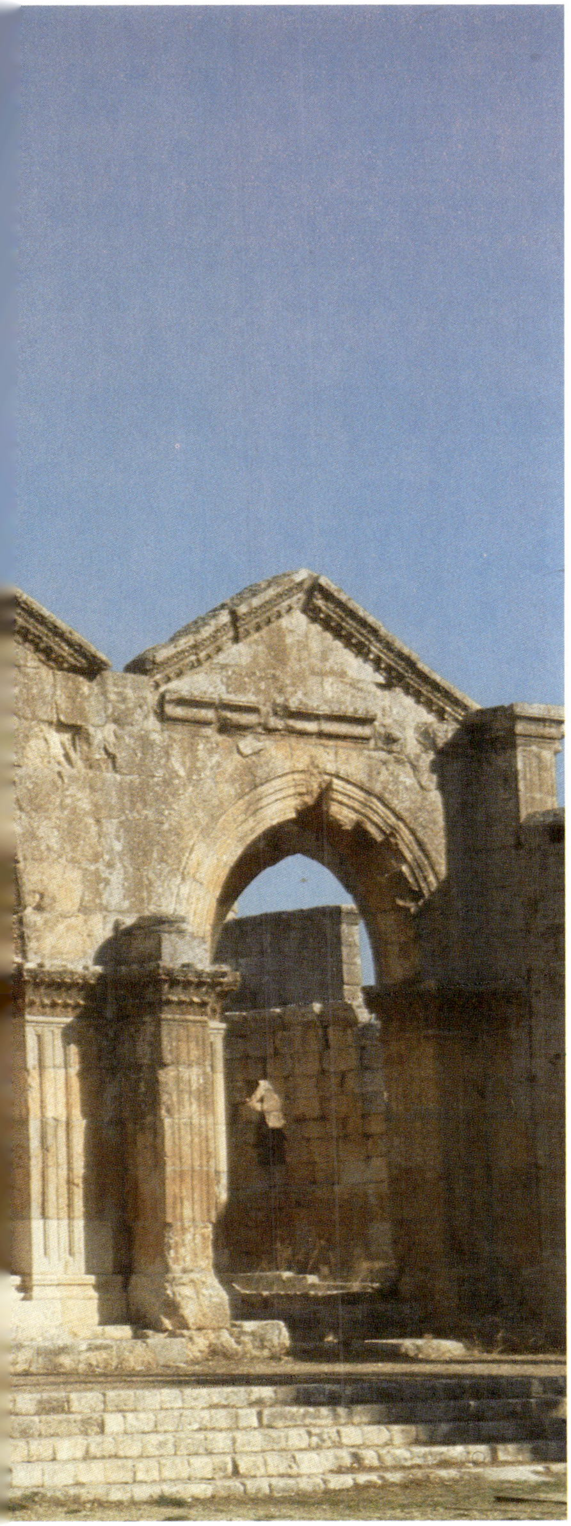

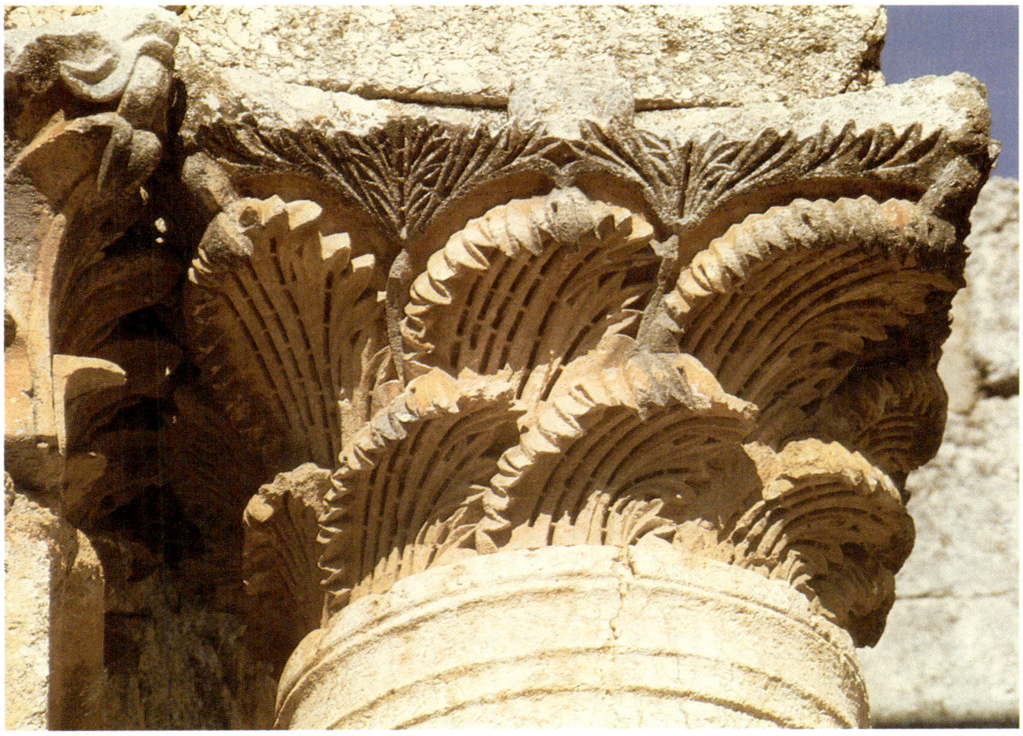

6

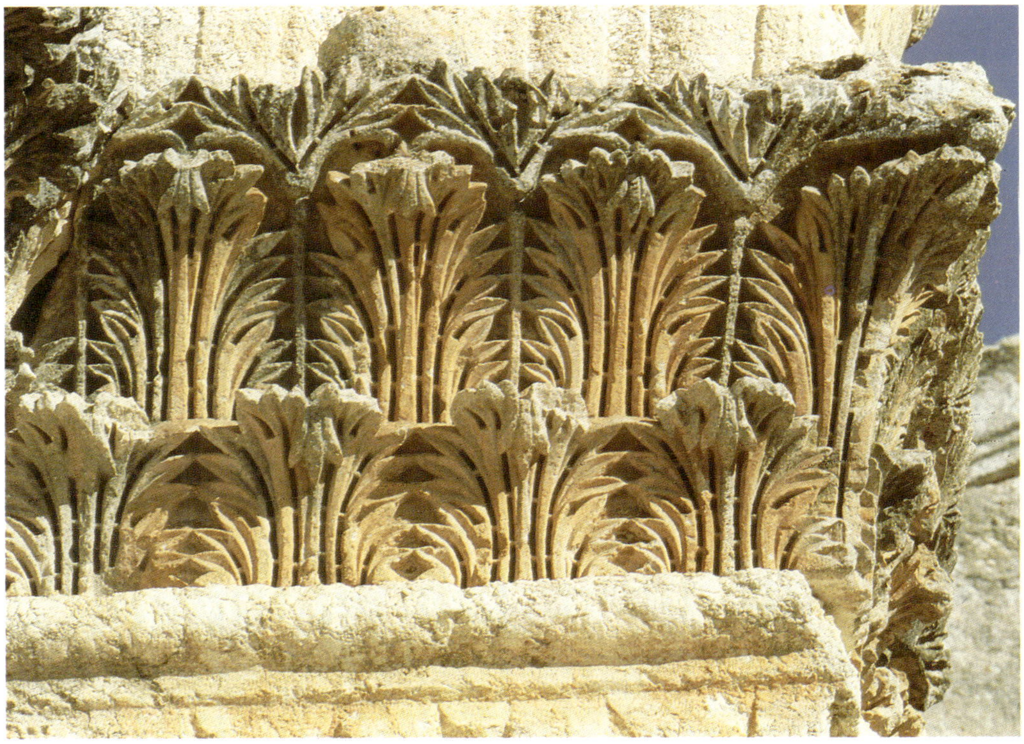

7

Gebot des Dekalogs, und in dieser unbezweifelbaren religiösen Nachlässigkeit wurde eine ganz neue malerische Auffassung sichtbar, deren Ästhetik mit jener der Katakomben verwandt ist.

Zu den Puristen hingegen zählten die Essener. Ihr Einfluß war für die Entwicklung der christlichen Glaubenssätze sicher entscheidend, wenn auch die Gemeinschaft von Qumran einen »kleinen Rest des Gottesvolkes« darstellte und sich durch einen elitären, exklusiven Aspekt charakterisierte. Die Essener praktizierten unter der Leitung eines Meisters der Gerechtigkeit, der dann das Märtyrium erlitt, jüdische Kulte, etwa rituelle Bäder, von denen die Taufzeremonie abstammt, und heilige Mähler mit gemeinsamen Gebeten, eine Vorform des Abendmahls. Das Essenertum verschwand erst während des ersten Jüdischen Krieges (66–70 n. Chr.) und war in der Zeit religiös aktiv, als das Christentum entstand. Man findet viele Ähnlichkeiten zwischen den Texten der Manuskripte vom Toten Meer und dem Geist des Urchristentums. Auch gibt es Entsprechungen zwischen dem Meister der Gerechtigkeit und der Person Christi. Doch die Botschaft Jesu unterschied sich durch ihren volkstümlichen Charakter von der Esoterik der essenischen Lehren. »Alles spielt sich so ab, als hätte die Kirche sich von den Essenern eine Anzahl Themen und Vorstellungen, Gemeinschaftsstrukturen und theologische Schemata geliehen« (Marcel Simon). Übrigens glaubt man, daß Johannes der Täufer aus dem Essenertum gekommen sein könnte.

Einer der wichtigsten Züge im jüdischen Denken der Zeitenwende war der Glaube an einen Heiland, der kommen sollte, einen erwarteten Messias, der das Ende der Zeiten verkünden würde. Die messianische Tradition gehörte zu einer eschatologischen Strömung, die sich in zahlreichen apokalyptischen Texten ausdrückte. Die Christen teilten zuerst den Glauben an Schriften, die die Erfüllung des göttlichen Wortes und das Nahen des Jüngsten Gerichtes ankündigten, mit den Juden. Dann gab der Text der Apokalypse Anlaß zu Theorien vom Tausendjährigen Reich; sie gründeten sich auf das Kommen des Gottesreiches für tausend Jahre, das die Erwählten vor dem Weltuntergang erleben sollten.

Die rasche Ausbreitung des Christentums erklärt sich zum Teil mit der Zustimmung der jüdischen Gemeinden in der Diaspora (Zerstreuung) zu den Lehren Christi. Sie sprachen Griechisch und waren über alle Gebiete des Reiches verstreut. Diese Juden sahen in der Botschaft des Evangeliums vor allem eine Art innere Reform ihrer Religion: »Ich bin nicht gekommen, um das Gesetz aufzuheben«, hatte Jesus gesagt. Die Verwirrung zwischen den beiden Strömungen hielt mehr als eine Generation lang an, obwohl die Christenverfolgungen vom jüdischen Establishment in Jerusalem ausgingen: So scheint es, daß die Pharisäer im Jahr 62 Jakob, den Bruder des Herrn, gesteinigt haben.

Auch andere Einflüsse sind im Denken der Urkirche spürbar, etwa die Gnosis. Dieser Weg innerer Erleuchtung war eine esoterische und daher geheime Lehre auf der Grundlage der hellenistischen Philosophie und der Kabbala. Er hat das Urchristentum tief beeinflußt, wie die Manuskripte von Nag Hammadi in Ägypten beweisen. Danach ist Christus der ewige Logos, und das ist Gott. Die Welt ist beherrscht von einem fundamentalen Dualismus zwischen Licht und Finsternis. Dieser Dualismus stammt aus dem iranischen Mazdeismus und war von den Essenern übernommen worden. Außerdem findet man die Idee der Weisheit Gottes (Pistis Sophia), Beistand Christi und weiblichen Geschlechts. Im gnostischen Denken werden die Peripetien im Kampf zwischen Gut und Böse, Geist und Materie verfolgt; hiervon erzählt das essenische Manuskript über den »Krieg der Söhne des Lichts gegen die Söhne der Finsternis«.

Der Mazdeismus scheint das Denken des frühesten Christentums beeinflußt zu haben, doch der persische Einfluß wurde noch ausgeprägter im 3. Jahrhundert, durch den Erfolg der von Mani begründeten Religion. Der Manichäismus ist anhand von Texten in persischer Sprache zu erfassen, die in Turfan gefunden wurden, sowie anhand anderer Schriften aus el-Fayum in koptischer Sprache. Gerade wegen ihres dualistischen Prinzips, das aus vielfältigen Quellen schöpfte – von babylonischen Religionen über Mazdeismus, Brahmanentum, einige christliche Gruppen in Mesopotamien bis hin zur Gnosis selbst –, erfuhr diese neue Religion eine erhebliche Verbreitung. Sie predigte eine Verdammung der materiellen Welt, die der entsprechenden Auffassung im Urchristentum verwandt war.

In welchem Sinn auch immer eine »Kontamination« zwischen zeitgenössischen Strömungen stattfand – die Sorge um die Reinheit des christlichen Denkens war eine Konstante, auf der das Dogma und die Verdammung der Häresien aufbauten. Seit der Zeit der Apostel war der Wille stark, sich von allen ähnlichen Systemen

Qalaat Seman in Nordsyrien: Basilika St. Simeon
Oben: Grundriß der 476–490 errichteten Kirche
Unten links:
A Aufriß der Hauptfassade
B Schnitt durch das Baptisterium und die angrenzende Kapelle
Unten rechts: Allgemeiner Lageplan

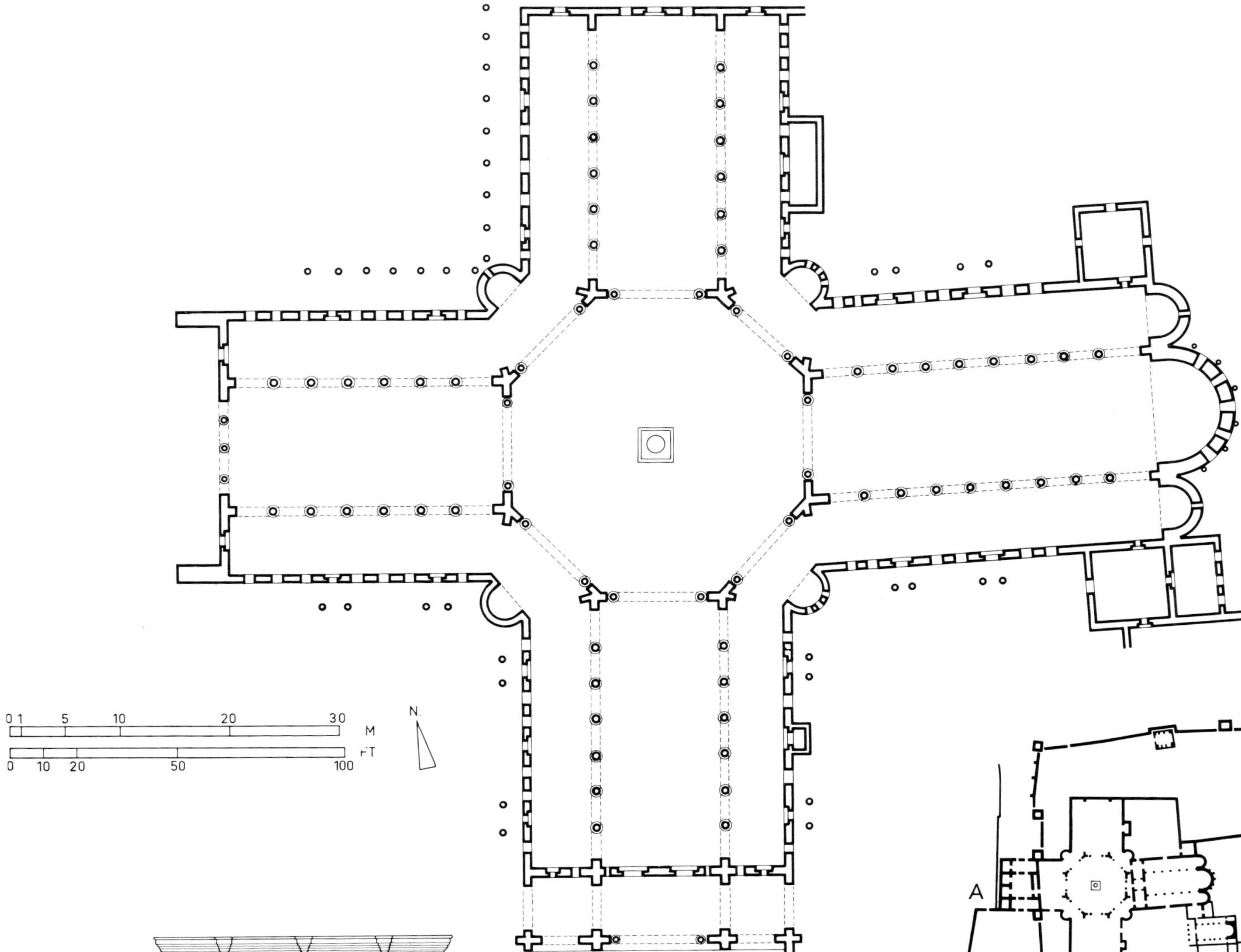
0 1 5 10 20 30 M
0 10 20 50 100 FT
N.

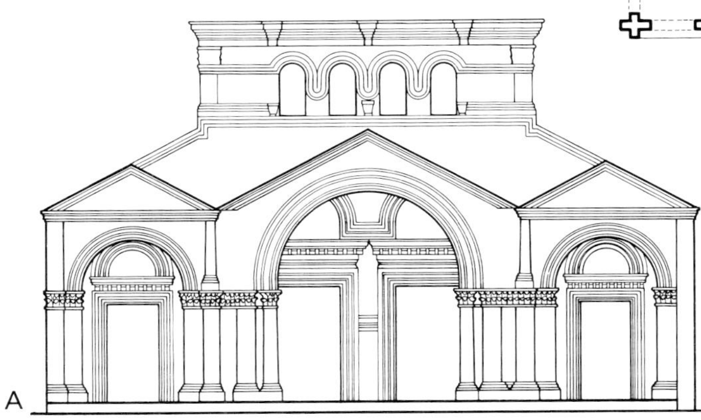
A

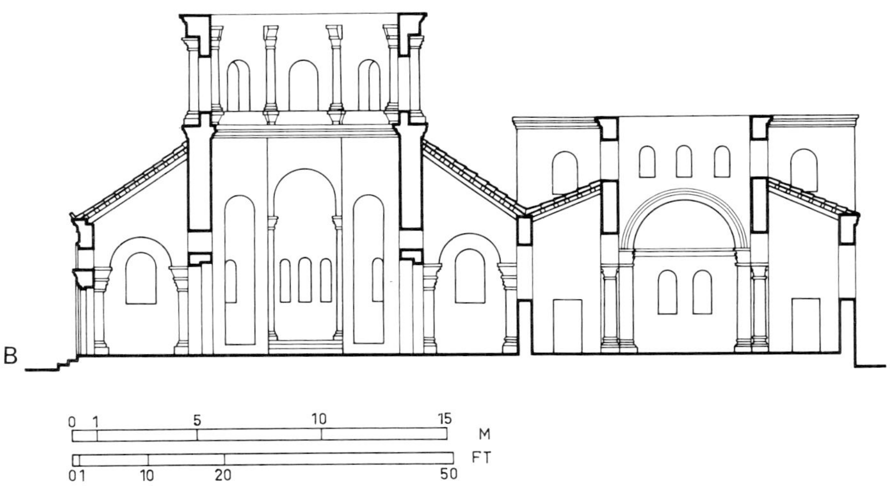
B
0 1 5 10 15 M
0 1 10 20 50 FT

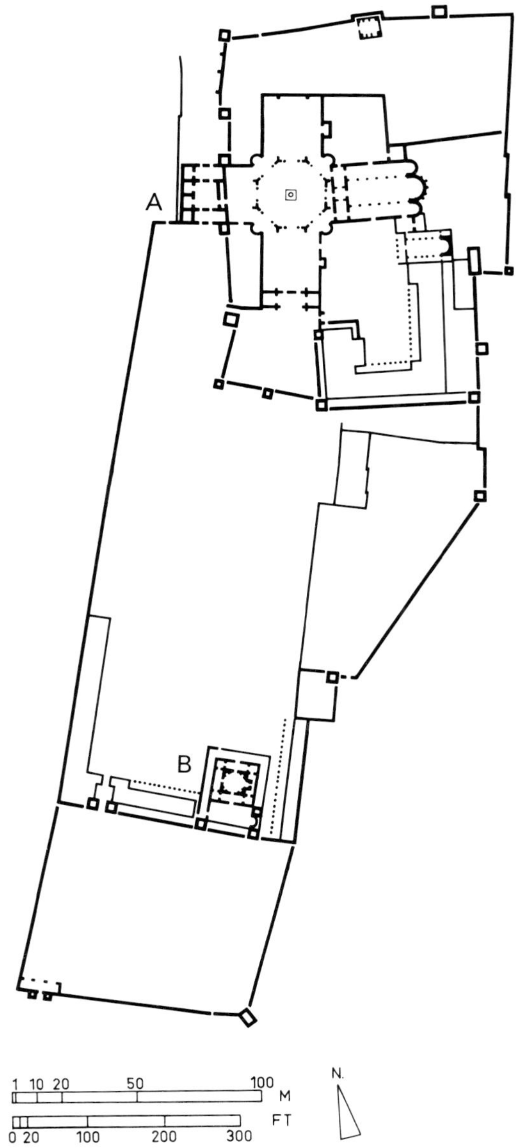
A
B
1 10 20 50 100 M
0 20 100 200 300 FT
N.

abzugrenzen. Das heilige Gastmahl der Alten wurde von Paulus explizit bekämpft, gerade wegen seiner Entsprechungen zum Abendmahl. Der Apostel wollte den von Christus eingesetzten eucharistischen Ritus von den kultischen Agapen und Gemeinschaftsmählern unterscheiden, bei denen in den Mysterienreligionen die Gottheit durch Essen und Trinken einverleibt wurde. Die Mithra-Initiation, der sich Nero unterzogen hatte, war ein präzises Beispiel für die verdammten Praktiken. Die Briefe an die Sieben Gemeinden in der Apokalypse zeigen ebenfalls, daß die Christen sich von Anfang an von den in Kleinasien wuchernden verwandten Kulten distanzierten.

Aus diesem kurzen Überblick, der in groben Zügen die Religionen zeigt, unter denen sich das Christentum entwickelt hat, ergibt sich eine Reihe von Analogien. Es läßt sich feststellen, daß die vom Christentum überlieferten Kultformeln nicht immer originär sind; seine Theologie hat aus verschiedensten Quellen geschöpft, zu einer Zeit, als Heilsreligionen zahlreich gediehen. Die Menschen lebten in einem endzeitlichen Klima, vom Tod bedroht, aber auch in einer Phase der »Demokratisierung« des ewigen Lebens, das nun jedem verheißen war. Die große Neuheit an der christlichen Verheißung war wahrscheinlich das Merkmal der Volkstümlichkeit. Es äußerte sich in der Ablehnung sozialer Klassen und in der Zugänglichkeit für die Rechtlosen. »Jesus starb als politischer Agitator am Kreuz«, schreibt Marcel Simon über den revolutionären Aspekt der Worte des Evangeliums. Nun lag das Revolutionäre am Christentum vor allem darin, daß es den kleinen Leuten Zugang zum Heil gab, das zuvor Königen und Eingeweihten vorbehalten gewesen war. Dieser soziale Charakter stand im Gegensatz zum elitären System, das in den Mysterienreligionen überwiegt. Er ist es, der zum großen Teil den schnellen Erfolg christlicher Ideen erklärt.

So hat der Beobachter, der sich auf die historische und nicht auf die theologische Ebene begibt, den deutlichen Eindruck, daß die neue Religion, die in der Folge das Reich überflutete, die Resultante verschiedener Strömungen ist, wenn er das kulturelle und religiöse Milieu kennt, in dem das Christentum sich ausbreitete. Monotheismus, Taufe, Kommunion sind Merkmale vieler Religionen, die zur Zeit von Christi Botschaft existierten. Sie wurden kombiniert mit der Gewißheit der göttlichen Natur Christi, des Gottessohns, mit dem Glauben an das Wort Gottes, gegründet auf Offenbarung, und mit der Hoffnung auf die Auferstehung nach dem Jüngsten Gericht, das die Taten der Menschen an den Zehn Geboten und den Lehren des Evangeliums mißt.

All diese Züge bilden eigentlich nicht die Substanz einer Religion, die auf einem definierten Dogma gründet. Erst mit den Stellungnahmen der Apostel – vor allem von Paulus – und mit den theologischen Arbeiten der Kirchenväter artikulierte sich das dogmatische Denken, entstanden strukturierte Riten, die auf von der Gemeinschaft akzeptierten »Wahrheiten« beruhten und ihr Glaubensbekenntnis bildeten. Die wesentlichen Dogmen des Christentums entwickelten sich im Lauf eines langsamen Reifungsprozesses, der fast fünf Jahrhunderte dauerte. Diese Entwicklung war übrigens zu einem großen Teil Ergebnis der Kämpfe gegen Häresien – auf dieses Thema wird man in einem späteren Kapitel zurückkommen müssen. Denn das Christentum entstand nicht unvermittelt, in sich abgeschlossen und unanfechtbar aus den Texten des Evangeliums. Es war das Ergebnis eines Glaubens, der seine Merkmale suchte und seine Postulate über eine Reihe von Umwandlungen aufstellte. Außerdem war die Genese der Urkirche ab dem 4. Jahrhundert von ihrer Verstaatlichung im imperialen System beeinflußt. Diese Wandlung machte aus einer revolutionären Hoffnung eine staatliche, der Macht untergebene Lehre. Doch ihr exklusiver Charakter blieb unverändert, ob sie nun allein gegen alle stritt, wie in der Zeit der Apostel, oder ob sie sich als Pfeiler des Imperiums erwies.

Die Abkehr von der Welt

Das Christentum ist Inhaber einer absoluten Wahrheit. Wie das Judentum ging es aus einer Offenbarung hervor, und von Anfang an war es wie jenes in Opposition zur antiken Kultur. Es setzte der Toleranz, die zum griechisch-römischen Synkretismus geführt hatte, seinen erbitterten Fanatismus entgegen und den lockeren Sitten seine Verbote. Das Fleisch verdammte es als Synonym des Bösen, und der profanen Kunst stellte es eine sakrale Kunst entgegen. Es wandte sich von der Welt ab (»Mein Reich ist nicht von dieser Welt«) und zog ihr eine Hoffnung auf das Jen-

8 Axiale Ansicht des Achtecks, das die Mitte des Martyrion St. Simeon in Qalaat Seman bildet. Die großen Bogen, die auf Säulen neben den Eckpfeilern ruhen, scheinen zu schwach, um ein anderes als hölzernes Dach zu tragen. Eine zweite achteckige Struktur muß innerhalb der ersten gelegen haben, um einen Laternenturm zu stützen. In der Mitte erkennt man einen Rest der Säule, auf der der Heilige vierzig Jahre lang gelebt hatte und die die Pilger verehrten.

9 Der Chor von St. Simeon hat eine große Apsis, die auf zwei Geschossen von Säulchen umrahmt ist. Sie ist von zwei Nebenapsiden flankiert – diese Formel hielt sich in der christlichen Architektur über ein Jahrtausend lang.

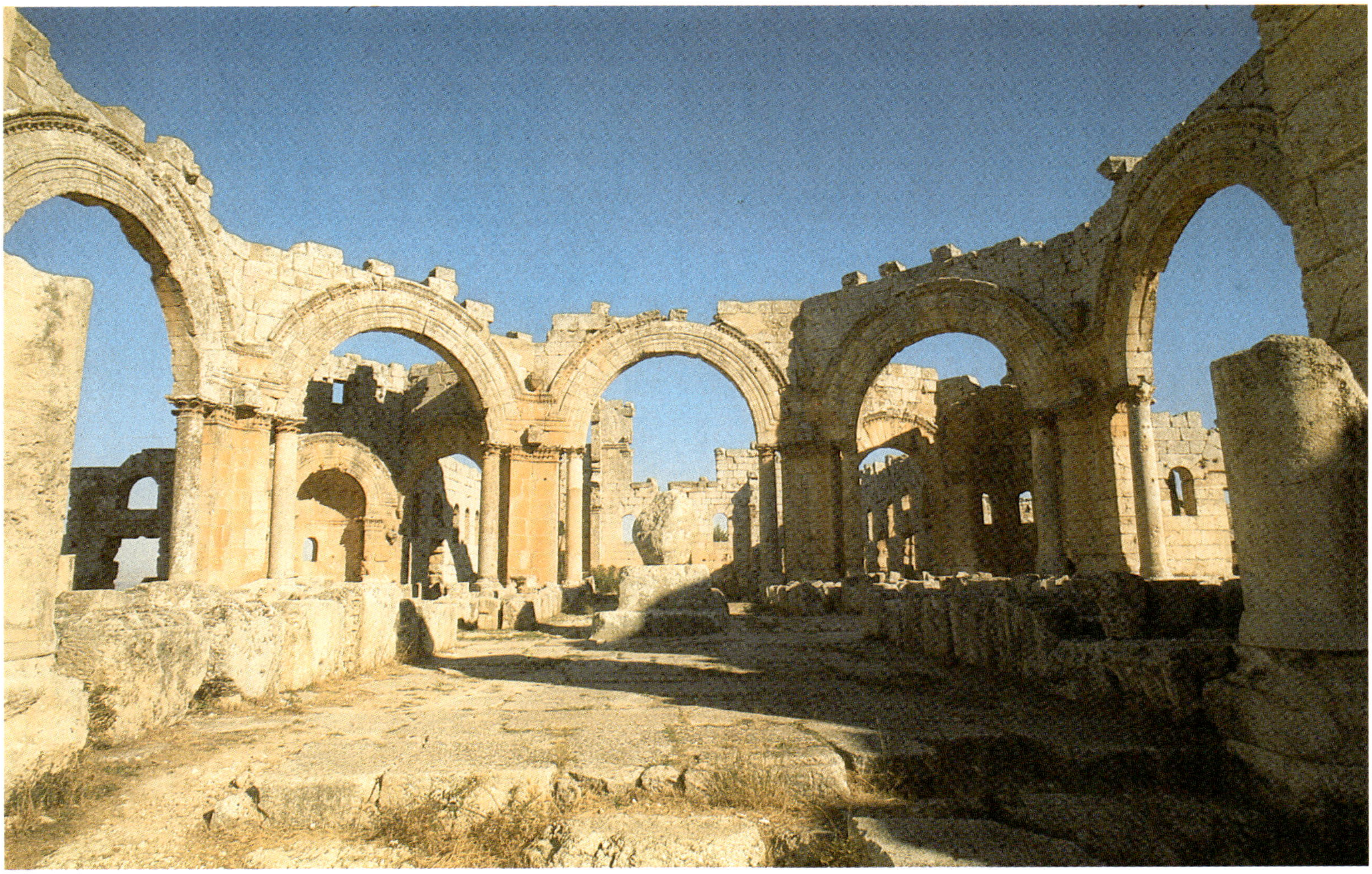
8

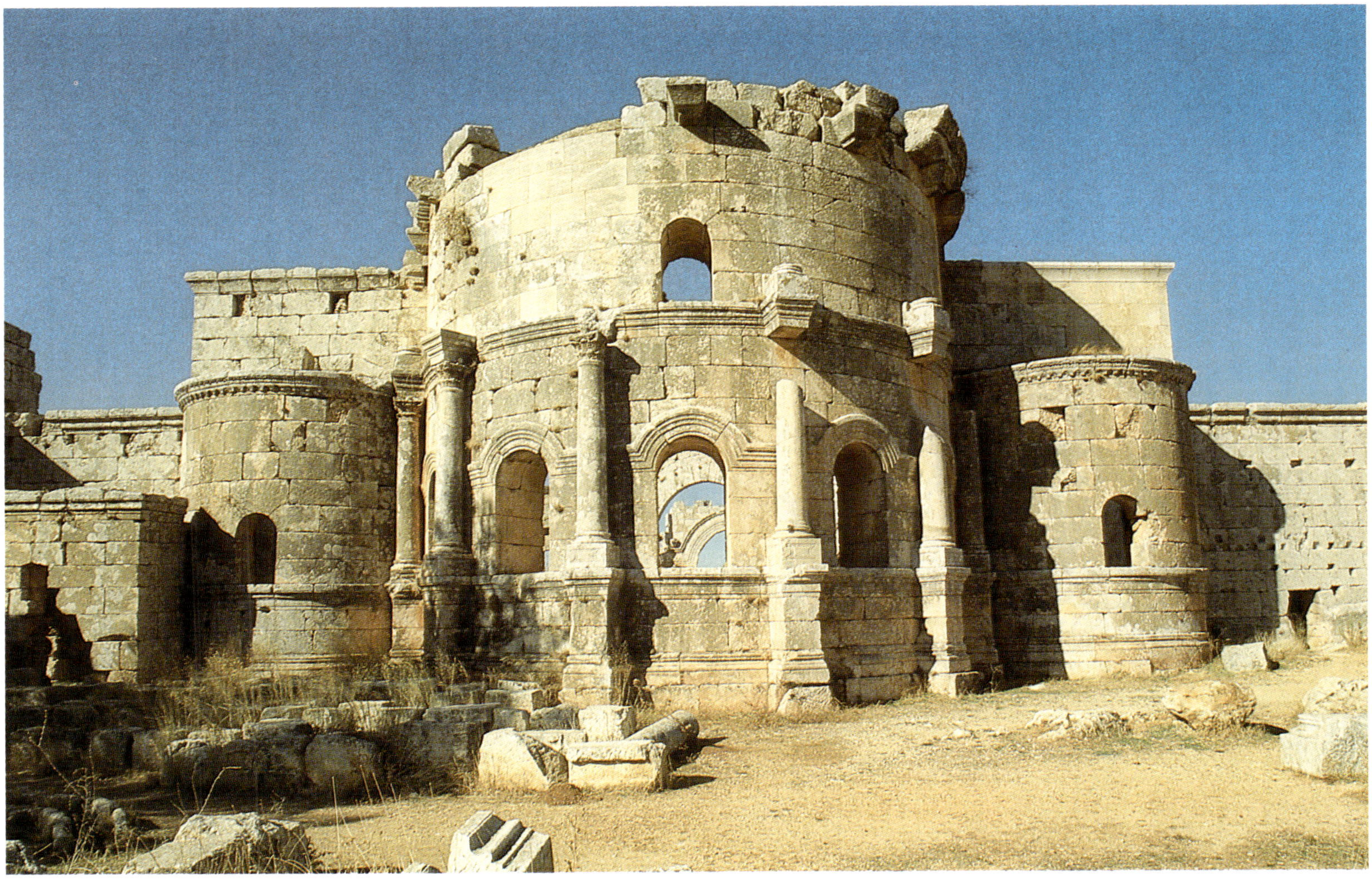
9

seits vor. Daraus ergibt sich eine Ablehnung der Kriterien des klassischen Humanismus als Frucht des Irrtums, als frivol oder absurd.

Die Ablehnung des antiken Bildes von Vollkommenheit und Ausgewogenheit, von menschlichem Maß, äußert sich in einem der merkwürdigsten Aspekte des Urchristentums: den Kasteiungen, denen sich die Anachoreten und Gläubigen, das Ideal der Heiligkeit anstrebend, unterzogen. Kennzeichen dieser jüdisch-christlichen Haltung sind das Gefühl der Sünde, die Buße, die Hochschätzung der Ehelosigkeit und Jungfräulichkeit, die Verachtung des Fleisches, die Abstinenz als Tugend, die Frauen- und Ehefeindlichkeit (Paulus) sowie die Keuschheit, die sich die ersten Christen auferlegten, bei denen Eheleute getrennt oder wie Geschwister leben sollten, um ihr irdisches Leben zu überhöhen und zu heiligen. Diese Ideale beseelten die glühendsten Vertreter der Urgemeinden. Die Welle der Zucht und Selbstkasteiung, die die Menschen ergriff, war ein Gegenschlag gegen die Lockerheit und das Genußleben, die eine Klasse von Privilegierten in der kaiserlichen Zeit offen zur Schau stellte.

Die Verdammung der Sexualität zielte darauf, daß Menschen wie Engel lebten. Diese Askese stammte aus dem essenischen Milieu, das zutiefst dualistisch war (das Fleisch ist das Böse, der Geist oder die Seele das Gute) und aus der messianischen Vorstellung, das Jüngste Gericht sei nahe. Es war also nicht notwendig, eine Menschheit fortzupflanzen, die zum baldigen Untergang verurteilt war. Das Urchristentum verstand die Botschaft des Evangeliums wörtlich und gefiel sich in einer Atmosphäre von Endzeit und allgemeinem Untergang. Es lehnte Vergnügen, Schönheit und Glück ab und hielt sie für »Versuchungen der Welt hienieden«. Um das Paradies zu gewinnen, das den Gläubigen verheißen war, wenn sie die Gebote hielten, mußte man am Erlösungswerk teilhaben, büßen und sich eine eherne Disziplin auferlegen, die in asketischen Praktiken gipfelte, manchmal in grauenhaften Kasteiungen. Daher die seltsame Haltung der Mönche auf der Suche nach Heiligkeit, der Einsiedler und Anachoreten – ihre Heldentaten in puncto Abtötung des Fleisches zieren die *Legenda Aurea,* die ihrerseits aus hagiographischen Erzählungen der ersten Jahrhunderte zusammengestellt wurde.

Männer weihten sich zu Hunderten dem Zölibat und der Keuschheit, zogen sich in die Einsamkeit des Einsiedlertums zurück und fochten dort gegen den »Dämon« und die Versuchungen des Fleisches. Tausende von Gläubigen lebten in klösterlichen Gemeinschaften, wo sie sich in Gebet und Entsagung versenkten. Unzählige Frauen beugten sich dem Ideal der Jungfräulichkeit, um jeder Befleckung und der Mutterschaft zu entgehen. Anwärter der Heiligkeit unterzogen sich unsinnigen Kasteien: Die einen lebten in Erdlöchern, die anderen auf Säulen. Alle erlegten sich gräßliche »Strafen« auf, um ihre Abkehr vom Wirklichen zu beweisen: Sie sperrten sich in winzige Käfige ein und blieben jahrelang darin; sie trugen Eisenketten auf der bloßen Haut, die dann schließlich faulte, ganz zu schweigen von den Büßerhemden, Stricken und Lasten, die sie um den Hals trugen, um ihre »Erlösung« und ihre Gottesliebe zu dokumentieren. Die Beschreibung ihrer übermenschlichen Qualen, über die die hagiographischen Texte sich erfreut ausbreiten, ist eine Parade des Masochismus, ein grell-farbiger Ausdruck der morbiden Phantasie ganzer Gemeinden, in denen ein schreckenerregendes Bedürfnis nach Leiden und Selbstbestrafung herrschte, eine absolute Menschenfeindlichkeit, ein ekstatisch-mystischer Wahn, der an indische Fakire und Sadhus erinnert.

Die Abtötungspraktiken stammen aus dem Orient (man denke an die Galli, die sich in den Kybele-Tempeln entmannten – mit dem ganzen übersteigerten Fanatismus, der sich darin äußert) und traten damals bei den glühendsten Christen auf. Dies stand in krassem Gegensatz zu den Idealen des antiken Humanismus. Und die antiken Schriftsteller täuschten sich darin nicht. In den Erzählungen, die ihnen zu Ohren kamen, oder in den Beispielen, die sie vor Augen hatten, sahen sie Zeugnisse der perversen Haltung der ersten Christen. Sie begriffen sofort die Gefahr einer derart asozialen Auffassung, die auf einer destruktiven Revolte gründete und ihre Belohnung in der Hoffnung auf eine andere Welt fand. Sie prangerten diesen Haß an, diese Verurteilung des Fleisches, denn sie stand in diametralem Gegensatz zu den Zielen der antiken Weisheit, die ihre Erfüllung vor allem in Maß und Gleichgewicht fand.

Tacitus bezeichnet die Christen als »Menschen, die wegen ihrer Schändlichkeiten verabscheut werden«. Sueton sah die Adepten des »Chrestos« als »ein Volk, das einem neuen, bösen Aberglauben verfallen ist«. Und Tacitus fährt fort: »Nachdem er eine Weile eingedämmt worden war, hat dieser schlimme Aberglaube wieder überhandgenommen; nicht nur in Judäa, der Wiege der Plage, sondern in Rom,

Ruweda in Nordsyrien: Bizzos-Kirche aus dem 6. Jahrhundert. Grundriß der von zwei Mausoleen flankierten dreischiffigen Basilika, Querschnitt durch das Schiff, Aufriß der Fassade und Längsschnitt. Das Balkendach ist eine Rekonstruktion.

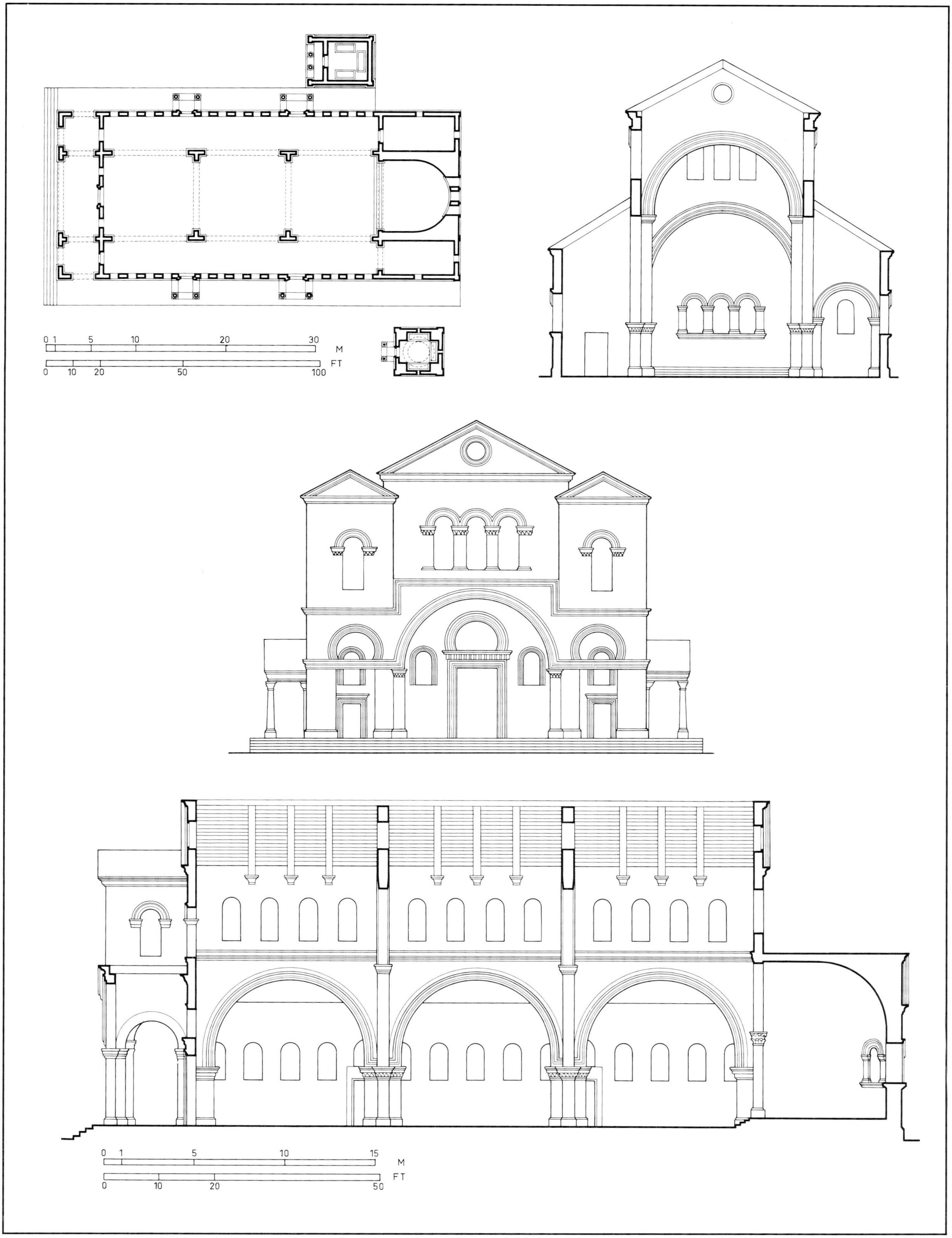
0 1 5 10 20 30 M
FT 0 10 20 50 100
0 1 5 10 15 M
FT 0 10 20 50

wo alles, was schlecht und schändlich ist, von allen Seiten zusammenströmt.« Er bezichtigt die Christen des »Hasses gegen die Menschheit« aufgrund ihrer lebens- und diesseitsfeindlichen Sitten. Im Gegensatz zum Schönen, Guten, Wahren, den platonischen Werten, sieht er nur ein unverständliches Verhalten: Das Irrationale hat sich der Menschen bemächtigt, führt sie zur Selbstzerstörung, zur Verweigerung der Fortpflanzung, zur Abkehr von der Welt als von etwas total Bösem. Diese Leibfeindlichkeit führte in direkter Linie zum Martyrium, das nicht nur ertragen wurde, ohne schwach zu werden, sondern das oft gesucht und provoziert wurde, als Mittel, um die ewige Seligkeit zu erlangen.

Das Zeitalter der Verfolgung

Die Apostel und Missionare, die von Christus beauftragt waren, den Glauben zu verkünden, erreichten das ganze Imperium, sogar den parthischen Orient und Indien. Sie kamen von Jerusalem nach Damaskus, der syrischen Hauptstadt, Antiochia, Alexandria, Ephesos, Pergamon, Athen und schließlich nach Rom. Sie erreichten Nordafrika ebenso wie Gallien und Spanien. Es handelt sich nicht um eine breite Bewegung, die die antike Welt überflutet hätte, sondern zunächst um ein verborgenes Werk der hartnäckigen, geduldigen, fast heimlichen Durchdringung. Sie stützte sich auf die Verbreitungszentren anderer orientalischer Religionen wie Judentum, Isis- oder Mithra-Kult. Die Bekehrung der verschiedenen Reichsprovinzen vollzog sich von der Basis aus. Die volkstümliche und soziale Anlage des Christentums sicherte ihm eine günstige Aufnahme in den unterprivilegierten Schichten der Bevölkerung. Doch man kann nicht übersehen, daß die oberen Klassen angezogen waren von dieser vorderasiatischen, recht mysteriösen, weil frühzeitig verfolgten Botschaft, die bald durch den Mut ihrer Märtyrer weithin bekannt wurde. Diese waren oft unerschütterlich in ihren Überzeugungen und starben lieber, als abzuschwören – aus Angst, ihren Anteil am Paradies zu verlieren.

Die außerordentliche Selbstverleugnung der Verfolgungsopfer ist aus der Mentalität der Abtötung zu verstehen, die gerade im Zusammenhang mit Mönchen und Anachoreten beschrieben wurde, die nach Buße und Kasteiung strebten. Die Christen waren oft zum Massenmartyrium bereit, und eine Art mystischer Wahn trieb sie sogar manchmal dazu, ihre eigene Passion nach dem Beispiel Christi zu provozieren. In einem Klima des nahenden Weltendes, wie es der Urkirche eigen war, ist diese Haltung verständlich: War den Opfern der Henker nicht das Ewige Leben verheißen, das einzige wahre Gut?

Wie kam es zu dieser großen Gewalttätigkeit in der Verfolgung? Wenn das Proselytentum der ersten Missionare den jungen Gemeinden ernste Schwierigkeiten bereitete, so lag das daran, daß ihre Kompromißlosigkeit ihnen bald die Beschuldigung einbrachte, sie verträten subversive Thesen und praktizierten insgeheim Kulte, die als unerlaubter Aberglaube qualifiziert wurden. Mehr bedurfte es nicht, um zu Verleumdungen Anlaß zu geben, unter denen Kinderopfer und Kannibalismus zu nennen sind.

In Wirklichkeit war der Kaiserkult die eigentliche Ursache der Verurteilungswellen, die auf die Christen niedergingen und ihnen entweder den Tod im Zirkus oder das Verschmachten im Gefängnis einbrachten. Das tolerante System der römischen Welt, das die verschiedensten Religionen auf seinem Territorium wohlwollend akzeptierte, hatte zu dem Risiko geführt, daß dieser riesige politische Organismus, das Imperium, das vom Atlantik bis zum Persischen Golf reichte, auseinanderbrach. Um dem abzuhelfen, sollte der Kaiserkult eine Verbindung zwischen den Gliedern ein und desselben Staates, den römischen Bürgern, schaffen. Die Bereitschaft jedes Einzelnen, dem Herrscher zu opfern, bedeutete also einen Akt der Treue zur Zentralmacht und sicherte den Zusammenhalt der antiken Welt.

Der exklusiv monotheistische christliche Glaube verbot den Mitgliedern der jungen Kirche, sich diesen Praktiken zu unterziehen. Sie galten als Verstoß gegen das erste der Zehn Gebote. Daher der geheime Charakter der neuen Religion. Die Christen bedeuteten für den Kaiser also eine Partei von Renegaten, eine subversive Bewegung, die sich gegen die etablierte Ordnung stellte. Sie wurden nicht eigentlich auf der religiösen, sondern auf der politischen Ebene verurteilt. Sie störten das imperiale System und untergruben das Reich, weil sie sich gegen einen Akt stemmten, der zuvor als einfache Formalität gegolten hatte, aber durch die Intoleranz der Christen zum Prüfstein wurde, an dem die echten Römer zu erkennen waren.

10 Zweistöckige Fassade des Gästehauses oder Klosters, das zu St. Simeon gehörte. Dieser Bau aus dem 6. Jahrhundert besteht aus großen monolithischen Pfeilern und Architraven; heute bildet er gleichsam ein Gitter, das sich gegen den Himmel abhebt. Er bezeugt die Existenz einer »funktionellen Architektur« im spätrömischen wie im frühbyzantinischen Reich.

11 Ruinen der Westkirche von Umm el-Jemal in Jordanien, die im 5. Jahrhundert entstand. Die südliche Arkade am Schiff dieser aus schwarzem Basalt mörtellos gebauten Kirche hat vier Bogen auf quadratischer Basis, ähnlich wie in der Kirche von Qalbloze in Syrien.

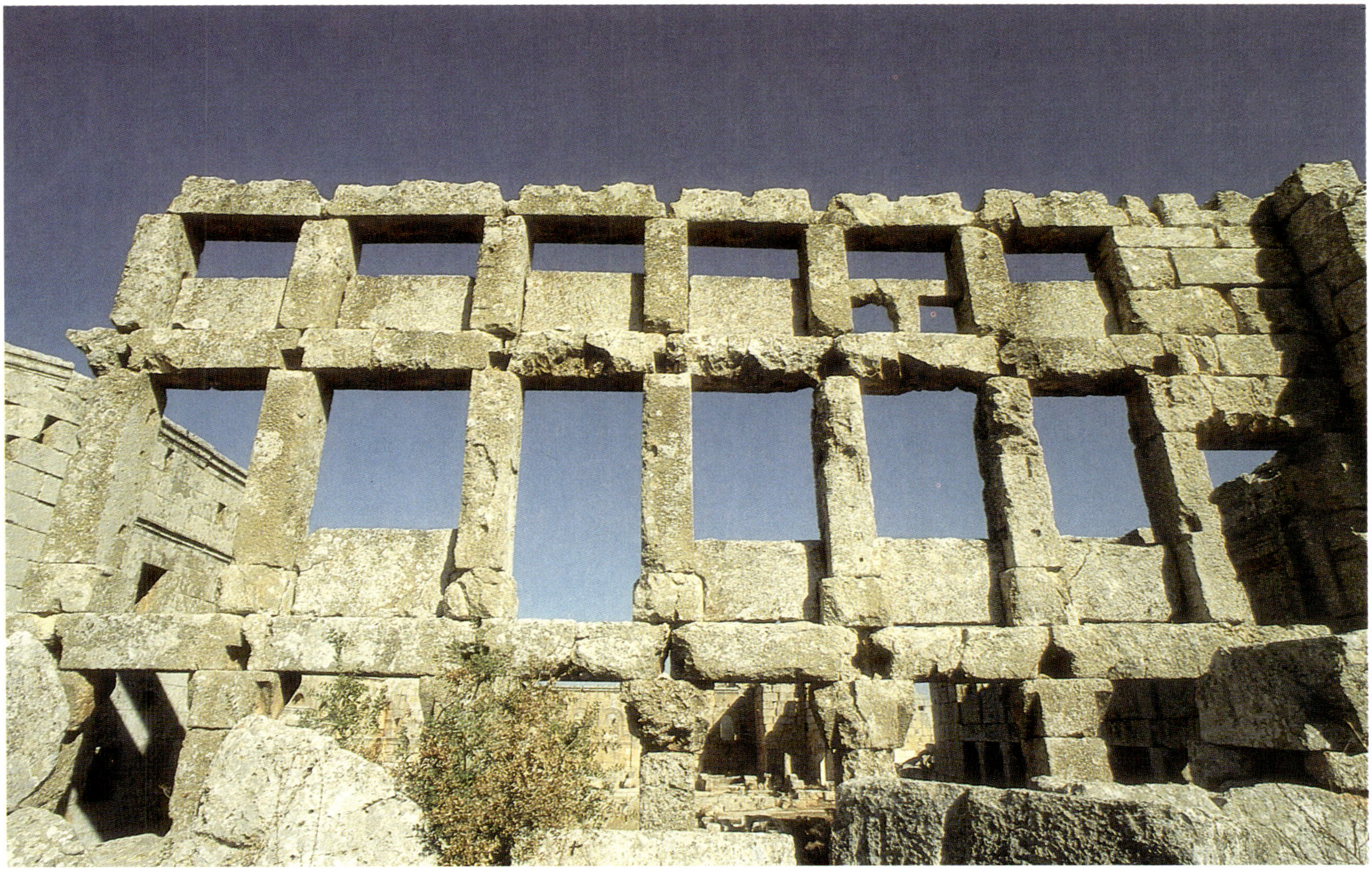
10

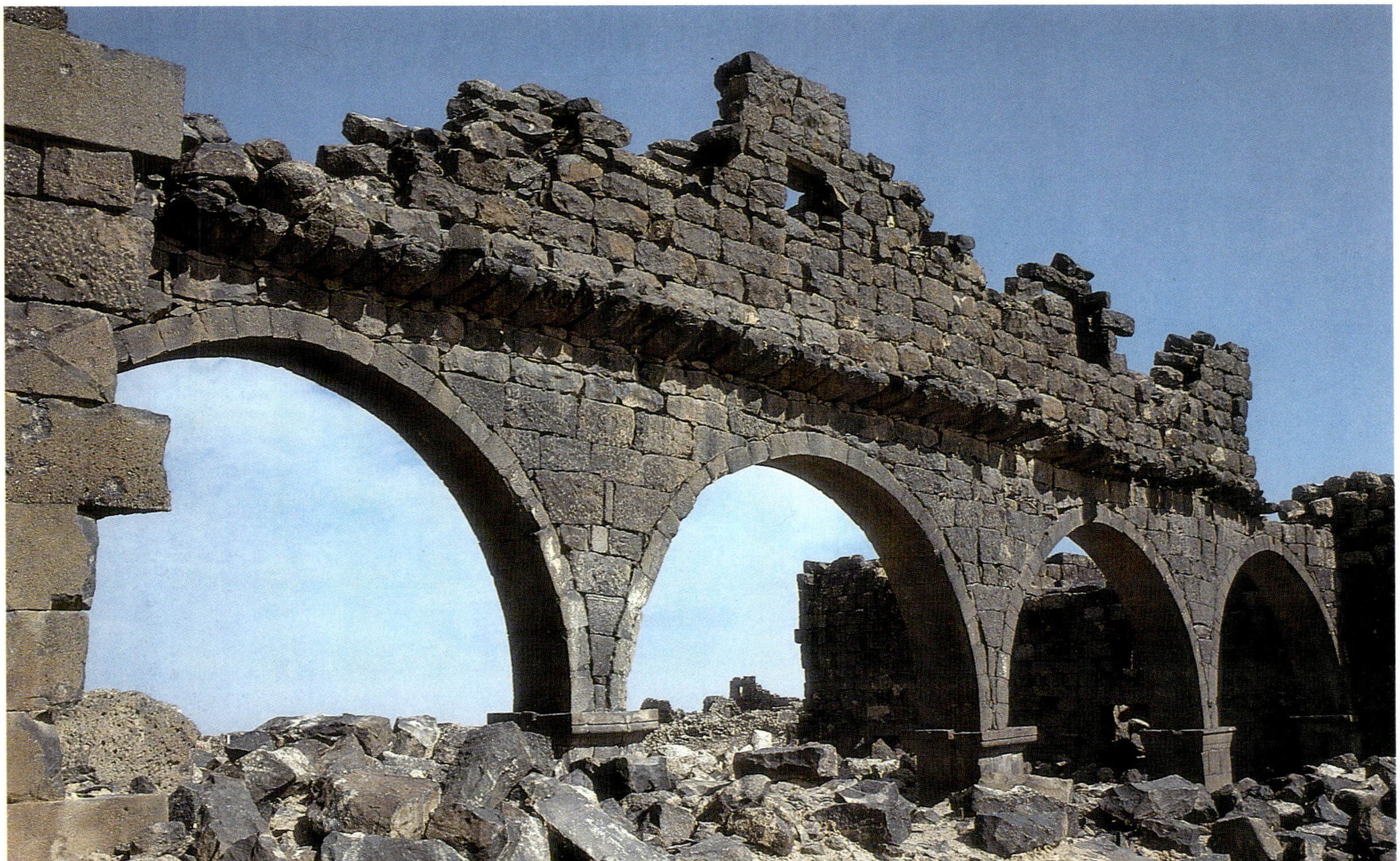
11

Daraus resultierten Verfolgungen, die die junge Kirche seit der Apostelzeit trafen: Der Hinrichtung Jakobs durch die Juden strikter Observanz folgten die römischen Todesurteile gegen Petrus und Paulus in der Zeit Neros, dann die allgemeine Verfolgung unter den Kaisern Domitian, Mark Aurel, Decius, Valerian und vor allem Diokletian (303). Die Gläubigen wurden grausam geschlagen, ihre Kultgebäude zerstört.

Diese letzte Verfolgung Anfang des 4. Jahrhunderts gründete sich auf Edikte, die 303 und 304 promulgiert worden waren und auf die Christen zielten: Die Kulthandlungen wurden verboten, die Güter konfisziert, die Kirchen zerstört, die Gemeindevorsteher und Priester verhaftet. Im Gegenzug wurde den Gefangenen die Freiheit versprochen, wenn sie abschworen und den Göttern und dem Kaiser Opfer (Libationen) darbrachten. So ließ sich Diokletian auf eine Kraftprobe mit einer Gruppe ein, die mittlerweile weit verbreitet war und in manchen Provinzen des Orients schon eine Mehrheit bildete. Die Unterdrückung währte zwei Jahre. Vor allem im Orient war sie mit Gewalt verbunden.

Nach der Abdankung Diokletians 305 wandte Maximinus Daia die christenfeindlichen Edikte mit noch größerer Schärfe an. Dennoch war das Scheitern dieser Politik offensichtlich: Kaiser Galerius mußte sich den Tatsachen fügen. Kurz vor seinem Tod promulgierte er 311 das Toleranzedikt. 312 inszenierte Maximinus Daia ein letztes Aufflackern der Gewalt, doch dann begann eine Periode der Tolerierung und später der von Konstantin geschlossene Kirchenfriede. 313 promulgierten Konstantin und Licinius das Edikt von Mailand, das den Bürgern die Freiheit garantierte, die neue Religion aus Vorderasien anzunehmen (Konstantin hatte damals noch nicht das neu erstandene Römische Reich unter einem Zepter vereint). Diese Einigung zwischen dem Kaiser des Ostens und dem des Westens hatte Vorgänger vom selben Typ gehabt, insbesondere unter Gallienus um 262, und war von einer ruhigen Periode, dem Kleinen Kirchenfrieden, gefolgt.

Vom späten 3. Jahrhundert an änderte sich die ganze Haltung der Christen: Die revolutionären Aspekte verschwanden. Die Forderungen nach Armut, Schlichtheit und Askese wurden milder. Die Feindseligkeit gegen Leben, Ehe und Fortpflanzung wich der Integrierung in die Gesellschaft, der Akzeptierung der Welt und später der Verstaatlichung. Man glaubte nicht mehr so recht an die Voraussagen über das nahende Jüngste Gericht und das Ende der Zeiten. Man fügte sich den Tatsachen: Das Reich Gottes war nicht gleich morgen. Man mußte sich mit dem Leben hienieden arrangieren und das Heil im Jenseits erwarten. Freilich rebellierten die Christen gegen Praktiken aus dem Heidentum: Das Herstellen von Statuen und Bildern erinnerte zu sehr an die verabscheuten Götzen. Dies war die erste Bewegung gegen die figürliche Darstellung. Fünf Jahrhunderte danach kam sie mit größerer Kraft im Kampf der Bilderstürmer zum Tragen.

Es liegt etwas Paradoxes in einer Gemeinschaft, die trotz der erlittenen Verfolgungen ihre Beteiligung an der Res Publica forderte. Die Apologeten der ersten Jahrhunderte versicherten, die Christen seien nicht nur keine »schlechten Römer«, sondern sie seien gewissermaßen »echte Erben der griechisch-römischen Kultur«. Dies zeigt, wie sehr sich die Verfechter des »importierten Glaubens« assimiliert hatten und zu »wahren Verteidigern des Imperiums« geworden waren. Sie waren es, die das Denken der Antike von seinen Irrtümern und Lastern gereinigt hatten. Sie argumentierten nach den Methoden der Philosophen. Dadurch wollten sie eine Kontinuität vom Hellenismus zum Christentum betonen; die orientalischen Quellen, von denen sie beeinflußt waren, lehnten sie fast alle ab. So entwickelten sie einen christlichen Hellenismus, dessen Rhetorik dazu neigt, das Evangelium mit Platon und Aristoteles zu verschmelzen. Dies war der Fall bei Meliton von Sardeis. Justinus ging so weit, in seinen apologetischen Schriften die platonischen Dialoge zu imitieren. Es ging also um das riesige intellektuelle Unterfangen, das antike Denken »zurückzugewinnen« und so die Widersprüche zwischen der Logik der Philosophen und jener der Gläubigen, zwischen Okzident und Orient, auszugleichen.

Der Kirchenfriede

Als sich Ende des 3. Jahrhunderts der Kirchenfriede durchsetzte, waren Kleinasien mit Kappadokien und den großen Städten, Syrien, Palästina und Ägypten mit den Zentren der Thebais und des Wadi Natrun zum größten Teil christlich. Das theologische Denken erfuhr eine außerordentliche Entwicklung, in Alexandria wie in

Antiochia. Besonders sind hier Persönlichkeiten wie Dionysius von Alexandria und Paulus von Samosata zu erwähnen – der letztere war mit der Dynastie von Palmyra verbunden, die die Bräuche des orientalischen Syrien in Antiochia einführte. Nun setzten die Großen dieser Welt sich aktiv für das Christentum ein.

Mit der Offizialisierung der Kirche wurde das zunächst lockere Gefüge von Städten und Bistümern zu einer festen Struktur. Die Hierarchie gipfelte im Orient in der Person des Kaisers, der sich damit zu seinem größten Nutzen das Machtpotential des neuen Glaubens aneignete. Seine Autorität überstrahlte das einzige Element des Zusammenhalts im Imperium. Von nun an übte er volle weltliche und religiöse Macht über seine Untertanen aus.

Angesichts der im 4. Jahrhundert steigenden Gefahren kristallisierte das spätrömische Reich die Gesellschaft zunehmend: Es bildete Strukturen der Erbfolge, band die Bürger an ihre Aufgaben, schuf eine Armee von Wehrpflichtigen und gründete die Landwirtschaft auf die Bindung des Bauern an seine Scholle. Die Rolle des Kaisers in der byzantinischen Welt, innerhalb des religiösen Systems, dessen Haupt er wurde (wie der Pontifex Maximus im Heidentum), war von der Notwendigkeit diktiert, den Zusammenhalt seines Reiches zu stärken. Er hatte jedes Interesse daran, die Entstehung von »Abweichungen« zu verhindern. So wurden Häresien vom Herrscher bekämpft, mit Hilfe der Konzilien, die er einberief, um der Entwicklung der arianischen und nestorianischen Thesen entgegenzutreten. Mit dem Kaiser an der Spitze der weltlichen und geistlichen Pyramide sah sich die imperiale Macht als irdische Spiegelung einer göttlichen Monarchie, als irdisches Abbild einer Organisation der göttlichen Ordnung im Himmel. An diesem System, das den Kaiser mit Christus identifizierte, inspirierte sich die christliche Kunst des Orients, als im Kirchenfrieden und nach der Verstaatlichung des christlichen Dogmas ihre eigentliche Blüte einsetzte.

Die ersten Bauten

Nach den ersten Abendmahlssälen, die ab Ende des 2. Jahrhunderts in Asien und Palästina gebaut wurden und zu Privatvillen oder Stadtblöcken gehörten, ermöglichte der Kleine Kirchenfriede um 260 die Entstehung einer Reihe von »geräumigen Kirchen« (Eusebius). Die Edikte Diokletians, denen zufolge die Christen zu verfolgen und ihre Kultstätten zu zerstören waren, brachten es allerdings mit sich, daß von diesen zahlreichen Bauten kaum Beispiele erhalten blieben. Die Verfolgung führte dazu, daß Kapellen und Gräber in der Verborgenheit von Katakomben angelegt wurden. Dies ist in großen Städten wie Rom oder Alexandria der Fall.

Erst im echten Kirchenfrieden unter Konstantin blühte die christliche Architektur auf, und es entstanden Monumentalbauten, deren Proportionen es mit denen heidnischer Tempel oder öffentlicher Gebäude des Imperiums aufnehmen konnten. Zwar wurden unter diesem großen Kaiser, dessen christenfreundliches Verhalten bekannt ist, riesige Bauten errichtet: in Rom der Lateran, im Vatikan St. Peter, in Antiochia das Oktogon, in Jerusalem die Grabeskirche und in Bethlehem die Geburtskirche, doch fast nichts ist bis heute erhalten. Das Christentum war wohl anerkannt, aber noch nicht Staatsreligion. Nur in dem Maß, in dem die Thesen des Evangeliums die Bevölkerung durchdrangen, gab es den Bau von Kirchen, manchmal an Stelle verlassener heidnischer Heiligtümer. Außer in Rom geschah dies am häufigsten im Orient, wo die christlichen Gemeinden inzwischen die Mehrheit der Stadtbevölkerungen bildeten. Ebenfalls in dieser Region entwickelte sich eine interessante Kirchenarchitektur, die im Laufe des 4. Jahrhunderts zum erstenmal auftrat und von der bedeutende Zeugnisse erhalten sind. In Palästina, dem Land, in dem Christus gelebt hatte, wurden große christliche Baudenkmäler errichtet. Man sollte nicht vergessen, daß sie gleichzeitig mit den Katakomben der Via Latina in Rom entstanden.

Die Architektur, die sich in den orientalischen Provinzen nach den Bauten Konstantins entfaltete, verdankt ihre Formen im wesentlichen den kaiserlichen Gebäuden. Offensichtlich waren die ersten Räume zur Versammlung der Gläubigen – ein Grundbedürfnis des Christentums, im Gegensatz zur engen Cella der heidnischen Tempel, die dem Klerus vorbehalten war – an den profanen Basiliken und Audienzsälen der offiziellen antiken Architektur inspiriert. Hierin glichen die Christen den Anhängern des Mithra-Kultes, deren Opferhäuser ebenfalls Orte der Versammlung waren.

12 Westmassiv der Pilgerkirche von Qalbloze in Syrien aus der zweiten Hälfte des 5. Jahrhunderts. Der Eingang zum Schiff ist von zwei mehrgeschossigen Türmen eingerahmt. Wie in St. Simeon verbindet eine Zierleiste die Fensterrahmen mit einer um den Bau verlaufenden Profilleiste, die den Sockel betont.

13 Südseite und Chor der Kirche von Qalbloze mit einer von Halbsäulen geschmückten halbkreisförmigen Apsis. Seitlich geben drei mit reichen Zierleisten gerahmte Türen über das südliche Seitenschiff Zugang zum Schiff.

14 Die Kirche von Qalbloze hat ein weites Schiff, das auf beiden Seiten drei große Bogen aus schönem Kalkmauerwerk auf rechteckigen Sockeln begrenzen. Dadurch öffnet sich der Raum weit auf die Seitenschiffe, deren Boden mit Steinplatten belegt ist. Im oberen Wandbereich zeugen vorkragende Steine davon, daß das Dach aus Holz war und sichtbare Binder hatte. Am Boden erkennt man die Hufeisenform des einstigen Bema, einer Umfriedung aus Stein, innerhalb der die Priester die Texte der Heiligen Schrift lasen.

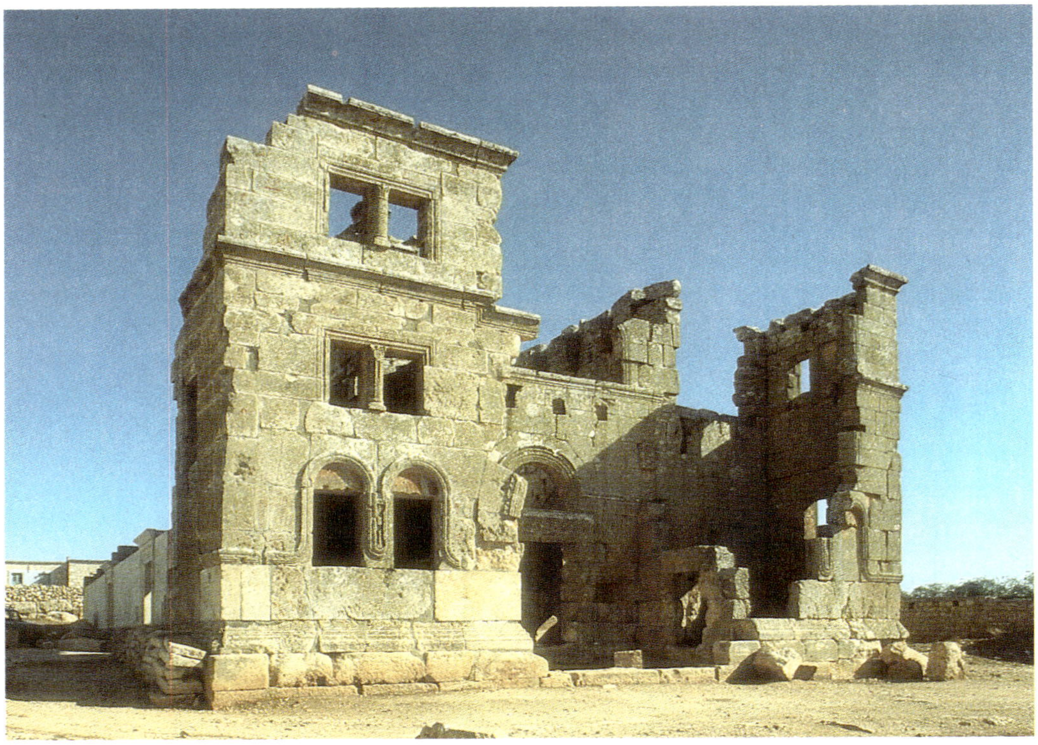

12

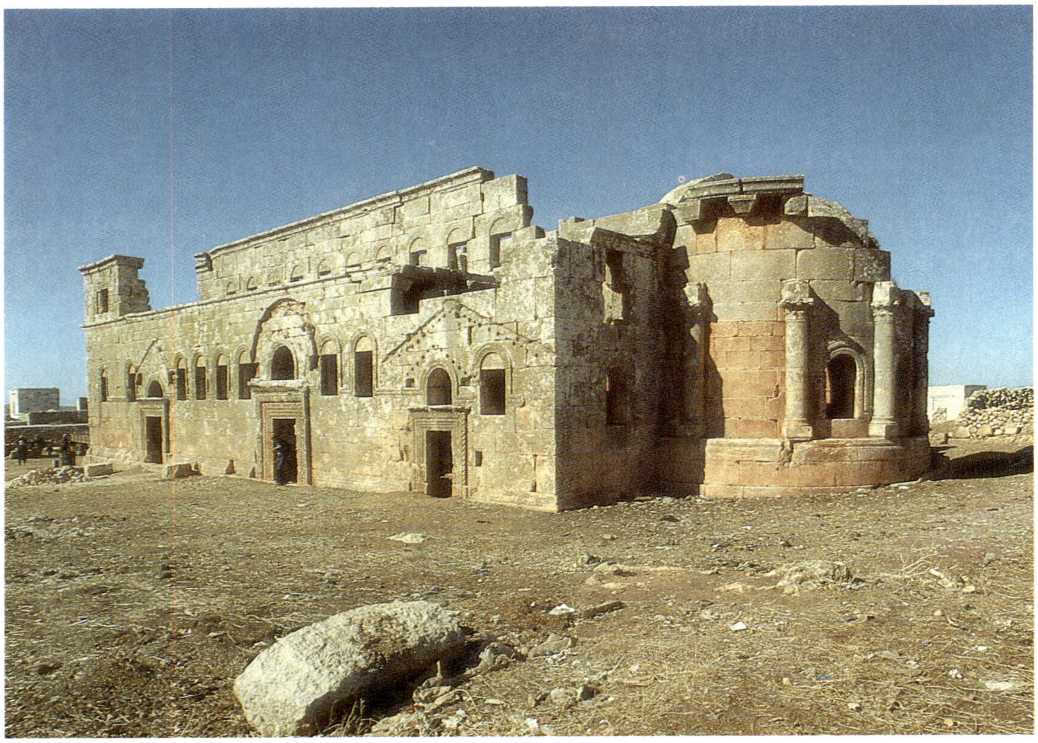

13

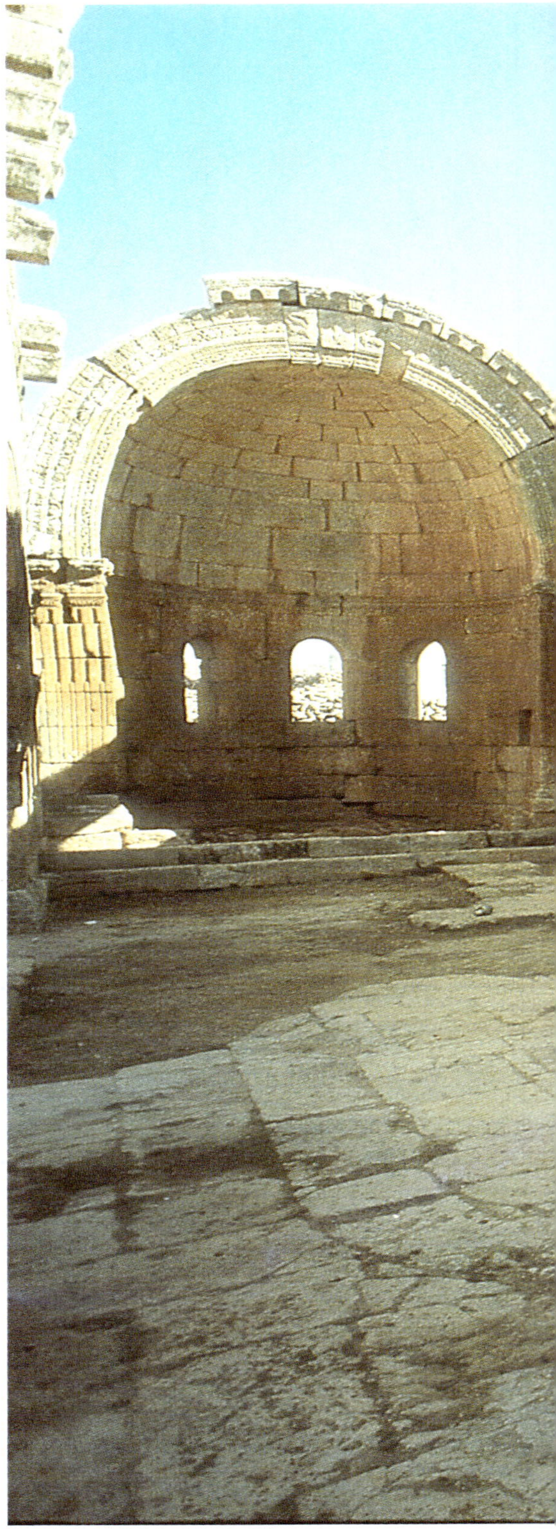

14

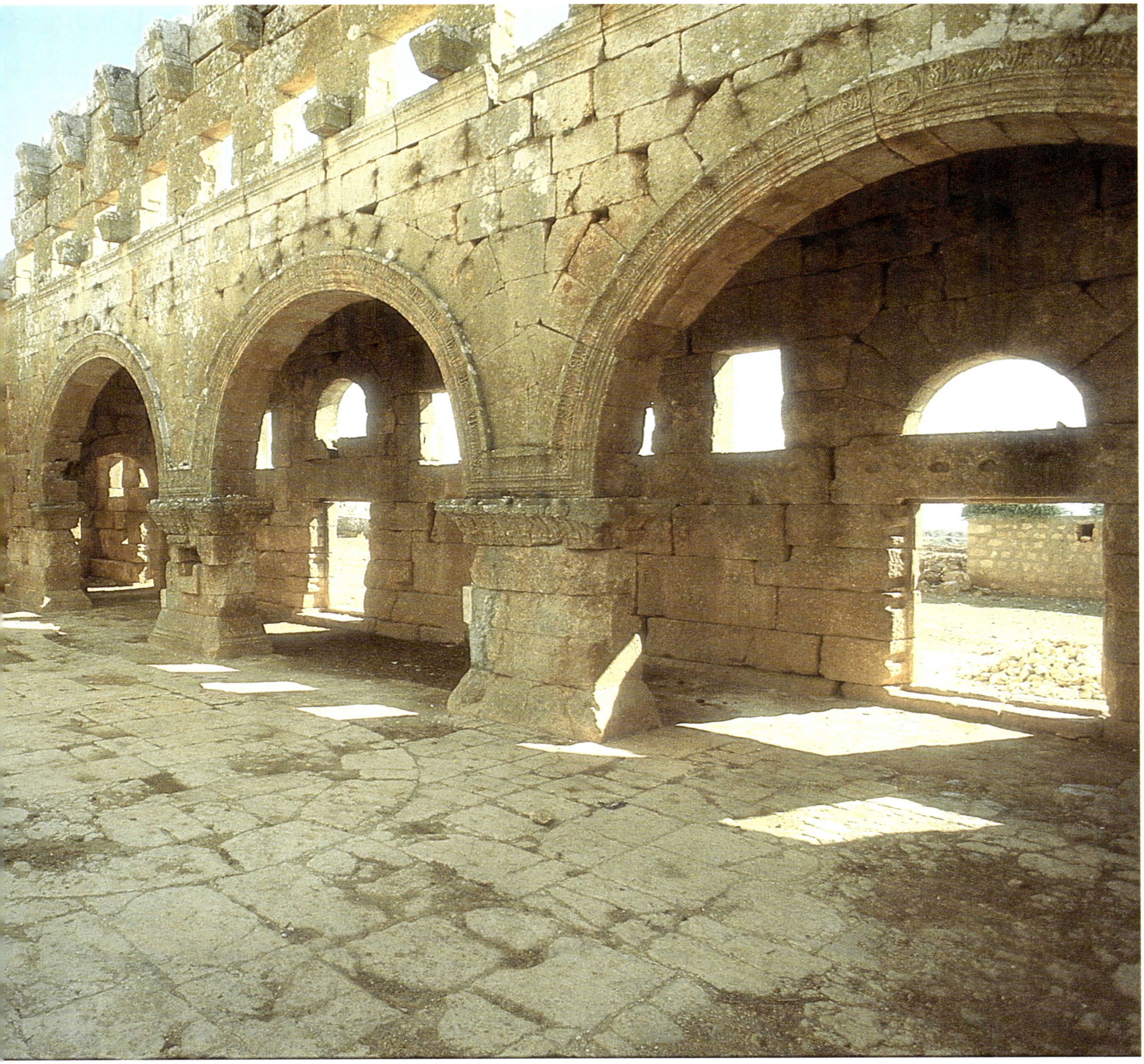

Die Bedürfnisse des christlichen Kults – speziell die Notwendigkeit des gemeinsamen Gebets und der Teilnahme am eucharistischen Mahl – führten zum Bau großer Säle. Das waren die Kirchen: Ekklesia ist der Raum, in dem sich die Gemeinde versammelt, das ganze Volk. Die Räume waren zahlreich in den Orten, die zum Christentum übergetreten waren. In den Städten waren die antiken Tempel Mitte des 4. Jahrhunderts fast alle aufgegeben. So hätte man ihnen einfach eine neue Funktion geben können, um die alten Heiligtümer in Kirchen umzuwandeln. In Wirklichkeit war diese Metamorphose nur bei wenigen heidnischen Bauten möglich, die eine große Menge von Gläubigen aufnehmen konnten. Meist waren die Cellae zu klein, und die gemeinsam gefeierten Riten der Christen machten eine solche Umwandlung unmöglich. Außerdem hatte sich bei den Christen der Brauch etabliert, die Gebetssäle zu osten, zu »orientieren« im ursprünglichen Wortsinn, und dies entsprach nicht immer der Anlage der antiken Tempel.

Die schlichte Umwandlung eines Tempels in eine Kirche war also kaum möglich; die Operation erforderte drastischere Maßnahmen. Da es nicht nützlich wäre, die vielfältigen Beispiele der Anpassung Revue passieren zu lassen, beschränken wir uns auf einen typischen Fall in Jerash oder Gerasa, einer Stadt, deren Anlagen schon in *Städte in der Wüste* analysiert worden sind. Diese Kontinuität ermöglicht es, den Prozeß der Christianisierung in baulicher Hinsicht zu verfolgen. Weil Jerash im 8. Jahrhundert aufgegeben wurde, sind die Spuren dieser Anpassung und ihrer verschiedenen Phasen im 4. und 5. Jahrhundert erkennbar geblieben. Die Stadt hatte zahlreiche christliche Gebäude: die Kathedrale, die Kirchen St. Theodor, St. Georg, St. Peter und Paul, St. Kosmas und Damian, St. Johannes der Täufer, die Prokopskirche, die Kirche des Bischofs Genesius, die Kirche der Propheten, Apostel und Märtyrer und die sogenannte Synagogenkirche. Ein Komplex ist besonders auffallend: Er besteht aus der Kathedrale und der Kirche St. Theodor, die auf der Stelle eines alten, wahrscheinlich Dionysos geweihten Tempels steht, und fügt sich genau in den ursprünglichen Plan der römischen Stadtanlage ein (Abb. 1).

Gerasa hatte seine Blütezeit im 2. und 3. Jahrhundert erlebt. Nach der Krise des Imperiums kam es zu einem Niedergang, der von 260 bis 330 in allen orientalischen Provinzen bezeugt ist. Mitte des 4. Jahrhunderts sowie im 5. und 6. Jahrhundert setzte die Bautätigkeit wieder ein, freilich zugunsten der Christen. Gerasa wurde wichtiger Bischofssitz und wandelte sich rasch. Kirchen wurden gebaut, im wesentlichen mit wiederverwendetem Material. Dies ging auf Kosten antiker Bauten, deren Säulen und Quader für die neue Bestimmung verwendet wurden.

Paradoxerweise wurden beim Bau einer Kirche, die einen Tempel ersetzte, oft Mauern und Säulen vertauscht, weil die Funktion des Gebäudes eine andere war: Der heidnische Tempel mit seiner engen Cella in einem Säulenumgang wurde abgebaut; die Säulen stellte man in zwei Reihen im Innern des neuen Gebäudes wieder auf, um einen dreischiffigen Raum zu bilden. Die Blöcke aus den Wänden der Cella dienten als Verkleidung des Baus. Es genügte, eine Bedeckung mit offenem Dachstuhl hinzuzufügen, und das Spiel war gewonnen: Die Gemeinde verfügte über eine Basilika. Ihr Altarraum erweiterte sich oft zu einer halbkreisförmigen Apsis – wie die antiken Gerichts- und Audienzsäle. Am Eingang erlaubte ein von Säulengängen gesäumtes Atrium einen Übergang zwischen der profanen Welt und dem sakralen Raum der Kirche. Ein einzeln stehendes Baptisterium zur Taufe durch Eintauchen vervollständigte die Kirchenanlage.

Ein solcher Prozeß der Wiederverwertung ist natürlich nur für Bauten mit mörtellosem Mauerwerk möglich, bei denen die Quader wie austauschbare Elemente verwendet werden und bei denen Abbau und Wiederaufbau auf keine großen Schwierigkeiten stoßen. Genau dies ist der Fall bei dem Komplex, der aus der 365 erbauten Kathedrale von Gerasa und der Kirche St. Theodor aus dem Jahr 496 besteht. Die beiden Bauten liegen auf derselben Achse hintereinander und nehmen den Platz der Propyläen und des antiken Tempels ein. Sie stehen, parallel zu der grandiosen Perspektive des Artemis-Tempels, am Cardo, der mit seinen Säulengängen das Rückgrat der Stadt bildet. Die beiden insgesamt 180 m langen dreischiffigen Kirchen an dieser privilegierten Stelle sind durch einen mit Platten ausgelegten Brunnenhof getrennt, der eine Terrasse an dem mit Treppen gegliederten Abhang bildet. Auf drei Seiten umgeben hier Säulengänge einen wunderbaren Brunnen. Antiken Zeugnissen zufolge konnte man durch ein Leitungssystem bei Festen zum Gedenken an die Hochzeit von Kana Wein statt Wasser fließen lassen. Übrigens hat dieser Brunnen in der heidnischen Zeit möglicherweise die Rolle eines Deus ex machina gespielt, wobei das Fließen des Weins mit Libationen an Dionysos in Verbindung stand.

Qalbloze in Nordsyrien: Basilika aus der Zeit um 460. Aufriß der Fassade und Grundriß der Kirche mit ihrem Hof; in der Mitte des Schiffs Rekonstruktion des Bema

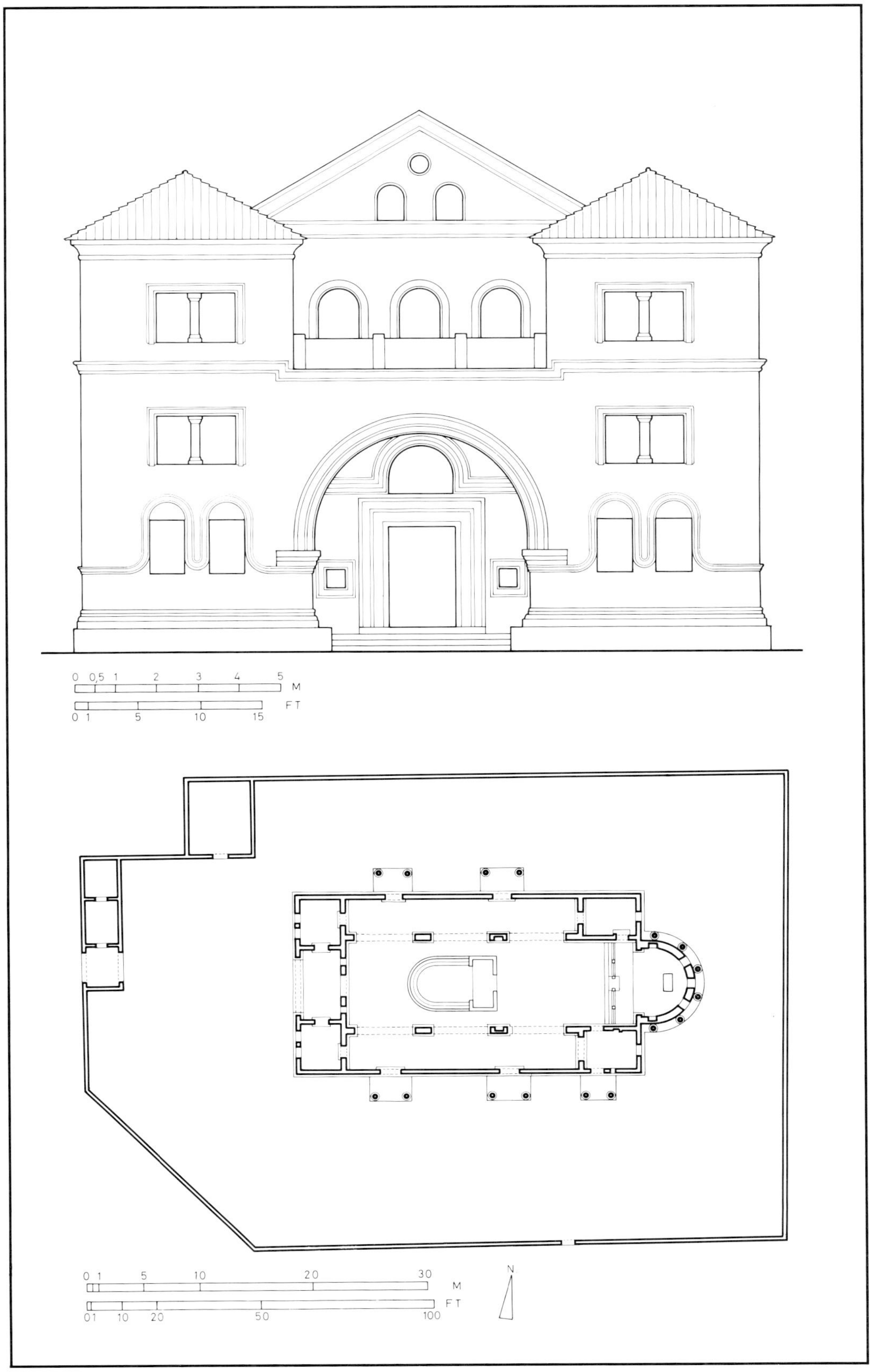

Der Brunnenhof-Komplex von Jerash hat monumentale Treppenfluchten, die die alten Propyläen unterteilen. Weil die Christen ihre Kirchen osteten, sieht der Besucher, der die Stufen hinaufsteigt, nur die Wand des Chorabschlusses, die teils polygonal, teils flach ist und in diesem Fall eine Apsis mit Halbkuppel im Innern verbirgt. Städtebaulich gesehen, sind diese Treppen, die an einer Mauer enden, unsinnig. Wo der antike Tempel dem Gläubigen seine Säulenreihe bot, die zum Naos führte, zeigen die Kirchen nur ihre Rückseite. Zudem sind alle Zugänge verbaut: Um zum Betsaal der Kirche zu gelangen, muß man über enge Seitengänge durch Seitenportale eintreten oder an der Kirche vorbei von hinten zum Haupteingang gehen, der von den Propyläen aus nicht zu sehen ist. In den Augen eines klassischen Stadtplaners wäre eine solche Lösung schlicht unzulässig gewesen. Die

Christen waren mit ihr zufrieden, weil die Prinzipien der griechisch-römischen Ästhetik nicht mehr galten.

Bei dem Brunnenhof-Komplex handelt es sich um Bauten, die gänzlich auf ältere Gebäude zurückgehen. Sie bestehen im wesentlichen aus wiederverwendetem Material, und gleichzeitig wurde ein Standort, der zuerst heidnischen Göttern geweiht war, für den christlichen Kult umgewidmet. Dieser Vorgang machte eine tiefgreifende Veränderung in der Architektur notwendig. Trotz der Sparsamkeit der eingesetzten Mittel entstand ein Baukomplex mit neuer symbolischer Bedeutung: Nach dieser Formel, die die Antike ablehnt, wurde die Ausrichtung um 180 Grad gedreht – der Haupteingang wurde von Osten nach Westen verlagert –, und die konstituierenden Elemente wurden ausgetauscht – die früher außen angelegten Kolonnaden waren nun innen, die Säulen nahmen den Platz der Wände ein und umgekehrt. Nichts ist charakteristischer als diese Vertauschung von Polarität und Funktion bei den Architekturelementen!

Der Komplex von Jerash ist außerdem, wie Carl H. Kraeling betont hat, wegen der Anordnung der Gebäude des 5. Jahrhunderts interessant. Die Anlage entspricht jener der Grabeskirche in Jerusalem mit ihren beiden hintereinanderliegenden Kirchenräumen, die von einem zentralen Hof getrennt sind. Die Größe der Anlage ist freilich bemerkenswert. Sie bezeugt die beherrschende Stellung, die die Christen in der Stadt schon einnahmen. Die Einfügung in den antiken Stadtplan greift zwar die frühere Anordnung wieder auf, schwächt sie jedoch ab und beraubt sie jeder Logik und Schlüssigkeit. Zudem verrät die Bauweise der ersten christlichen Baumeister eine nachlässige und undurchdachte Technik. Die Mauern sind schlecht gebaut, die Säulen stehen oft ohne Unterfahrung auf den alten Bodenplatten. Kurz, das fehlende Interesse des frühen Christentums an der Stofflichkeit der Dinge spiegelt sich hier. Die Ungeschicklichkeit und Unerfahrenheit sind überraschend, zumal wenn man diese mangelhafte Technik mit dem Anspruch des Projekts vergleicht. Solche Schwächen in der Durchführung und im Einsatz wiederverwendeter Elemente, solch eine Abneigung gegen die Qualität findet man mehr als einmal in der byzantinischen Architektur: Sie offenbaren eine Geisteshaltung, die dem Konkreten feindlich war. Die urchristliche Kunst lehnte die stoffliche Welt, die sie mit dem Bösen gleichsetzte, grundsätzlich ab. Deshalb sind diese Kirchen weder mit Malereien noch mit Skulpturen geschmückt und, mit Ausnahme der Bodenmosaiken, streng anikonisch (Abb. 2–4).

Nordsyrien, eine Provinz der Baumeister

Im Gegensatz zur »Bastelei in großem Stil«, die Jerash in seinen christlichen Bauten zu bieten hat, beruht die Architektur in Nordsyrien auf einer beachtlichen Technik. Sie blühte in den unzähligen verstreuten Landsiedlungen des »Kalkmassivs«, wie Georges Tchalenko es nennt. In kaum zwei Jahrhunderten entwickelte sie sich von bäuerlichen Anfängen zu einer großen Kunst. Ihr imposanter, kühner und karger Stil gründet in einer Auffassung, die bis nach Anatolien und Palästina ausstrahlte.

Die nordsyrischen Bauten sind das Werk von Stereotomie-Spezialisten, von Baumeistern, die sich auf das Entwerfen neuer Massen und Räume verstanden, die die Verzierung auf knapp bemessene Bauzonen beschränkten und vor allem die Schönheit des Mauerwerks sprechen ließen. Die Gebäude fallen durch ihre Einheitlichkeit und Kohärenz auf. Hier geht es nicht mehr um Wiederverwertung, sondern um Schöpfungen aus dem Nichts. Sie entstanden im Zeitraum zwischen dem Kirchenfrieden und dem 7. Jahrhundert, als die islamische Invasion ihre Entwicklung zum Erliegen brachte.

Das nordsyrische Gebiet östlich von Antiochia ist heute eine Halbwüste, doch einst war es ein reiches Kulturland. Es war Ort einer künstlerischen Erneuerung, die den christlichen Gemeinden in ihrem Aufschwung im 5. und 6. Jahrhundert das plastische und bauliche Vokabular gab. In diesen Bauten erlebte die Kunst – im dörflichen Rahmen, nicht in einer kaiserlichen Hauptstadt – eine unvergleichliche Blüte. In Nordsyrien hatten sich die christlichen Lehren auf dem Land sehr rasch verbreitet. Zudem begünstigte das mystische Fieber einiger Heiliger das Entstehen großer monastischer Zentren an Orten, zu denen viele Gläubige pilgerten. Die ganze Region erlebte eine Zeit beachtlichen Wohlstands, weil sie sich im großen Stil auf die Produktion von Olivenöl spezialisiert hatte, wie die erhaltenen Ölpressen in den Ruinenstädten bezeugen.

15 Blick auf die Rotunde des achteckigen Philippus-Martyrion in Hierapolis (Pammukale). Diese phrygische Stadt wird von Paulus erwähnt; ihre Wallfahrtskirche geht auf das 5. Jahrhundert zurück. Der Bau ist in rein römischer Technik aus großen Quadern errichtet.

16 Der Blick auf das Philippus-Martyrion aus der Vogelperspektive zeigt die strahlenförmige Anlage. Sie besteht aus acht Bogen, die die rituelle Umschreitung des Raumes mit den Reliquien des Apostels erlaubten. Das Dach dieser großen Rotunde muß wie bei St. Simeon aus Holz gewesen sein. Doch vielleicht hatte es die Form einer Holzkuppel wie der Felsendom in Jerusalem, den byzantinische Architekten 687 für den Kalifen Abd al-Malik bauten.

17 Das christliche Kreuz schmückt einen Gewölbeschlußstein des Martyrion von Hierapolis (heute Pammukale in Anatolien), das dem Apostel und Märtyrer Philippus geweiht war. Der Stern aus zwei verschränkten Quadraten spielt mit seinen acht Ecken möglicherweise auf den Grundriß des Gebäudes an.

18 In einer Grotte, die in einen tiefen, karstigen Abgrund übergeht, liegt die Kirche Cennet Deresi, »Tal des Paradieses«, bei Korikos an der anatolischen Küste. Das Gebäude aus dem 5. Jahrhundert ist in Großquaderwerk errichtet, wie die Bauten im benachbarten Syrien. Es war vermutlich von Anfang an ohne Dach: Die Höhle bildete sein Gewölbe. Das rechteckige Schiff mit nur einer Apsis hat engstehende Fensterreihen.

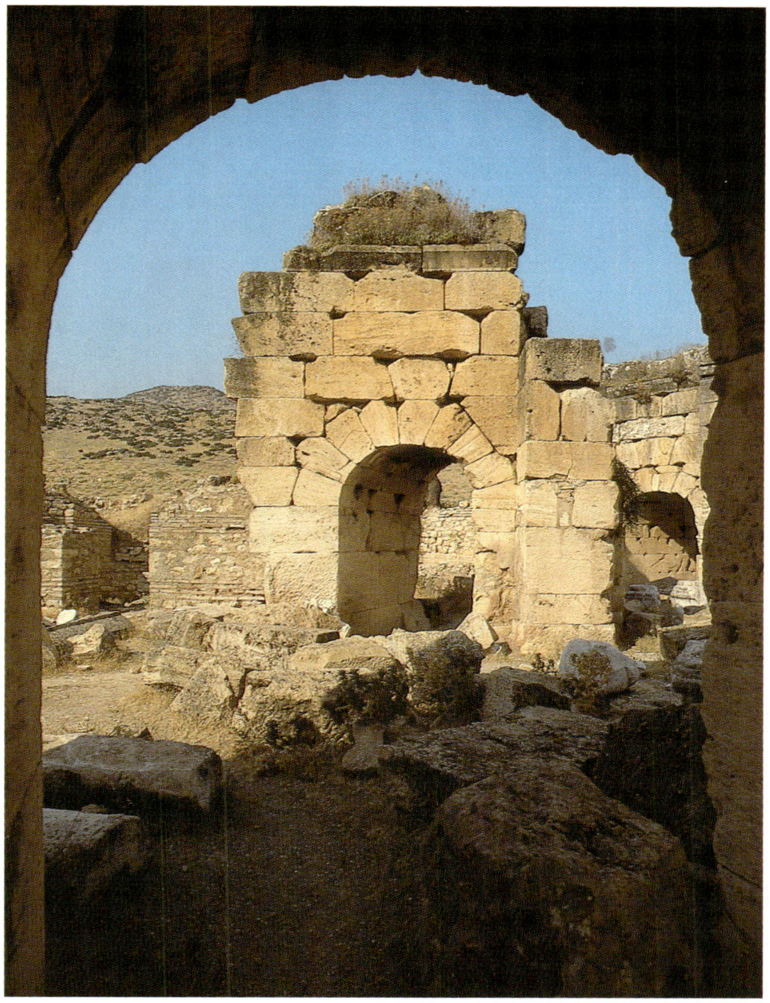

15

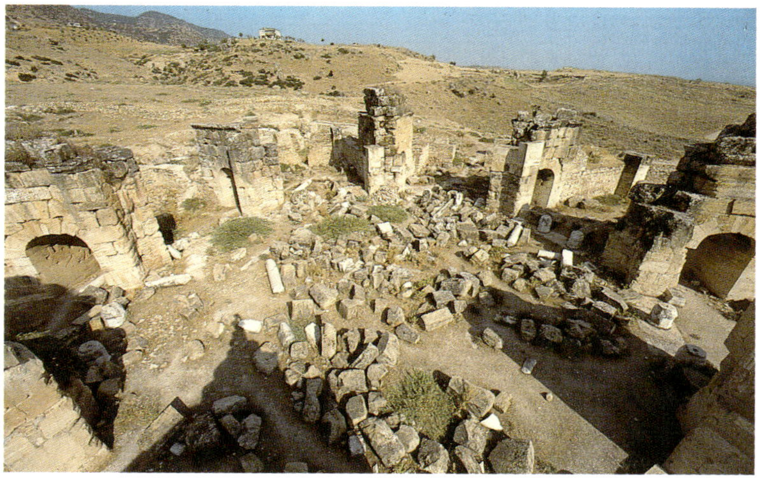

16

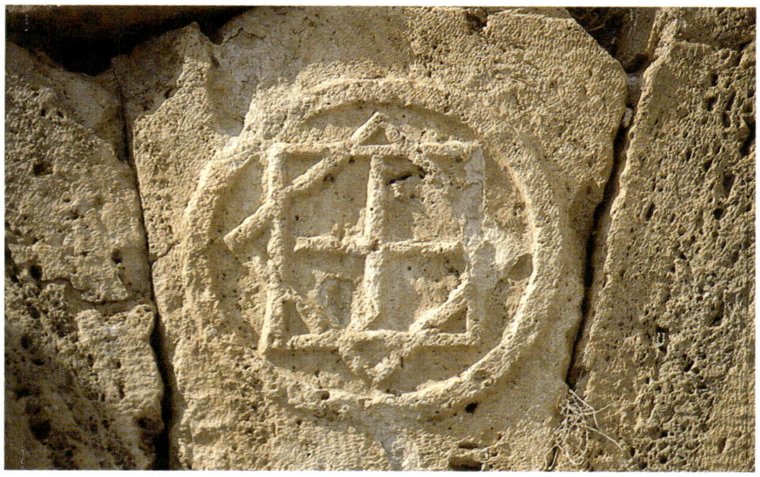

17

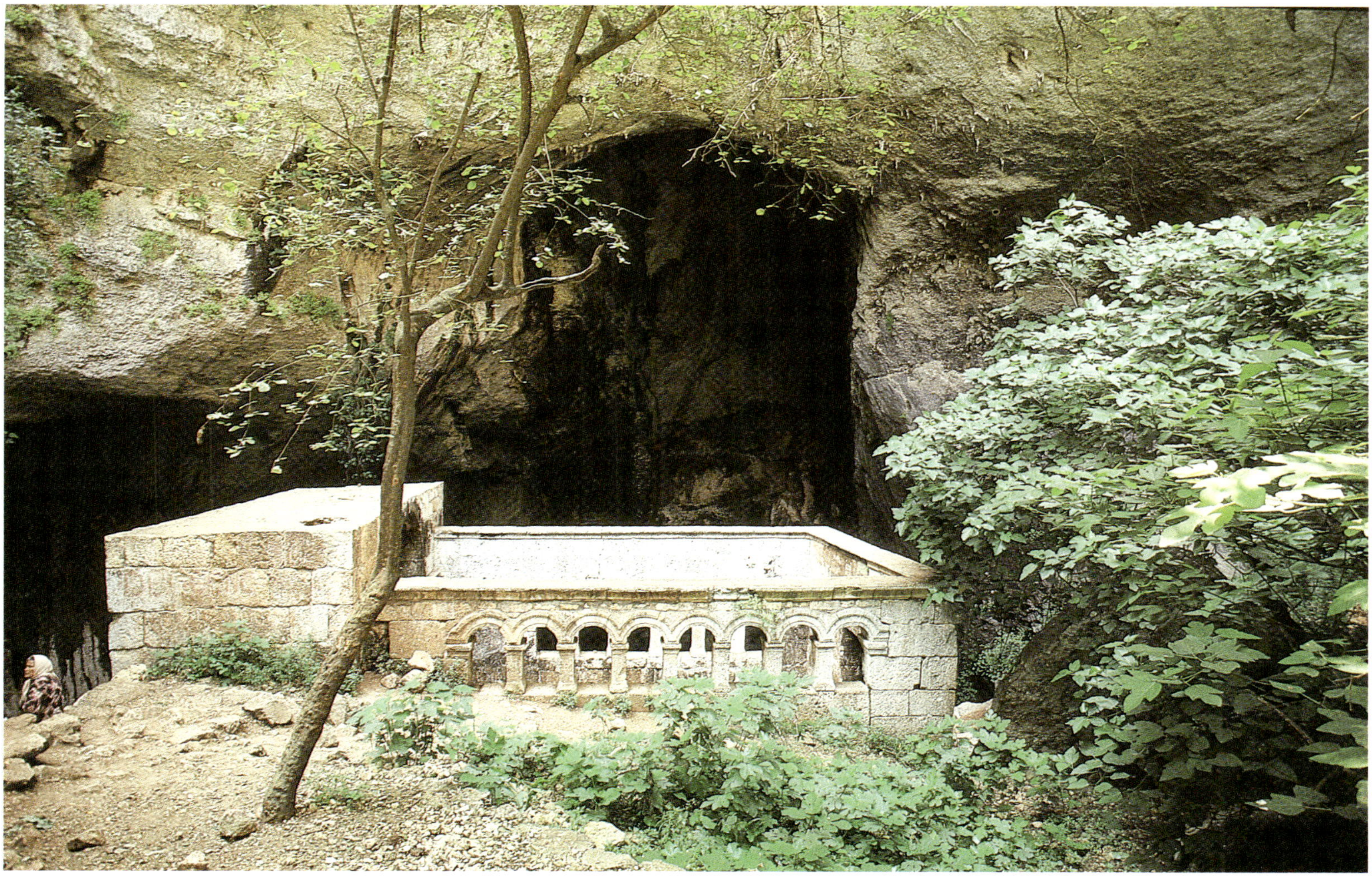

18

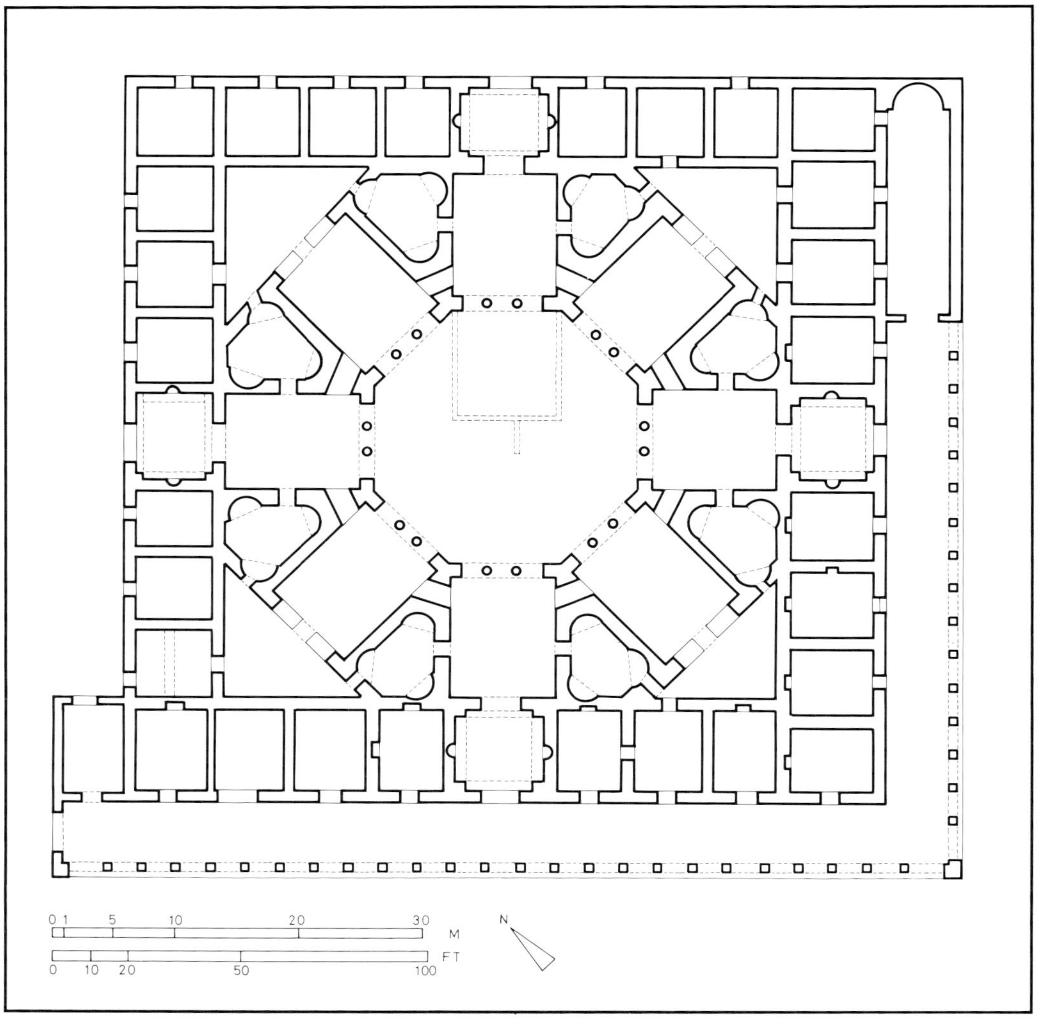

Hierapolis (Pamukkale) in der Westtürkei: Grundriß des Philippos-Martyrion aus dem 5. Jahrhundert. Einem Viereck, dessen Südseiten mit Säulengängen gesäumt sind, ist ein Achteck einbeschrieben.

Zahlreiche Monumente bieten ein ausgesuchtes Lehrmaterial zum Verständnis der frühchristlichen Kunst. Sie wurden ab 1861 vom Grafen de Vogüé entdeckt und anfangs dieses Jahrhunderts von H.C. Butler, dann vor dem Zweiten Weltkrieg von Jean Lassus und Georges Tchalenko untersucht. Der letztere hat die eindrucksvollen Kirchen St. Simeon in Qalaat Seman und in Qalbloze ausgegraben und vor allem restauriert. Die Werke der syrischen Baumeister zählen zu den besten Quellen: Weil die Orte verlassen wurden, nachdem die islamischen arabischen Stämme eingefallen waren, sind die Gebäude nicht völlig verschwunden. Was diese Kunst charakterisiert, ist vor allem ihr autochthoner Charakter: Sie ist bei reichen Bauern entstanden, die einen eigenständigen, konsequenten Bautyp entwickelt haben. Vom Bauernhaus bis zum Kloster, von der schlichten Dorfkapelle bis zu den riesigen Basiliken an den Pilgerorten erkennt man überall die gleiche Technik, den gleichen Anspruch, das gleiche Anliegen der Authentizität, Qualität und Strenge. Eine langsame Entwicklung führte von den ersten Versammlungsräumen in Wohnhäusern zu einfachen Gebetshäusern, die mit den profanen Räumen des antiken Andron verwandt waren. Aus dieser allgemeinen Formel mit rechteckigem Saal entstand durch Hinzufügen von zwei Säulenreihen zur Weitung des Raumes die dreischiffige Basilika. Diese Säulenbasilika wiederum wurde zur Basilika mit Pfeilern, die Bogen von großer Spannweite stützten und dem Hauptraum eine bessere räumliche Einheit verliehen. Die Bauten bestehen aus sorgfältig gehauenen Steinen. Die Wände sind regelmäßig und mörtellos gemauert; sie beruhen auf einer Art Zusammensetzspiel, dessen Kohärenz direkt vom genauen Zuschnitt abhängt. Daraus ergibt sich eine herrliche Auffassung der Massen, Volumen und Räume. Diese Architektur ist ebenso streng für den Betrachter, der die Außenwände untersucht, wie für den, der sich für die Innenräume interessiert.

Die ungewöhnlichen Formen der nordsyrischen Kunst rühren daher, daß sie dem zeitgenössischen kaiserlichen Stil weniger verpflichtet ist als vielmehr autochthonen Auffassungen. Tchalenko schreibt: »Diese Architektur ignoriert die römischen Formen. Es handelt sich eher um eine griechisch-orientalische Kunst.« In der Tat ist dies ein letzter Aspekt des Hellenismus, der den Kontinuitätsansprüchen der Kirchenväter zwischen der antiken und der christlichen Kultur gut ent-

Dschambazde in Kilikien (Südtürkei): Axonometrischer Aufriß der dreischiffigen Basilika mit zweigeschossigen Arkaden aus dem Ende des 5. oder Anfang des 6. Jahrhunderts. Mit der Eingangshalle und der von Diakonikon und Prothesis flankierten Apsis ist das Gebäude auf einem Tau-förmigen Grundriß errichtet.

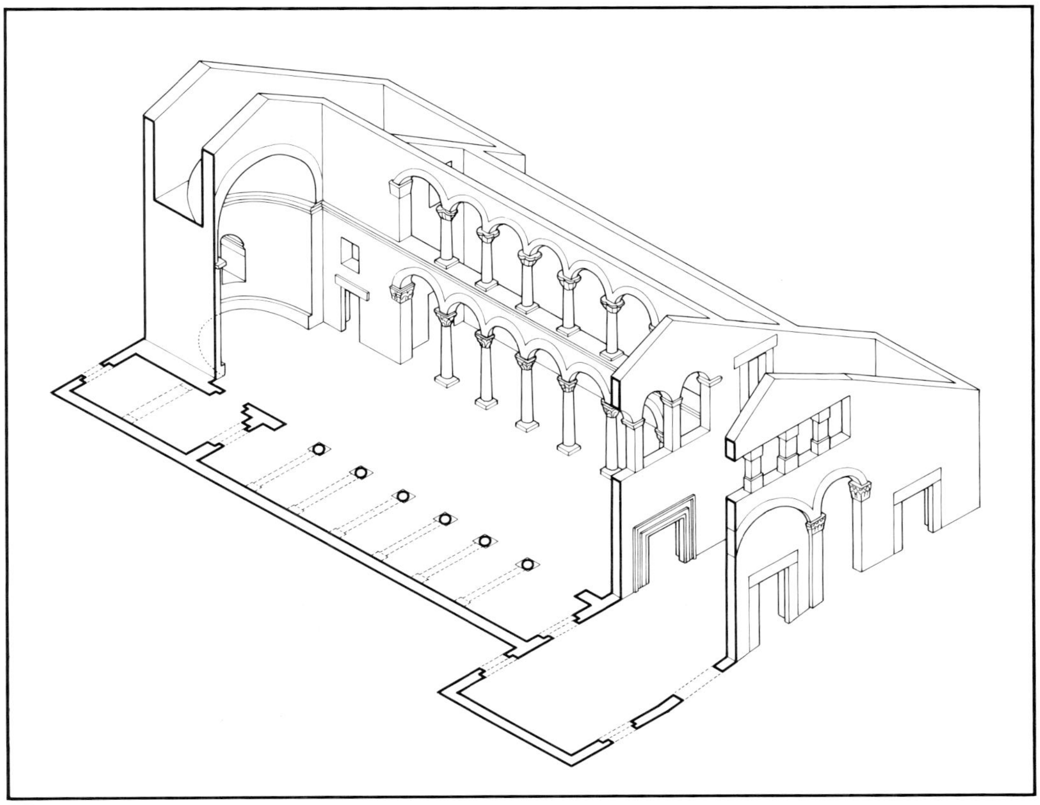

sprach. Die überaus sparsame Verzierung zeigt den Abstand zwischen der severischen Üppigkeit und der maßvollen Zurückhaltung bei der Ausschmückung der Kirchen im Kalkmassiv. »Gegen 390, als das Programm der Kirchen schon fixiert war, tauchten bei etlichen von ihnen bestimmte dekorative Kompositionen auf, die in Palmyra schon vier Jahrhunderte früher auftraten.« Dies ist der orientalische Einfluß. Er ist nicht mit den Merkmalen zu verwechseln, die man allgemein der byzantinischen Kunst zuordnet. Stets ist er an die Struktur des Monuments gebunden: Nur die Kapitelle, Stürze, die Rahmungen von Türen und Fenstern und die Triumphbögen der Apsiden sind mit graphischen und geometrischen Mustern verziert. Dies ist eine Vorform der islamischen Kunst: Weder Menschen noch Tiere sind dargestellt. Zwar hat man an einigen wenigen Orten Reste von Verputz gefunden, doch hat es nicht den Anschein, als wären diese Bauten mit figürlichen Fresken bemalt worden. Die Böden konnten allerdings mit Mosaiken geschmückt sein. Diese haben aber nur nüchterne Muster wie bei Teppichen und sind nicht besonders originell. Alles ordnet sich also dem strengsten architektonischen Ausdruck unter.

19 In der Südtürkei gibt es mit der Kirche von Dschambazde bei Silifke ein bemerkenswertes Beispiel christlicher Architektur syrischen Typs. Der Bau datiert aus dem späten 5. oder frühen 6. Jahrhundert; mit seinen Eckmassiven besteht er aus großen, mörtellos gemauerten Kalksteinen in regelmäßigen Schichten. Seine Linien sind klar und nüchtern.

20 Detail eines korinthisch inspirierten Pilasterkapitells mit Akanthusblättern im Schiff der Kirche von Dschambazde.

21 Der beeindruckende Raum der dreischiffigen Basilika von Dschambazde: Die beiden übereinanderliegenden Arkaden, die das Hauptschiff umrahmen, sind von bemerkenswerter Leichtigkeit. Die Feinheit der Säulen und die Eleganz der Bogen verleihen diesen Stellungen eine Transparenz, durch die eine echte Einheit zwischen Haupt- und Seitenschiffen entsteht. Im Hintergrund die große Halbkuppelapsis, typisch für die frühchristliche Architektur im Vorderen Orient.

Das Martyrion St. Simeon

Das großartigste Beispiel dieser nordsyrischen Architektur ist das Heiligtum St. Simeons des Styliten in Qalaat Seman. Es erhebt sich auf einem Plateau auf einem steilen Felsen über der Ebene und bietet einen herrlichen Ausblick. Der riesige Bau mit kreuzförmigem Grundriß ist von Osten nach Westen insgesamt 110 m lang und etwa 110 m breit (Abb. 5–9). Er wurde zwischen 476 und 490 errichtet. Im Zentrum, in dem sich die vier Kreuzarme treffen, umschließt eine Rotunde auf einem Achteck aus acht Bogen mit jeweils knapp 8 m Spannweite den Raum, in dem die Säule des Styliten stand: ein Pfeiler von 36 Ellen Höhe, auf dem der Heilige (390–459) vierzig Jahre seines Lebens verbrachte. Simeon war bekannt für seine Askese und seine moralische Kraft, und er übte eine regelrechte Faszination auf seine Zeitgenossen aus; wenn er predigte, drängte sich die Menge seiner Bewunderer an dem einsamen Ort, den er für seinen beispielhaften Dienst auserkoren hatte.

Nach Simeons Tod strömten die Pilger nach Qalaat Seman, um den Heiligen am Ort seiner Askese zu verehren. Kaum zwanzig Jahre später machte die spontane Verehrung seiner Säule den Bau eines riesigen Komplexes notwendig, der die Menge der Pilger fassen konnte. Unter dem Einfluß eines Jüngers, Daniels des Styli-

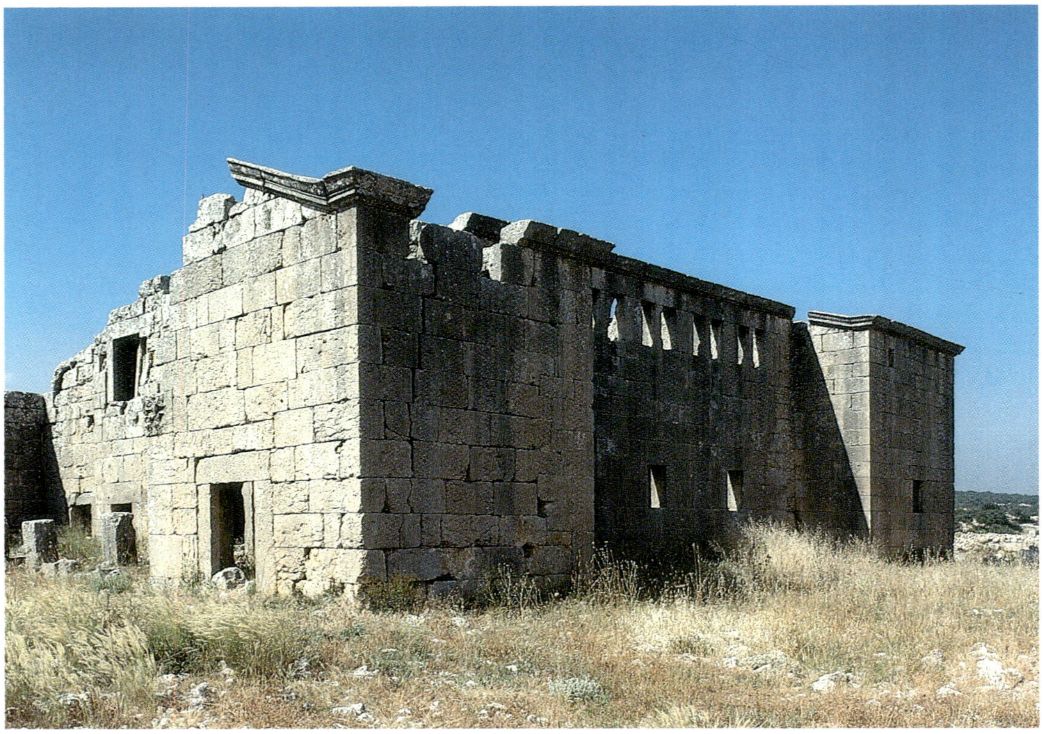

19

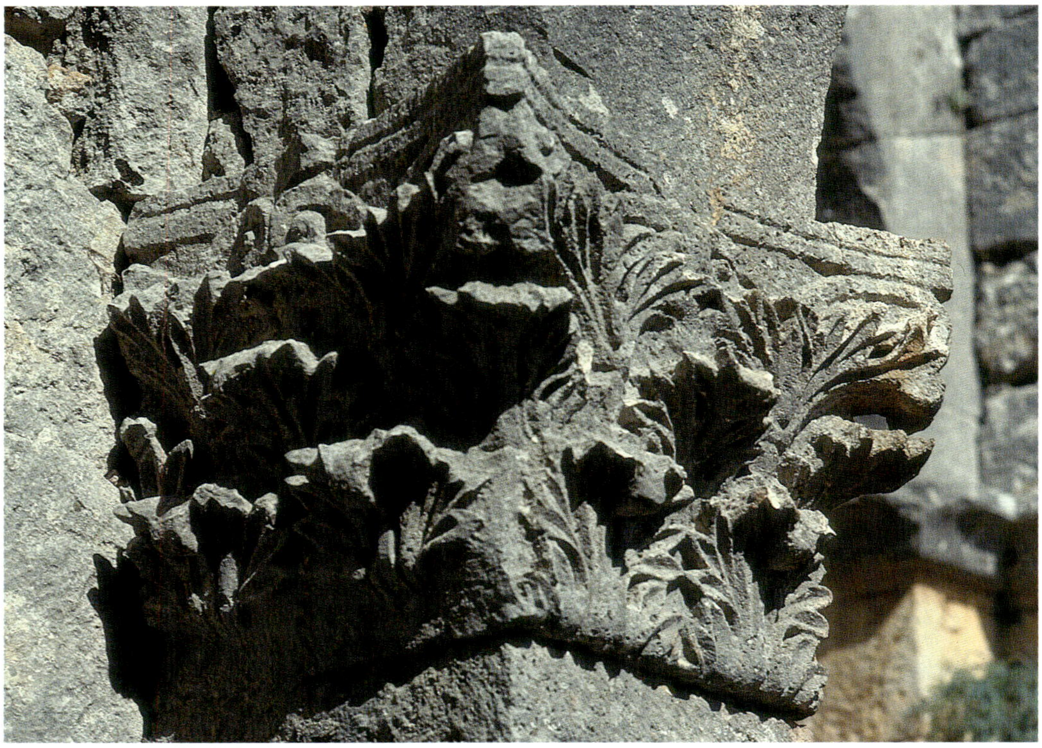

20

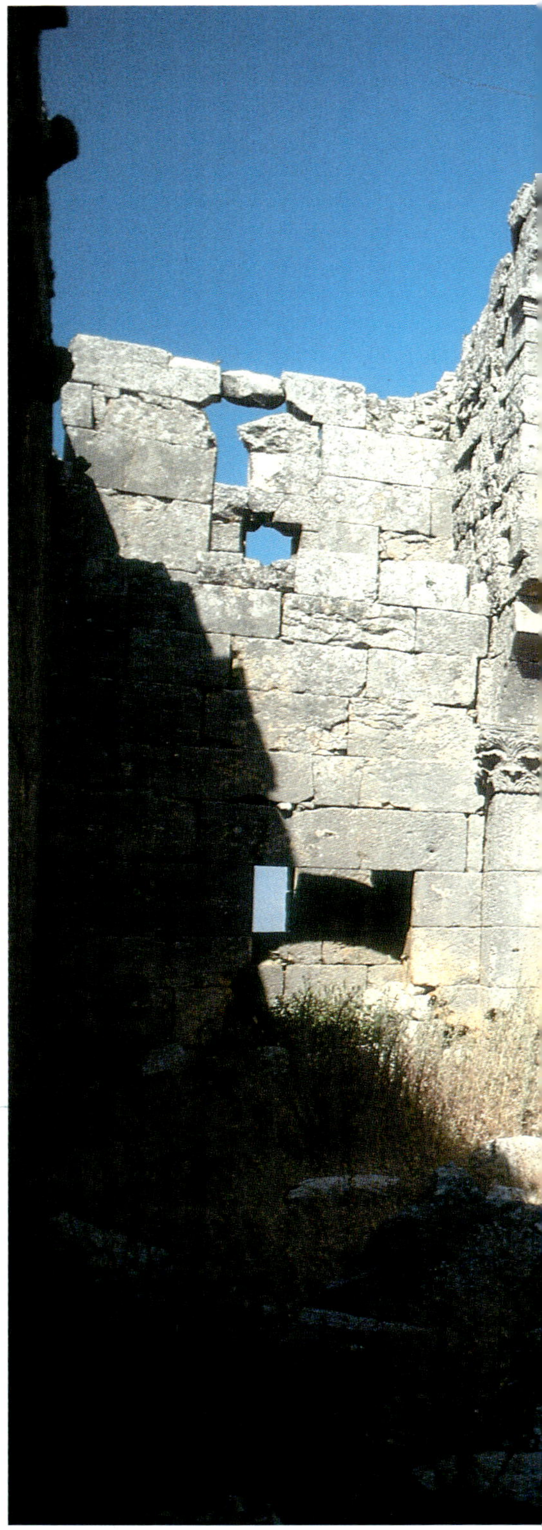

21

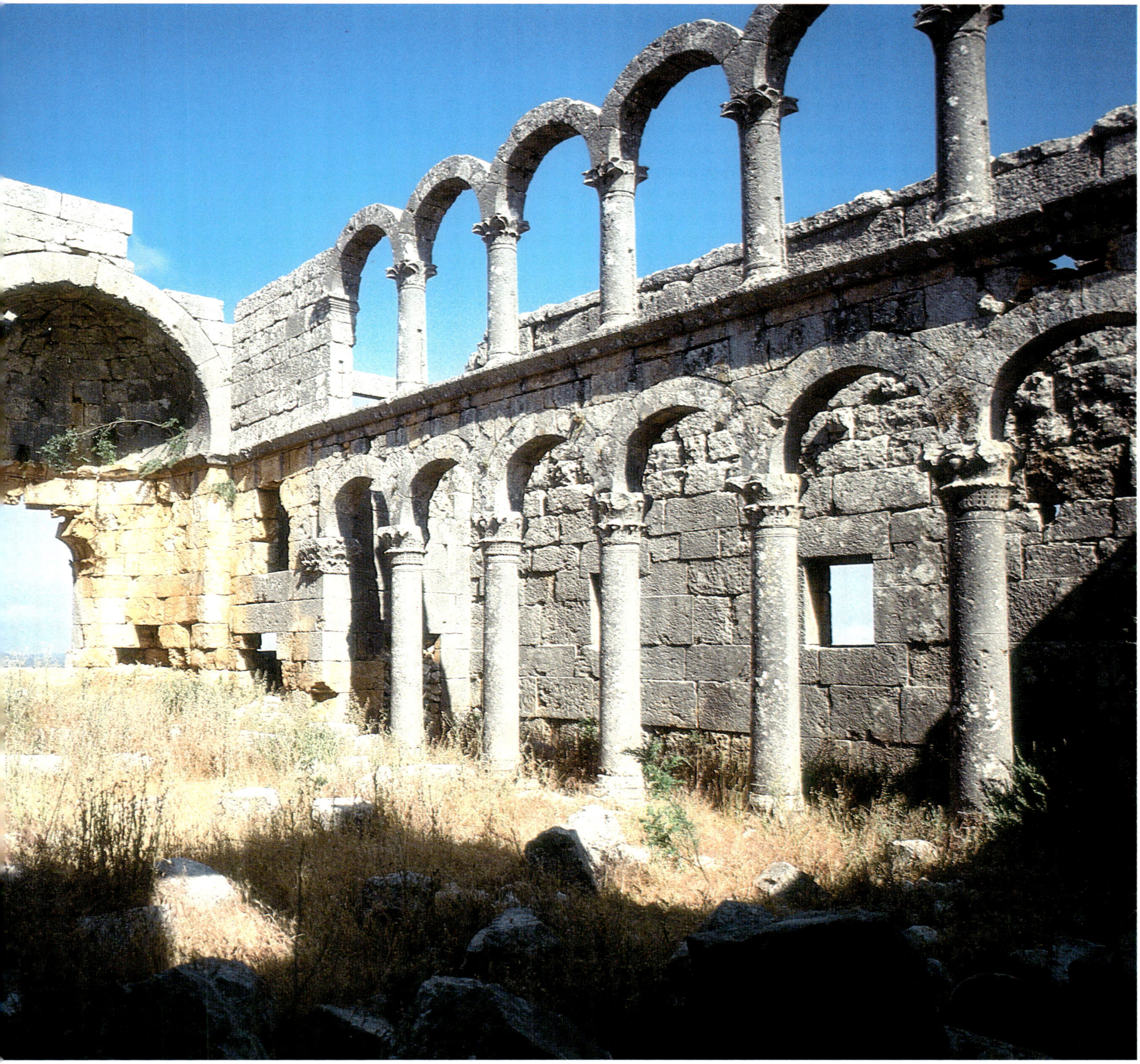

ten, soll Kaiser Zeno (474–491) den Bau eines Martyrion beschlossen haben. Was ist das für ein Gebäude? Um diese Frage zu beantworten, folge ich André Grabars These zu diesem Bautyp. Es existiert eine Kontinuität zwischen den Heroa (den antiken Stätten der Heldenverehrung) und den Martyrien. Beide haben im allgemeinen einen ähnlichen Grundriß. Oft ist er zentriert, um die rituelle Umschreitung zu ermöglichen. Gerade im 5. Jahrhundert entstanden viele Martyrien; damals wurden zahlreiche Reliquien in den christlichen Provinzen des Orients »gefunden« (oder erfunden), in denen die Verehrung von Märtyrern und Asketen von beispielhafter Frömmigkeit die Menschen zur Nachahmung anregte. Der Reliquienkult stammt aus einem sehr ursprünglichen Glauben an die heiligende Kraft der Körper von Heiligen oder der Gegenstände, die sie berührt hatten. Man glaubte, daß Märtyrer bei der Auferstehung der Toten die Macht hätten, die Toten mit sich zu ziehen, deren Gräber in ihrer Nähe waren. Ebenso mußte die Berührung mit heiligen Gegenständen für die Pilger von Nutzen sein. In der Urkirche wurde der Reliquienkult rasch so wichtig, daß er sogar das eucharistische Ritual verdrängte. Auch die Bauten, die mit ihm in Zusammenhang standen, waren zahlreich und ansehnlich.

Um auf die Architektur des Simeon-Heiligtums in Qalaat Seman zurückzukommen: Das Gebäude besteht aus den vier Armen eines Kreuzes, die jeweils wie eine dreischiffige Kirche gebaut sind. An seinem östlichen Ende schließt der Hauptbau mit einer Halbkuppelapsis ab, die von zwei Nebenapsiden flankiert ist, gemäß einer Formel, die sich das ganze Mittelalter hindurch fortsetzte (Abb. 9). Dieser Kreuzarm bildete das eigentliche Heiligtum, die drei anderen nahmen die Gläubigen auf. Der riesige Bau vereinte die Eigenschaften einer Basilika mit denen eines Martyrion, obwohl er keine Reliquien beherbergte. Der Leichnam des hl. Simeon war nämlich sehr bald »manu militari« nach Konstantinopel gebracht worden, und die Gläubigen verlagerten ihre Verehrung auf die Säule, die der Asket erwählt hatte, um auf ihr den Hauptteil seines Lebens zu verbringen.

Obwohl es sich um einen durch die kaiserliche Macht geförderten Bau handelt, bewahrt St. Simeon im wesentlichen die Merkmale der örtlichen nordsyrischen Architektur. Der Grundriß der Gebäude, die die Arme des Kreuzes bilden, unterscheidet sich in nichts von den großen Basiliken der Region, die im 5. Jahrhundert errichtet wurden. Trotz einer ungeklärten Abweichung des östlichen Heiligtums nach Norden ist die Gesamtanlage von bewundernswerter Schlüssigkeit: Jeder Teil hat die gleiche Breite wie das zentrale Achteck. Seine Länge entspricht zudem dem Durchmesser des Martyrion. Es ist also die Funktion des Gedenkens, begründet in der Verehrung des Asketen, die hier dominiert und dem Bau seine Proportionen verleiht. Das Achteck beherrscht die gesamte Anlage. Es ist unbestritten das wesentliche Element, selbst wenn die vier »Basiliken«, die daran anschließen, einen viel größeren umbauten Raum darstellen.

Diese Basiliken stehen in bemerkenswerter Kontinuität zur übrigen christlichen Architektur in Nordsyrien. Sie unterscheiden sich nicht von anderen Kirchen der Region. Dies ist der Beweis dafür, daß ortsansässige Architekten an diesem Werk beteiligt waren, das offenbar der Kunst Konstantinopels kaum verpflichtet ist. In Qalaat Seman mußte der kreuzförmige Grundriß (Erinnerung an die Passion Christi) die Symbolik der Anlage verstärken. Diese Formel existiert auch in Antiochia-Kaoussie und in Sichem, in der Johannes-Basilika von Ephesos und der Apostelkirche in Konstantinopel, zwei großen Kirchen, die Justinian im 6. Jahrhundert erbauen ließ.

Im Fall von St. Simeon hat das Problem des Daches für das Achteck zu unzähligen Hypothesen Anlaß gegeben. Man hat eine Kuppel in Massivbauweise von etwa 30 m Durchmesser postuliert, doch dann mußte man den Tatsachen ins Auge sehen: Die schwachen Bogen der leichten Architektur des Oktogons hätten eine solche Masse nie tragen können. Dann dachte man an eine Holzkuppel, ähnlich wie beim Jerusalemer Felsendom, nur größer – ihn hatte Kalif Abd-al Malik 687 bei byzantinischen Architekten in Auftrag gegeben.

Die Ausgrabungen in der Kathedrale von Bosra (Südsyrien) haben gezeigt, daß die enorme Rotunde von 35 m Durchmesser in Wirklichkeit von einem Dachsystem mit ringförmig angeordneten sichtbaren Bindern gedeckt war; eine zentrale Laterne von 13 m Durchmesser ruhte auf Pfeilern und Säulen, die eine vierpaßförmige zentrale Struktur bildeten. In Qalaat Seman muß eine ähnliche Lösung, ein konisches Dach mit Bindern, existiert haben. Allerdings scheint es sehr bald eingestürzt zu sein. Als der Reisende Evagrius den Bau 560 – siebzig Jahre nach Beendung der Bauarbeiten – sah, war es bereits nicht mehr vorhanden. Wahr-

Alahan in Kilikien (Südtürkei): Lageplan der Klosterkirchen in der Nähe des antiken Claudiopolis (heute Mut)

A Östliche Kirche, um 560

B Große Kolonnade

C Baptisterium

D Westliche Kirche (zerstört) aus dem Ende des 5. Jahrhunderts

Oben rechts: Grundriß der östlichen Kirche von Alahan

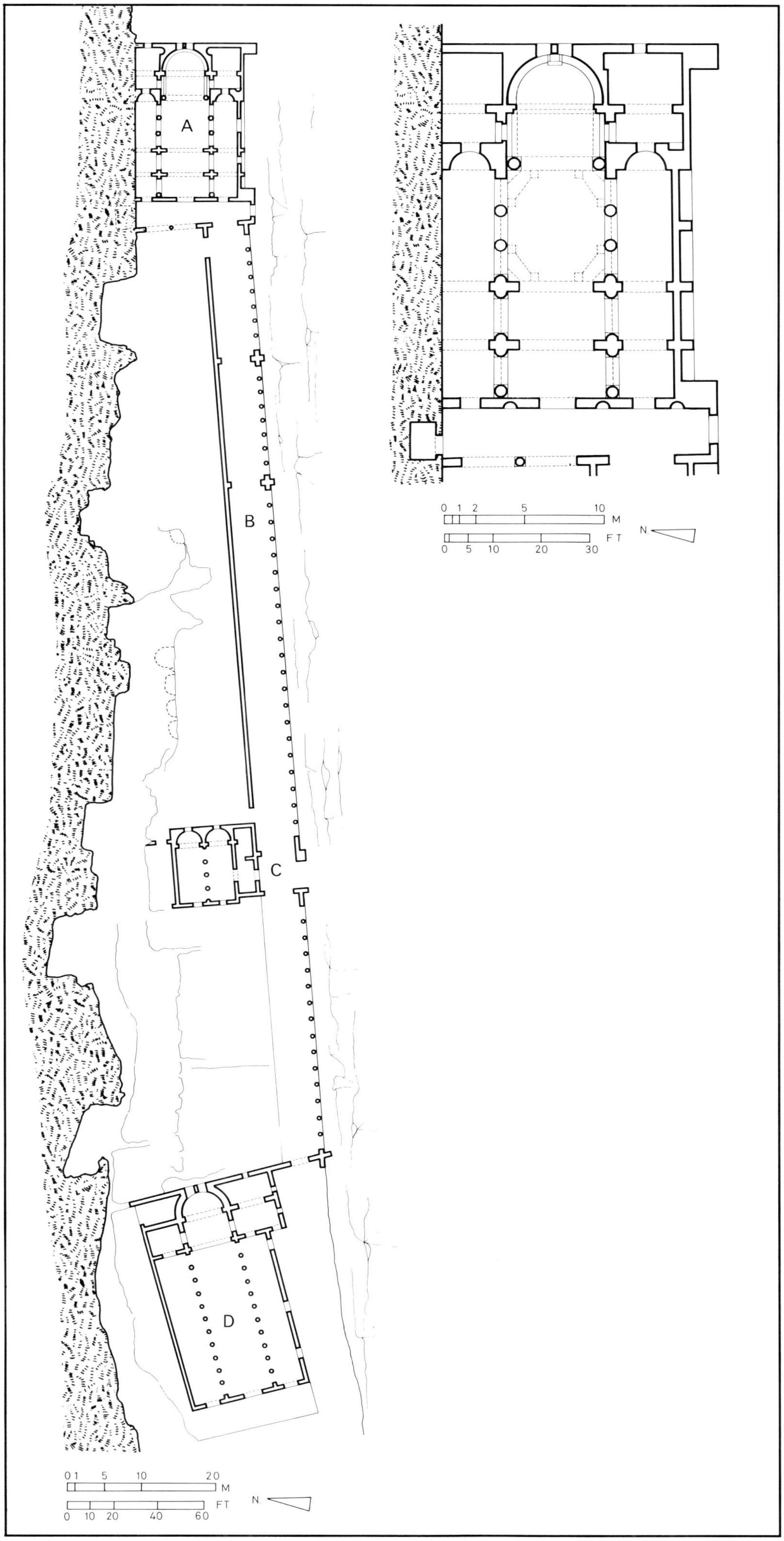

22 In den Bergen Kilikiens in Südanatolien verschmilzt die Klosterkirche von Alahan mit der rauhen Landschaft dieses Tals. Am Hang waren die Wohnungen der Koinobiten in natürlichen Grotten verstreut. Die ganze Region bildete gewissermaßen eine kleinasiatische Thebais mit zahlreichen Mönchen. Diese Basilika wurde um 560 errichtet. Sie ist von einem quadratischen Vierungsturm gekrönt, der entweder eine Holzkuppel oder ein pyramidenförmiges Holzdach getragen haben muß.

23 Detail eines Fischreliefs, das eine Laibung der Kirche von Alahan ziert. Man erkennt eine Anspielung an das traditionelle christliche Symbol: Das Wort »ichthys« (Fisch) erinnert mit seinen griechischen Buchstaben an die Worte »Jesus Christus, Sohn Gottes, Erlöser«.

24 Nicht weit von der Kirche in Alahan befindet sich ein Baptisterium mit kreuzförmigem Becken, in das die Täuflinge zur Zeit der Urkirche ganz getaucht wurden.

25 Der vertikale Schwung der Vierung dominiert die Kirche von Alahan. Unter dem quadratischen Laternenturm, der sich mit Zwillingsfenstern nach außen öffnet, liegen drei Arkaden übereinander. Die ganze Anordnung des Gebäudes mit seinen monolithischen Säulen und korinthischen Kapitellen erinnert an die klassische Kunst. Doch die Proportionen dieses ungewöhnlich gut erhaltenen Bauwerks kündigen schon die Vertikalität des romanischen und gotischen Stils an.

26 Das Hauptschiff in Alahan, vom Chor zum Eingang gesehen: Mit seinen großen hufeisenförmigen Bogen in herrlich gehauenem Quaderwerk und mit seinen teils freistehenden, teils halben Säulen, die schöne antikisierende Kapitelle tragen, ist dies Monument eines der erlesensten der frühchristlichen Kunst in Anatolien. Im Laternenturm sieht man Reste von Ecktrompen, die einmal auf konsolenförmigen Kragsteinen ruhende Säulchen getragen haben müssen. Über dem so bestimmten Achteck kann das Holzdach pyramidenförmig, konisch oder halbkugelförmig gewesen sein.

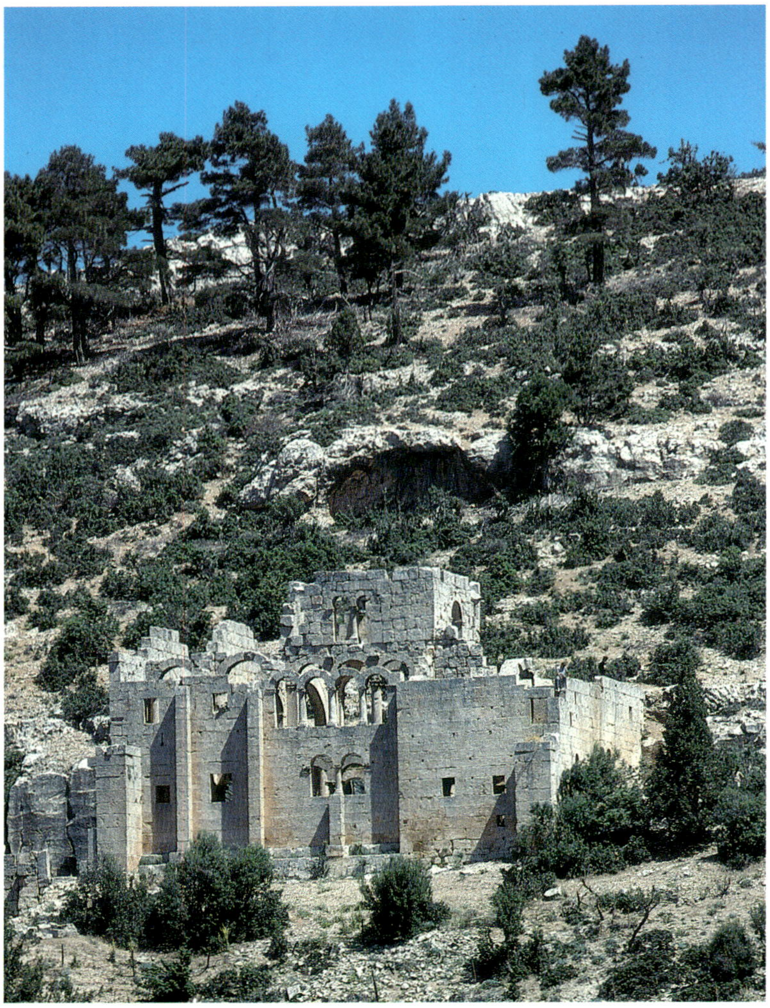

22

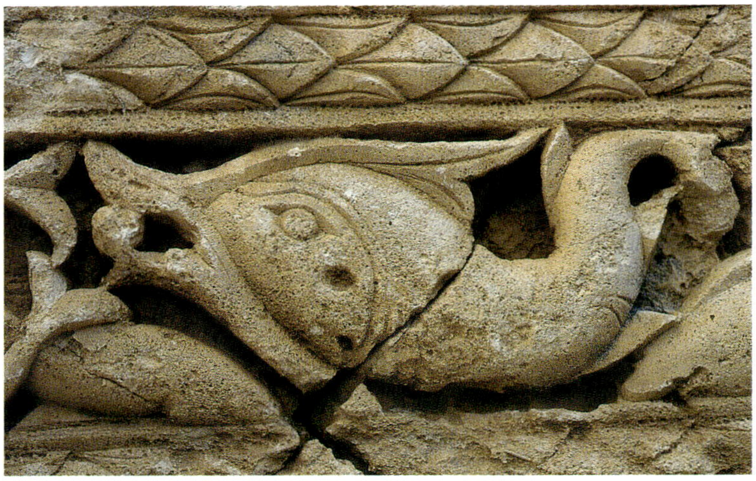

23

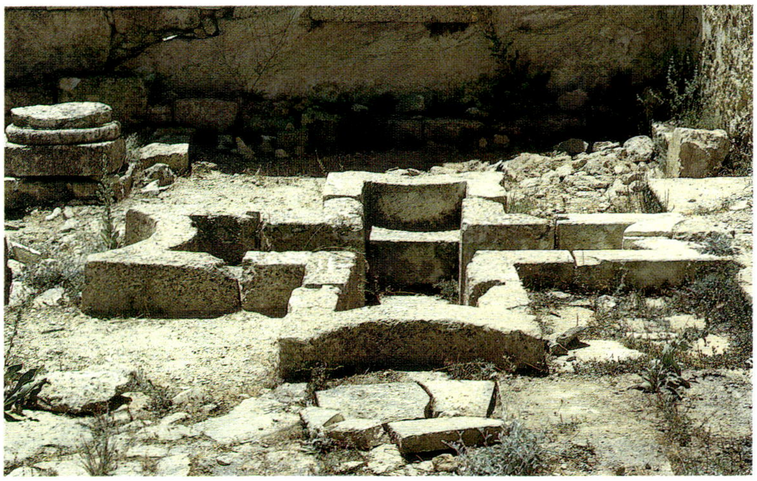

24

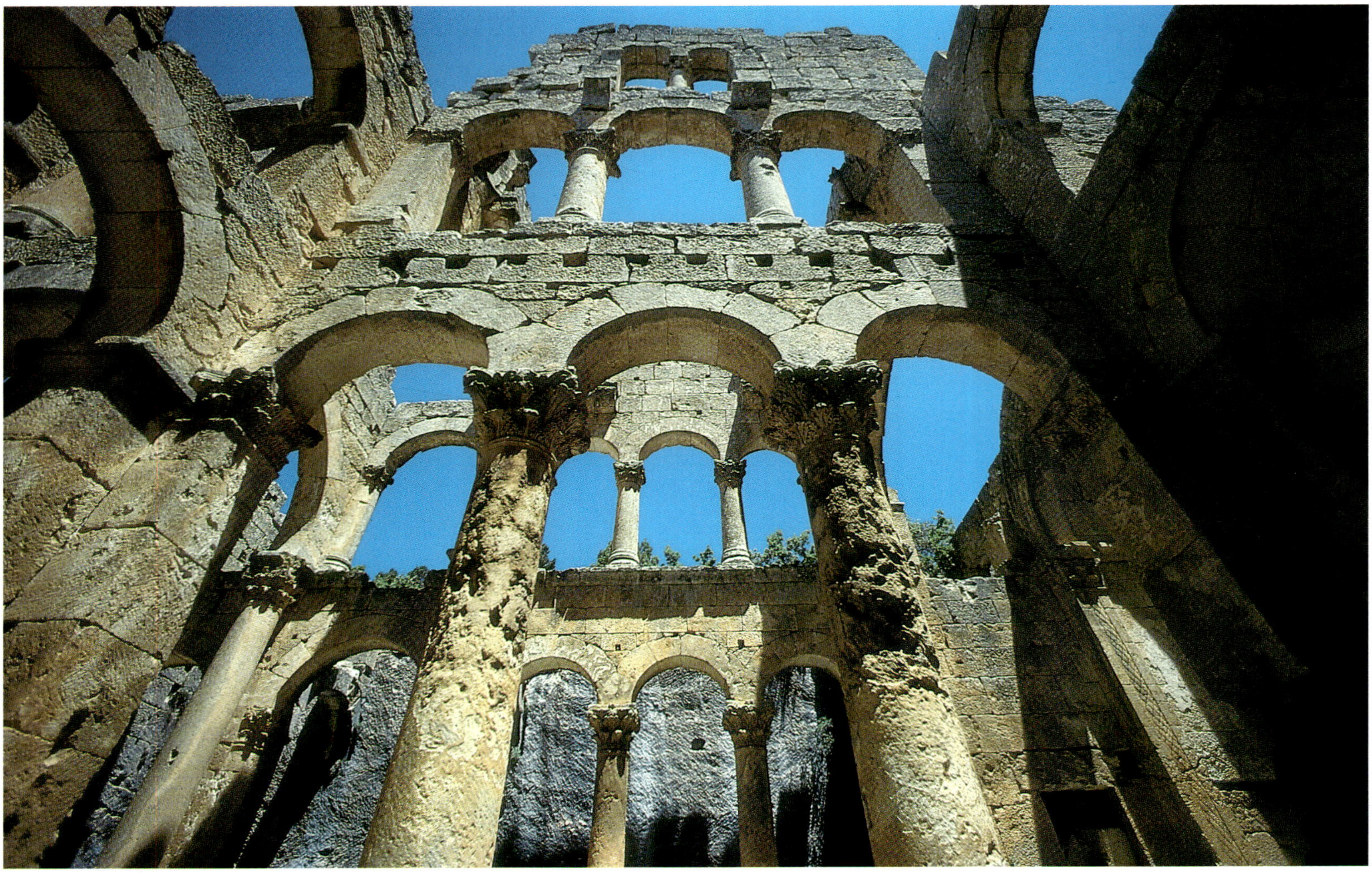

25

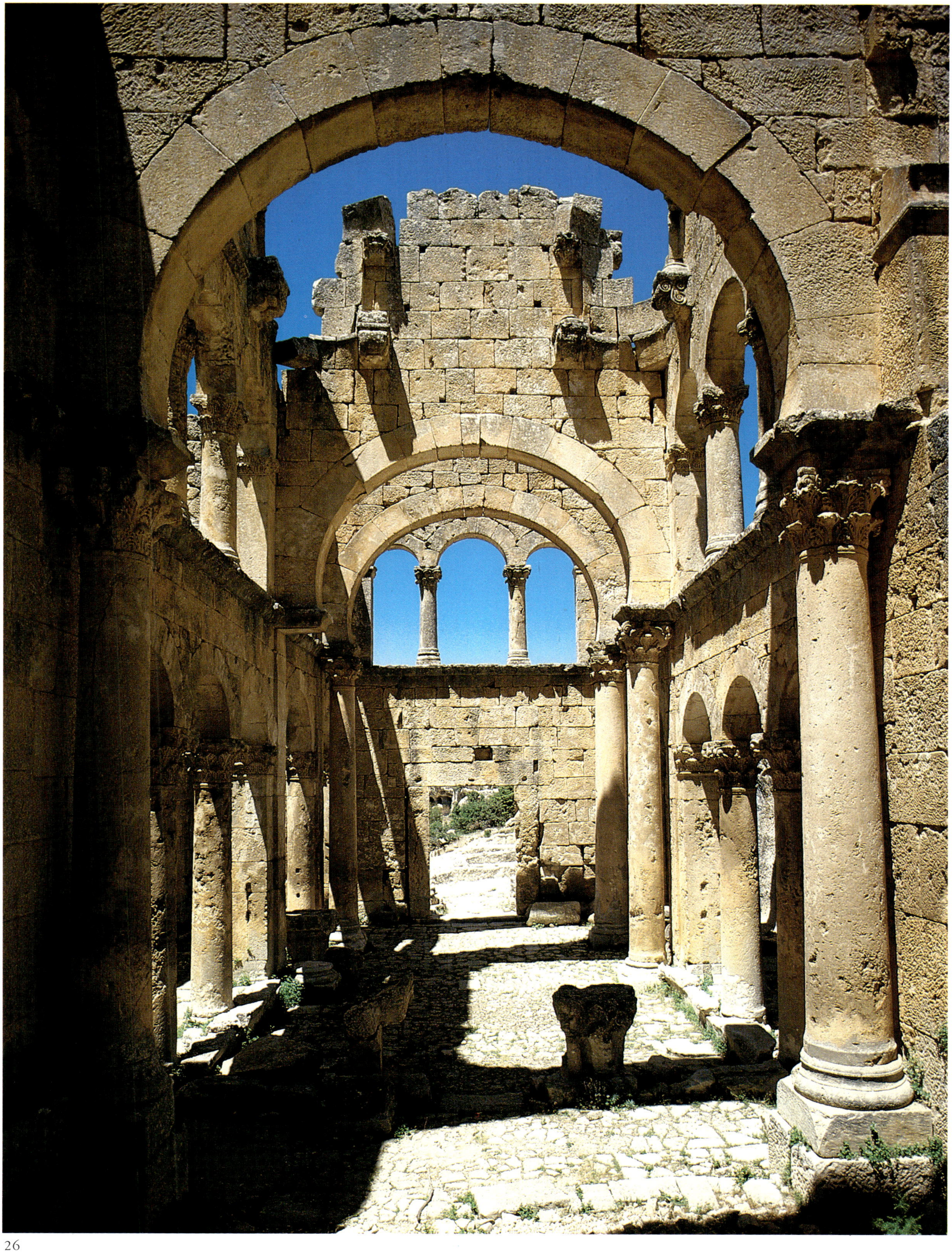

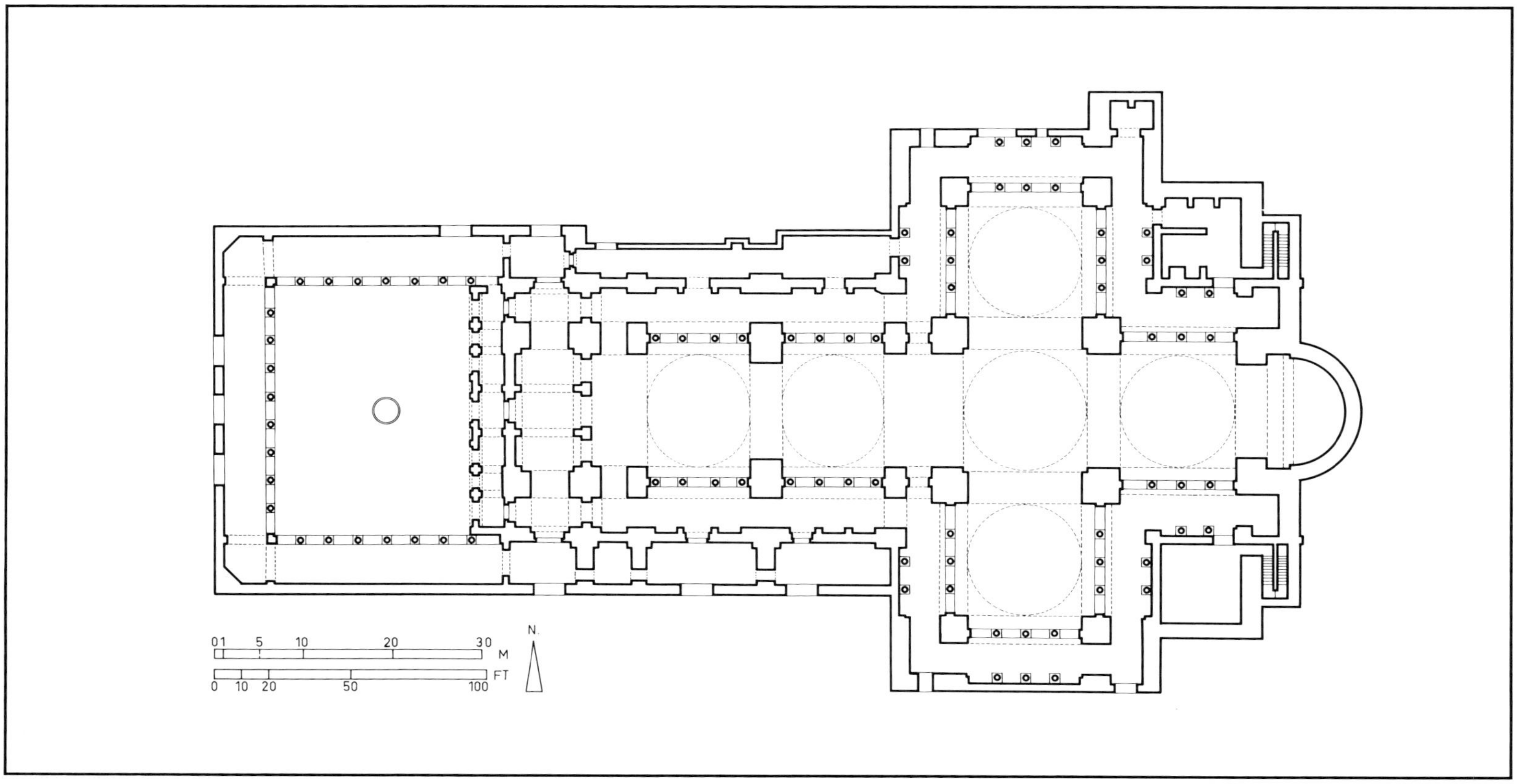

Ephesos in Ionien (Westtürkei): Johannes-Basilika; rekonstruierter Grundriß des justinianischen Gebäudes aus der Mitte des 6. Jahrhunderts mit seinen sechs Kuppeln und dem von Säulengängen umsäumten Hof.

scheinlich verlor das Oktogon sein Dach infolge der Erdbeben von 525 und 528, und man verzichtete auf den Wiederaufbau der Laterne, deren Struktur zu schwach war. Ein ähnliches, kleineres Dach muß auch das quadratische Baptisterium mit achteckigem Tambour getragen haben, das im Süden des heiligen Bezirks von Qalaat Seman liegt.

Das Simeon-Heiligtum besteht nicht nur aus einer riesigen Grabbasilika, sondern es umfaßt zudem eine Vielzahl von Klostergebäuden, die für die verschiedenen Gottesdienste und zur Unterbringung von Mönchen und Pilgern dienten. Man findet dort Refektorien, Zellen und Wirtschaftsgebäude, nach einer Formel, die sich bis ins Mittelalter hielt.

So entstanden zusammen mit dieser Kirchenarchitektur, die in Nordsyrien blühte, durch den Aufschwung des Mönchtums auch Klostergebäude. Die in großen Einheiten gruppierten Häuser der Orden waren von strengem Funktionalismus. Daraus ergab sich eine Art »Gitterfassade«: Sie sehen aus wie steinerne Gitter aus monolithischen Pfeilern und Architraven (Abb. 10). Die Gemeinschaftshäuser recken ihre futuristische Struktur mit zwei oder drei Stockwerken in den Himmel. Die Fenster sind von bemerkenswerter Einfachheit, oft sind sie breit angelegt, mit Brüstungen aus einer einzigen, sichtbar aufliegenden Steinplatte. Dieser schlichte Stil führt die Bauweise großer römischer Nutzbauten fort, die für den Olivenanbau in Nordafrika entwickelt worden waren. Ein Beispiel hierfür sind die Ölmühlen in Brisgane bei Tebessa in Algerien.

Die Kirche von Qalbloze

Eine andere syrische Kirche verdient unsere Aufmerksamkeit wegen der technischen Fortschritte, die sie bezeugt: die große Kirche von Qalbloze, die Georges Tchalenko für etwas älter als die von Qalaat Seman hielt (zweite Hälfte des 5. Jahrhunderts). Es ist eine Kirche mit Bema: Im Schiff befand sich gegenüber dem Chor ein abgegrenzter Raum, in dem die Lesung der heiligen Bücher stattfand. Handelte es sich anfangs um eine einfache Brüstung, so kam bald ein querstehender Portikus hinzu, dessen Öffnung mit einem Vorhang geschlossen werden konnte. Später entwickelte sich aus einem ähnlichen Querelement die Ikonostase, hinter der sich das Mysterium des orthodoxen Meßopfers abspielte (Abb. 12–14).

Diese schöne Kirche wurde außerhalb des historischen Dorfes gebaut, doch die heutige Ortschaft hat sie eingeschlossen. 35 m lang, lag sie in einem Hof von 68 mal 40 m. Wie Qalaat Seman diente sie als Pilgerzentrum. Die Neuheit des Grundrisses der sehr gut erhaltenen Basilika liegt darin, daß die beiden Säulenreihen, die den Innenraum in drei Schiffe unterteilen, durch gedrungene Pfeiler ersetzt sind, die drei Längsbogen tragen. Diese großen Bogen zu beiden Seiten des Hauptschiffes, das sie in Beziehung zu den Seitenschiffen setzen, tragen zur Vereinheitlichung des Raumes und zur Versteifung der Struktur bei. So wurde die Zahl der inneren Stützen gesenkt und der Boden des Innenraumes frei. Die Seitenschiffe waren mit großen, flachen Platten gedeckt, das Hauptschiff hingegen hatte ein Balkendach.

Wie in Qalaat Seman ragt außen die halbrunde Apsis vor, die mit kleinen Säulen belebt ist. Im Westen ist eine Vorhalle von Martyrion und Diakonikon flankiert. Ein monumentaler Portalvorbau mit großem Querbogen gibt Zugang zum Schiff. Der Eingang verschwindet zwischen den beiden massiven Bauteilen, die sich wie Türme bis zur Dachhöhe des Hauptschiffes erheben. Den Schmuck bilden neben dem Triumphbogen, der die Halbkuppelapsis einfaßt, die Deckplatten über den Pfeilern und ein Sockel mit Simswerk, der den Bau umrundet. Er faßt die unteren Fenster, die Entlastungsbogen und die Portale zusammen. Ein Kranzgesims markiert den oberen Teil der Wände und verleiht allen Volumen Zusammenhalt.

Qalbloze ist möglicherweise aus einem früheren, weniger großen Versuch hervorgegangen – man denkt an Bettir (469). Als Vorbild hat es mehrere Kirchen der Region beeinflußt. Hier sind vor allem die Bizzos-Kirche in Ruweda und die Basilika von Behyo zu nennen, die aus der Mitte des 6. Jahrhunderts datieren, zudem die Basilika von Bamuqqa (um 600). Schließlich ist die Westkirche der Stadt Umm el-Jemal in der nordjordanischen Basaltwüste zu erwähnen. Sie hat ein Schiff mit vier großen Bogen, die auf kleinen quaderförmigen Pfeilern mit Abakus ruhen (Abb. 11).

Der Einfluß der syrischen Architektur

Die nordsyrische Formel für Sakralbauten in mörtellosem Großquaderwerk, wie sie die Kirchen im Kalkmassiv veranschaulichen, verbreitete sich bis Kilikien in Südanatolien – dort ermöglichten gleiche geologische Voraussetzungen ihre Verbreitung. Dies ist der Fall bei einem großartigen Bau, der gerade der Vergessenheit entrissen wurde: der Kirche von Dschambazde im Norden von Silifke, in einer Region voller antiker Überreste (Abb. 19–21). Diese Basilika hat ein Schiff mit zwei übereinanderliegenden Arkaden. Sie zeigt eine interessante Weiterentwicklung der syrischen Lösungen. Man sieht hier, welche Versuche unternommen wurden, sowohl in Kirchen mit einer Säulenreihe, die eine Wand mit Oberfenstern tragen, als auch in Kirchen mit zwei übereinanderliegenden Kolonnaden, die keine Arkaden haben, sondern einfache, die Säulenabstände oben und unten überbrückende Architrave (Kirche von el-Hosn).

Die Formel von Dschambazde bietet eine herrliche zweigeschossige Anordnung, die wahrscheinlich aus dem späten 5. oder frühen 6. Jahrhundert stammt. Wie in Syrien findet man hier schönes Quaderwerk in einem immer leichter werdenden Bausystem. Die Formel erinnert an die Kirchen von Thessaloniki, etwa Hagios Demetrios oder Archeiropoietos – vorausgesetzt, die Rekonstruktion dieser beiden Bauten aus dem 5. Jahrhundert hält sich an die ursprüngliche Anlage.

Ausgehend von einem solchen Bau kann man sich, wahrscheinlich um 560, den außerordentlichen vertikalen Schwung der zweiten Klosterkirche von Alahan in Kilikien an den Hängen des Taurus-Gebirges vorstellen. Hier verschwindet die Formel der Basilika mit nur einem Raum, beherrscht von der Horizontalität der Proportionen, und an ihre Stelle tritt ein unterteilter Raum. Die Unterteilungen betonen die Höhe und verbinden die volumetrischen Komponenten: Narthex, Schiff, Vierung, Chor und Seitenschiffe. Äußere Widerlager verraten diese räumliche Hierarchie, die in einer quadratischen Laterne gipfelt; diese hat vier Ecktrompen, über denen sich wohl einmal ein Balkendach erhob (Abb. 22–26).

Trotz antikisierender Säulen und Kapitelle und trotz der vorzeitig auftretenden Hufeisenbogen zeigt sich hier in vielfacher Hinsicht schon die romanische Auffassung mit ihrem Schwung nach oben, ihren dreipaßförmigen Öffnungen und mit dem zentralen Turm, dessen Dach auf Trompen über kleinen Säulen ruht. Doch die Leichtigkeit der Gesamtanlage läßt deutlich erkennen, daß die Dächer aus Holz waren. Um zu Gewölben zu kommen, mußte man alle tragenden Teile verstärken, wie es dann in der mittelalterlichen Architektur geschah.

Diese einsame Kirche im Gebirge, in dem viele Mönche und Anachoreten in natürlichen Höhlen und Grotten lebten, ist durch ihren vertikalen Schwung und

27 Das Kloster Deir az-Zafaran (Kloster des Safrans) bei Mardin in Südostanatolien an der syrischen Grenze gehörte zu den Klöstern des Tur Abdin. Die Riten des syrischen Monophysitismus hielten sich hier trotz des Einfalls der Moslems im 7. Jahrhundert bis heute.

28 Detail der Verzierung der dreikonchenförmigen Kirche von Deir az-Zafaran. Mit dem antiken Profil tief eingeschnittener Friese und mit üppigen Motiven, die an Justinians große Bauten erinnern, könnte der Bau auf die Mitte des 6. Jahrhunderts zurückgehen.

29 Eingang zum Martyrion Beit Qadisheh, dem Haus der Heiligen, des Klosters Deir az-Zafaran, das die eigentliche Kirche flankiert. Auch hier erinnern die üppigen Profile und Ornamente, die kannelierten Pilaster, korinthischen Kapitelle und gestaffelten Umrahmungen an das byzantinische 6. Jahrhundert.

30 Ruinen der Johannes-Basilika in Ephesos, die 548 auf Anordnung Justinians gebaut wurde. Die gewundenen Säulen des zentralen Vierecks stützten das Ciborium über den verehrten Reliquien, um die im 6. Jahrhundert dieses riesige Martyrion gebaut wurde. Es ersetzte ein Gebäude aus der Zeit Konstantins. Die »Memoria« erhob sich im Zentrum der Kirche in der Vierung, unter einer der sechs Kuppeln, die das Gebäude überwölbten.

31 Die kleine Apsis der Kirche aus dem 6. Jahrhundert, die die Byzantiner im großen Artemis-Tempel von Sardeis bauten; man sieht dessen Säulen im Mittelgrund. Ihr Mauerwerk besteht aus abwechselnden Lagen von Steinen und Ziegeln, wie sie für die byzantinische Architektur typisch war. Das dreifache Fenster soll symbolisch das Mysterium der Dreifaltigkeit ausdrücken.

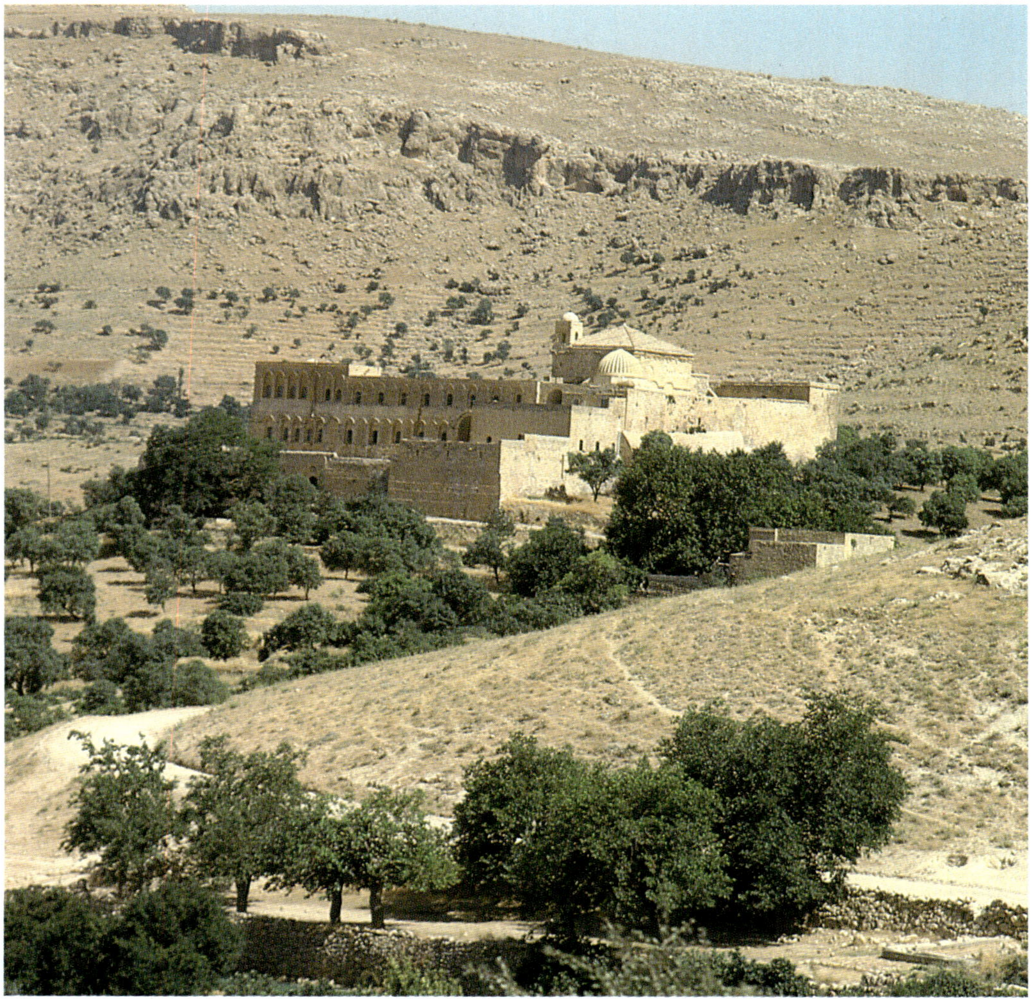
27

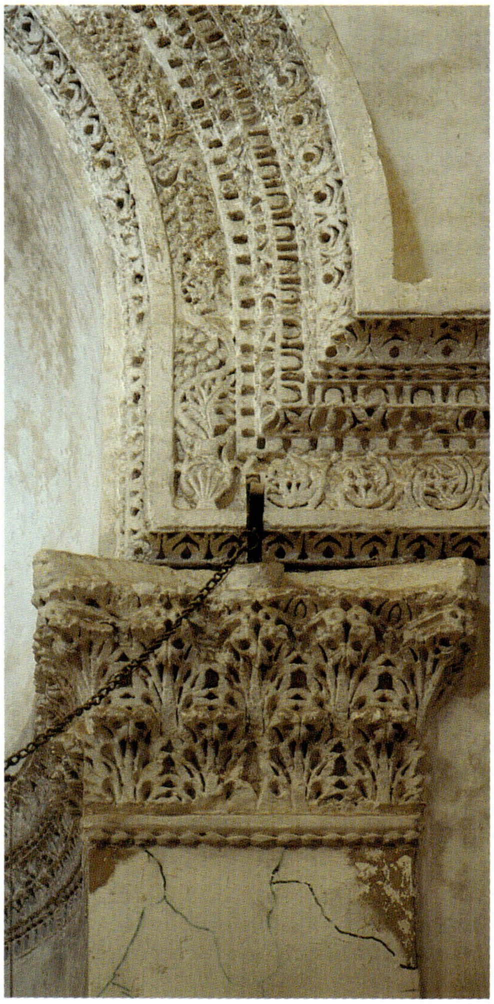
28

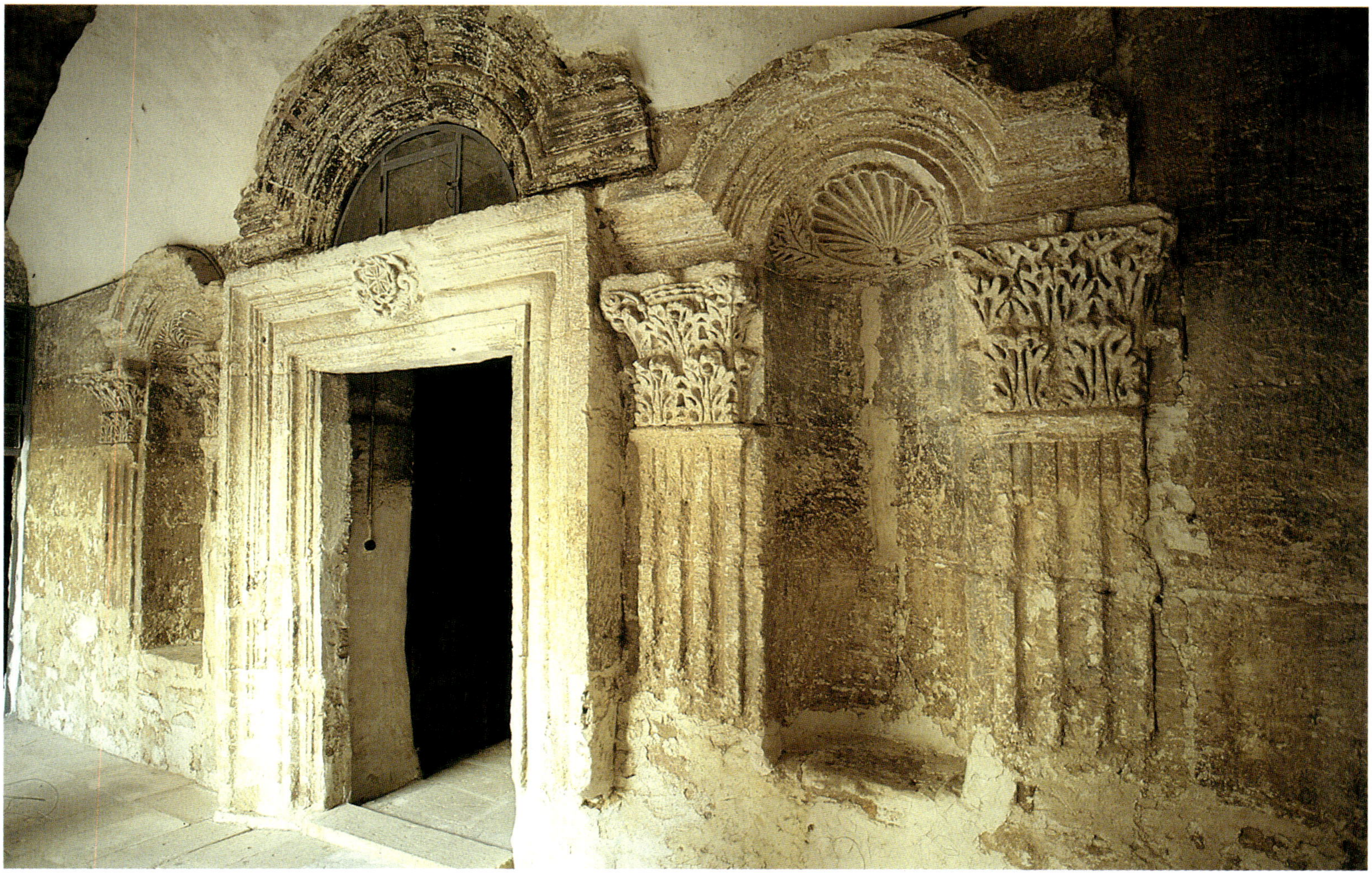
29

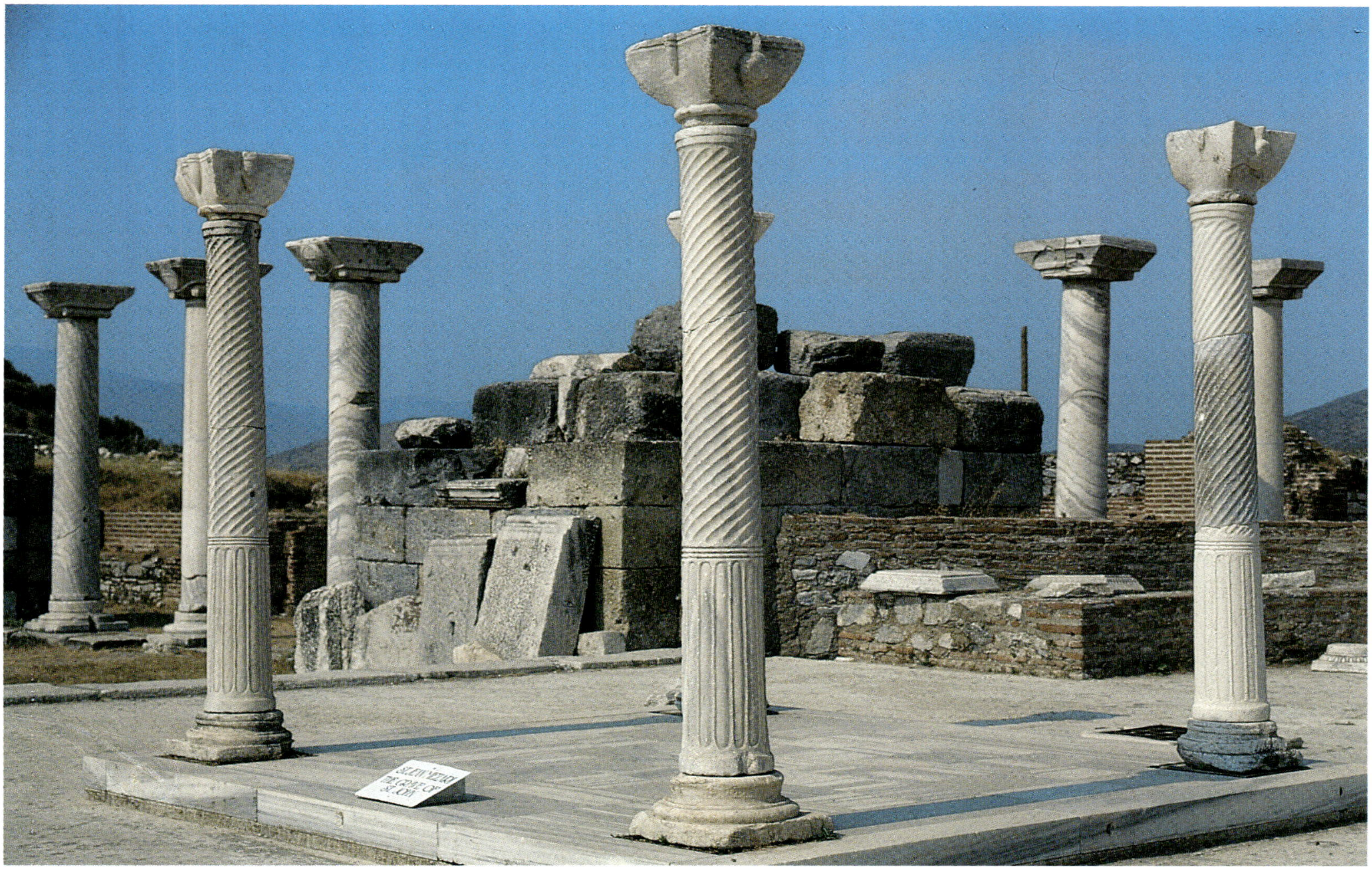
30

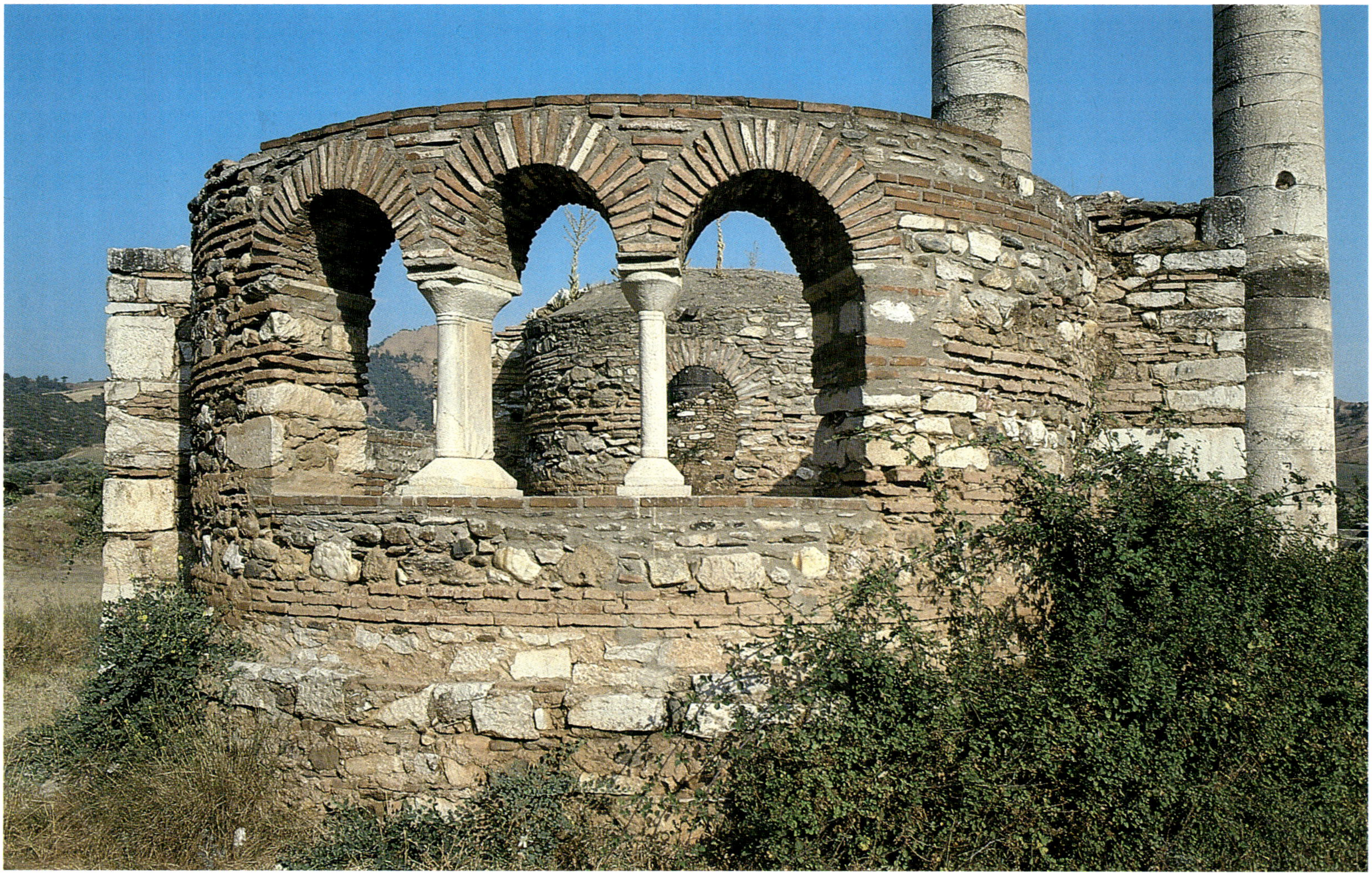
31

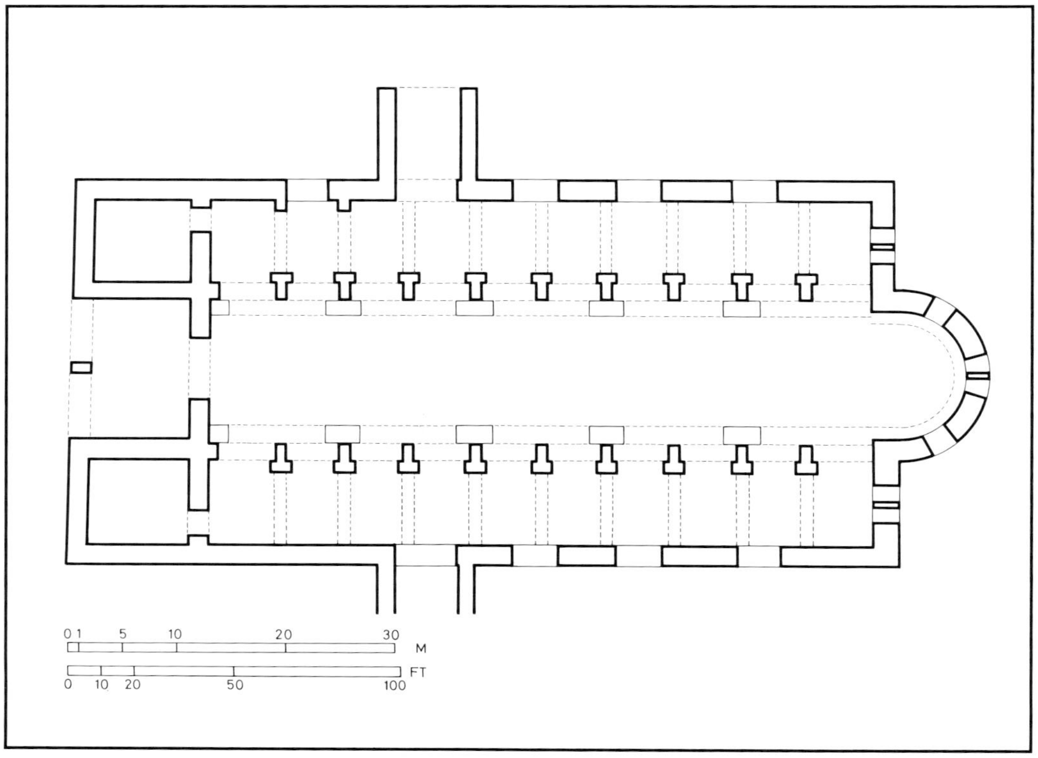

Bin Bir Kilise in der Nähe von Karaman (Zentraltürkei): Grundriß der dreischiffigen Kirche von Maden Sehir aus dem 10. und 11. Jahrhundert. Die Gewölbe bedecken ein vermutlich älteres Schiff.

ihr Gleichgewicht, das auf eine vollkommene technische Beherrschung hinweist, ein Modell kühner Neuerung. Alles an ihr ist so revolutionär, daß es über ihre Datierung heftige Kontroversen gegeben hat. Mit der Zeit hat man sich allerdings auf die zweite Hälfte des 6. Jahrhunderts geeinigt. Doch ihre perfekte Architektur spiegelt in keinerlei Hinsicht eine bäuerliche oder provinzielle Kunst. Vielleicht ist sie durch die Nähe der römischen Stadt Claudiopolis zu erklären, des heutigen Mut; leider sind dort keinerlei antike Spuren erhalten.

In Alahan zeigt die christliche Architektur, daß sie im 6. Jahrhundert ihre Reife erreicht hat. Dasselbe wird man in Konstantinopel feststellen. Ein halbes Jahrtausend, nachdem die Botschaft Christi in Palästina vernommen worden war, präsentierte sich Südanatolien mit einem großen Stil, der die spirituellen Hoffnungen der Gläubigen ebenso ausdrückte wie die Bildung einer Liturgie, die die wesentlichen Formen der Sakralbauten vorgab.

Einige anatolische Bauten

In der Dekoration von Dschambazde und Alahan sind noch antike Merkmale vorhanden – korinthische Kapitelle, Friese und Zierleisten. Anklänge an die seit den Severern immer barocker und üppiger gewordene römische Ordnung zeigt dagegen eine andere Kirche in Südanatolien: die Klosterkirche von Deir az-Zafaran (Kloster des Safrans). Der Name bezeugt, daß ihr Standort eine Etappe der alten Gewürzstraße war, die Antiochia, Kyrrhos, Edessa, Hatra, Seleukeia am Tigris und den Persischen Golf miteinander verband (Abb. 27–29).

Das bei Mardin gelegene Kloster, das die syrische Ebene beherrscht, ist noch heute Sitz des Patriarchen einer Gemeinschaft von Christen jakobitischer Obödienz. Deir az-Zafaran liegt am Westrand des Tur Abdin (Berg der Gottesknechte), einer Region, die den Kern des syrischen Monophysitismus bildete. Die Kirche muß auf die Mitte des 6. Jahrhunderts zurückgehen; sie bietet ein bemerkenswertes Beispiel von Skulpturenschmuck, der oft überladen und wie die kaiserlich byzantinischen Monumente mit dem Bohrmeißel gearbeitet ist.

Der quadratische Innenraum der Kirche ist eine überwölbte Trikonche, geschmückt mit großartigen Archivolten, Kranzgesimsen und antikisierenden Kapitellen, wie sie auch die aus dem 6. Jahrhundert stammenden Gebäude von Rusafa und Dara haben. Nach der Einschätzung M.C. Mundells handelt es sich vielleicht um einen Bau, der Teil der großen Programme Justinians war.

Zu den achteckigen Martyrien gehört außer der Geburtskirche in Jerusalem (ursprünglicher Zustand) und der Kirche St. Simeon der Jüngere bei Antiochia die achteckige Philippos-Kirche im phrygischen Hierapolis, im Hochtal des Großen

32 An der Stätte Maden Sehir im Zentrum des Tals Bin Bir Kilise – in der Umgebung von Karaman, dem einstigen Herakleia im Süden des anatolischen Hochlandes – entdeckt man die Reste mehrerer Basiliken. Bin Bir Kilise bedeutet »Tausendundeine Kirche«. Die Kathedrale oder Kirche Nr. 1 wurde wahrscheinlich im 10. Jahrhundert erbaut. Ihre Arkaden trugen ein Gewölbe aus Quaderwerk, das die Fortschritte unter den armenischen Baumeistern bezeugt.

33 Eine mit schönem Mauerwerk geschmückte Apsis, vielleicht aus dem 6. Jahrhundert, in Degler, im gleichen Kontext wie Bin Bir Kilise, am Hang des »Schwarzen Berges« oder Kara Dagh.

34 Die einstige byzantinische Fisandon Kilise bei Karaman, die in eine Moschee umgewandelt wurde, hat einen zentrierten Grundriß aus dem 10. Jahrhundert. Die dichte räumliche Anordnung ist durch einen zentralen Kubus mit angebauter Apsis gekennzeichnet. Die Kirche ist ein Beispiel für die Kreuzkuppelkirchen mit dem Grundriß in Form eines einbeschriebenen griechischen Kreuzes, wie man sie zur gleichen Zeit in Konstantinopel findet.

35 Der schöne Innenraum der Fisandon Kilise mit ihrer Kuppel und ihren Tonnen- oder Kreuzgratgewölben. Diese ruhen auf vier hohen Pfeilern, die das zentrale Quadrat bilden. Man erkennt hier die typischen Züge der mittelalterlichen byzantinischen Kunst, wie sie nach der ikonoklastischen Krise entstanden ist.

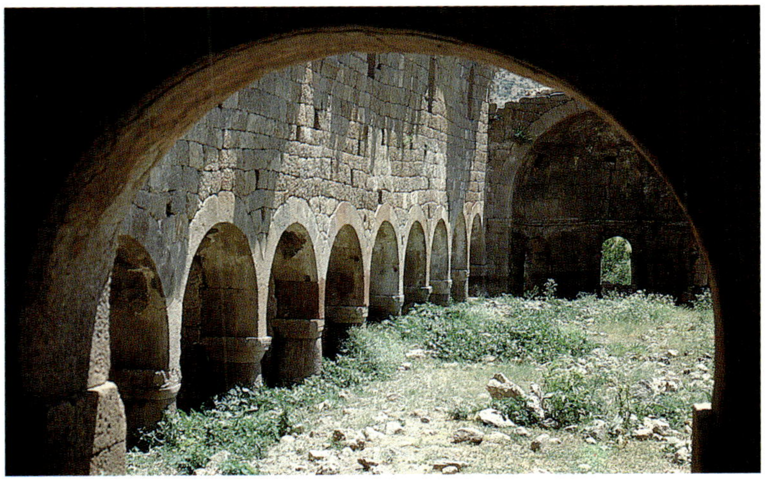
32

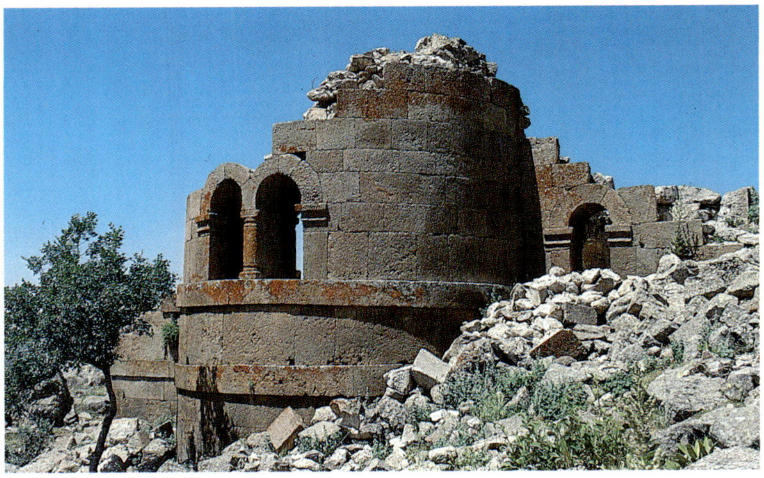
33

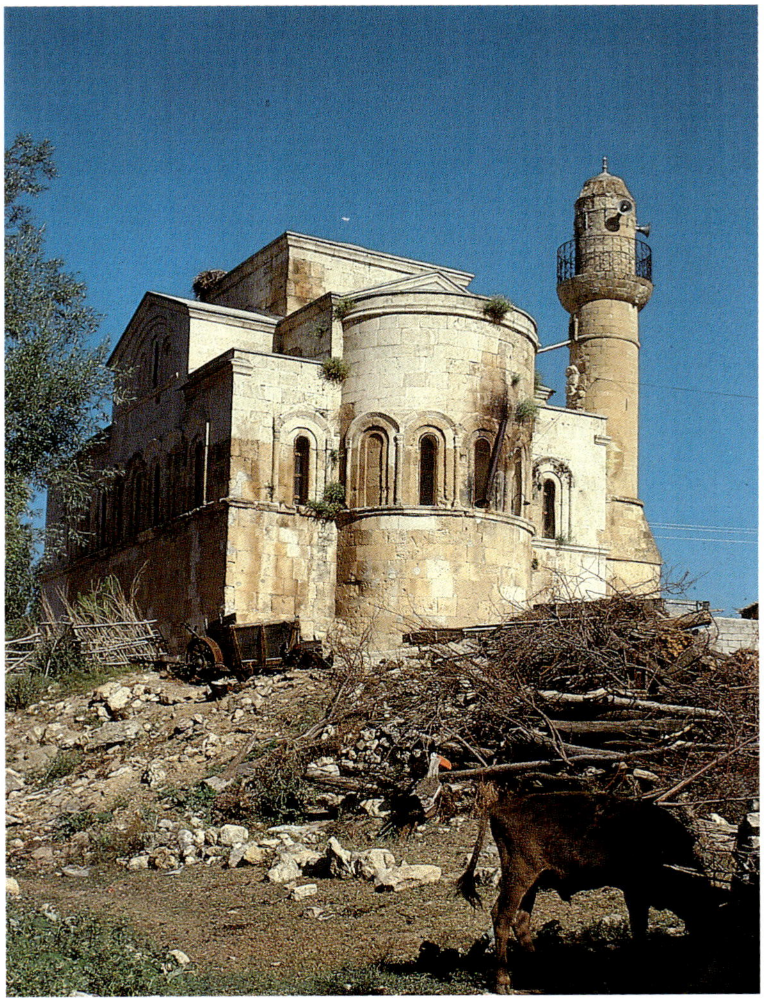
34

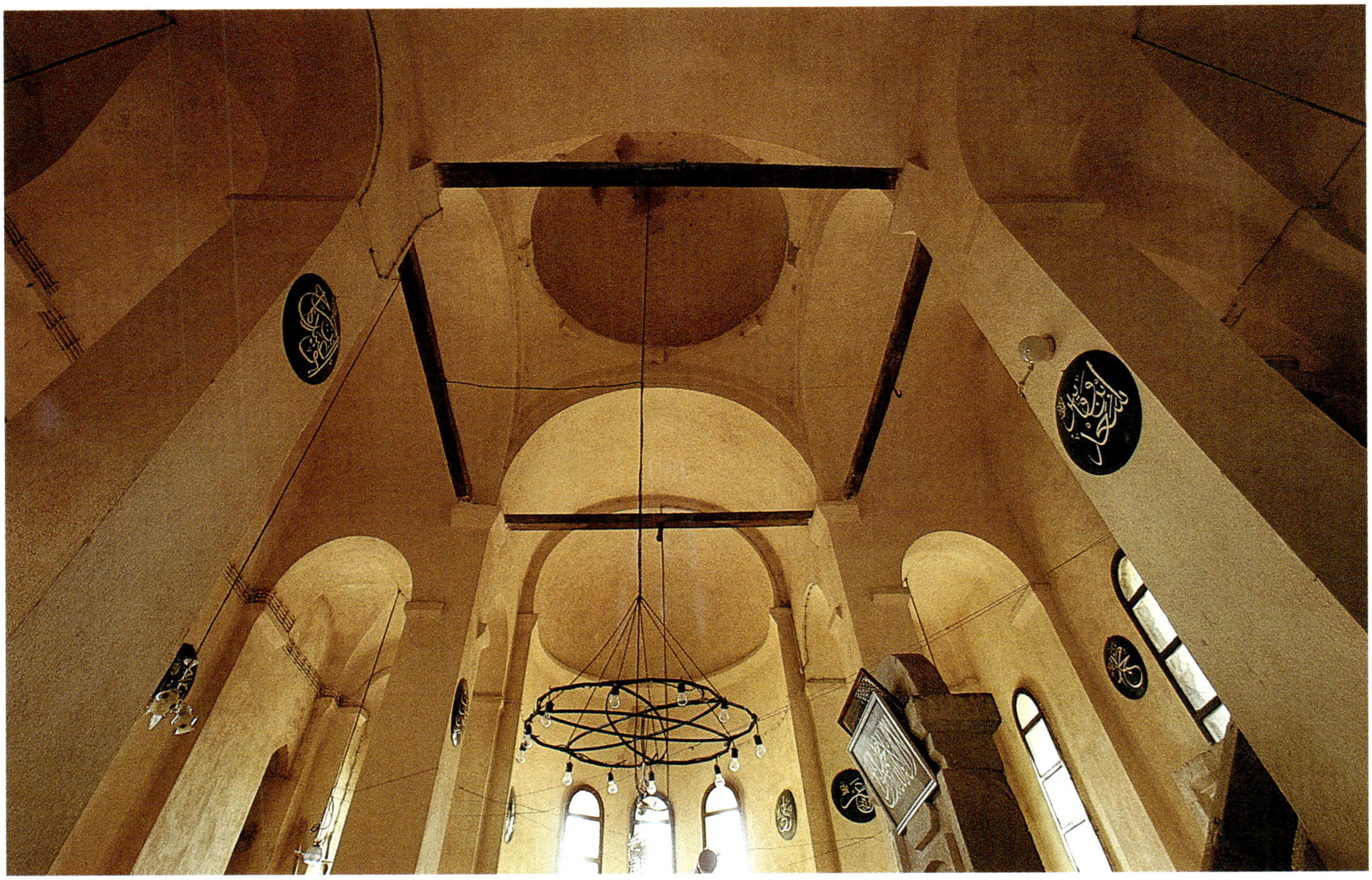
35

Mäander, die seit 1957 von einem italienischen Team ausgegraben wurde. Das Gebäude geht auf das 5. Jahrhundert zurück und muß einmal die Reliquien des Apostels enthalten haben, der unter Domitian in der Stadt den Märtyrertod erlitt. Der Bau hat einen interessanten Grundriß, der eine große Tradition frühchristlicher Grabkirchen bezeugt. Das Achteck ist einem mit Säulengängen gesäumten Viereck einbeschrieben. Daran grenzen diagonal vier quadratische Räume und axial vier weitere Räume, durch die man das Achteck betreten kann. Diese strahlenförmige Anlage hat außen acht Bogen über einem Rundgang, der den Gläubigen die rituelle Umschreitung ermöglichte (Abb. 15–17).

Das Achteck selbst muß, wie in Qalaat Seman, eher ein Balken- als ein massives Dach gehabt haben. Seltsame kleine, dreieckige Kammern mit komplexen Gewölben lagen in den blinden Zonen auf beiden Seiten der quadratischen Räume. Sie dienten zur Versteifung der Struktur. Der Raum des zentralen Achtecks ist von vier Öffnungen mit Säulenpaaren begrenzt, die jede Öffnung dreiteilen. Diese Formel kehrte später vor allem im Felsendom wieder (zwischengeschobener Säulenumgang). So wurde der achteckige Grundriß betont und gleichzeitig das Umschreiten in jeder Richtung ermöglicht, wobei keine Orientierung Vorrang hatte. Der Raum ist also typisch zentripetal, wie in mehreren römischen Martyrien.

Unter den großen Projekten, die Justinian im Rahmen seines Programms zur Erneuerung der wichtigsten christlichen Monumente im Orient durchführen ließ, ist die Johannes-Basilika in Ephesos zu erwähnen, die von 548 datiert. Es handelt sich um eine riesige, über 100 m lange Basilika mit Vorhof und sechs Kuppeln, die im Durchmesser jeweils 14 m messen. Von dem Gebäude sind nur Fundamente erhalten, besonders Reste des monumentalen Ciboriums (Baldachins), das das Grab des Apostels Johannes bedeckte (Abb. 30). Es stand zunächst allein und wurde dann in den kreuzförmigen Grundriß der justinianischen Basilika integriert: Unter der Kuppel der Vierung erhob sich diese »Memoria« mit vier heute wiederaufgestellten Ecksäulen, die ein wahrscheinlich hölzernes, pyramidenförmiges Dach trugen.

Die Formel der Basilika mit sechs Kuppeln muß ähnlich gewesen sein wie die der Apostelkirche in Konstantinopel; dieser unter Justinian errichtete prachtvolle Bau wurde im 16. Jahrhundert abgerissen, als Mehmet Fatih, der Eroberer, an der Stelle der Kirche eine Moschee zum Gedenken an die türkische Eroberung Konstantinopels baute.

Am Ende dieser Rundreise durch die orientalischen Provinzen der frühen byzantinischen Kunst seien noch einige Worte den Bauten der Mönche gewidmet, die sich zahlreich am Hang des Kara Dagh, des Schwarzen Berges, niederließen, eines erloschenen Vulkans über der anatolischen Ebene im Süden von Karaman. Diese ganze Region war eine Art Thebais: Es gab hier so viele religiöse Einrichtungen, daß die Gegend den Namen Bin Bir Kilise, »Tausendundeine Kirche«, bekam. Die Reste, die man vor Ort findet, sind sehr verfallen und machen dem vielversprechenden Namen kaum Ehre. In Maden Sehir erinnert das Seitenschiff einer großen überwölbten Kirche, wahrscheinlich aus dem 10. oder 11. Jahrhundert, an die armenische Kunst; in Degler steht noch ein Kapellenchor mit halbkreisförmiger Apsis aus qualitätvollem Mauerwerk, der auf das 6. Jahrhundert zurückgeht, und einige Kirchen sind zu Moscheen umgewandelt worden – das ist alles, was diese von Zeit und Menschen verwüsteten Ruinen noch bieten (Abb. 32 und 33).

Dieser freilich sehr selektive Überblick endet schließlich mit Fisandon Kilise, ebenfalls in der Umgebung von Karaman. Dort kündigt eine hübsche, guterhaltene Kirche aus dem 9. Jahrhundert, die zu einer Moschee umgewandelt ist, mit ihrem Grundriß in Form eines einbeschriebenen griechischen Kreuzes das bauliche System an, das dann die mittelalterliche Architektur im Orient kennzeichnete (Abb. 34 und 35). Diese Architektur wird im VI. Kapitel analysiert, das den Bauten gewidmet ist, die in der letzten Phase der byzantinischen Geschichte in Konstantinopel entstanden sind.

II Die klassischen Meisterwerke Konstantinopels

Man kann den Beginn der byzantinischen Geschichte bei der Bekehrung Konstantins oder bei der Gründung Konstantinopels im Jahre 330 ansetzen, doch diese bequemen Anhaltspunkte sind in der Wirklichkeit alles andere als evident. Weder hat 312 die angebliche Bekehrung des Kaisers stattgefunden, wie man allgemein annimmt und die Hagiographie zu belegen strebt, noch wurde die Gründung Konstantinopels als einschneidendes Ereignis wahrgenommen, das dem Römischen Reich ein neues Zentrum geben und das bereits gefallene Rom wie die Hauptstädte der Tetrarchie in den Schatten stellen sollte.

Um zu begreifen, was sich zu Beginn des 4. Jahrhunderts tatsächlich ereignet hat, muß man auf die komplexe Geschichte der Entwicklungen nach der Abdankung Diokletians im Jahr 305 zurückkommen und sie zusammenfassen. Das Ende der Tetrarchie ist durch die Machtergreifung eines einzigen Mannes gekennzeichnet: Konstantin (Abb. 36).

Im Jahre 306 beginnt die Herrschaft Konstantins, des Sohnes von Constantius Chlorus und einer Konkubine namens Helena. Als Kind wurde der künftige Beherrscher des Römischen Reiches bei Diokletian in Nikomedia erzogen, dem heutigen Izmit in Kleinasien. Nach dem Tod des Constantius rief die Armee Konstantin zum Augustus aus und hob ihn auf den Schild. Doch er mußte um die Anerkennung seines Titels kämpfen. Er schlug sich mit Maximian, dem Augustus des Westens, nahm ihn gefangen und verurteilte ihn 310 zum Selbstmord.

Galerius, der die Christen zunächst verfolgt hatte, erließ 311 ein neues Toleranzedikt, das die Teilung des Reiches endgültig machte: Das Christentum blieb nun nur im Orient verboten; dort verdoppelten sich die Gewalttaten in Kleinasien und Ägypten unter Maximinus Daia, der ab 310 Augustus war. Nach dem Tod des Galerius, kurz nach dem Erlaß dieses Edikts, verbündete sich Konstantin, der Augustus des Okzidents, mit Licinius, einem Augustus des Orients, und stellte sich auf italienischem Boden Maxentius, dem Sohn des Maximian, entgegen. Gleichzeitig kämpfte Licinius gegen die Truppen des Maximinus Daia. Als Emblem für das Labarum wählte Konstantin das Christusmonogramm aus den griechischen Buchstaben Chi und Rho, an der Spitze eines Kreuzes verschränkt, das Christus symbolisierte. 312 stellte er Maxentius an der Milvischen Brücke auf der Via Flaminia. Er schlug ihn und wurde erster Augustus. Mit Licinius bestätigte und erweiterte er das berühmte Edikt von Mailand, das von 313 datiert. Es forderte, daß den Christen ihr beschlagnahmtes Eigentum zurückgegeben wurde und daß künftig »jeder frei den Kult seiner Wahl ausüben« konnte.

Konstantin, ein christlicher Kaiser?

Im Jahre 316 hatte Licinius Maximinus Daia besiegt, und die beiden überlebenden Augusti – Konstantin im Westen und Licinius im Osten – standen einander gegenüber. Der dann folgende Krieg endete 324 mit Konstantins Sieg von Chrysopolis bei Adrianopel, dem heutigen Edirne. Nun war Konstantin alleiniger Herr des Imperiums. Diese Folge von Schlachten besiegelte das Scheitern der Politik Diokletians und der Idee der Tetrarchie. Von nun an waren die östlichen und westlichen Territorien wieder in der Hand eines einzigen Kaisers vereint. Nach einem Sieg über die Goten im gleichen Jahr, der Bischof Wulfila die Evangelisierung die-

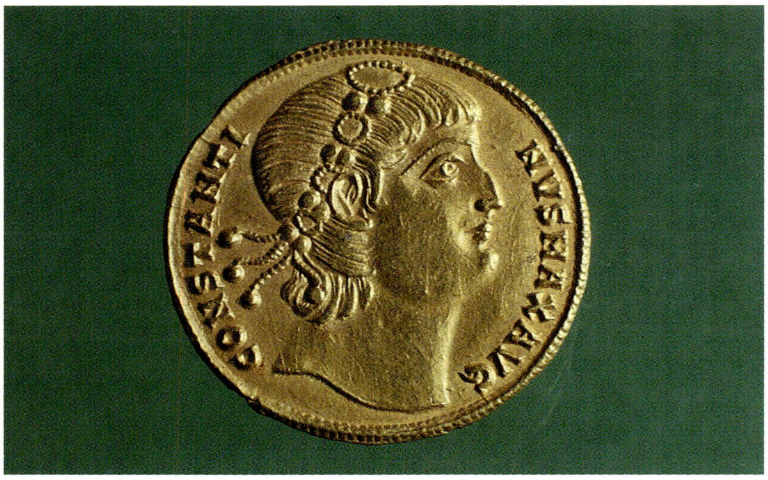

36

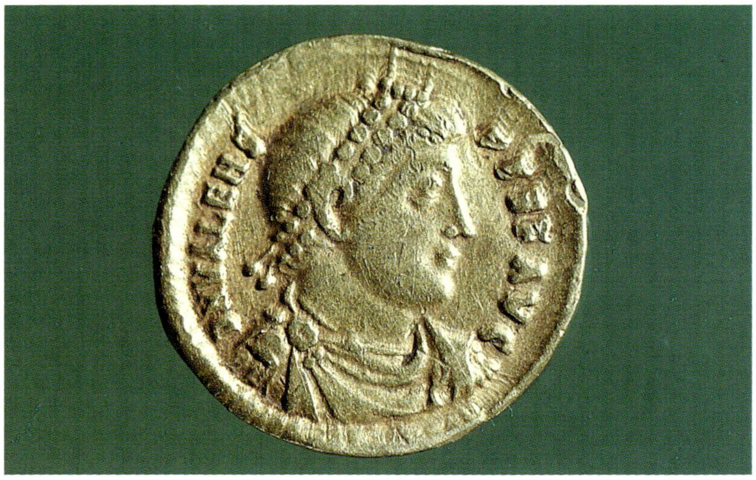
37

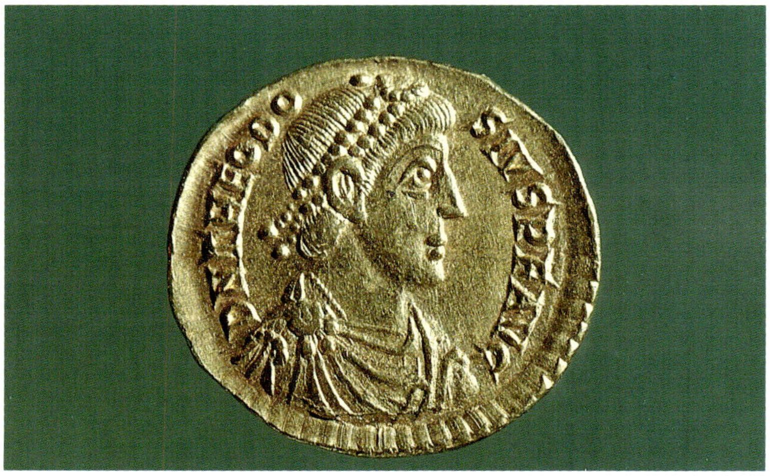
38

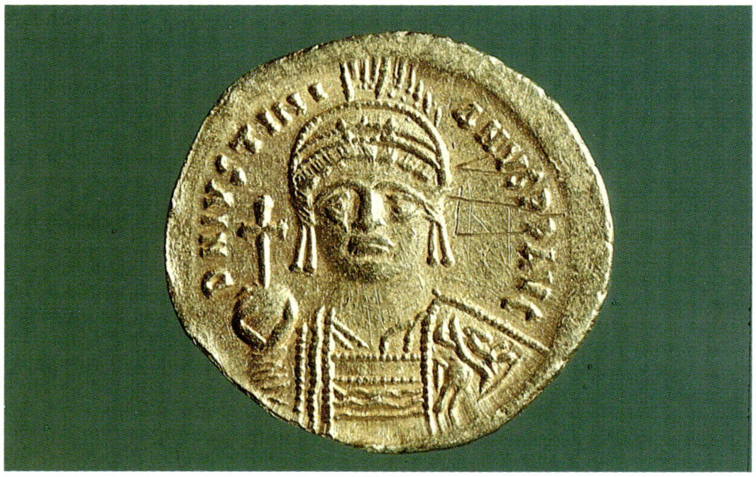
39

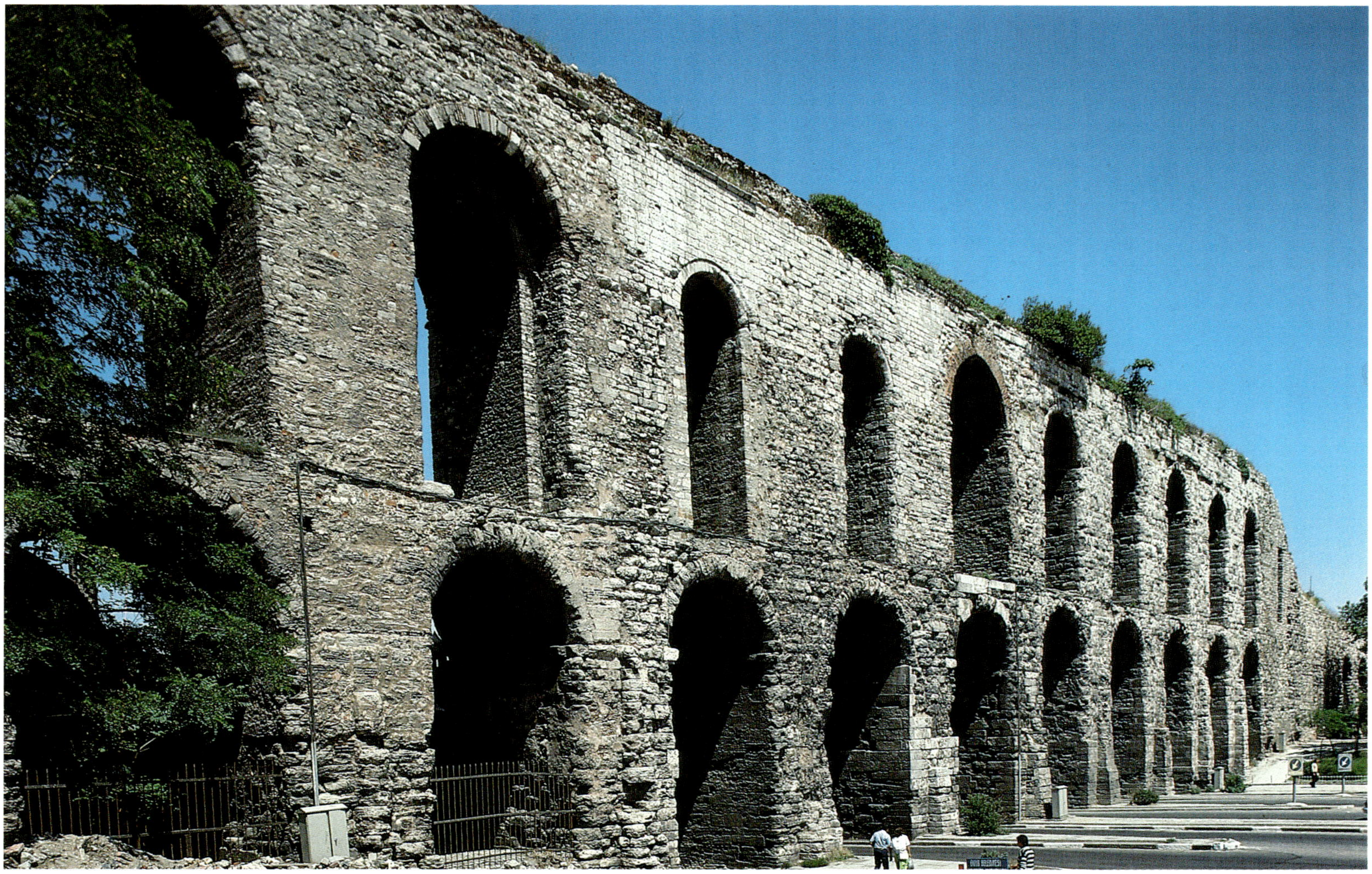
40

36–39 Vier byzantinische Goldmünzen mit den Bildnissen der großen Herrscher von Konstantinopel, die vom 4. bis 6. Jahrhundert regierten:

36 Konstantin der Große im Profil mit Diadem (324–337);

37 Valens »restitutor Republicae« im Profil (364–378);

38 Theodosius I. im Profil (379–395);

39 Justinian, frontal, mit Strahlenkrone und »Reichsapfel« (527–565). Die Frontalität wurde ab Herakleios zur Regel. (Rom, Museo Nazionale Romano; Genf, Musée d'Art et d'Histoire)

40 Der sogenannte Valens-Aquädukt überquert eine Senke der Stadt Konstantinopel. Der eindrucksvolle Bau stammt aus der zweiten Hälfte des 4. Jahrhunderts. Er ist etwa 1 km lang und weist noch alle Kennzeichen römischer Architektur auf, da er unter Konstantin begonnen worden war.

41–43 Drei Seiten der Basis des ägyptischen Obelisken Tutmosis' III. aus Karnak, den Kaiser Theodosius I. im Hippodrom von Konstantinopel aufstellen ließ, um die kaiserliche Allmacht zu feiern. Es handelt sich um ein beachtliches Beispiel der Skulptur zwischen dem Spätreich und dem Beginn der eigentlich byzantinischen Kunst. Das Hippodrom diente der Zurschaustellung des Ruhms und für das Ritual der Theologie des Sieges, die die Göttlichkeit des Kaisers begründete. Das Bauwerk nimmt eine Schlüsselstellung als Symbol für die absolute Macht der byzantinischen Kaiser ein.

41 An der Nordwestseite erkennt man Theodosius, der mit seiner Familie in der Kaiserloge oder Kathisma sitzt. Er nimmt die Ehrungen und Geschenke der Barbaren aus Orient und Okzident entgegen. Auf den beiden Seiten die bedeutenden Persönlichkeiten der Regierung: Senatoren, Präfekten und hohe Beamte drängen sich um ihren Herrn.

42 Auch die Nordostseite zeigt die Würdenträger des Reiches, die den Spielen zuschauen. Auf dem Sockel sieht man die Arbeiten zur Aufstellung des Obelisken, geleitet vom Präfekten Proklos. Eine Inschrift verkündet: »Diese riesige quadratische Säule, die immer am Boden lag, wagte nur Kaiser Theodosius aufzurichten.« Der Text berichtet weiter, die Operation habe 32 Tage gedauert.

43 Die Südostseite zeigt den Kaiser stehend im Kathisma, in der Hand den Kranz, den er dem Sieger der Rennen aufsetzen will. Unten vor den Zuschauerreihen betonen Tänzer und Musikanten mit Flöte und tragbarer Orgel den Pomp dieses feierlichen Augenblicks. Der Sieg des Wagenlenkers symbolisiert die Rolle des Herrschers als ewiger Sieger, dessen Triumphe im Hippodrom gefeiert werden.

ses barbarischen Stammes nach dem arianischen Glaubensbekenntnis ermöglichte, konnte Konstantin behaupten, die römische Macht in ihrer Ganzheit wiederhergestellt zu haben.

Eine progressive Entfernung vom Sonnenkult des Sol Invictus, der schon einen bedeutenden Schritt in Richtung Monotheismus bedeutet, scheint Konstantin zu einem diffusen Deismus geführt zu haben. Der Kaiser war noch immer Pontifex Maximus. In der Folge verbündete sich Konstantin, vielleicht aus politischem Gespür heraus, mit der christlichen Religion, die im Orient im Kommen war. Doch die christliche Kirche war noch im Entstehen: Weder das Dogma noch die Riten, nicht einmal die Theologie waren gefestigt. Besonders die Beziehung zwischen Vater und Sohn war problematisch – von Dreifaltigkeit war noch gar nicht die Rede. Auch Konstantins Vorstellungen schwankten unablässig zwischen gegensätzlichen Lehren: jener, die man inzwischen Orthodoxie nennt, und der des Arius, auf die im Lauf dieses Kapitels noch eingegangen werden soll. Wie dem auch sei, der Kaiser mischte sich unverzüglich in die Angelegenheiten der Kirche ein: 314 ergriff er beim Konzil von Ankyra (heute Ankara) Partei im donatistischen Konflikt, und 325 berief er das Konzil von Nizäa ein, auf dem das Glaubensbekenntnis fixiert wurde.

Angesichts eines Imperiums, das lange von Verfolgungen erschüttert worden war, und angesichts der immer weiteren Verbreitung der Evangelien scheint Konstantins Parteinahme für die neue Mehrheit im Orient in Wirklichkeit eine weitblickende Zukunftsentscheidung gewesen zu sein. Sie ermöglichte es, das Imperium wieder zu einen und diesen riesigen, von innen untergrabenen und von außen bedrohten Organismus auf einer neuen Basis zu festigen. Es hat jedenfalls nicht den Anschein, als hätte sich Konstantin, wie oft behauptet wurde, 312 am Vorabend der Schlacht an der Milvischen Brücke bekehrt, nachdem ihn »eine Vision erleuchtet hatte«. Vielmehr hat er es für opportun gehalten, sich mit den christlichen Kräften gut zu stellen, indem er das Christusmonogramm und das Kreuz als Erkennungszeichen für seine Truppen wählte. Denn die Dynamik dieser neuen Religion, die die Staatsmacht zur Toleranz gezwungen hatte, machte das Christentum zu einem mächtigen Motor, mit dem er sich klugerweise nicht überwerfen konnte.

In Wirklichkeit fand Konstantins Bekehrung erst auf dem Sterbebett statt. 337 wurde er von Eusebius von Nikomedia getauft. Doch diese Bekehrung war eine Entscheidung für die arianische These, denn Eusebius von Nikomedia war kein anderer als Arius' Verteidiger; er hatte seine Lehren bei Hof verbreitet und verhalf ihnen zum Durchbruch, als er als Anführer der Arianer Bischof von Konstantinopel wurde. Die arianische Lehre hatte allerdings etwas Verführerisches für den Kaiser: Sie ordnete nämlich den Sohn dem Vater unter (hiervon später mehr). Sie übertrug also der Person Christi die Rolle des Vermittlers zwischen den Gläubigen und Gottvater. Mit dieser Formel hätte Konstantin sich gern identifiziert, und sie blieb immer im Hintergrund der byzantinischen Theokratie.

So zeigte sich Konstantin bis zu seiner letzten Stunde trotz seines Wunsches, die Reichseinheit zu festigen, unfähig, eine Lösung für die komplexen theologischen Probleme zu finden, die die Christen erregten. Bei einer ungenügenden Strukturierung der Kirche konnte ja jederzeit ein Kommentator oder Theologe Thesen aussprechen, die geeignet waren, die Einheit des Glaubens zu untergraben. Es war dann das Ziel der Konzilien im 4., 5. und 6. Jahrhundert, diese Ansichten der strengen Prüfung einer dogmatischen Kritik zu unterziehen, um die einen als heterodox zu verwerfen und die anderen zuzulassen und den kirchlichen Dogmen einzuverleiben.

Doch wenn auch theologische Betrachtungen einen wichtigen Platz in diesen Entscheidungen einnahmen, die die Orthodoxie festigen sollten, so darf man nicht die Rolle vergessen, die die Person des Kaisers selbst in diesem ganzen Prozeß spielte. Seine Interessen deckten sich oft mit denen der Kirche, und so suchte er die einigenden Faktoren möglichst gut auszunutzen und die Ursachen von Problemen zu meiden. Er beeinflußte darum entscheidend die Konzilien und machte sie zum Instrument seiner Macht.

So komplex die Persönlichkeit Konstantins war, so ambivalent war auch sein Werk: Einerseits gründete er Konstantinopel nach alten, heidnischen Riten, behielt seine Privilegien als Pontifex Maximus, die ihn an die Spitze der heidnischen Hierarchie stellten, und nahm weiterhin die Ehrungen für den Gottkaiser entgegen; andererseits tat er viel für die Christen, begünstigte den Vorrang der Kirche und baute zahllose Basiliken. In der Verwaltung stützte er sich auf die Bischöfe,

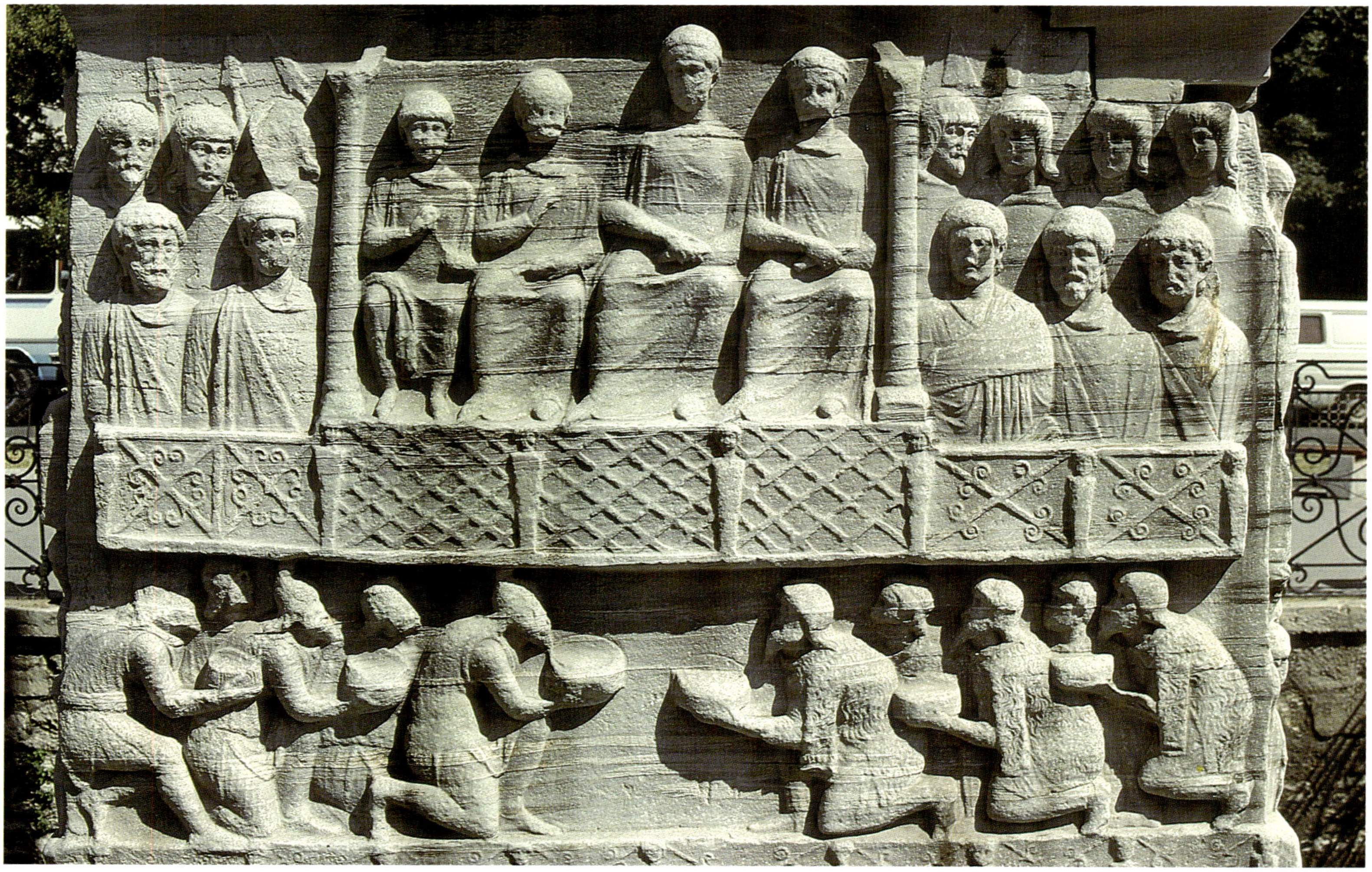

41

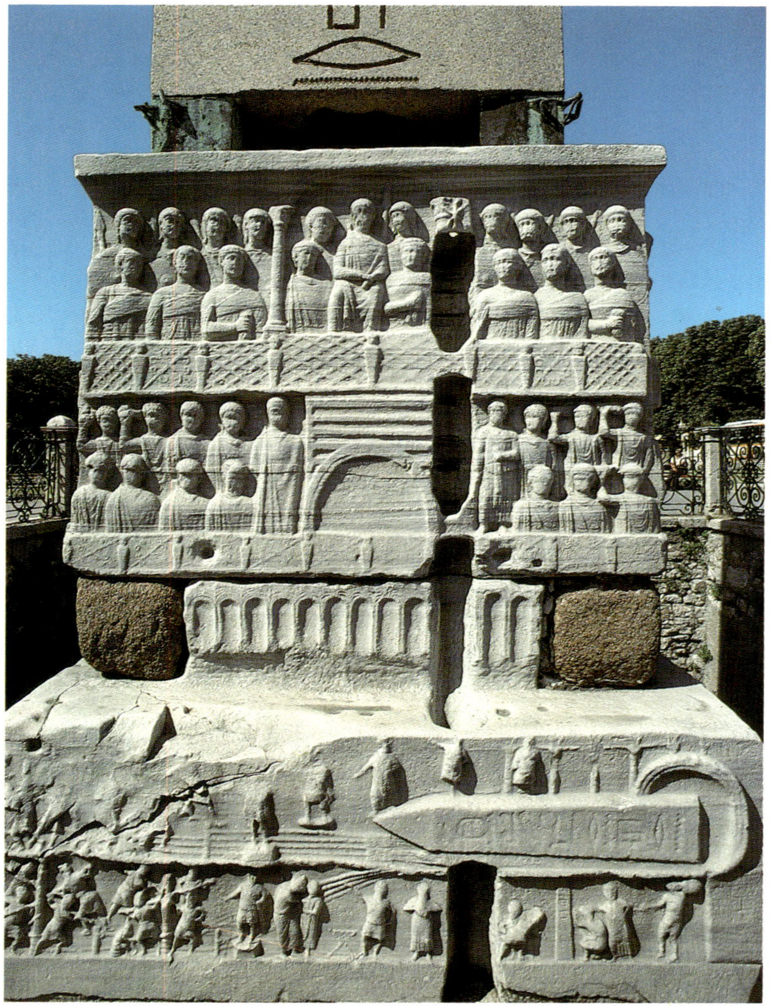

42

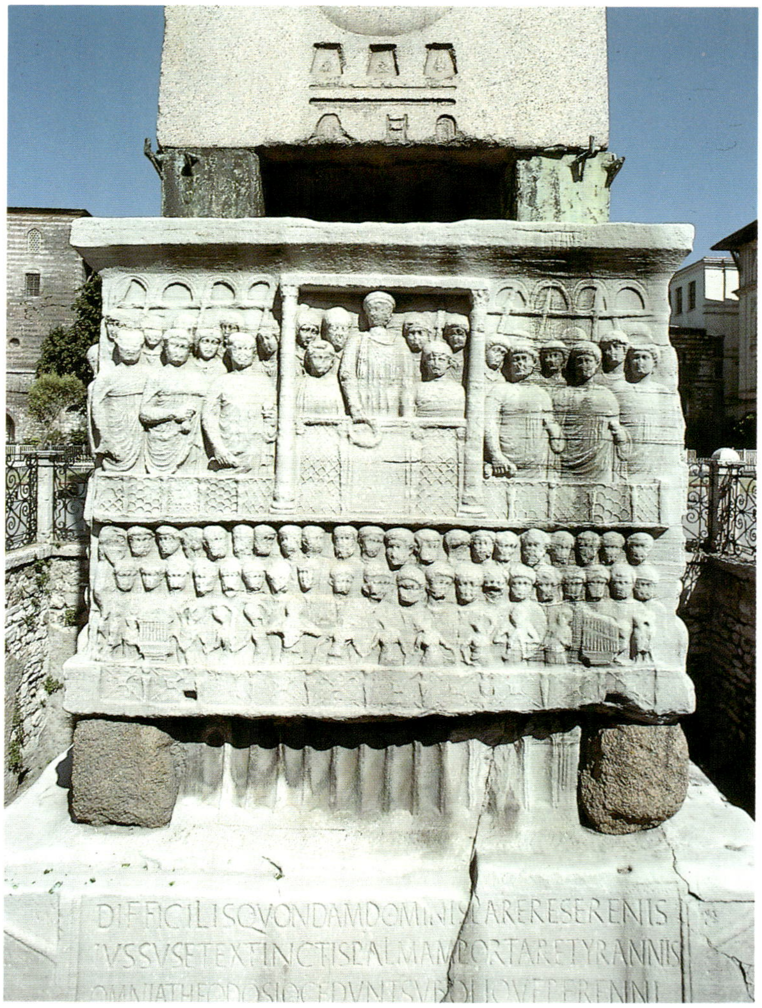
DIFFICILISQVONDAMDOMINISPARERESERENIS
IVSSVSETEXTINCTISPALMAMPORTARETYRANNIS

43

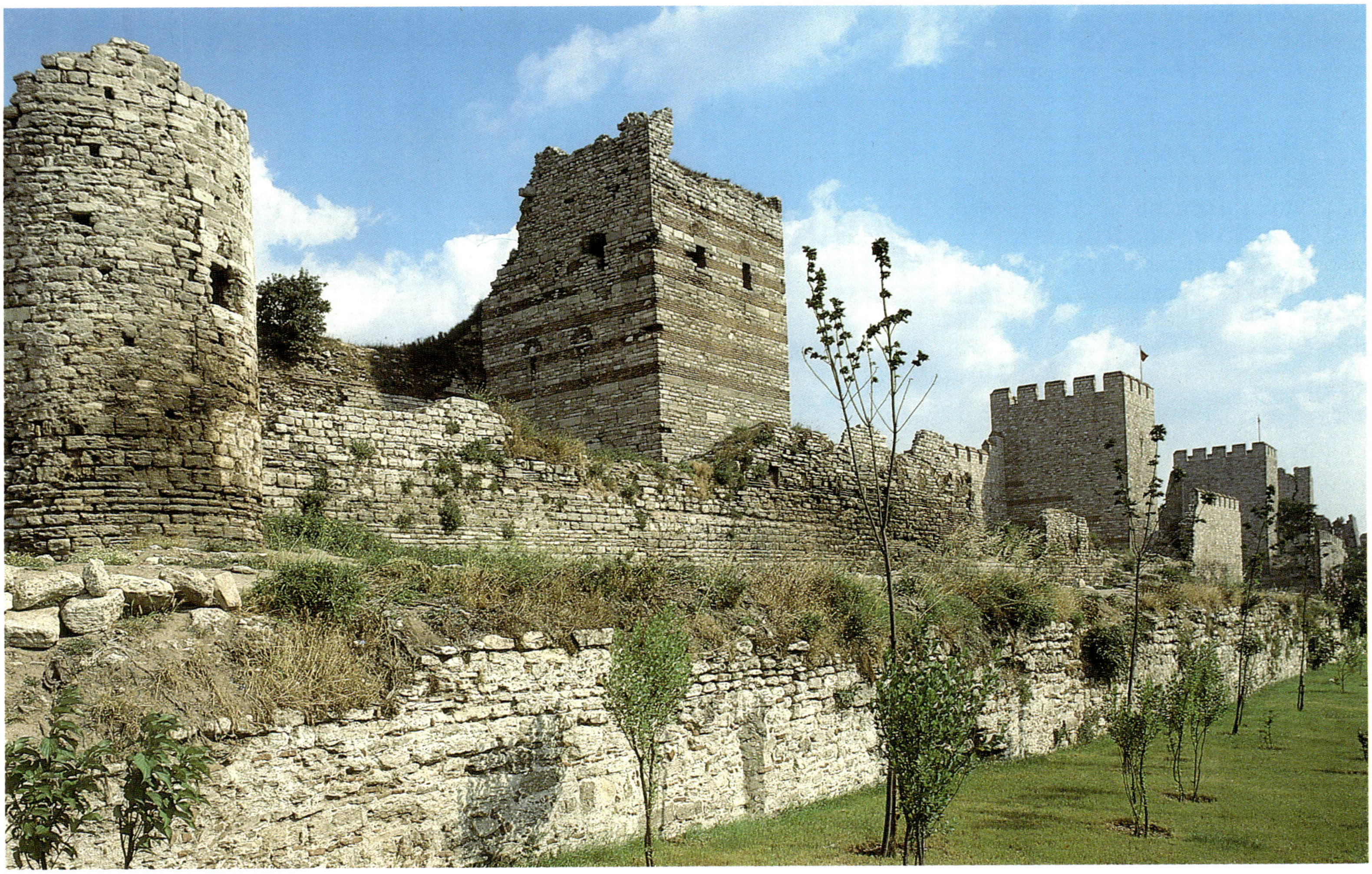
44

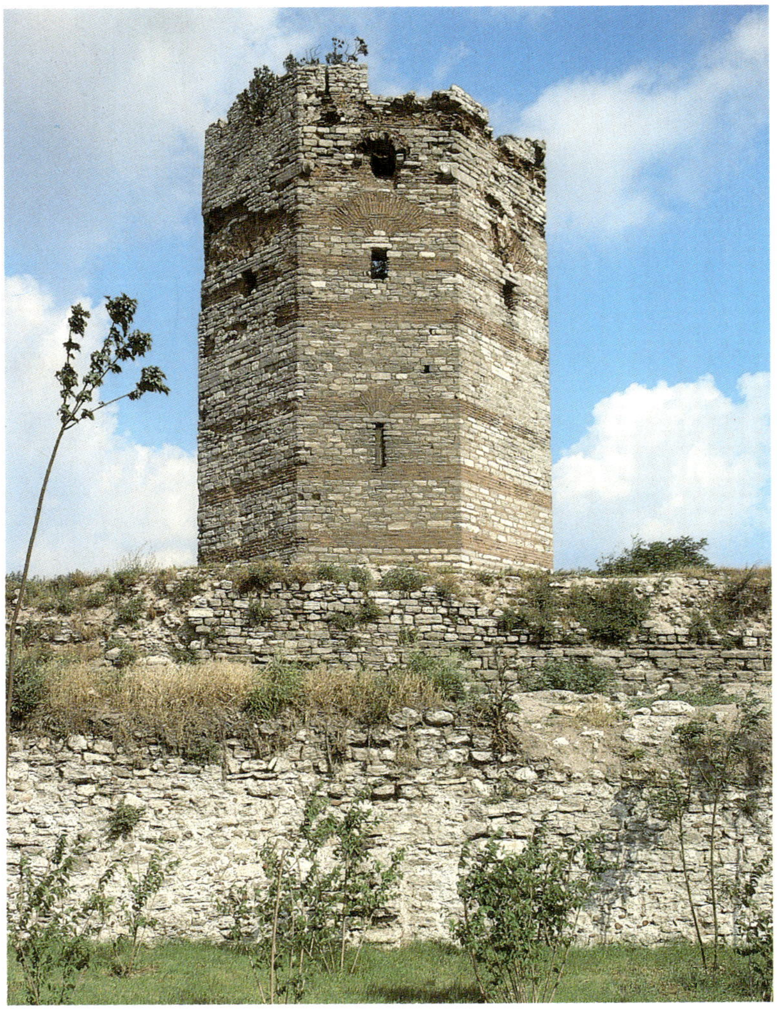
45

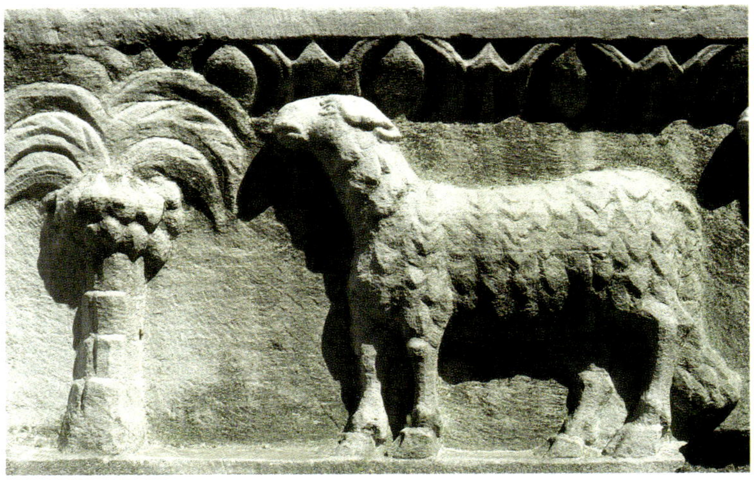
46

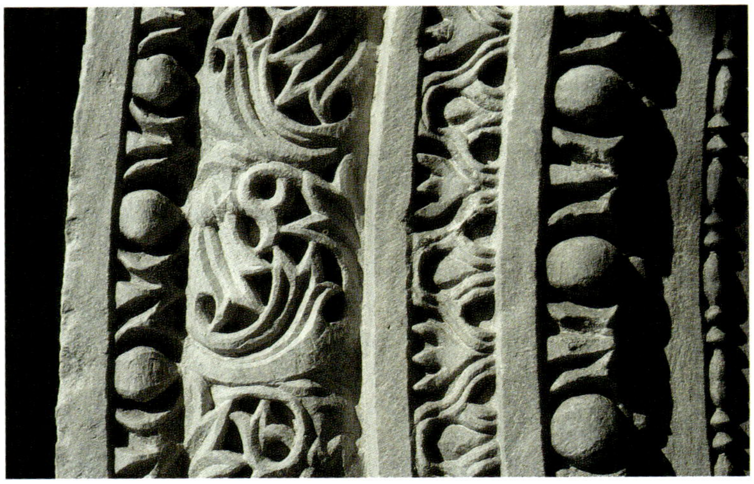
47

deren Autorität er anerkannte. 331 ging er sogar so weit, die Schätze mancher heidnischer Tempel zu beschlagnahmen. Eusebius von Caesarea behauptet in seinem *Leben Konstantins* (einem Werk, das einige Wissenschaftler eher einem Pseudo-Eusebius zuschreiben als dem Vater der kirchlichen Geschichtsschreibung), um die Heiligkeit des Kaisers deutlicher zu machen, er habe in Kilikien ein wichtiges Äskulap-Heiligtum zerstören lassen und in Syrien zwei Aphrodite-Tempel, in denen anscheinend rituelle Prostitution praktiziert wurde. Es ist allerdings unwahrscheinlich, daß dies den Tatsachen entspricht und daß Konstantin heidnische Kulte und Riten formell verboten hat. Diese Gestalt ist so schwer zu verstehen, daß manche Historiker ihr im Gegenteil den Bau heidnischer Tempel in der neuen Hauptstadt Konstantinopel zuschreiben. Sicher ist, daß er in Rom, im Vatikan, in Jerusalem und Bethlehem seinem Eifer als Kirchenbauer freien Lauf ließ – ganz zu schweigen von Ostia, Alba, Capua, Neapel, Siirt (Se'ert, Armenien), Trier, Antiochia und Nikomedia. Und natürlich gipfelte diese Aktivität in Konstantinopel selbst.

Trotz dieser Christenfreundlichkeit war Konstantin Gegenstand der Apotheose und Vergöttlichung. Er blieb zwischen antiker Tradition und christlicher Erneuerung stehen. Mit ihm verlor das Christentum seinen revolutionären Charakter und wurde zu einem offiziellen Kult, begünstigt durch den Kaiser selbst, bis Theodosius es dann in den Rang der einzigen Staatsreligion erhob. Eines muß unterstrichen werden: Ab Konstantin wechselte die Legitimität der Macht das Lager. So heißt es von Licinius, er habe die römischen Traditionen aufgegeben, weil er die Christen verfolgt hat. Gilbert Dagron meint: »Verfolgung und Heidentum wurden im Orient schismatisch. Die Reichseinheit und das reine Römertum hatten nun das Antlitz des Christentums erhalten.«

Die neue Hauptstadt

Kurz nach seinem Sieg über Licinius begann Konstantin, nun alleiniger Kaiser, 324 mit dem Bau der neuen Hauptstadt für die römische Welt. Schon Diokletian und die Tetrarchen hatten ein Gutteil des »Volksvermögens« für den Bau von Palastanlagen und monumentalen Infrastrukturen in den römischen Hauptstädten aufgewendet. In Trier, Mailand, Nikomedia und Sirmium war gleichzeitig je ein Palast für die Caesaren oder Augusti gebaut worden, und dazu als natürliche Ergänzung je ein Hippodrom und Prachtstraßen, ganz zu schweigen von den anderen öffentlichen Gebäuden. Dies hatte seit 293 die Mittel des Reiches beansprucht. Zwischen der Einsetzung der Tetrarchie und der Einweihung Konstantinopels 330 war die Bautätigkeit intensiv und ununterbrochen. In diesem Zusammenhang war der Bau einer neuen Hauptstadt unter Konstantin wahrscheinlich nicht besonders überraschend. Er konnte als flüchtige Tageslaune gelten.

In Konstantins Vorstellung jedoch war wohl ein anderer Plan entstanden. Nachdem er dem Imperium eine monolithische, von einem einzigen Kaiser gesicherte Macht zurückgegeben hatte, wollte er sicher die Hauptstädte der Terarchie als Brutstätten von Teilung und Separatismus abschaffen. Die Wahl eines neuen Zentrums für das Römische Reich (Rom zählte als Reichshauptstadt schon seit Jahrzehnten nicht mehr) sollte die Rückkehr zu einem zentralisierten System markieren. Konstantinopel sollte den Pol der wiedervereinten Macht darstellen. Diese einheitliche Konzeption entsprach der Bekehrung zu einem Glauben, der inzwischen die Mehrheit hatte und später der einzige wurde.

Konstantins Standortwahl für die Stadt, die seinen Namen tragen sollte, erwies sich als klug, denn die Hauptstadt widerstand über elf Jahrhunderte lang den Angriffen ihrer Feinde – abgesehen von dem lateinischen Zwischenspiel. An der Stelle hatte seit 658 v. Chr. eine megarische Kolonie gestanden. Unter dem Namen Byzantion überdauerte sie ein Jahrtausend, bevor aus ihr Konstantinopel entstand. Aufgrund ihrer geographischen Lage hatte die Stadt mehrfach die Blicke und Wünsche der Mächtigen angezogen: Philipp II. von Makedonien belagerte sie 340 v. Chr. und wollte sie erobern, um von dort seinen Feldzug gegen die Perser zu beginnen. Vor allem aber war es Septimius Severus, der ihre Stadtmauern schleifte und dann beschloß, sie zu vergrößern. Caracalla schmückte sie aus und nannte sie Augusta Antonina. Die Severer hatten begriffen, wie interessant diese Stadt an der Meerenge war, die die Schiffahrtswege von Osten nach Westen und von Europa nach Kleinasien kontrollierte.

Konstantinopel: Rekonstruierter Plan des Palastviertels zur justinianischen Zeit
1 Hagia Sophia
2 Augusteion
3 Hippodrom
4 Thermen des Zeuxippos
5 Palast der Magnaura
6 Nea-Kirche
7 Kaiserlicher Palast
8 Tribunal der 19 Liegen
9 Dreikonchen-Phiale
10 Dreikonchen-Saal
11 Chrysotriklinon
12 Kathisma, kaiserliche Loge
13 Sogenanntes Haus Justinians
14 Tzikanisterion, Polospielfeld
15 Bosporus
(vgl. auch den Stadtplan Seite 189)

44 Die große Mauer von Konstantinopel, die die Stadt im Westen schützt, ist das Werk Theodosius' II. (408–450). Sie ist 6 km lang und mit insgesamt 92 Türmen besetzt. Die 60 m breite Anlage hat drei parallele Befestigungslinien: Am eindrucksvollsten ist die innere mit ihren quadratischen Türmen; davor liegt eine niedrigere, von runden Türmen flankierte Mauer; die erste Linie grenzte an einen breiten Graben. Dieses Verteidigungssystem hielt ein Jahrtausend lang allen Angriffen stand. Erst die Kreuzfahrer überwanden es 1204, und dann fiel es unter dem Ansturm der Osmanen. Es wurde in der ganzen byzantinischen Geschichte in gutem Zustand gehalten.

45 Ein achteckiger Turm der Theodosianischen Mauer von Konstantinopel. Mit seinen abwechselnden Mauerschichten aus Stein und Ziegeln illustriert er die typischen Techniken der byzantinischen Architekten, die möglicherweise durch die häufigen Erdbeben bedingt waren. Im Innern der Befestigungsanlage konnten überwölbte Räume die Garnison aufnehmen und sie so vor der Artillerie der Angreifer schützen.

46 Vor der Vorhalle der großen justinianischen Basilika Hagia Sophia sind Blöcke von einem früheren Bau aus der Zeit Theodosius' II. ausgegraben worden. Es sind Reste des Portals der zweiten Kirche, die der Göttlichen Weisheit geweiht war und zwischen 404 und 415 die erste Hagia Sophia ersetzte. Diese wurde vermutlich von Konstantin geplant, aber im wesentlichen unter Constantius gebaut, der sie 360 einweihte. Man sieht hier ein typisches Symbol des frühen Christentums: das Lamm. Neben einer Dattelpalme stellt es einen Apostel dar, nach einer Konvention, die man schon um die Mitte des 4. Jahrhunderts in S. Constanza in Rom findet.

47 Ein weiterer Rest der Hagia Sophia Theodosius' II.: Der riesige Gewölbestein stammt aus dem Eingangsbogen; seine Rankenornamente, Eierstäbe und anderen Verzierungen sind noch ganz der antiken Tradition verhaftet.

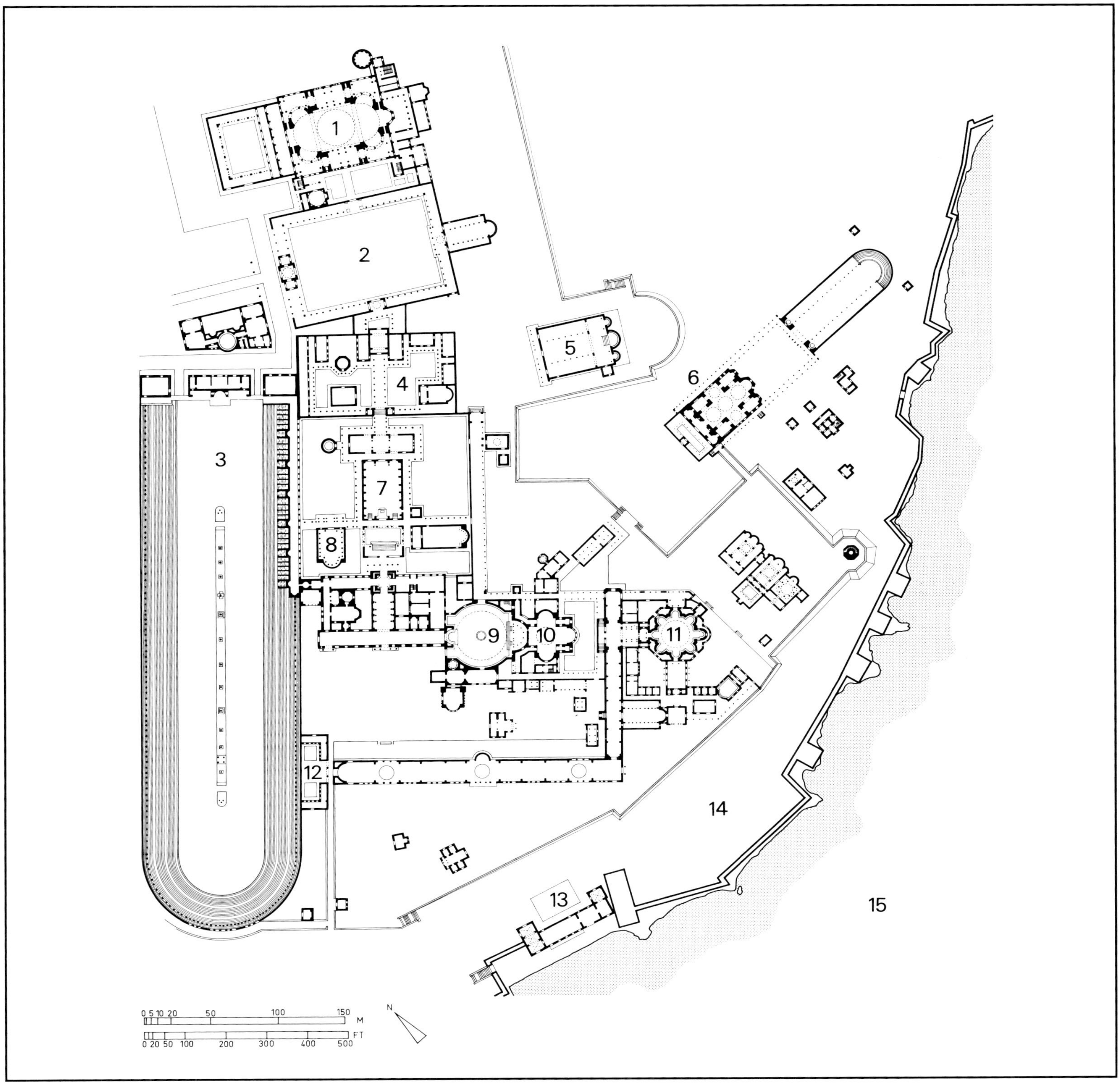

48 Blick auf die Kuppel der Sergios und Bakchos-Kirche, die Justinian zwischen 527 und 536 in Konstantinopel erbaut hat. Man erkennt die achteckige Struktur des Baus mit den Strebepfeilern, die die Kuppel stützen.

49 Blick auf die Gewölbe und Ecktrompen der Sergios und Bakchos-Kirche. Das Achteck wird von acht verschieden weiten Bogen getragen: Die großen Bogen links und rechts markieren Eingang und Apsis; so geben sie diesem zentrierten Bau eine Achse.

Konstantins »neues Rom« wurde von 324 bis 336 erbaut. Das Gründungsritual war reinste heidnische Tradition: Der Kaiser zeichnete mit seiner Lanzenspitze einen Umkreis auf, der dreimal größer war als das alte Byzanz. Auch die Weihe der Stadt geschah nach antiken Traditionen: Sie war Teil von Zeremonien für die Statue Konstantins, die auf der Porphyrsäule des Forums stand. Diese Statue war nun nichts anderes als ein wiederverwendeter Apoll mit Strahlenkrone; das belegt, wie sehr Konstantin noch 330 den Ideen des Sonnenkults verhaftet war. Der Kaiser beschloß, daß diese Feierlichkeiten künftig zu wiederholen waren: Jedes Jahr sollten feierliche Zeremonien zum Gedenken an den Jahrestag der Gründung stattfinden. Diese von Rom übernommene Konzeption vermischte die Sonnenriten immer mehr mit christlichen Formeln.

Bei den Riten, die der kaiserliche Gründer leitete, nahm die Notwendigkeit, sich mit der Tyche der Stadt – einer Glücks- und Schutzgöttin – gut zu stellen, einen zentralen Platz ein. Von der »captatio« der Tyche Roms, die in Konstantinopel übernommen wurde, hing der Erfolg für die Verlegung des Kaiserthrons, der »translatio imperii«, ab.

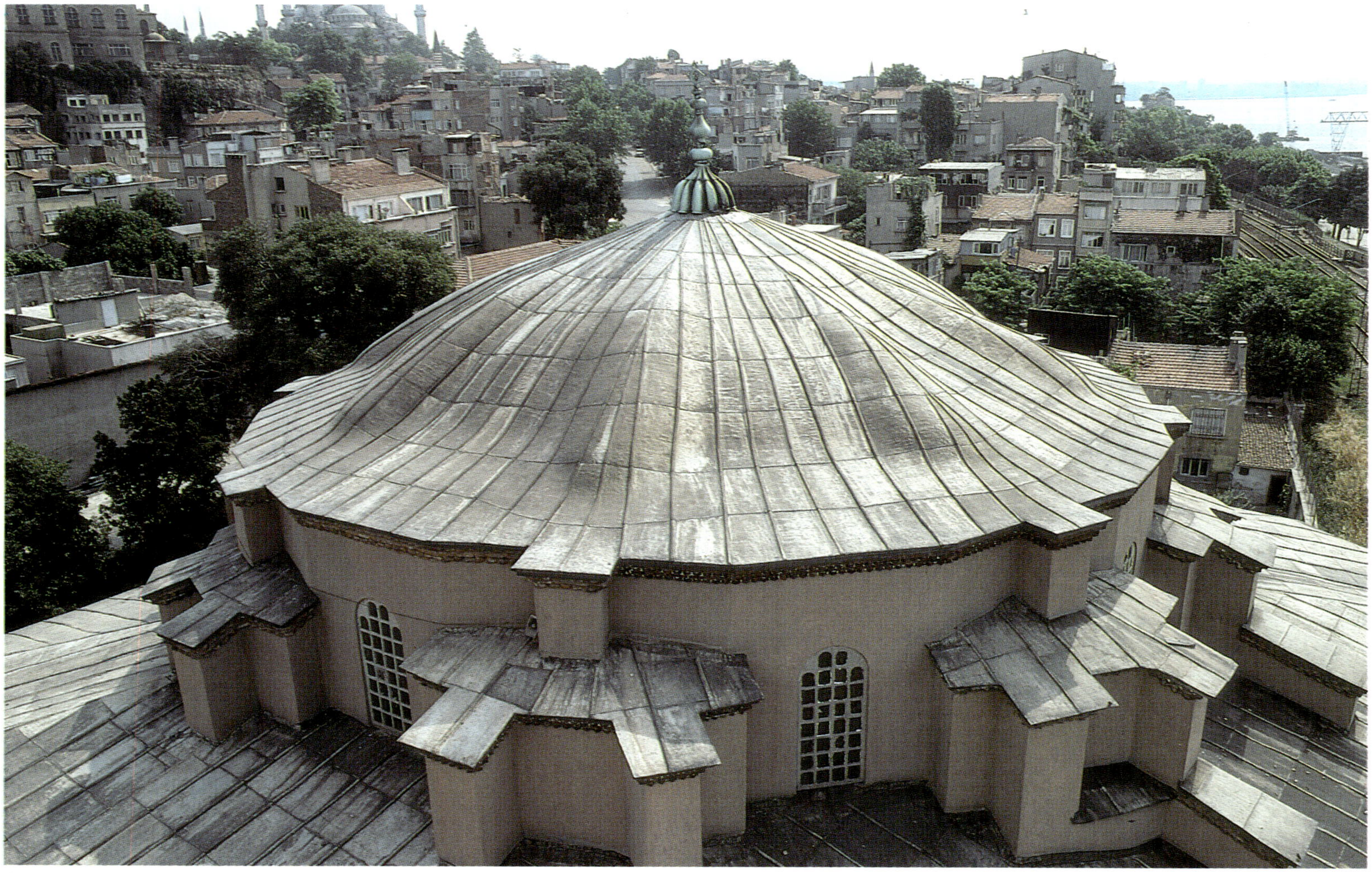

48

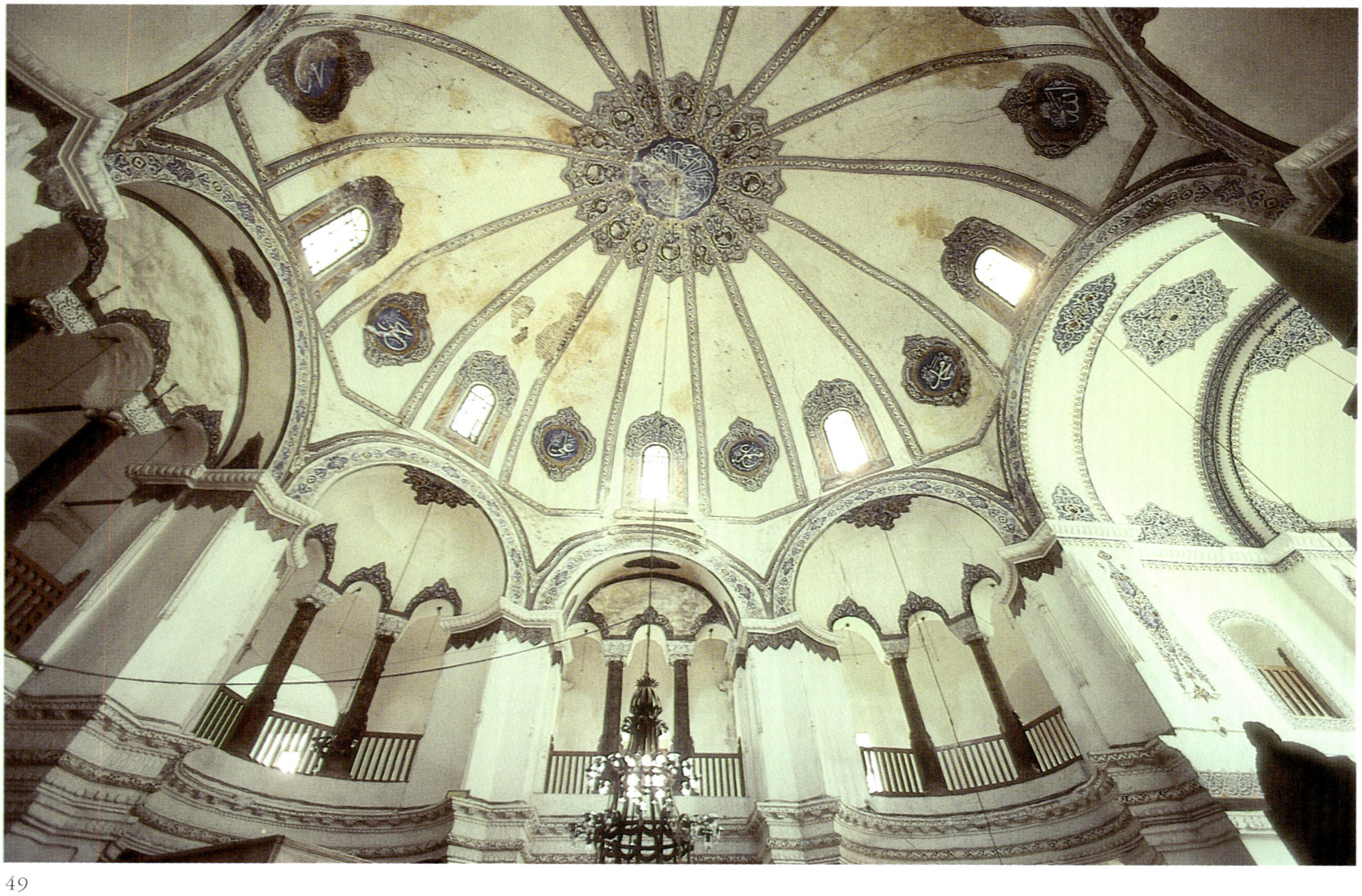

49

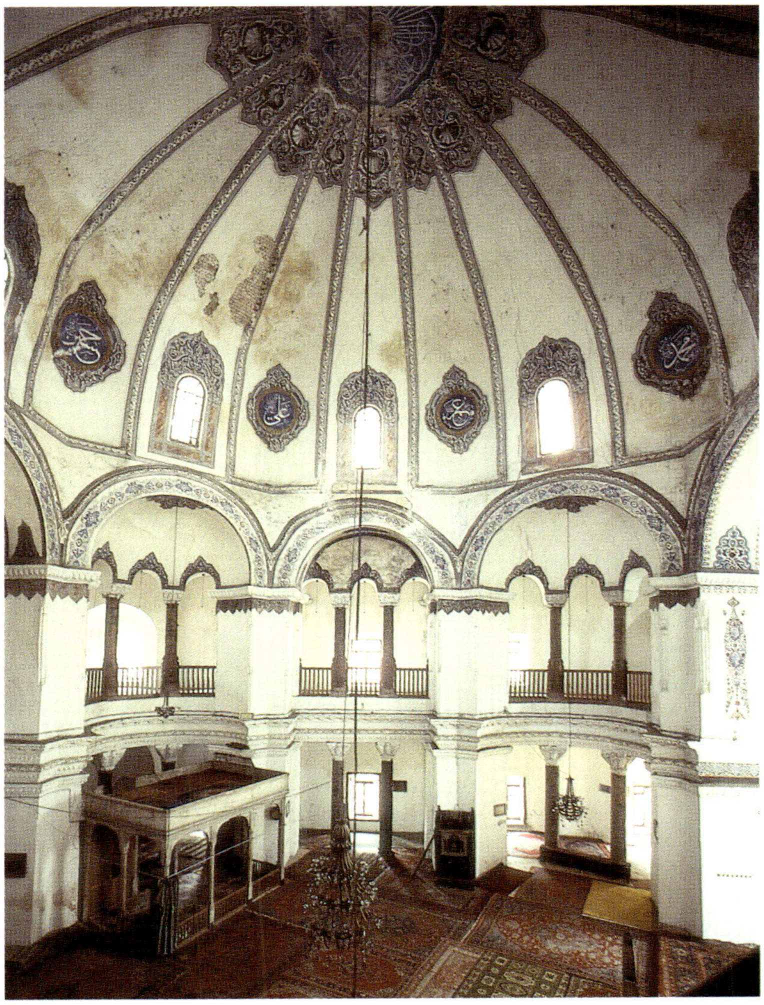
50

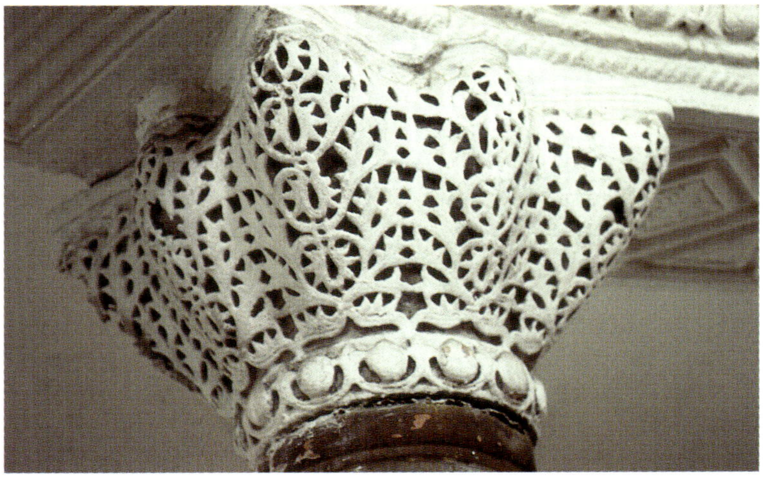
51

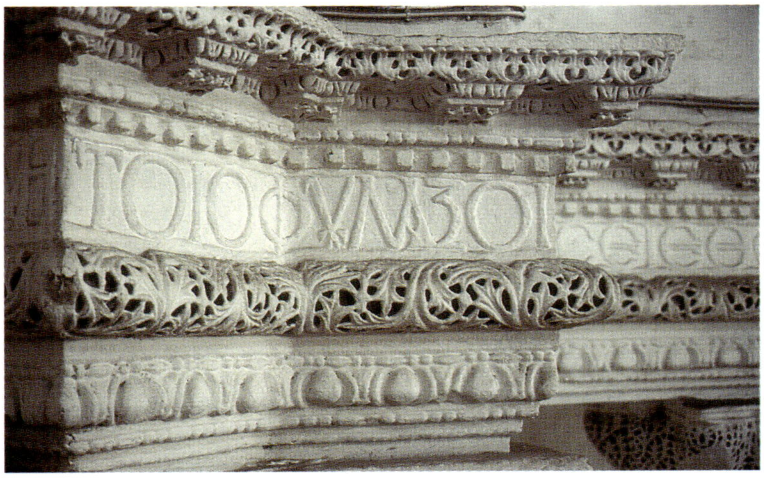
52

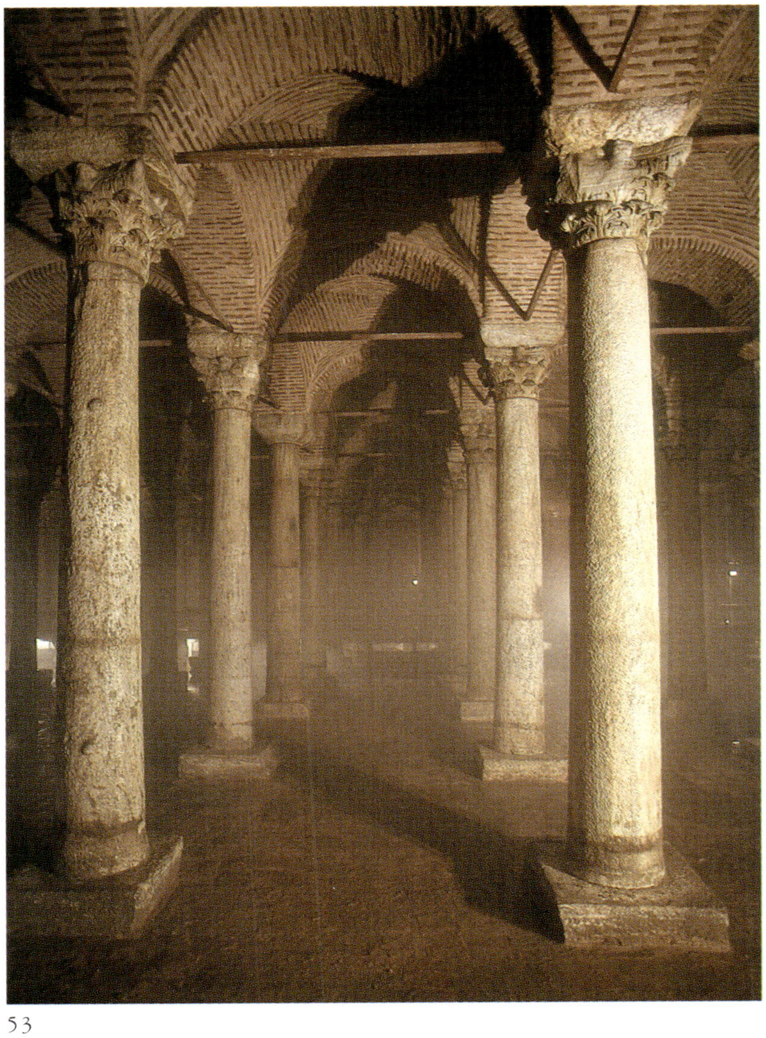
53

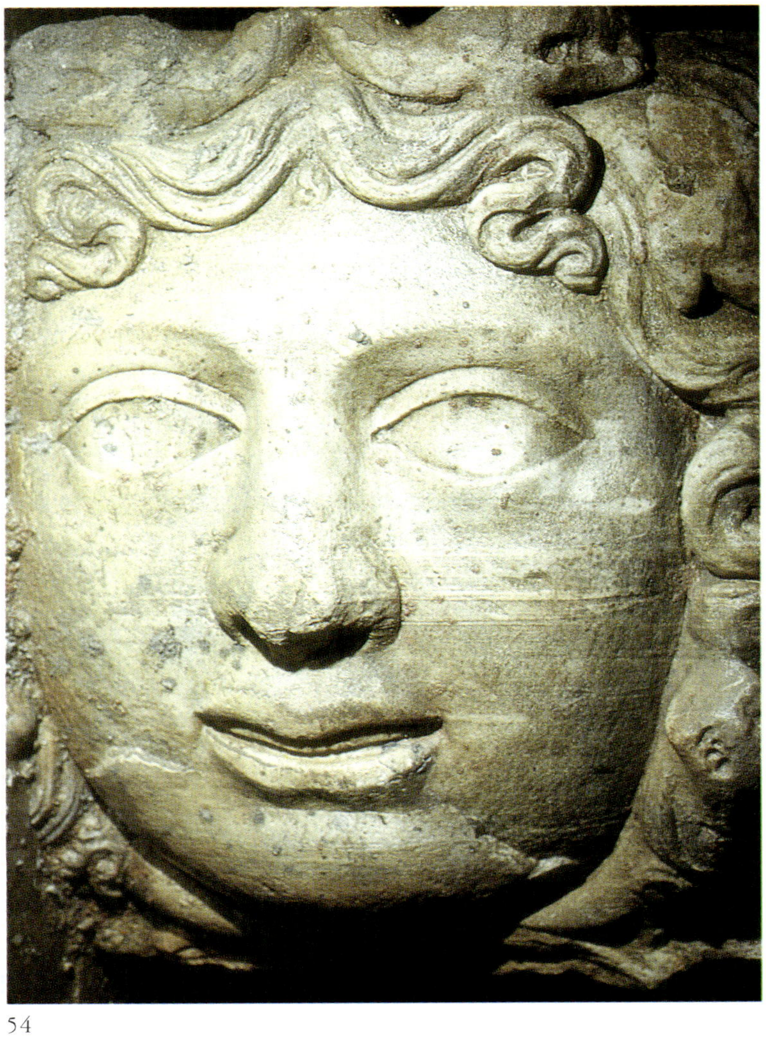
54

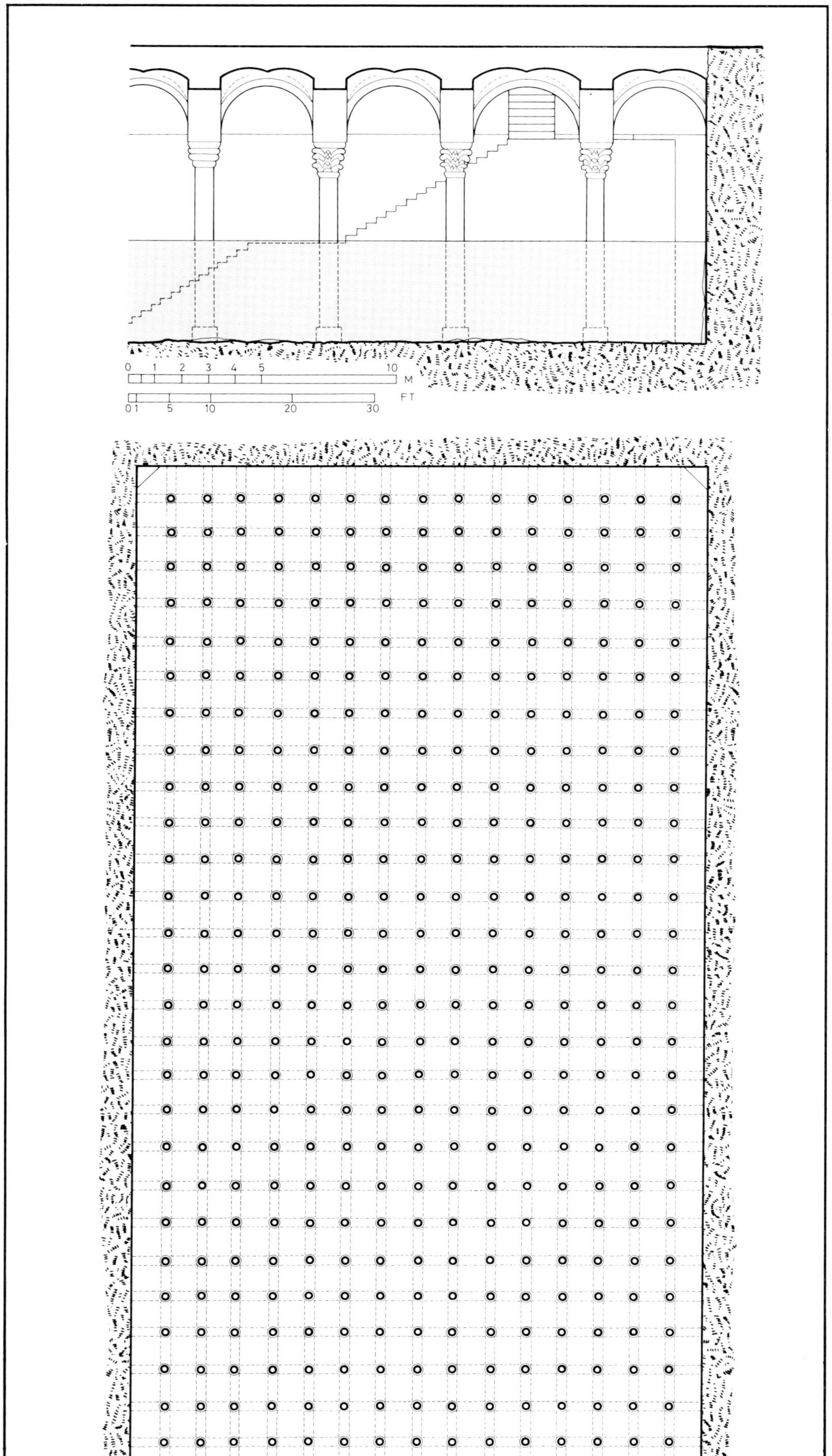

Konstantinopel: Teilaufriß und Grundriß der Basilikazisterne (Yerabatan Saray), die im 6. Jahrhundert unter Justinian errichtet wurde

50 Der Blick von der Empore der Sergios und Bakchos-Kirche offenbart die Rolle des mittleren Geschosses mit seinen dreifachen Fenstern und Bogen, auf denen die Kuppel ruht. Leider ist das Gebäude mit Malereien ausgestattet worden, die sein ursprüngliches Aussehen verfälschen.

51 Detail eines Kapitells an der Empore mit seinem glatten Weinrankenkorb. Die Motive sind jedoch mit dem Bohrmeißel tief eingegraben, eine Technik, die unter Justinian weit verbreitet war. So entsteht ein kontrastreicher Effekt, der hier von der bedauerlichen Übertünchung noch erhöht wird.

52 Das Simswerk, das die ganze Sergios und Bakchos-Kirche auf der Höhe des Obergeschosses umzieht, greift die drei traditionellen Elemente der klassischen Kunst auf – Architrav, Fries und Kranzgesims –, doch in der kontrastreichen Manier, die auch die Kapitelle kennzeichnet. Die Motive wie Eierstäbe, Kragsteine und Zahnschnitt entsprechen der korinthischen Ordnung. Auf dem Fries verläuft eine griechische Inschrift zum Ruhm Justinians, des Erbauers der Kirche, und der Kaiserin Theodora.

53 Konstantinopel ist auch für seine Zisternen berühmt. Sie sicherten die Wasserversorgung der Bevölkerung, während Thermen, Nymphäen und Springbrunnen von den Aquädukten gespeist wurden. Yerabatan Saray – der »Versunkene Palast« –, der auch Basilikazisterne genannt wird, wurde vom Valens-Aquädukt gespeist und versorgte den Kaiserpalast. Der Kern wurde vielleicht von Konstantin gebaut, der Rest in justinianischer Zeit. Hunderte von gewöhnlich wiederverwendeten Säulen, die in der Mehrzahl antike Kapitelle tragen, stützen die Deckengewölbe aus Backstein. Um ihnen allen die gleiche Höhe zu geben, sind sie mit verschieden großen Sockeln ausgestattet.

54 Die jüngsten Arbeiten an der Zisterne Yerabatan Saray in Konstantinopel haben den riesigen Raum von allen Ablagerungen und Anschwemmungen befreit, die sich im Lauf der Jahrhunderte darin angesammelt hatten. Bei dieser Operation wurden zwei Säulenbasen zutage gefördert, die aus riesigen antiken Blöcken bestehen. Auf ihren Flächen bannen Medusenköpfe die modernen Archäologen mit ihrem Blick. Diese schönen Skulpturen ähneln denen des großen Tempels in Didyma und sind noch nicht wissenschaftlich veröffentlicht. Der Einsatz solcher Blöcke als Sockel im Dunkel einer Zisterne, wo sie von Wasser bedeckt wurden, zeigt, wie wenig die Byzantiner des 6. Jahrhunderts die Formen des Heidentums schätzten.

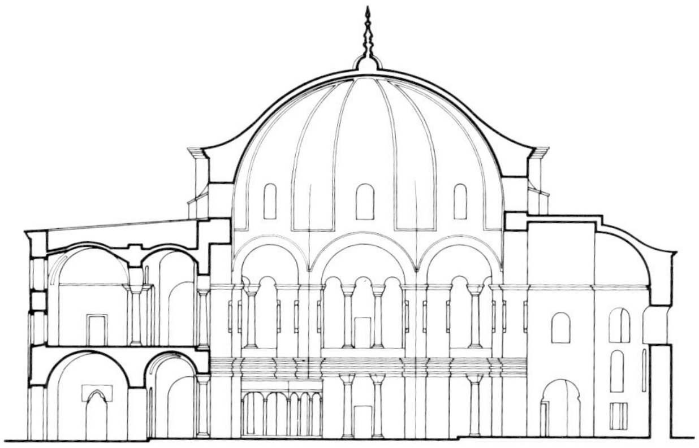

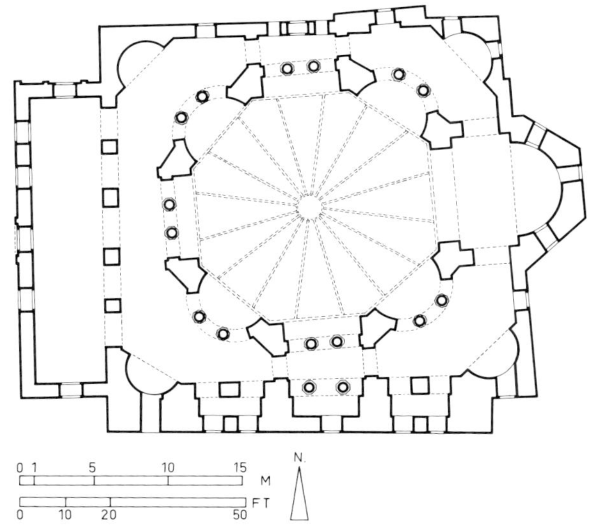

Konstantinopel: Kirche der heiligen Sergios und Bakchos, die Justinian 527–536 errichten ließ. Längsschnitt und Grundriß des Gebäudes mit seinem in einen Umgang gesetzten Achteck

Tatsächlich hat die neue Hauptstadt dieses Privileg als einziger Sitz der zentralen Macht nicht ohne Mühe bekommen. Eine Stadt wie Antiochia machte ihr den Rang streitig; unter Constantius war sie kaiserliche Residenz, dann ging dieser Kaiser nach Mailand, kehrte aber später nach Antiochia zurück. Theodosius dem Großen (Abb. 38) hat Konstantinopel es zu verdanken, daß es endgültig zum Herzen des östlichen Imperiums wurde. Unter Theodosius II. verdreifachte eine erhebliche Vergrößerung des Stadtgebiets noch einmal die Baufläche, als zwischen 408 und 450 eine neue Stadtmauer gebaut wurde. Mit Gilbert Dagron kann man Themistios zitieren: »An derselben Stelle war eine dritte Stadt entstanden.«

Seit seiner Gründung durch Konstantin hatte Konstantinopel die kaiserlichen Institutionen, die es zu einer römischen Hauptstadt machten: ein Forum, einen Senat, einen Kaiserpalast, ein Hippodrom – kurz, alles, was zu den Feiern des Kaiserkults nötig war, denn dieser blieb bei den christlichen Herrschern wie zur Zeit des Heidentums erhalten. Der Palast war mehr denn je »domus divinae Augustarum« (Haus der göttlichen Augusti). Es war heilig, das »sacrum cubiculum«. Wie noch zu zeigen ist, duldeten die Christen zwar diese Kontinuität des Gottkaisertums, doch mußte der Palast zu einer Präfiguration des Reiches Christi umgedeutet werden. Im übrigen vermischte sich der Kaiserkult recht bald mit dem christlichen Kult, besonders mit dem Märtyrerkult, als die Apostelkirche gegründet wurde. In diesem Pantheon-Mausoleum wurden die sterblichen Überreste des Kaisers begraben, die bald als Reliquien galten, was zeigt, welche Bedeutung die Martyrien im frühchristlichen Imperium bekommen hatten. Der Kaiser, meint Gilbert Dagron, hatte es verstanden, sich mit Christus zu identifizieren, und wollte vielleicht der »dreizehnte Gott« des griechisch-römischen Pantheon sein: »Der siegreiche Kaiser nahm in Konstantinopel die Stellung des auferstandenen Christus von Jerusalem ein, und von dieser Stellung erwartete er wohl Apotheose und Auferstehung. (...) Ebenso wie es einen Konstantin-Helios auf der Porphyrsäule gab, gab es einen Konstantin-Christus im kaiserlichen Mausoleum, der Apostelkirche.« Zusätzlich zur »translatio imperii«, durch die Konstantinopel Roms Stelle einnahm, gab es eine zweite Verlagerung, die noch bedeutsamer war: Konstantinopel trat auch an die Stelle Jerusalems, als Bild des Neuen Jerusalem.

Kontinuität des Kaiserkults

In den Ritualen des Kaiserkults ist die Kontinuität des politisch-religiösen Systems zwischen Rom und Konstantinopel am besten zu sehen. Von ihnen war schon die Rede in *Kleinasiatisches Griechenland* im Zusammenhang mit dem Gymnasium von Sardeis und dem Hierothesion Antiochos' I. von Kommagene in Nimrud Dagh; das Thema kam auch in *Städte in der Wüste* zur Sprache, als der Palast von Araq el-Emir, das Herodion und die Kirchen von Petra und Palmyra beschrieben wurden. Es bildet eine Art Leitmotiv durch alle drei Bände dieses Triptychons hindurch, und in Byzanz entfaltet es seine volle Bedeutung. Dort identifizierte sich der Herrscher mit Christus selbst. Dieses Phänomen sollte die Formen der Verehrung für Kaiser und Gottessohn in Palast und Kirche beeinflussen. Nun vollzog sich diese Entwicklung mittels imperialer Institutionen, die in Konstantinopel vom Römischen Reich abgeleitet waren, und dessen Institutionen waren aus den hellenistischen Königreichen hervorgegangen. So schreibt Louis Bréhier: »Die byzantinischen Institutionen stellen eine organische Entwicklung aus dem römischen Staat dar.« Außerdem »vererbte Rom Byzanz den göttlichen Charakter der Kaiserwürde (...), die Anbetung und Vergöttlichung des Kaisers als Person und die absolute Macht des Herrschers. (...) Das Christentum verwandelte die imperiale Religion in den Inhalten, wenn auch nicht in den Riten.« So blieben die Formen des Kaiserkults fast unverändert bestehen. In Byzanz »wurde der Kaiser, unendlich hoch über die anderen Menschen erhaben, von allen verehrt wie ein Wesen mit einer Ausnahmenatur.« Er war der Erwählte der Tyche von Konstantinopel und gleichzeitig der göttlichen Vorsehung.

»Statt mit dem Triumph des Christentums unterzugehen«, fährt Bréhier fort, »lebte diese imperiale Religion, die ihre Dogmen, ihren Kult und ihre Institutionen hatte, in Byzanz in neuer Gestalt weiter und entwickelte sich sogar noch. (...) Zwar wurde alles Heidnische aus der Lehre ausgemerzt, doch die alten Riten blieben zumeist bestehen.« Der Herrscher »hatte das Recht auf eine Treue, wie sie einem gegenwärtigen, leiblichen Gott zukam. (...) Diese übertriebene Verehrung entsprach einer offiziellen Doktrin, die direkt vom heidnischen Glauben an die Göttlichkeit des Kaisers abgeleitet war.« In Byzanz haben sich die aulische Liturgie und »die aus Rom importierten Praktiken des Kaiserkults bis in die letzten Tage des Imperiums gehalten. Mit Tempeln, Riten, festen oder beweglichen liturgischen Feiertagen, Gewändern, Hymnen, Gebeten, Bildern und einer speziellen Ikonographie besaß der Kaiserkult alle Elemente einer Religion.«

Der byzantinische Kaiser trug das Attribut des Sonnengottes: den Nimbus. Auch die in der Hand gehaltene Himmelskugel des Kosmokrators war bis ins 6. Jahrhundert Symbol des Kaisertums im Osten. Die Himmelskugel – und nicht die Erdkugel, wie allzu oft gesagt wird – verschwand als Herrschersymbol in Byzanz erst im 7. Jahrhundert, als die Kirche astrologische Praktiken verbot, die sich auf die Darstellung des Universums in homozentrischen Sphären gründeten. Außerdem trug Christus in Byzanz bekanntlich den Namen Pantokrator, um die königliche Allmacht des Gottessohnes zu bezeichnen; dieser Beiname war zuvor Zeus gegeben worden. Die Kontinuität ist also bis zu den Namen und Bezeichnungen gesichert.

Wie soll man sich die Zeremonien dieses Kaiserkults nun vorstellen? Für die imperiale Epoche haben dies Andreas Alföldi, Hans Peter L'Orange und Ernst Kantorowicz, für den byzantinischen Hof André Grabar sehr gut dargestellt. Der letztere gibt eine genaue Zusammenfassung der Zeremonien, die in vielem dem Protokoll entspricht, das ich für den Palast der Villa Hadriana und sein Teatro marittimo postuliert habe (*Hadrien et l'architecture romaine,* Fribourg/Paris 1984 und *L'Astrologie et le Pouvoir,* Paris 1986). So beschreibt André Grabar in *Pseudo-Codinos et les cérémonies de la Cour byzantine au XIVe siècle* (Venedig 1971) die Endphase der Geschichte Konstantinopels und betont die Beständigkeit dieser Rituale: »Der Herrscher setzte sich auf seinen Thron, und seine Bediensteten stellten sich symmetrisch hinter ihm auf. Dann wurden in einer hierarchischen, sehr strengen Ordnung gruppenweise die eingelassen, die den Fürsten in seiner Majestät bewundern und ihm huldigen durften (...). Diese Gruppen traten in den Saal, nachdem ein Diener den Vorhang von der Tür gezogen hatte. Sie warfen sich nieder, erhoben sich, jubelten dem Kaiser zu und gingen dann an die ihnen angewiesenen Plätze und schließlich wieder hinaus. (...) Der Kaiser auf seinem Thron war zunächst hinter einem Vorhang verborgen, der im letzten Moment gehoben wurde, um die Wirkung der ›Theophanie‹ zu steigern. (...) Im wesentlichen waren die Byzantiner mit dem Thema der Theophanie des Herrschers, mit den Türhütern und Vorhängen, mit der Unbewegtheit und Stummheit des thronenden Kaisers nur Erben des spätrömischen Reiches, das wiederum Erbe der hellenistischen Königreiche war. Diese waren ihrerseits von den iranischen und semitischen Monarchien beeinflußt.«

Es ist interessant, daß die Unbeweglichkeit und Stummheit des Herrschers, der offenbart wird, indem man die Vorhänge öffnet, die ihn und seinen Baldachin-Thron verbergen, direkt von der Verehrung der »Götzen« abstammt, der Götter-

55 Die Kuppel der zwischen 532 und 537 unter Justinian gebauten Hagia Sophia von Konstantinopel steigt aus dem kubischen Bau auf und krönt die gestaffelten Halbkuppeln über dem Eingang, hinter dem Narthex. Man erkennt außerdem die Widerlager zwischen den vierzig Fenstern im Kuppelrand. Hinter den Gärten des Serails der Bosporus und die asiatische Küste. Diese Ansicht gibt das ursprüngliche Aussehen des Bauwerks wieder, weil die von den Osmanen hinzugefügten Minarette nicht zu sehen sind.

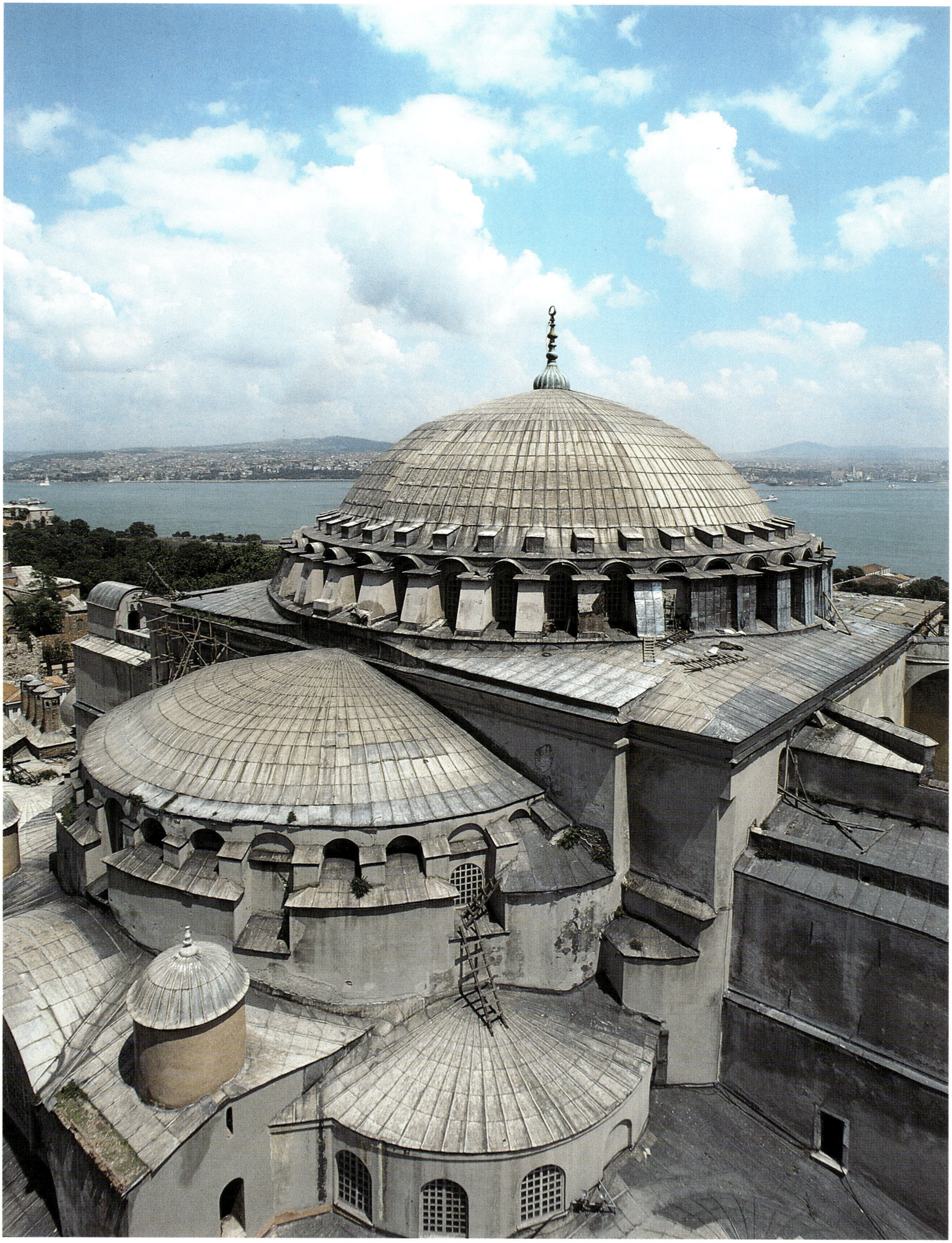

statuen in den heidnischen Tempeln. Pomp und Protokoll stützten sich nicht nur auf eine strikte Etikette, sondern auch auf »paradiesisches« Beiwerk: Orgelmusik, dann von Schweigewächtern befohlene Stille, Fußfall oder Proskynese, Weihrauch usw. Die Organisation dieses Rituals hat eine genau umrissene Funktion, wie Konstantin VII. Porphyrogennetos es in der Einleitung zu seinem *Buch der Zeremonien* ausdrückt: »Die Ordnung macht die kaiserliche Macht großartiger in den Augen von Fremden und Untertanen. (...) Möge die kaiserliche Macht so, mit Rhythmus und Ordnung gebraucht, die Harmonie und Bewegung wiedergeben, die der Schöpfer der Welt gegeben hat.« Das Reich wird hier in seiner Ewigkeit als Spiegelung der göttlichen Ordnung gesehen, als Bild des Paradieses.

Die Bedeutung dieses Rituals des Kaiserkults geht über den einfachen Rahmen von Hofzeremonien hinaus. Von ihm wurde die ganze christliche Liturgie abgeleitet. Der bedeutende Byzantologe Louis Bréhier schreibt in seinem Werk über Institutionen des byzantinischen Reiches: »Alle Elemente, die den Rahmen einer feierlichen Audienz bilden, erinnern an eine religiöse Zeremonie. Der Baldachin über dem Thron erinnert an das Ciborium über dem Altar von Basiliken. (...) Neben der Person und den Bildern des Kaisers gaben schließlich weitere Riten den Palastzeremonien das Aussehen einer liturgischen Feier. Als Kodifizierung von Sitten und Traditionen aus einer fernen Vergangenheit hatte diese Kaiserliturgie die größten Ähnlichkeiten mit denen der Kirche: der gleiche Glanz, die gleiche Majestät, die gleichen gemessenen Gesten, die gleiche Verwendung von Kerzen, Weihrauch, Musik und Gesängen, die gleichen Ehrungen für die Hauptperson: hier den Bischof, dort den Basileus. Nun hat die kirchliche Liturgie nicht nur der Palastliturgie nicht als Vorbild gedient, sondern im Gegenteil von dieser vieles übernommen: Sie verdankt ihr das ganze äußerliche Gepräge, die ganze Feierlichkeit und Pracht ihrer Riten, die ganze Großartigkeit ihrer Gewänder. (...) Diese Riten sind also nur Überreste einer alten römischen Sitte.«

So ist der Kaiserkult, dessen Bildung und Entwicklung aus orientalischen Ursprüngen man bei den hellenistischen Königen ebenso wie im Rom der Caesaren und im Konstantinopel der Basileis erkennen kann, in der Meßfeier und besonders in der orthodoxen Liturgie noch immer gegenwärtig, wenn auch ungedeutet. Dieses Phänomen der Beständigkeit macht die Analogien um so einsichtiger, die zwischen dem byzantinischen Kaiser und Christus selbst in einer Theokratie entstanden, in der die Göttlichkeit des Herrschers mit der des Gottessohns identifiziert wurde. Diese Tatsache trägt auch zu einem besseren Verständnis der Funktion von Kunstwerken in einem solchen Kontext bei: »Die byzantinische Reichskunst«, schreibt André Grabar, »hatte nur ein Ziel: die Verherrlichung der Allmacht des Basileus.« Die Bilder ersetzten die physische Person des Kaisers, wie sie die Gottheit Christi repräsentierten. Beiden wurden die Attribute »heilig« und »göttlich« gegeben. Aus diesem Bilderkult ergab sich dann die ikonoklastische Krise.

Das christliche Reich

Nach dem Tod Konstantins wurde sein Reich unter seine drei Söhne aufgeteilt: Constantius, der in Antiochia residierte, Konstantin den Jüngeren in Trier und Constans. Alle drei trugen den Titel Augustus. Constantius ließ in Konstantinopel und dann in Caesarea den größten Teil der kaiserlichen Familie durch Soldaten töten. Bald bekriegten sich Konstantin und Constans; der letztere wurde 340 bei Aquileia Sieger und beherrschte danach den ganzen Okzident.

Als Magnentius 350–353 den Thron usurpierte, nachdem er Constans hatte ermorden lassen, und seine Macht durch die Befestigung Aquileias stärkte, geriet Constantius in Zorn. Mit einer Flotte landete er in Narbonne und überquerte die Alpen, um Magnentius zu schlagen. Gleichzeitig setzten die Barbaren – Alemannen, Franken und Sachsen – über den Rhein und brachten Tod und Verwüstung nach Gallien. Die Zerstrittenheit der Machthaber verschärfte die Lage des Reiches. Religiös stand Constantius auf der Seite der Arianer. Nach dem Tod des Magnentius berief er ein Konzil nach Mailand ein, zu dem kaum Orientalen erschienen. »Was ich will«, sagte er, »hat kanonische Geltung.« Die Sitzungen fanden in einem Saal des Palasts statt, so daß er hinter einem Vorhang zuhören konnte. Er erreichte, daß das Konzil die Orthodoxen verdammte – bald wurden sie dann verfolgt. »Der Kaiser, der wie ein Papst sprach«, wie André Piganiol es ausdrückt, griff danach das Heidentum an. Er stellte Opfer für Götter unter Todesstrafe (356). Doch als

Konstantinopel: Hagia Sophia, die unter Justinian 532–537 von Anthemios von Tralleis und Isidor von Milet erbaut wurde. Längsschnitt und Grundriß
A Atrium
B Exonarthex
C Narthex
D Überkuppeltes Schiff
E Seitenschiffe
F Chor

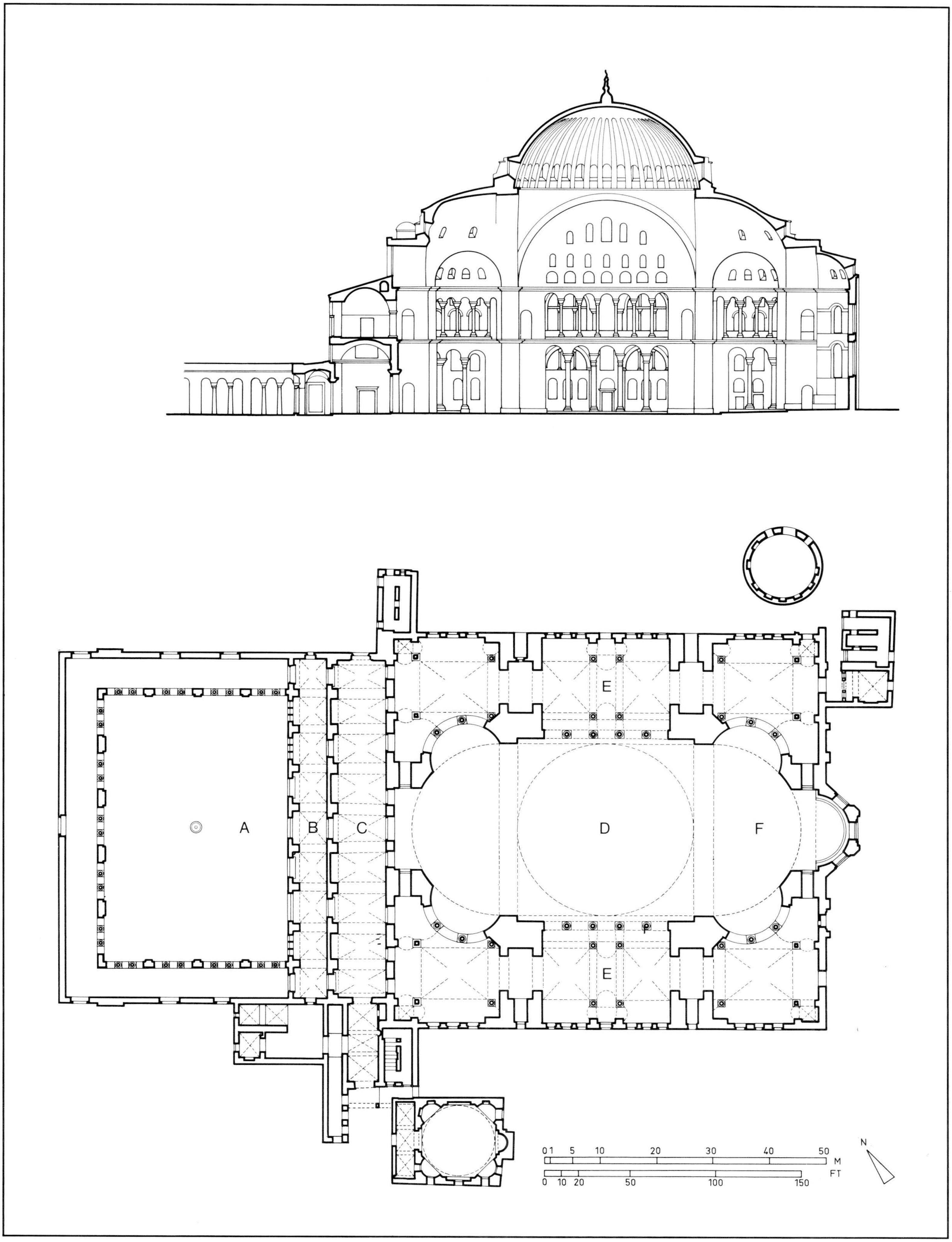
A
B
C
D
E
E
F
0 1 5 10 20 30 40 50 M
FT
0 10 20 50 100 150
N

Constantius einmal Rom besuchte, war er von den Gebäuden für den Götterkult geblendet und ließ die Verfolgungen einstellen.

Die beiden von Constantius einberufenen Konzilien – das eine in Rimini und das andere im isaurischen Seleukeia – sollten eine Formel erarbeiten, die die arianischen und nizäanischen Thesen miteinander versöhnte. Nun nahm in Rimini der als nizäanisch geltende Okzident eine arianische Formel an, und in Seleukeia übernahmen die orientalischen Bischöfe die nizäanische Position. Kurz darauf einigten sich die entsprechend unter Druck gesetzten Delegierten der beiden Konzilien auf die Formel, die Constantius wollte.

Es folgte das Zwischenspiel des Julianus Apostata (361–363), der dem Heidentum seine Vorrangstellung am Hof zurückgab. Seine kurze Regierungszeit, die in *Kleinasiatisches Griechenland* behandelt wurde, zeigte den Kaiser als Philosophen und Theologen. Der »Abtrünnige« bestätigte den göttlichen Charakter des Herrschers, der von der Sonne abstamme. Er wurde im Westen von seinen Truppen auf den Schild gehoben, die ihn hoch achteten. Als Constantius genau im rechten Augenblick starb, konnte Julian in Konstantinopel einziehen. Er schaffte die Verfolgungsedikte gegen die Heiden ab und gab den Tempeln ihre Güter zurück. Diese Politik der Toleranz stieß auf die Ablehnung der orthodoxen Kirche, die sich jeder Idee der Wahlfreiheit entgegenstemmte, um ihre Einheit zu bewahren. Julian stieß also auf einen christlichen Fanatismus, der es auf Statuen, Altäre und Tempel abgesehen hatte. Er reagierte, indem er den Christen die Lehrberufe verschloß, um die Verbreitung der christlichen Thesen zu verhindern. Außerdem ließen seine Parteigänger die Christenverfolgung wieder aufleben. Doch die Rückkehr der Götter, die Julian wünschte, stieß nur bei einer Minderheit von Gebildeten und Philosophen auf Gegenliebe, während das Christentum den Volksmassen zugänglich war.

Nachdem Julian an der persischen Front gestorben war, verhandelte Jovianus mit den Sasaniden: Die römischen Truppen gaben die Städte im Osten des Tigris und die Hälfte Armeniens frei. Valentinian I. (364–375), ein orthodoxer Christ, wurde durch seine Truppen zum Kaiser ausgerufen, mußte aber einen Kollegen an seiner Seite akzeptieren; er berief seinen Bruder Valens. In Konstantinopel wurde er als Kaiser bestätigt. Angesichts des Barbarenansturms zog Valentinian es vor, wie in der Zeit Diokletians die Herrschaft zu teilen. Er beschloß, den Westen zu beherrschen und überließ Valens den Osten – und Valens sprach nicht einmal Griechisch!

Valens (364–378) stand auf der Seite der Arianer und verfolgte die Orthodoxen (Abb. 37). Seinen Hof wollte er in Antiochia einrichten. Der Usurpator Prokop in Konstantinopel machte ihm zunächst einen Strich durch die Rechnung, doch als Valens siegreich aus der Konfrontation der beiden Kaiser hervorging, konnte er nach Antiochia gehen. Dort brachte er den Intellektuellen Furcht und Schrekken. Der Religionskrieg zwischen Nizäanern und Arianern erschütterte den Staat. Und angesichts der Bedrohung durch Hunnen, Alanen, Westgoten und Sarmaten hätte die Einheit wiederhergestellt werden müssen. Die von Valens geführten Truppen wurden denn auch 378 vor Adrianopel von den gotischen Reitern geschlagen, doch fiel die Stadt nicht in die Hand der Barbaren. Diese wandten sich nach Konstantinopel, aber die Konstantinischen Mauern hielten stand.

Als Valentinians Sohn Gratian in Rom regierte und Valens starb, wurde Theodosius I. (379–395) zum neuen Kaiser des Ostens ausgerufen. Er stammte aus Galicien in Spanien und war nach seinen eigenen Angaben ein Nachkomme Trajans. Die Herrschaft über den Orient nahm er aus Gratians Händen entgegen. Theodosius war der erste Kaiser, der auf den Titel Pontifex Maximus verzichtete. Beim Beginn seiner Regierung beschloß er unter dem Einfluß des spanischen Klerus, den Katholizismus zur offiziellen Religion zu machen. Die arianische Krise war fast vorüber, obwohl die arianischen Bischöfe in Konstantinopel noch die Oberhand hatten und die Goten, die nach dem Sieg bei Adrianopel in das Land eingedrungen waren, selbst arianisch waren.

Die Streitigkeiten um die Beziehung zwischen Gottvater und Gottsohn standen nicht mehr im Vordergrund, und Theodosius nutzte dies aus, um die heilige Dreifaltigkeit anerkennen zu lassen, an die die Nizäaner und auch Papst Damasius glaubten. Allerdings kam Theodosius Gratians Wunsch nach einem Konzil in Rom nicht nach. Er dekretierte eine Reihe von Strafen für die verschiedenen Häresien – so stand auf Manichäismus die Todesstrafe, und Apostaten wurden nicht als Zeugen zugelassen. Auf Tempelopfer stand die Verbannung. Zudem zog Theodosius ein Gesetz zurück, das der junge Valentinian II. zugunsten der Arianer erlassen hatte. 391 verbot er das Heidentum absolut. Nun war es soweit: Das Christentum

56 Der prächtige Innenraum der Hagia Sophia, von der Empore in Richtung Eingang gesehen. Das riesige Schiff ist von einer Kuppel mit 31 m Durchmesser gedeckt, die auf Pendentifs ruht und in der Längsrichtung von Halbkuppeln abgestützt wird (die westliche ist hier sichtbar). Seitlich ist der Raum von großen durchbrochenen Schildwänden begrenzt, die zwei übereinanderliegende Kolonnaden stützen. Die Kathedrale von Konstantinopel hat über 170 Fenster, durch die das Tageslicht in den Halbschatten dringt. Bei ihrer Umwandlung in eine Moschee nach der osmanischen Eroberung brachte man Scheiben von 8 m Durchmesser mit Korantexten an. Seit der Bau als Museum gilt, hat diese Ausstattung jedoch keinen Sinn mehr und verdirbt die plastische Einheit des Monuments.

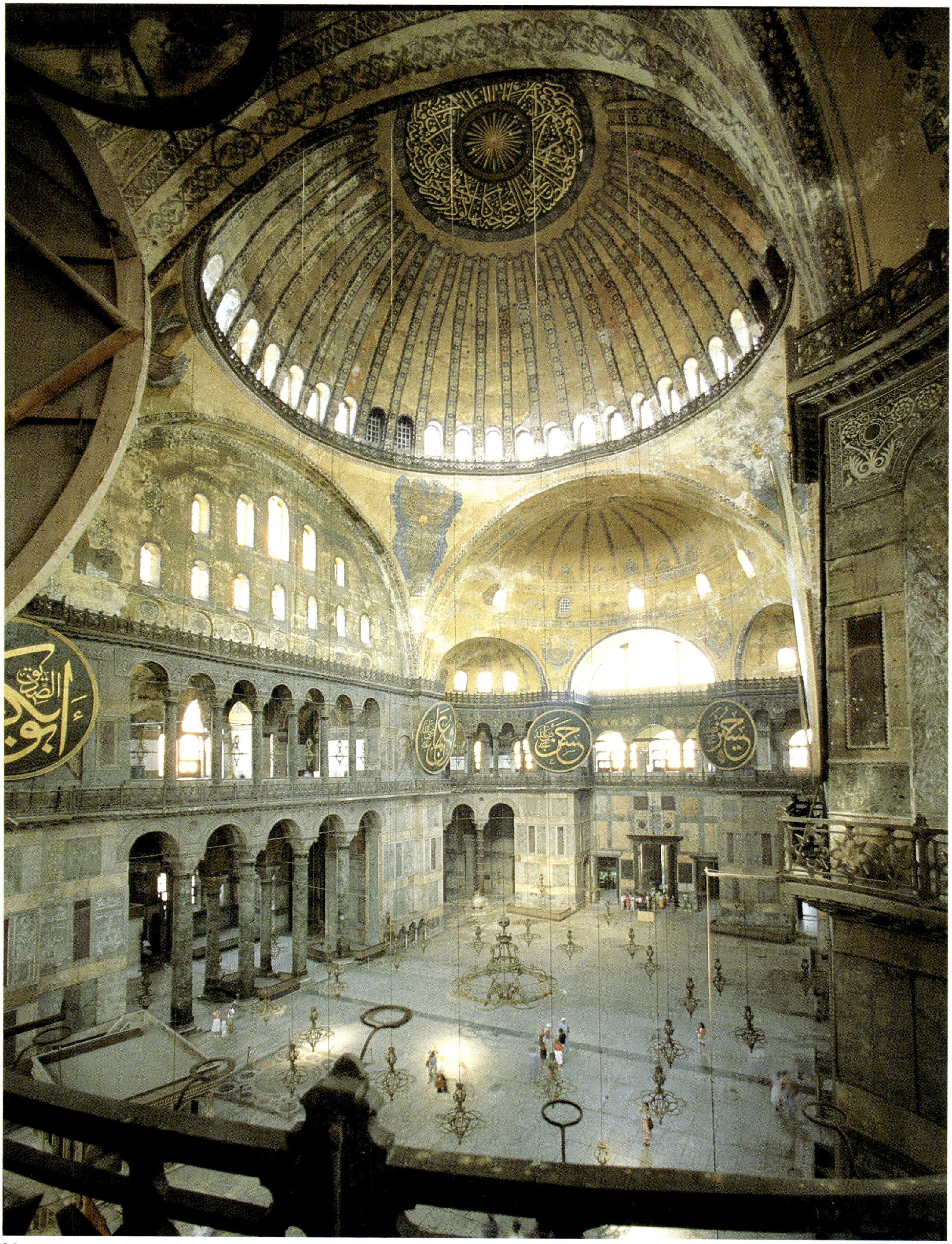

war vom Unterdrückten zum Unterdrücker geworden, vom Verfolgten zum Verfolger der Heiden.

Nach zwei Jahren in Mailand kehrte Theodosius nach Konstantinopel zurück (Abb. 41–43). Bald riefen ihn die Angelegenheiten des Westens nach Aquileia, Rom und Mailand, wo er 395 starb. Trotzdem ist es ihm zu verdanken, daß Konstantinopel zur Hauptstadt des östlichen Reiches wurde. Sein Werk war moralisierender Natur: »Er wurde von sexuellen Fragen umgetrieben« (André Piganiol). Er wollte der Kirche Vorrang vor dem Staat geben.

Nach Theodosius' Tod wurde das Reich unter seinen Söhnen aufgeteilt: dem achtjährigen Arcadius und dem elfjährigen Honorius. Doch der Fall des westlichen Reiches unter den Invasionswellen ließ nur noch das östliche Reich bestehen, mit Arcadius an der Spitze (395–408). Er war jedoch unfähig zu regieren und überließ die eigentliche Macht dem Prätorianerpräfekten Rufinus und später dem Eunuchen Eutropius.

Als Theodosius II. den Thron bestieg, war er noch ein Kind. Zunächst unterlag er dem Einfluß seiner Schwester und seiner Frau. In seiner Regierungszeit (408–450) wurde die neue Stadtmauer um Konstantinopel gebaut. Zwar gelang es ihm, die persische Gefahr zurückzudrängen, doch wurde er von den Hunnen geschlagen und mußte Attila einen erheblichen Tribut zahlen (Abb. 44 und 45).

Aspar, der Anführer der gotischen Milizen im Dienste Konstantinopels, berief Leo I. (457–474), der als erster Kaiser vom Patriarchen der Kaiserstadt gekrönt wurde. Diese Zeremonie wurde künftig zu einem Faktor der Legitimität. Leo legte besonderen Wert auf die Gottnatur des Herrschers und trug zur Orientalisierung des Imperiums bei. Doch seine Regierung war durch die Auseinandersetzungen zwischen isaurischen Bergstämmen und Ostgoten überschattet. Nach einem kurzen Zwischenspiel mußte sein Nachfolger Zeno (474–491) vor den gotischen Truppen des Basiliskos fliehen. Nur dank den Isauriern kam er wieder auf seinen Thron. Diese wurden von Anastasios I. (491–518) ausgerottet, der sich als glühender Monophysit erwies, die Orthodoxen verfolgte und mit dem Papst brach. Bald setzte Justinian seinen Exzessen ein Ende und vereinigte das Reich unter seinem Zepter.

Konzilien und Häresien

Dieser kurze historische Überblick hat verschiedene Strömungen zur Sprache gebracht, die es in der christlichen Religion anfänglich gab. Das Christentum war bald orthodox, bald katholisch, bald arianisch, bald monophysitisch usw. Die Anhänger der gegnerischen Gruppen exkommunizierten, verdammten und verfolgten einander; die Dogmen und die Theologie waren noch nicht gefestigt, und nicht immer trugen die schlüssigsten Thesen den Sieg davon. Was hatte es nun mit diesen Kämpfen um die Lehre auf sich, die die Kirche erschütterten? Woher kamen sie?

Christus war zum Gott erklärt worden. Doch die Art, in der die göttliche und die menschliche Natur in ihm vereint waren, war nicht definiert. Daraus ergab sich die ganze christologische Auseinandersetzung, die in den ersten Jahrhunderten die Christen entzweite. Wie sollte diese zweifache Natur mit dem Glauben an einen einzigen Gott vereinbart werden? Wie sollten in einer und derselben Person diese beiden Elemente, der göttliche und der menschliche Aspekt des Heilands, verschmelzen?

Die Konzilien – Versammlungen von Bischöfen und Theologen, Patriarchen und Kirchenlehrern – hatten die Aufgabe, den Lehrstreit beizulegen, die »Wahrheit« festzustellen und die Häretiker auszumachen. Diese Frage war in jedem Fall lebenswichtig für die junge Gemeinschaft, die ihre theoretischen Grundlagen noch suchte. Deshalb mobilisierten die christologischen Kämpfe auch alle intellektuellen Energien und führten zu Erpressungen, Verfolgungen und Bürgerkriegen.

Diese Probleme, die die Hauptsorge der Christen waren, scheinen uns zunächst auf künstlicher Haarspalterei zu beruhen. Doch es waren solche Fragen, die das Bild, die Dogmen und die Strukturen der Kirche formten. Gilbert Dagron schreibt: »In der Literatur und den Texten nimmt der Kampf zwischen Christen und Heiden bzw. zwischen dem aufsteigenden Christentum und dem verfallenden Heidentum weniger Raum ein als der leidenschaftliche Kampf des Christentums gegen die Häresien.« Die Beziehungen zwischen Gottvater und Gottsohn haben

57 Eine Exedra der Hagia Sophia – hier im Südosten – mit ihrem Säulenpaar aus Porphyr, das den Portikus der halbkreisförmigen Empore trägt. Der Bau hat eine schöne Verkleidung aus polychromem Marmor im unteren Wandbereich.

58 Detail eines der großen korinthischen Kapitelle, die das antike Vorbild stilisieren und die hohen seitlichen Säulen des Schiffes der Hagia Sophia krönen. Um das Monogramm von Justinian und Theodora bilden mit dem Bohrmeißel ziselierte Akanthusblätter einen – abgesehen von den Eckvoluten – glatten Korb.

59 Detail eines Kapitells an der Empore mit gestauchtem Korb und übergroßem Abakus, der fein und tief ziseliertes Blattwerk trägt.

60 Diese blinde Tür aus Stein schließt die Südwestempore der Hagia Sophia ab. Sie gibt bis ins kleinste Detail die Flügel einer Bronzetür wieder.

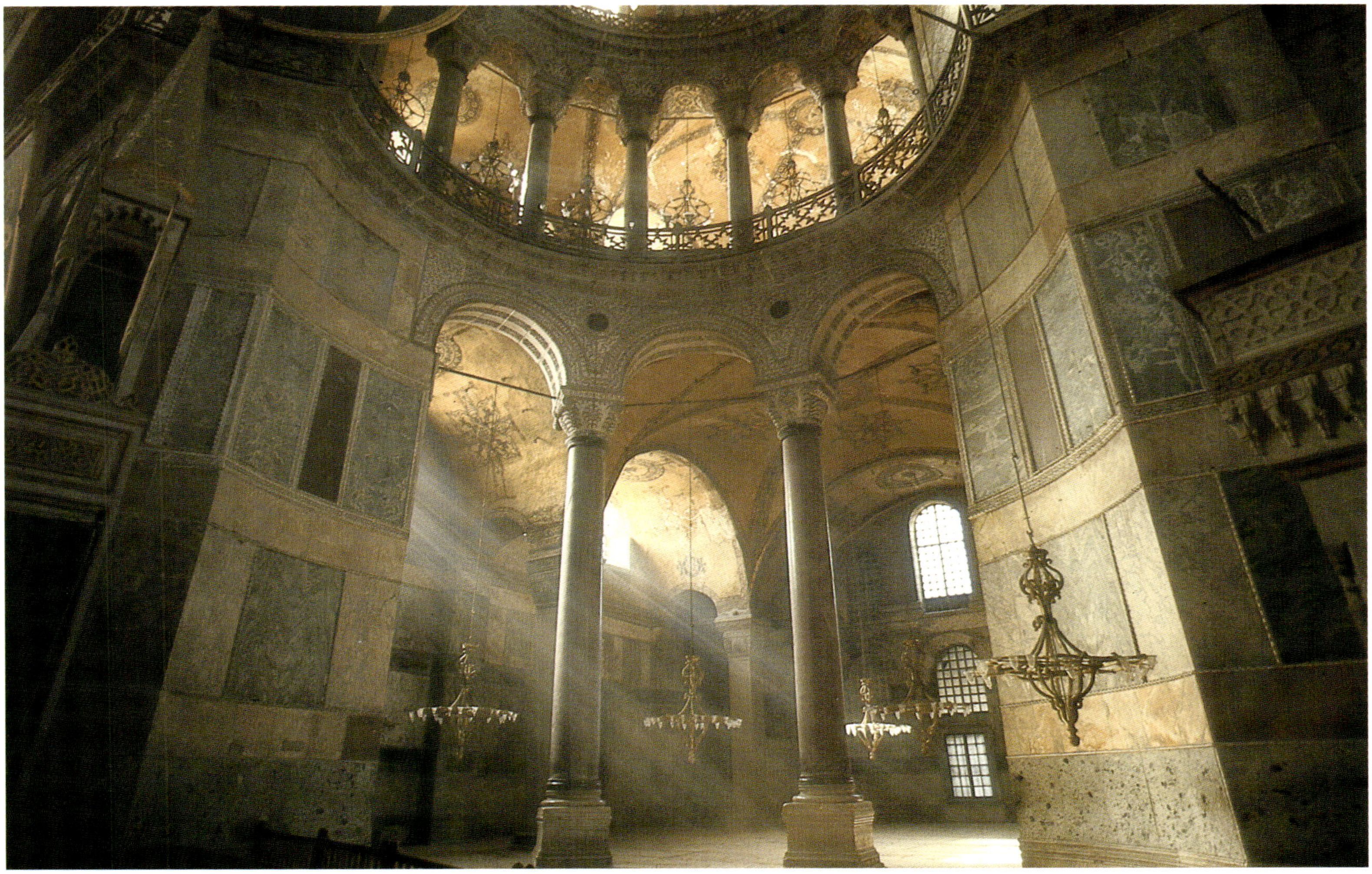
57

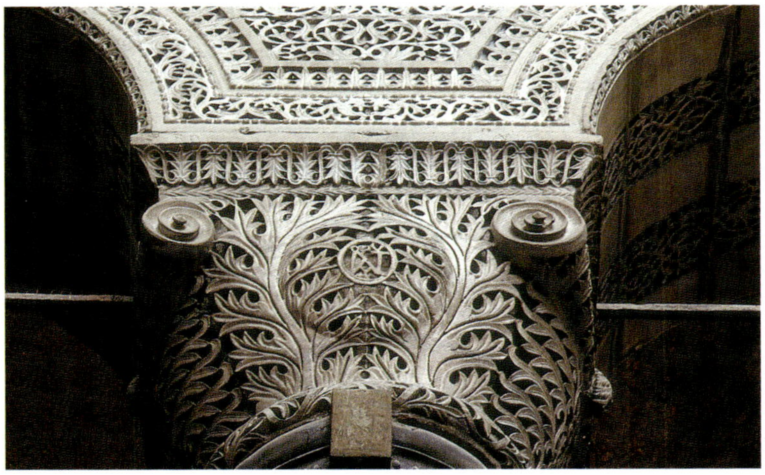
58

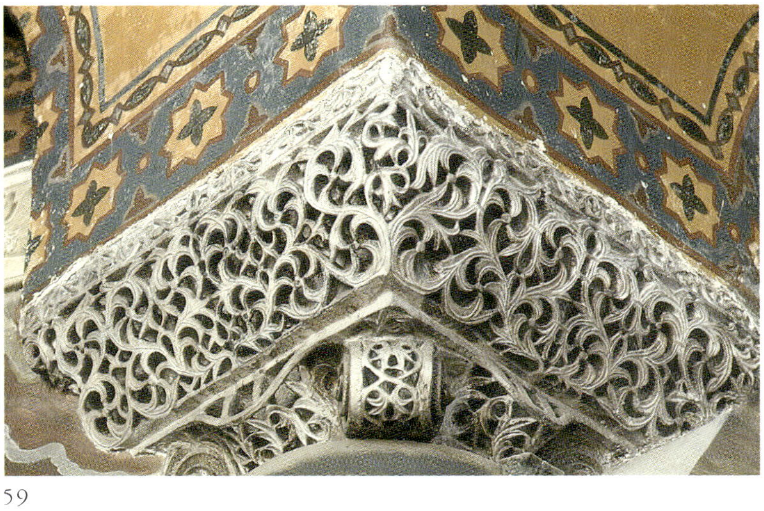
59

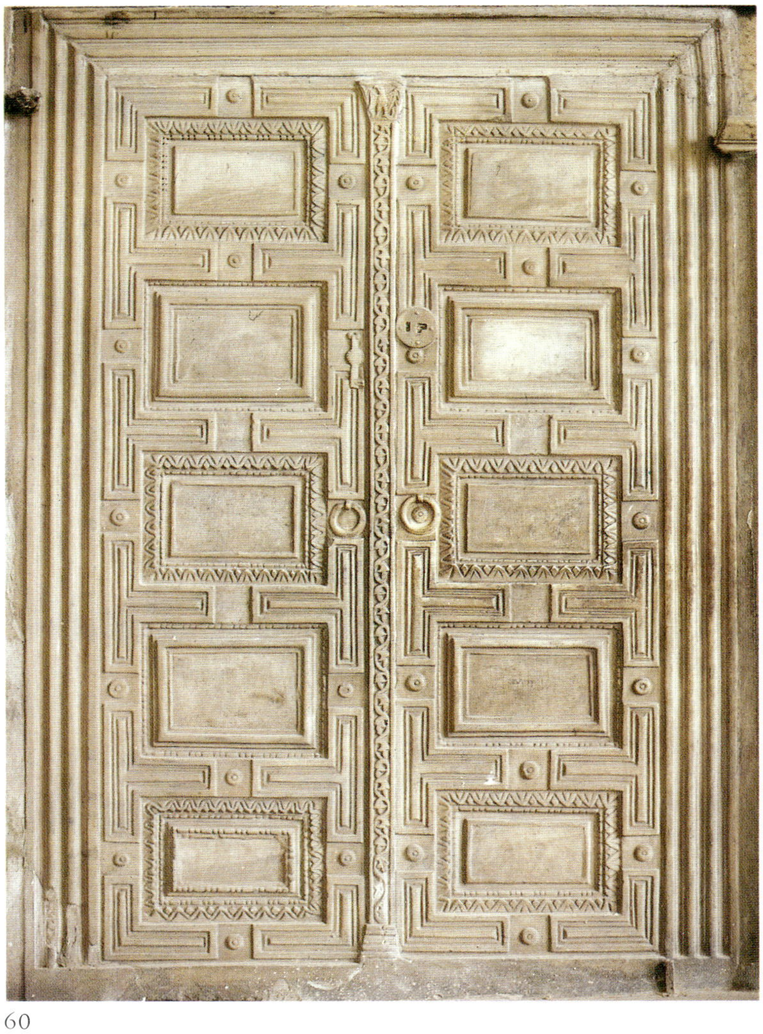
60

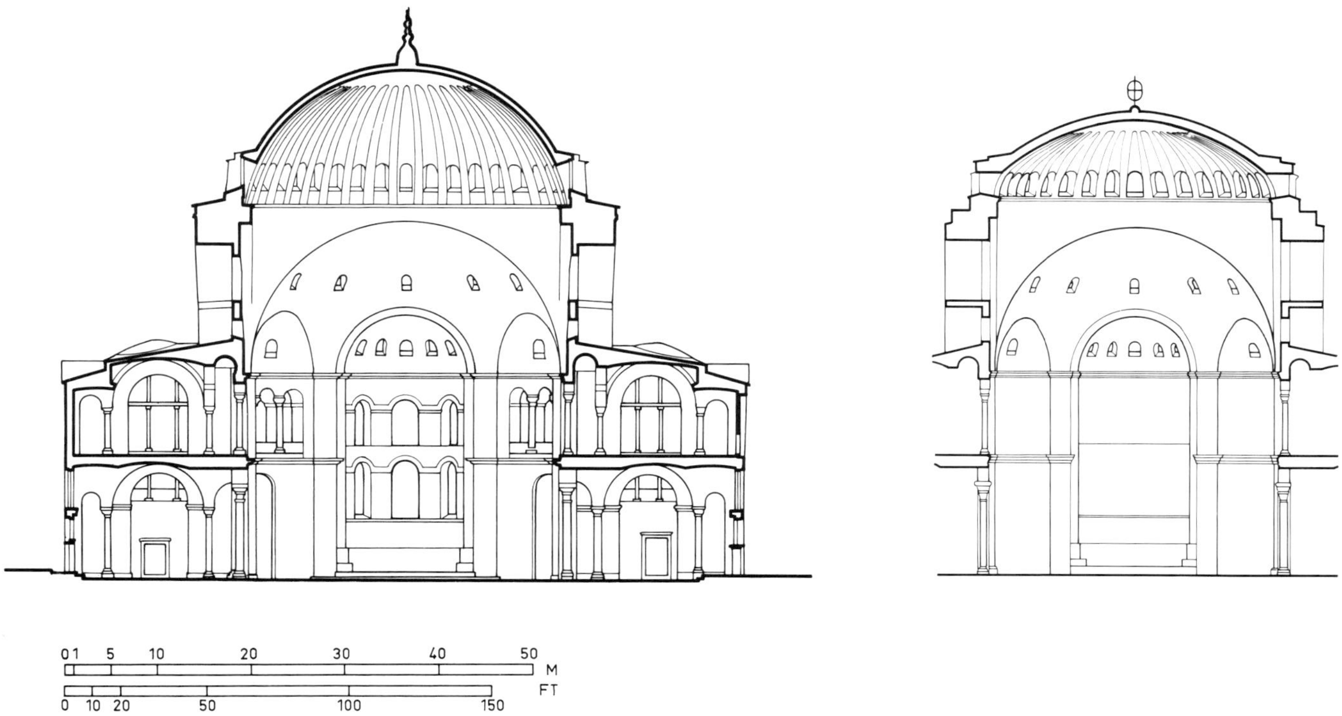

Anlaß zu einer Vielzahl abstruser Theorien gegeben – dabei darf freilich die Frage um die Person der Jungfrau nicht vergessen werden: Theotokos, Mutter Gottes, oder Christotokos, Mutter Christi? Diese Theorien gründeten sich auf theologische Reflexionen, die uns weltfremd vorkommen. Man versuchte, das Bild Gottes auszumachen. Alle intellektuelle Energie wurde mehrere Jahrhunderte lang auf ein irreales Universum abgelenkt, das für Dutzende Generationen von Mönchen, Klerikern, Denkern und Doktoren im ganzen Reich zur Hauptsache wurde. Diese ausschließliche Orientierung des Denkens hat die Forschung, die Erkenntnis und die Wissenschaften vollkommen unfruchtbar gemacht.

Einige Bemerkungen zu diesen Parteien und Häresien, die die Gesellschaft vor allem im 4., 5. und 6. Jahrhundert entzweiten, sollen deutlich machen, welche Art von Spekulationen die Gemüter damals umtrieben. Als erstes sei der Arianismus zitiert, die wichtigste Lehre, über die die Gläubigen uneinig waren. Er beruhte auf den Gedanken eines Priesters aus Alexandria namens Arius (256–336), leugnete die Gottheit Christi und bewies, daß der Sohn dem Vater untergeordnet sei, nicht ewiger Gott, nicht unendlich und allmächtig sei. Dagegen bekräftigte der Monophysitismus die Einheit der menschlichen und der göttlichen Natur als eine einzige Natur in Christus. Der Nestorianismus leugnete die Einheit der Person Christi und glaubte an eine Dualität: den Logos und die menschliche Person. Die auf dem Konzil von Nizäa entwickelte These der Homoiousia erklärte Christus für konsubstantiell identisch mit dem Vater. Das Konzil von Chalkedon nahm zwei Naturen in der einen Person Christus an. Apollinarius von Laodizäa (310–390) und seine Anhänger behaupteten, in Jesus habe sich das Wort nicht mit der menschlichen Seele verbunden, sondern direkt mit dem Leib. Die Adoptionsthese, die es ab Ende des 2. Jahrhunderts gab, besagte, daß Jesus Christus nicht von Ewigkeit her Gottes Sohn sei, sondern erst bei seiner Taufe von Gott »adoptiert« worden sei.

Die Subordinationsthese entwickelte sich aus dem Arianismus; sie sah in der Trinität eine ontologische Unterordnung des Sohnes und des Geistes unter den Vater. Der Monarchianismus hingegen lehnte das Dogma der Trinität ab, um die Einheit des göttlichen Wesens (die »Monarchie« Gottes) zu retten. Er definierte die drei Personen als Modalitäten eines einzigen Gottes. Diese These wurde im 3. Jahrhundert von Sabellius vertreten. Der Julianismus, so genannt nach Julian von Halikarnassos (gestorben nach 527), predigte, die Menschheit Christi sei unvergänglich. Der Eutychianismus – nach Eutyches (378–454) – war eine Variante des Mono-

Konstantinopel: Hagia Sophia. Links Querschnitt durch die 562 von Isidor dem Jüngeren errichtete Kuppel. Rechts Rekonstruktion der dreißig Jahre älteren ersten Kuppel, die 538 einstürzte (nach Kenneth John Conant)

physitismus: Er lehrte, in Christus sei nur die göttliche Natur, und sein Fleisch sei menschlichem Fleisch nicht wesensgleich. Mit dem Dogma der Trinität trat die Lehre der Hypostasen auf, die jede der drei göttlichen Personen für wesensunterschiedlich hielt. In Gott seien drei Hypostasen in einer einzigen Natur, und in Jesus eine Hypostase in zwei Naturen.

Nach ihren Quellen werden diese verschiedenen Lehren und Häresien als antiochenische oder alexandrinische Christologie bezeichnet (von Antiochia oder Alexandria). Diese beiden Städte waren die Pole des christlichen Denkens zur Zeit der Kirchenväter. Wie man sieht, mangelte es in den religiösen Auseinandersetzungen nicht an Varianten und Spitzfindigkeiten, von denen hier nur einige Aspekte genannt wurden. Die Subtilitäten ergaben sich aus der Verbindung orientalischer Denkweisen mit den hellenistischen Methoden der Philosophie. Doch diese waren mittlerweile gleichsam losgelöst von der Wirklichkeit, möglicherweise durch den Einfluß des nizäanischen Neoplatonismus, da die Metaphysik ganz in den Dienst der Mystik und der Theologie genommen wurde.

Vier Konzilien waren am wichtigsten bei der Gestaltung der kirchlichen Strukturen und des Glaubensbekenntnisses. Sie wurden alle im Orient abgehalten. Das erste war das Konzil von Nizäa, das Konstantin 325 einberief, dann folgten die Konzile von Konstantinopel (381), Ephesos (431) und Chalkedon (451). In der Kirche hatten Konzilsbeschlüsse »den gleichen Stellenwert wie das Evangelium«. Sie hatten die Aufgabe, »Abweichungen« von der Lehre auszumerzen. Daß die Konzilien Institutionen zur Erarbeitung von Dogmen waren, ist deutlich an der Entwicklung der Standpunkte zu sehen, die dort ausgedrückt wurden. In Nizäa kümmerte man sich noch, wie zur Zeit der Tetrarchen, nur um das »Paar« Gottvater und Jesus Christus; vom Konzil in Konstantinopel an betonte die Versammlung die Rolle des Heiligen Geistes und verkündete die ununterschiedene Göttlichkeit von Vater, Sohn und Heiligem Geist. So wurde die Wandlung eines strengen Monotheismus jüdischen Typs zu einem trinitarischen System abgeschlossen.

Diese dogmatische Entwicklung setzte sich im Konzil von Ephesos fort. Dort ging es zuerst um Fragen zur Beziehung zwischen Vater und Sohn, doch dann wandte man sich sehr bald der Jungfrau Maria zu. Nestor, der Bischof von Konstantinopel, trennte die beiden Naturen Christi so streng von ihr, daß er behauptete, man könne Maria nicht Theotokos (Mutter Gottes) nennen, sondern nur Christotokos (Mutter Christi). Daß das mariologische Problem in einem Konzil in Ephesos behandelt wurde – der Stadt, in der Maria gestorben sein soll – war durchaus kein Zufall. Es hat die Entscheidungen der Konzilsväter merklich beeinflußt. Tatsächlich bedurfte es des ganzen Gewichts von Ephesos, um die Bezeichnung Mutter Gottes zu halten; Ephesos war lange Hauptstadt des Diana-Artemis-Kultes gewesen, und die Bevölkerung pflegte eine besondere Marienfrömmigkeit, die die heidnischen Rituale mehr oder minder verdrängt hatte. Es war eine Möglichkeit, dem weiblichen Prinzip und der Mutterschaft einen wesentlichen Platz innerhalb von Dogma und Kirche einzuräumen. Es ist bekannt, wie sehr die Frau am Anfang des Christentums vernachlässigt worden war: Ein Beispiel ist Paulus' verächtliche Haltung. Doch im Umfeld der antiken Welt, wo sich der neue Glaube nun ausbreitete, wurde es dringend notwendig, in den Augen der Gläubigen die unzähligen weiblichen Gottheiten zu ersetzen, die Beschützerinnen, Trösterinnen und Retterinnen des Heidentums. Das bedeutete auch, die Bipolarität des Schöpfungsakts wiederherzustellen, die im trinitarischen System amputiert worden war. So wurde die Jungfrau in der Kirche immer mehr zur unverzichtbaren Ergänzung der christologischen Dogmatik. Sie spielte dann in der byzantinischen Ikonographie eine wichtige Rolle, die die Evangelientexte kaum erwarten ließen. Doch diese Entwicklung der Frömmigkeit geschah um den Preis immer deutlicherer Kompromisse in bezug auf einen absoluten Monotheismus.

Kaiserliche Einmischungen

Mit dem Problem der Häresien und der Institution der Konzilien kommen wir nun auf die Entstehungsgeschichte der Dogmen zu sprechen. Es geht um die Wurzeln der Kirche selbst. Wegen der manchmal gewaltsam aufflammenden theoretischen Auseinandersetzungen zwischen den Theologen interessierten die Konzilien in erster Linie auch die kaiserliche Obrigkeit. Die Kaiser mischten sich sehr eifrig in die Angelegenheiten des Glaubens ein. »Dieser Kaiser, den man wie einen Gott verehrte, wurde ganz selbstverständlich zum kirchlichen Oberhaupt: So tief saß die

61 Von der Südwestexedra der Hagia Sophia aus erblickt man durch die Öffnung, die von zwei Säulen aus ägyptischem Porphyr dreigeteilt wird, das hohe Schiff mit der Zentralkuppel.

62 Überblick über das Gewölbesystem der Hagia Sophia in Konstantinopel, ein Werk der Architekten Anthemios von Tralleis und Isidor von Milet. Die große Zentralkuppel gipfelt in 56 m Höhe über dem Boden. Unten auf dem Bild die Halbkuppel über dem Eingang mit einer »finestra termale«. Auf beiden Seiten die Halbkuppeln der Exedren. Links und rechts die Schildwände unter den großen Bogen, die das zentrale Viereck tragen. Sie ruhen auf zwei übereinanderliegenden Arkaden, hinter denen die Seitenschiffe und überwölbten Emporen als Widerlager fungieren. Man versteht, wie Prokop von diesem enormen Dach, das wie ein großer Ballon in den Raum emporsteigt, mit seinen unzähligen Fenstern schreiben konnte, es sei »gleichsam an einer goldenen Kette am Himmel aufgehängt«.

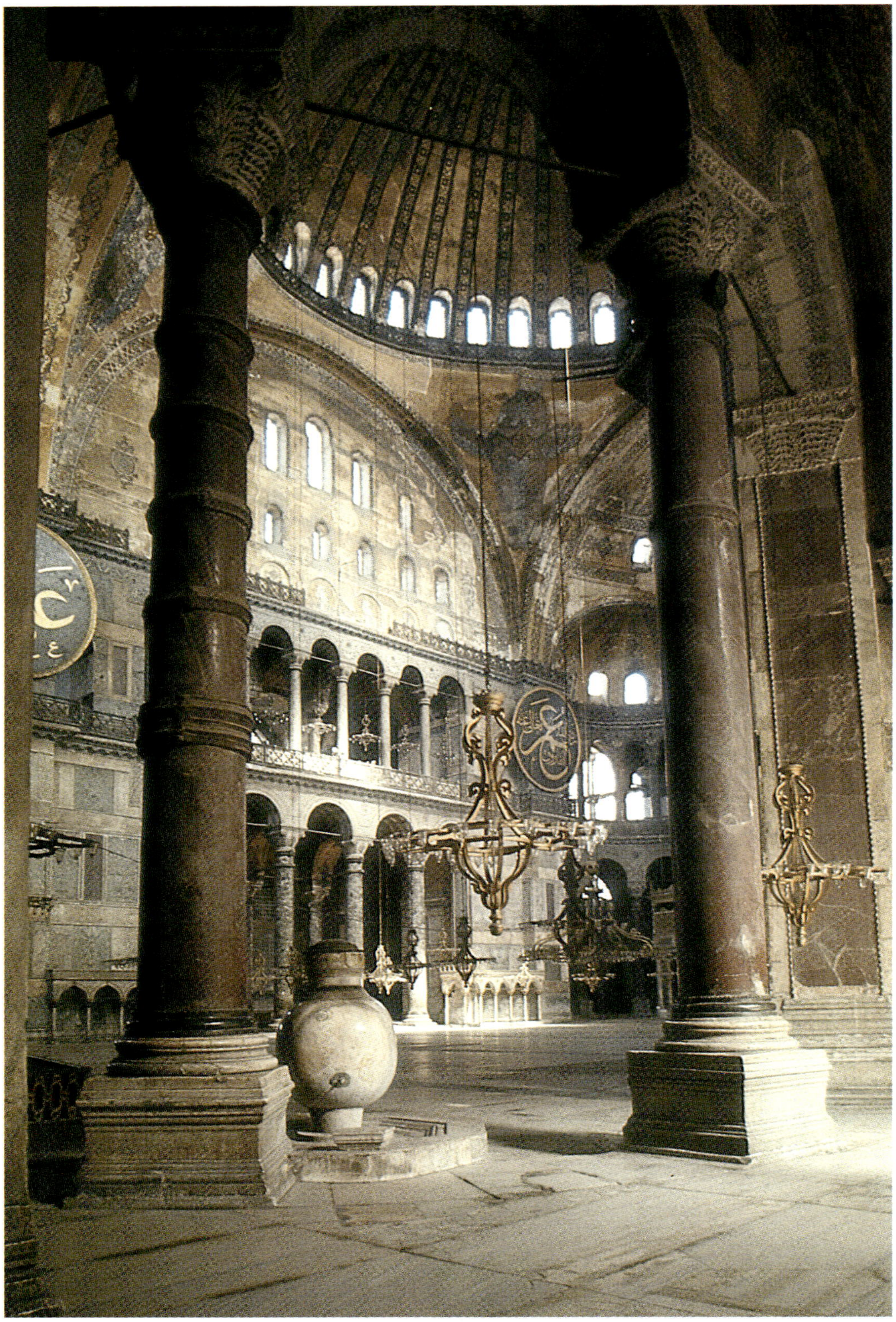

61

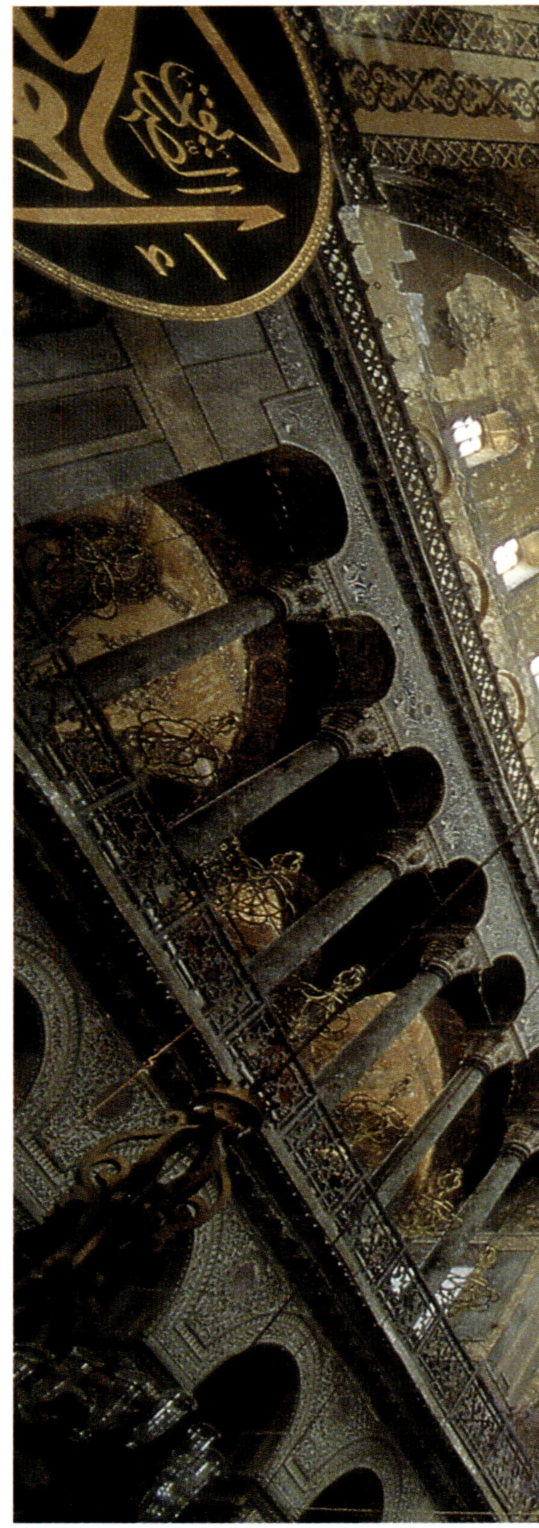

62

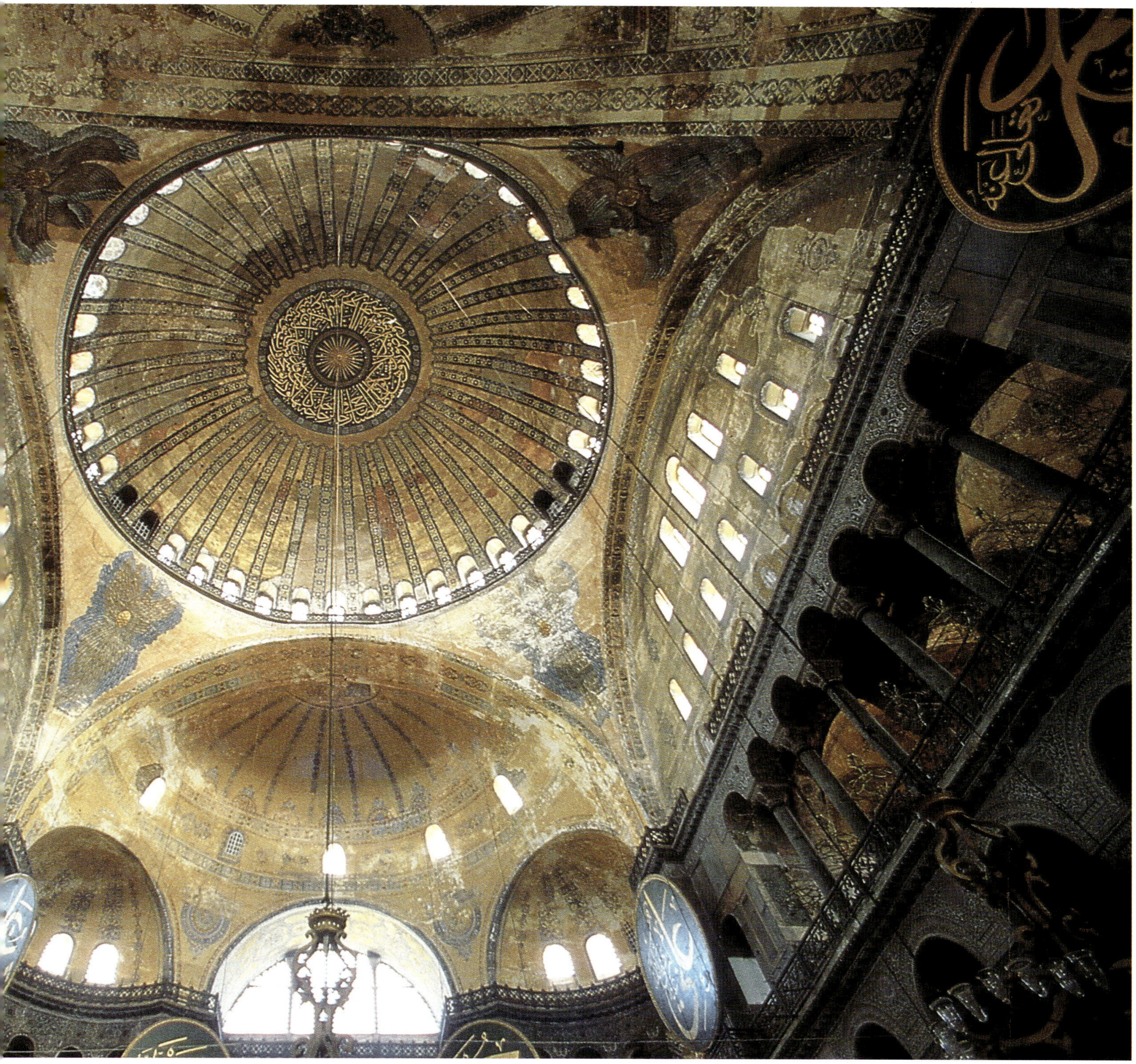

Gewohnheit, die Religion als mit dem Staat verbunden zu denken« (T. de Foucauld). Für die Macht stand ungeheuer viel auf dem Spiel: Es ging schlicht darum, die bedrohte Einheit des Reiches zu wahren.

Die ersten Konzilien der Kirche im Osten waren ausnahmslos von kaiserlichen Einmischungen geprägt. Diese sind aus der Staatsraison zu verstehen, auf die man sich zum Besten der Res Publica berufen konnte. Deshalb hatte die religiöse Frage bei den Konzilien für den Kaiser eine erstrangige politische Bedeutung. Von Nizäa an ist das Gewicht kaiserlicher Entscheidungen überall sichtbar: Um die Bedrohung einer ernsten Spaltung des Reiches abzuwehren, sandte Konstantin Einladungen an die Bischöfe seiner Wahl, und diese kamen dann zum Konzil zusammen. Natürlich gab er den Theologen aus dem östlichen Teil des Reiches den Vorrang: Den zweihundert Bischöfen, die nach Nizäa kamen, standen nur zwei römische Priester, die den Papst vertraten, und fünf westliche Bischöfe gegenüber. Die kaiserliche Post wurde den Konzilsvätern zur Verfügung gestellt. Die erste feierliche Sitzung fand in einem Saal des Palasts statt. Konstantin eröffnete sie mit einer Ansprache. Dann griff er in verschiedenen Diskussionen ein. Das Gewicht seiner Autorität bestimmte die Richtung der Debatten über die Themen, die er selbst auf die Tagesordnung gesetzt hatte. Am Schluß des Konzils lud er die Bischöfe noch einmal in seinen Palast ein, bewirtete sie mit einem fürstlichen Bankett und ließ sie von seiner Post heimbringen.

Es muß gesagt werden, daß der Kaiser mit der geleisteten Arbeit zufrieden war: Das Konzil hatte bekräftigt, daß die Natur von Vater und Sohn identisch sei, indem es erklärte, Christus sei homoiousios, d.h. substantiell gleich mit dem Vater. Es hatte das Glaubensbekenntnis in fast definitiver Form verabschiedet und damit ein einziges Dogma für die ganze Kirche fixiert – dies trug zur Einheit der Kirche bei. Es hatte schließlich die Thesen des Arius als häretisch verdammt.

Doch die Rolle des Kaisers war mit dem Schluß des Konzils nicht zu Ende: Konstantin bestätigte die Dekrete der Versammlung und gab ihnen dadurch Gesetzeskraft, als wären sie Staatsgesetze. Ohne die Bestätigung des Kaisers wären die ersten Konzilien wirkungslos geblieben. Auf der Synode von Tyrus (335) beschränkte sich Konstantin nicht darauf, die Tagesordnung zu bestimmen: Er setzte auch einen kaiserlichen Kommissarius ein, der den Vorsitz führte und die Entscheidungen traf. Nun war die Kirche in einen Prozeß eingetreten, der sie zur Staatskirche machen sollte. Die Kirchenmänner jener Zeit beugten sich der kaiserlichen Macht allzu bereitwillig; sie gingen sogar so weit, um die Intervention des Kaisers zu bitten.

Wie ist es möglich, daß Konstantin, nachdem er den Arianismus hatte verurteilen lassen, sich an seinem Lebensende von einem arianischen Bischof taufen ließ? Wahrscheinlich glaubte er, zwischen Arius und der Kirche sei ein tragfähiger Kompromiß gefunden worden. Daß der Gründer des Arianismus 335 rehabilitiert und von Konstantin empfangen wurde, beruht tatsächlich auf einem Mißverständnis. Der Kaiser glaubte – oder gab vor, zu glauben? –, Arius sei verdammt worden, weil man ihm fälschlich Lehren unterstellt hatte, die er nie vertreten hatte. Arius präsentierte Konstantin eine recht neutrale Glaubensformel, die mit dem Glaubensbekenntnis von Nizäa übereinzustimmen schien. Zwei Jahre vor Konstantins Tod 337 erklärte eine Synode in Jerusalem ihn für orthodox. Der Kaiser hielt das Problem also für gelöst, als er bei Eusebius von Nikomedia beichtete, der unter Constantius 339 arianischer Bischof von Konstantinopel wurde.

Tatsächlich blieb der Arianismus trotz seiner Verurteilung in Nizäa im höfischen Milieu vorherrschend. Lange blieb das Gleichgewicht zwischen Arianismus und Orthodoxie in der Schwebe. Erst mit Theodosius I. entschied sich das Schicksal des Christentums. 381 berief Theodosius das erste Konzil von Konstantinopel ein. Es sollte das Dogma von Nizäa gegenüber dem um sich greifenden Arianismus bestätigen, der im ganzen Orient dominierte, vor allem am Bosporus und in Konstantinopel. Dort waren die Kirchen in der Hand der Arianer. »Theodosius wollte in dem Teil des Reiches, den er geerbt hatte, Ruhe und Ordnung in der Kirche schaffen. (...) Damasus, der Bischof von Rom, wurde weder eingeladen noch offiziell vertreten. (...) Der Osten war entschlossen, seine Angelegenheiten selbst und ganz unabhängig zu regeln« (W. de Vries).

Beim Konzil von Ephesos 431 wurde die Exkommunikation Nestors, des Bischofs von Konstantinopel, ausgesprochen und betont: »Unser Herr Jesus Christus bestimmt, daß Nestorius aus der Gemeinschaft der Priester ausgeschlossen wird und seine bischöfliche Würde verliert.« Doch diese Formel verhüllt trotzdem nicht die Rolle Theodosius' II. bei der Absetzung des Bischofs seiner Hauptstadt, und eine Reihe von Spannungen offenbart die Fehler des kaiserlichen Kommissarius.

Beim Konzil von Chalkedon wurde 451 die monophysitische Häresie von Eutyches, dem Leiter eines Klosters in Konstantinopel, aufs Korn genommen. Ein kaiserliches Schreiben rief die Bischöfe zusammen. Kaiser Marcianus, der Theodosius II. gerade auf den Thron gefolgt war, wohnte der sechsten Sitzung bei und ergriff das Wort. Bei den Debatten waren kaiserliche Kommissare zugegen, um die Einhaltung der kaiserlichen Vorgaben zu sichern. Die Lehre von Nizäa wurde einstimmig bestätigt und die zweifache Natur Christi verdeutlicht. Das Konzil hatte in Wirklichkeit nur die Aufgabe, nach dem »Räuberkonzil« von Ephesos die Richtung zu korrigieren; in Ephesos hatte Dioskur mit Hilfe Theodosius' II. 449 die Rehabilitierung des Eutyches erreicht. Dies neue Konzil sollte also nur eines tun: den Rückwärtsgang einlegen und einen dummen Fehler berichtigen. Die Mitglieder des Konzils von Chalkedon wurden buchstäblich von den kaiserlichen Kommissaren manipuliert, die den Entscheidungen einen hochpolitischen Charakter verliehen und auf die Gegenwart der päpstlichen Legaten keinerlei Rücksicht nahmen. Um den Beschluß zu erreichen, Flavian sei zu Unrecht verurteilt worden, zwangen sie mehrere Bischöfe, offen ihren Irrtum zu bekennen.

Man gewöhnte sich also daran, bei brennenden Fragen den Kaiser zu Rate zu ziehen. Dieser mußte seine Entscheidung bekanntgeben. Er wurde auch mit der Ernennung der Patriarchen betraut: In Chalkedon wurde die Zahl der Patriarchate auf fünf festgesetzt. An die Seite von Alexandria, Antiochia, Jerusalem und Rom trat nun Konstantinopel. Es wäre unvorstellbar gewesen, nicht dem Kaiser das Recht zu geben, zu entscheiden, wer als Bischof verantwortlich für seine Hauptstadt sein sollte. Die Kaiserstadt nahm so den gleichen Rang ein wie die ehrwürdigen Zentren christlicher Theologie.

Dieses Kontrollrecht des Kaisers schockierte im Orient nicht, auch wenn sich im Okzident einige Stimmen gegen die kaiserlichen Einmischungen erhoben. Jede Entscheidung des Kaisers war eine Entscheidung Gottes, denn der Kaiser herrschte mit Gottes Einverständnis. Im 5. Jahrhundert waren die staatlichen und religiösen Institutionen innig verbunden. »Kirche und Staat halfen sich gegenseitig dabei, ihre Vormundschaft über die Menschen auszuüben« (Rodolphe Guilland). »So wie der Kaiser über den Leib herrschte, herrschte der Patriarch von Konstantinopel über die Seelen«, versichert derselbe Autor ein wenig treuherzig. In Wirklichkeit herrschte der Kaiser über die Kirche ebenso wie über den Staat. Er war es, der das Dogma festlegte.

Das Goldene Zeitalter unter Justinian

Mit Anastasios I. endete die thrakische Dynastie. Justin I. war der erste Kaiser der justinianischen Dynastie; er war 68 Jahre alt, als er 518 zum Kaiser ausgerufen wurde. Religiöse Auseinandersetzungen zwischen Monophysitisten und Orthodoxen standen bevor – in Syrien und Palästina sollten sie sich zu einem regelrechten Bürgerkrieg auswachsen. Diese Auseinandersetzungen spiegelt das erste Schisma zwischen der byzantinischen und der römischen Kirche. Es war dringend erforderlich, die Einheit wiederherzustellen, um die Gefahr der bulgarischen und slawischen Barbaren abzuwehren. Vitalian hatte 515 Konstantinopel belagert.

Justin setzte bald seinen Neffen Justinian, der 36 Jahre alt war, zum Mitregenten ein, um die Kontuinität der Macht zu sichern (Abb. 39). 527 gelangte dieser große, vom Ideal des Römischen Reiches durchdrungene Kaiser auf den Thron. Er griff den Gedanken der Einheit zwischen Orient und Okzident wieder auf und eroberte 533 Nordafrika zurück, 535 bis 540 Dalmatien und Italien und 554 die Mittelmeerküste Spaniens. Dank der Erfolge des Generals Belisarius stellte er so das Römische Reich fast ganz wieder her – ausgenommen nur Gallien, Britannien und Westspanien – und löschte die Spuren der Teilung, die auf Roms Untergang nach dem Einfall Alarichs 410 gefolgt war. Um die Überfälle der Hunnen an der Donau abzuwehren, ließ er Hunderte von Burgen und Städten befestigen.

Bevor er diese Pläne ausführte, verurteilte Justinian die Monophysitisten und bemühte sich um eine Versöhnung mit dem Papst. Der Kaiser setzte alle Mittel daran, die Häretiker auszumerzen, auch um den Preis von Verfolgungen, die die Kaiserin Theodora zu mildern suchte. Als Autokrat regierte er die Kirche, wie es ihm gefiel. Und der Papst war gezwungen, ihm zu gehorchen.

63 Unter der Tünche der osmanischen Zeit sind in der Südempore prachtvolle goldgrundige Mosaiken freigelegt worden. Diese hieratische Szene zeigt Christus, umgeben von Kaiser Konstantin IX. Monomachos (1048–1055) und Kaiserin Zoë, die zur makedonischen Dynastie gehörte. Das 172 cm hohe Werk datiert etwa von 1030, also vor der Zeit des in der Inschrift erwähnten Basileus. Sein Bildnis hatte das Michaels IV. ersetzt, das seinerseits das Porträt von Romanos III. Argyros (1028–1034) verdrängt hatte, des ersten Gatten von Kaiserin Zoë. Die Majestät des segnenden Christus, der das Buch des Lebens hält, und die Pracht der kaiserlichen Gewänder bezeugen die Herrlichkeit der byzantinischen Mosaikkunst im 11. Jahrhundert, die die makedonische Renaissance kennzeichnet. Der Kaiser hält einen Beutel als Symbol für die Gaben, die er der Kirche zugedenkt; die Kaiserin hat eine Pergamentrolle mit der Liste ihrer Spenden.

64 Ebenfalls in der Kaiserloge der südlichen Empore ist eine vergleichbare Szene zu finden. Auf beiden Seiten der Gottesmutter mit Kind stehen hier Kaiser Johannes II. Komnenos (1118–1143) und Kaiserin Eirene, beide in Prunkgewändern, die sich vom Goldgrund des unstofflichen Raumes abheben. Sie halten ebenfalls den Beutel mit Goldstücken und das Pergament mit den Stiftungen, die sie der Kirche schenken, in den Händen. Das Werk ist etwa 1122 entstanden.

65 Die Jungfrau Theotokos, die das segnende Jesuskind auf den Knien hält: in diesem Detail des Mosaiks von Johannes II. Komnenos in der Hagia Sophia setzen sich der hieratische Stil und die Frontalität der klassischen byzantinischen Kunst fort, die auf die justinianische Zeit zurückgeht. Die Zeichnung des Faltenwurfs um das göttliche Kind, der intensive Blick der Maria, die auf das Schicksal der Menschen achtet, der Nimbus in konzentrischen Kreisen bestätigen die Qualität dieses mittelalterlichen Werkes, das immer noch ganz vom Stil des »Goldenen Zeitalters« geprägt ist.

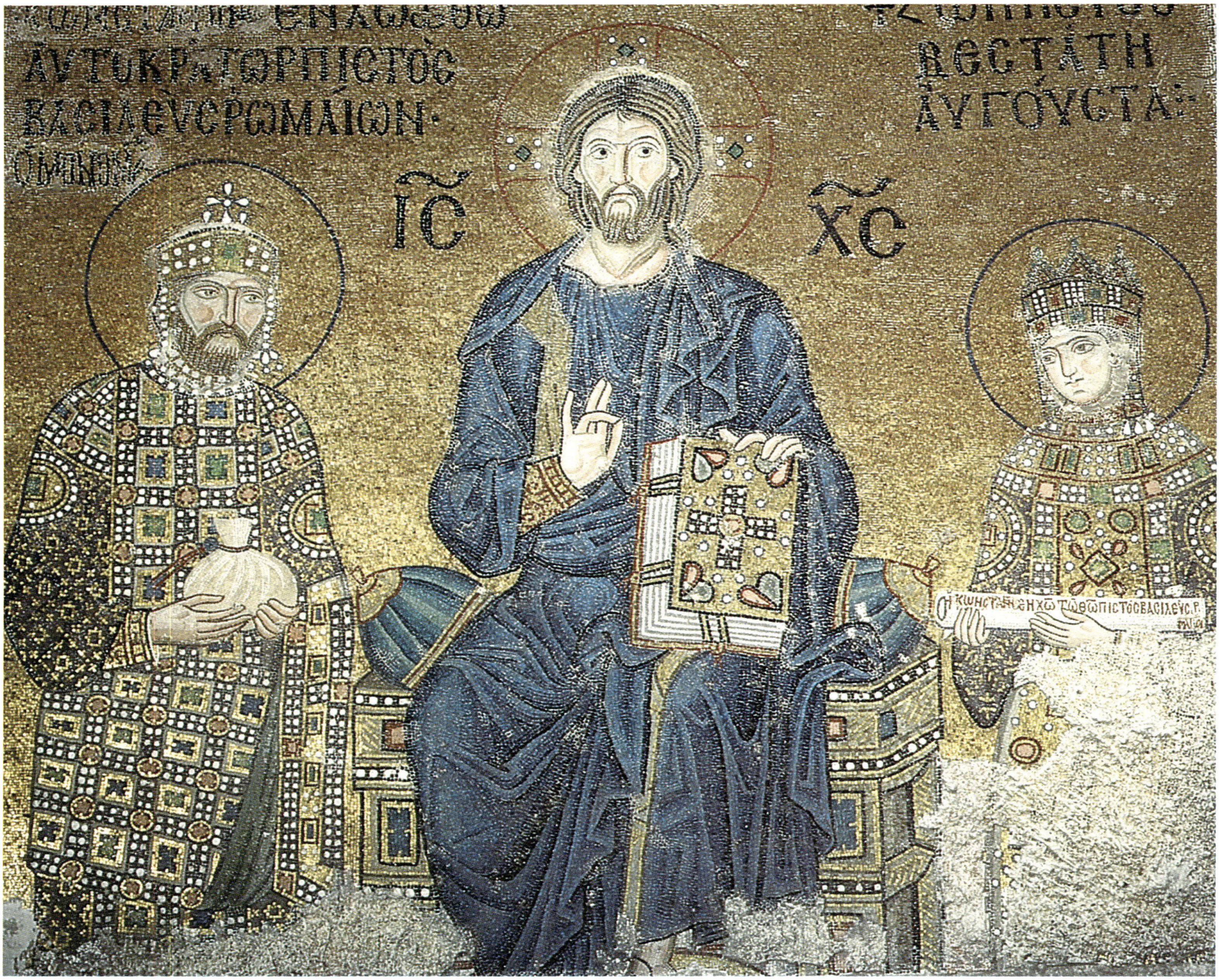

63

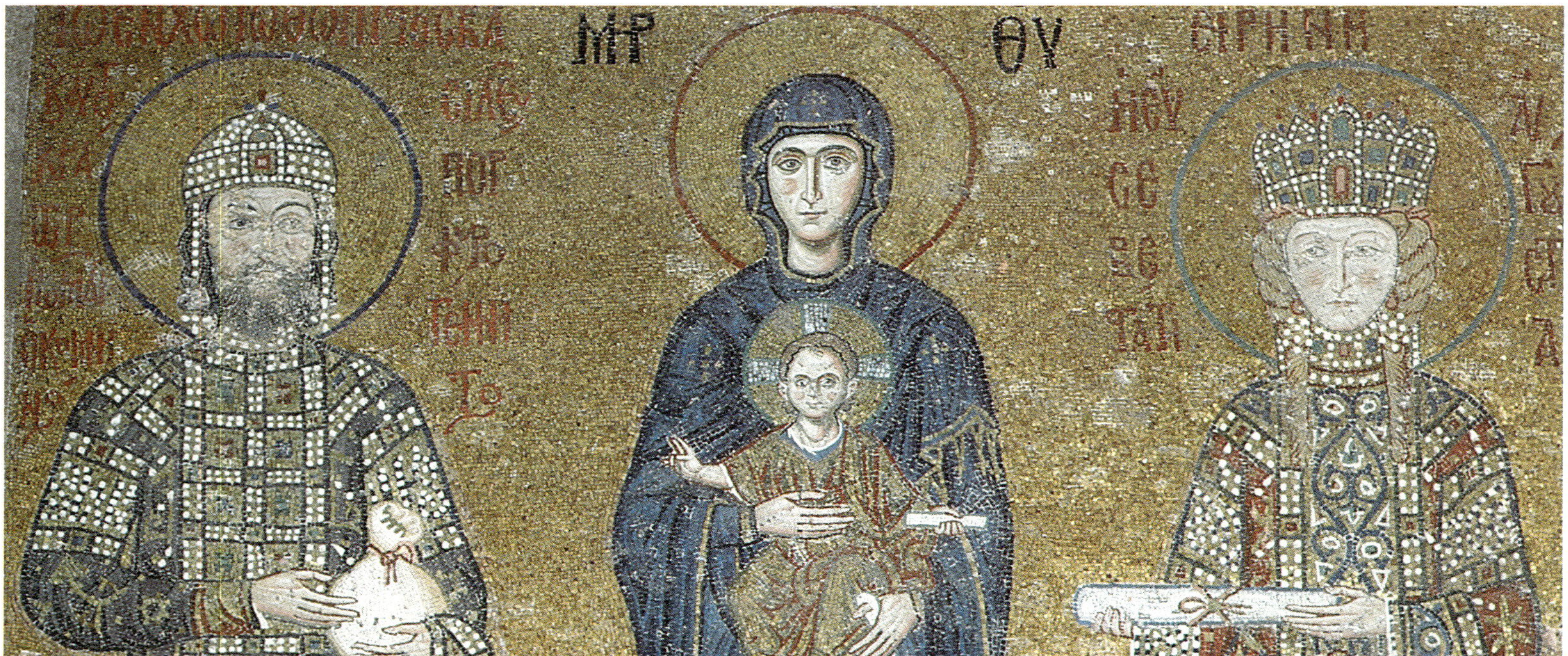

64

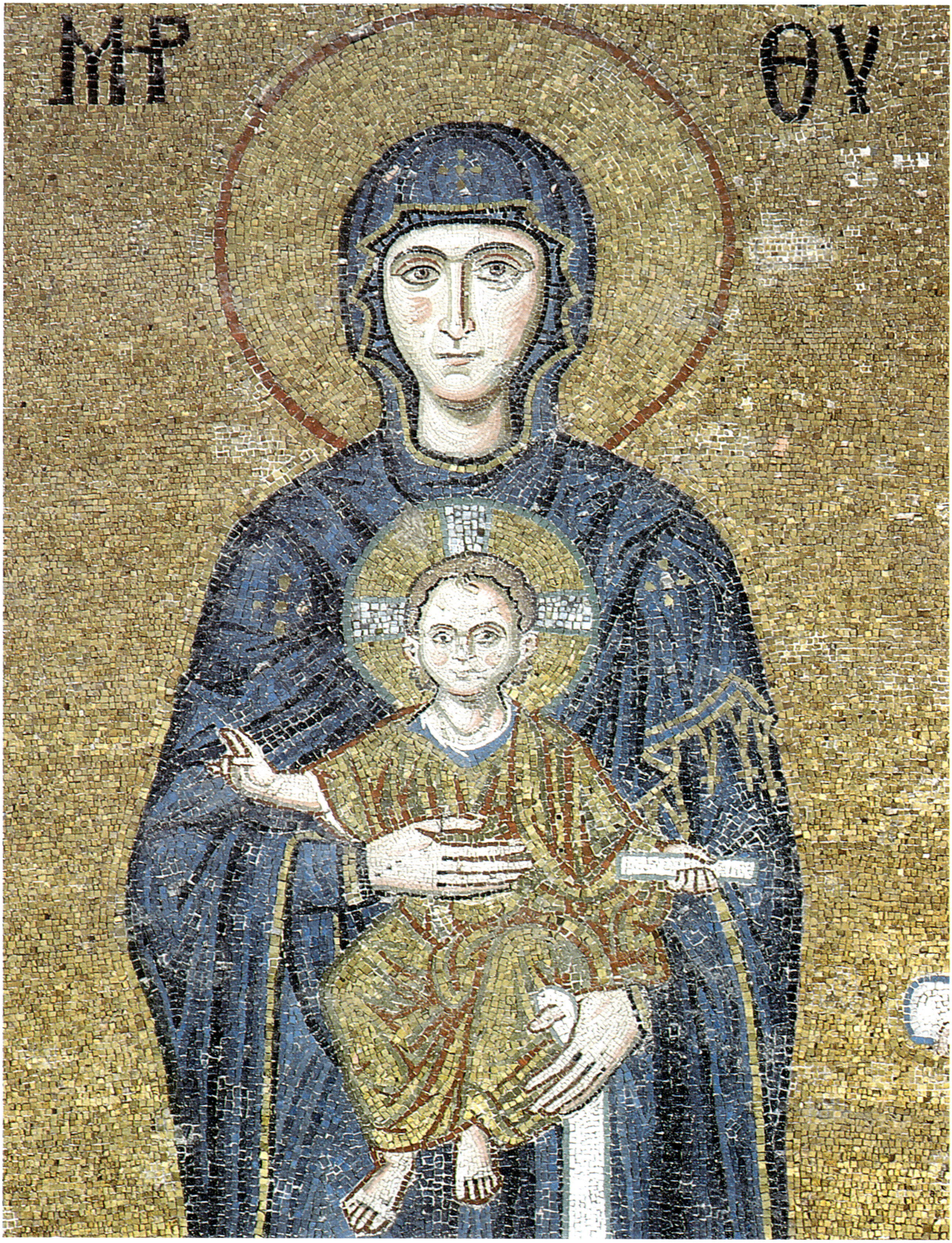

ΜΡ ΘΥ

Justinians rechtspflegerisches Werk ist beachtlich. Sein Codex von 529 und die Digesten von 533 bedeuten eine beeindruckende Synthese des Römischen Rechts. Unter dieser ruhmreichen Herrschaft, die erst 565 endete (und das waren fast vierzig Jahre absoluter Macht) hätte ein dramatisches Ereignis fast die Dynastie gestürzt: der Aufstand in Nika von 532. Er soll an die 30 000 Menschen das Leben gekostet haben und wurde von den beiden gegnerischen Parteien des Hippodroms ausgelöst, den Blauen und den Grünen. Sie repräsentierten den Adel bzw. das Volk, und dies war zum größten Teil monophysitisch. Die Revolte der Grünen führte paradoxerweise zur Revolte der Blauen gegen Justinian, der beschuldigt wurde, die kleinen Leute und die Großgrundbesitzer und Verwaltungsbeamten gleichermaßen zu unterdrücken. Es war Theodoras kühler Kopf, der den in seinem Palast belagerten Kaiser rettete. Die von Belisarius organisierte Niederschlagung des Aufstands, die die Rädelsführer im Hippodrom einschloß, war fürchterlich. Sie verschaffte der Regierung genug Freiraum, um ihre Autorität über die Untertanen des Imperiums noch weiter zu festigen.

Die Bauwerke

Wegen der Pracht und des Glanzes, die Justinian und seinen Baudenkmälern eigen waren, konnte seine Regierung als das »Goldene Zeitalter« bezeichnet werden. In den Künsten ist sein Werk in Konstantinopel und dem ganzen Imperium gleichermaßen herrlich und vielfältig. Die Liste mit Beschreibungen, die der Historiker Prokop in seinen *Ktismata,* einer Abhandlung über die unter Justinian errichteten Bauwerke, 560 aufgestellt hat, erwähnt Dutzende von Bauten. Die heute noch erhaltene Kathedrale der Hauptstadt, die der Göttlichen Weisheit geweihte Hagia Sophia, gilt mit Recht als eines der Weltwunder. Weiter sind in Konstantinopel die Sergios und Bakchos-Kirche, die große Zisterne Yerabatan Saray oder Basilikazisterne (Abb. 53 und 54) und die Kirche Hagia Eirene erhalten. Dieser schöne Bau hat sicher das allgemeine Bild der justinianischen Architektur bewahrt, trotz der Restaurierung und Vergrößerung unter Konstantin V. (741–775). Schließlich ist das Katharinenkloster am Sinai nicht zu vergessen. So zählt Prokop als Werke Justinians 32 Kirchen, sechs Hospitäler, etliche Paläste, zahlreiche Verwaltungsgebäude und Häfen auf.

Die erste erhaltene Kirche von Justinian ist die der heiligen Sergios und Bakchos, die im Süden Konstantinopels in der Nähe des Bosporus-Ufers liegt, unterhalb vom Westteil des Hippodroms. Bei diesem Bau von bescheidenen Ausmaßen zeigt sich sofort das Charakteristikum, das Justinians Sakralarchitektur von der Konstantins unterscheidet: das massive Gewölbe über dem Hauptraum. Hier wird radikal auf basilikale Formeln mit Holzdach und sichtbaren Bindern verzichtet. Die Kirche entstand zwischen 527 und 536, also am Anfang der Herrschaft Justinians, und knüpfte wieder an die große römische Tradition überwölbter Bauten an (Abb. 48–52).

Der leicht unregelmäßige Grundriß zeigt ein quadratisches Schema, in das sich ein achteckiger Raum fügt, überwölbt von einer einzigen Kuppel, deren Tambour von acht Fenstern durchbrochen ist. Diese Dachkonstruktion ruht auf Bogen, die von massiven Pfeilern gestützt werden. Dazwischen liegen zwei Reihen von Öffnungen. Diese acht Öffnungen sind zum Teil als mit Ecktrompen gedeckte Exedren gestaltet, zum Teil sind sie – an den Seiten, die parallel zum Basisquadrat liegen – gerade geführt. Antike Säulenpaare bewirken eine Dreiteilung. Als einzige Ausnahme bilden ein großer Bogen und ein Rundbogengewölbe im Osten die Verbindung zu der außen hervorragenden Halbkuppelapsis. Im Westen gibt ein trapezförmiger Narthex über fünf Türen Zugang zum Innenraum.

Die Gesamtanlage der Sergios und Bakchos-Kirche mit ihren zweigeschossigen umlaufenden Galerien, die die Kuppel abstützen, erinnert an ein Martyrion mit zentriertem Grundriß. Obwohl dies offenbar keineswegs die ursprüngliche Funktion des Gebäudes war, hat man den Eindruck eines Raums, um den ein ringförmiger Umgang für den Ritus der Umschreitung führt, ähnlich wie bei der Philippos-Kirche in Hierapolis.

Der Bau mit seiner Kuppel von 16 m Durchmesser und 22,5 m Höhe wird heute »Kleine Hagia Sophia« genannt (Küçük Aya Sofya). Sein Ziegeldach zeigt deutlich die hohe technische Meisterschaft der Epoche: Von innen gesehen sind die sechzehn Abschnitte, die die Oberfläche der Kuppel bilden, abwechselnd flach

66 Der Christus der großen Deësis in der Südempore der Hagia Sophia ist ein Meisterwerk der byzantinischen Kunst. 1933 freigelegt, wurde es erst 1952 von Thomas Whittemore wissenschaftlich veröffentlicht. Das herrliche goldgrundige Mosaik stellt Christus dar, der segnet und das Evangelium hält. Es ist von den besten Spezialisten unterschiedlich datiert worden, vom 11. bis zum 13. Jahrhundert. André Grabar zufolge stammt es vom Ende des 12. Jahrhunderts, vor der lateinischen Besatzung. Man bemerkt die feine Technik, besonders das Fächermuster, das die Goldhintergründe vibrieren läßt, und den Einsatz winziger Farbwürfel oder -steinchen, die das Gesicht Christi wie ein Gemälde erscheinen lassen.

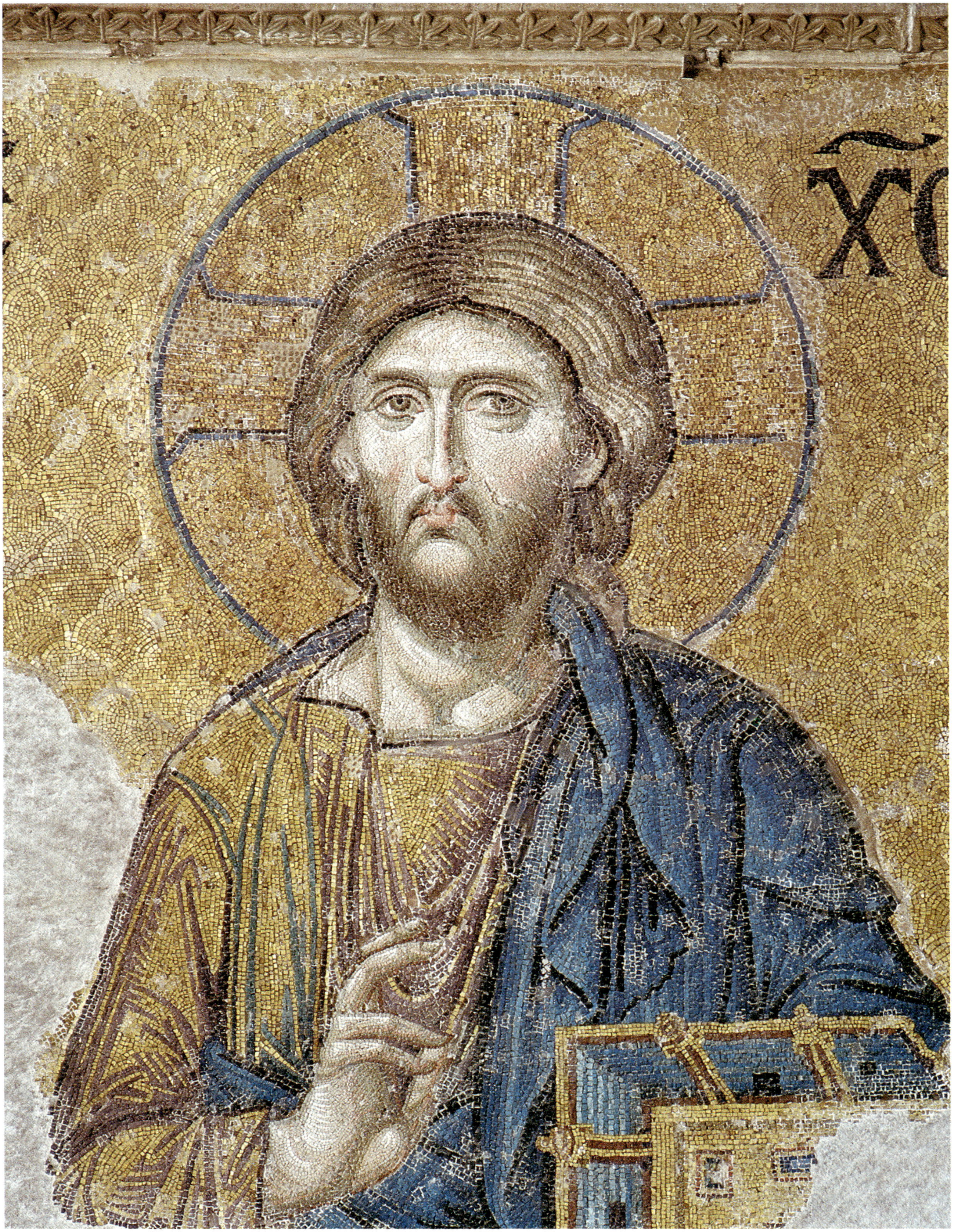
XC

auf den Achsen und auf den Diagonalen und konkav, wenn sie auf die acht Stützpfeiler treffen. Daraus ergibt sich eine Rippenstruktur, die Erdbeben widerstehen kann. Eine solche Technik entspricht den besten römischen Formeln der hadrianischen und der severischen Zeit.

Der Schmuck dieser praktisch intakt gebliebenen Kirche besteht aus Korbkapitellen, verziert mit stilisierten Akanthusmotiven, die mit dem Meißel tief herausgearbeitet sind, und aus Friesen, deren üppige Profile den Stil des spätrömischen Reiches weiterführen und Texte zum Ruhm der Kaiserin Theodora einrahmen (Abb. 51 und 52).

Von der Kirche der heiligen Sergios und Bakchos hat die Hagia Sophia schließlich nur den allgemeinen Grundriß des Gebäudes innerhalb eines fast quadratischen Vierecks und das Prinzip der großen Zentralkuppel behalten, die an der Seite von zwei Galeriereihen gesäumt ist. Doch die »Kleine Hagia Sophia« kann, was das Gewölbe betrifft, mit Recht als ein Versuch, ein Experimentierfeld gelten. Sie ist es, die zur kühnen Konzeption von Justinians Meisterwerk geführt hat.

Die Gipfelleistung der Hagia Sophia

Prokop hat geschrieben, die Kathedrale Hagia Sophia von Konstantinopel sei in nur fünf Jahren und zehn Monaten errichtet und im Dezember 537 geweiht worden. Diese Kirche hat seit ihrer Entstehung als unübertroffenes Musterbeispiel der byzantinischen Macht gegolten, das gleichzeitig die Idee des Imperiums und den christlichen Kult im Osten verkörpert. Sie war ein Mittelpunkt des Glaubens und der Macht, symbolisiert im Kaiser – so, wie der Basileus gleichzeitig weltliches und geistliches Oberhaupt der byzantinischen Welt und der Orthodoxie war. Die Einweihungsfestlichkeiten sind von dem Dichter Paulus Silentiarius überliefert worden, und das Gebäude wurde von diesem Autor des 6. Jahrhunderts sowie von dem Geschichtsschreiber Prokop ausführlich beschrieben. Prokop, der Chronist Justinians, erkannte in ihr das Abbild der Gottesstadt, mit ihrer Kuppel, die »gleichsam an einer Goldkette am Himmel aufgehängt ist« (Abb. 55–61).

Die Hagia Sophia ist wahrhaftig beispielhaft, und dies aus mehr als einem Grund: zunächst durch ihre Größe – sie ist einer der weitesten Innenräume ohne Zwischenstützen, die im Altertum gebaut wurden. Ihr Grundriß ist vollkommen neuartig, sowohl technologisch als auch plastisch. Der Reichtum ihres Dekors mit Goldmosaiken, vergoldeten Bronzelüstern, Silberambo, Priestergewändern und Kultgeräten hat die Alten geblendet.

Wie ist diese Pracht nun entstanden? Konstantin hat möglicherweise an der Stelle eines heidnischen Tempels von Byzanz mit dem Bau einer ersten Sophienkirche zu Ehren der Göttlichen Weisheit begonnen. Jedenfalls hat Constantius II. sie gebaut und 360 geweiht. Diese Kirche muß einen basilikalen Grundriß und ein Holzdach gehabt haben. 404 brannte sie bei Aufständen nach der Verbannung des Johannes Chrystostomos nieder. Arcadius und Theodosius II. bauten an derselben Stelle eine zweite Basilika. Die Weihe fand 415 statt. Von ihrer Struktur, besonders von ihrer typisch antik wirkenden Vorhalle, sind archäologische Zeugnisse vorhanden, besonders Blöcke mit klassischem Simswerk und Stürze mit Reliefdarstellungen von Lämmern, die die Apostel symbolisieren (Abb. 46 und 47). Diese zweite Sophienkirche wurde beim Nika-Aufstand vom 15. Januar 532 ein Raub der Flammen. So beschloß Justinian, sie durch eine neue Kathedrale zu ersetzen. Ihr Platz ist unvergleichlich: auf der Kuppe des Hügels des ersten Byzanz, zwischen dem Hippodrom, das im Osten angrenzt, und den Palastgebäuden. So nimmt sie vom Gesichtspunkt der kaiserlichen Semiologie eine außerordentliche Stelle ein.

Justinian stellte zwei Architekten an: den Lyder Anthemios von Tralleis und den Ionier Isidor von Milet. Seit der klassischen Antike war es die Regel, daß Monumentalbauten von zwei Personen signiert werden mußten. In Wirklichkeit ging es darum, daß ein Theoretiker und Planer die Formel entwarf, die das Bauwerk bestimmen sollte, und daß auf der anderen Seite ein Praktiker diese Idee, dies Programm in einen Bau in all seiner Stofflichkeit umsetzte. Laut Prokop war Anthemios der Theoretiker und Isidor der Techniker. Wie es scheint, berief der Kaiser in diesen beiden Autoritäten aus Kleinasien die besten »mechanikoi« oder Mechaniker seiner Zeit (das Wort Mechaniker ist hier in seiner philosophischen Bedeutung zu verstehen, die die Dynamik von Körpern nach der Definition des Aristoteles betrifft). Er verlangte gewiß ein technisches Können von ihnen, das die früheren Bauten in den Schatten stellen konnte – die berühmten Kirchen Konstan-

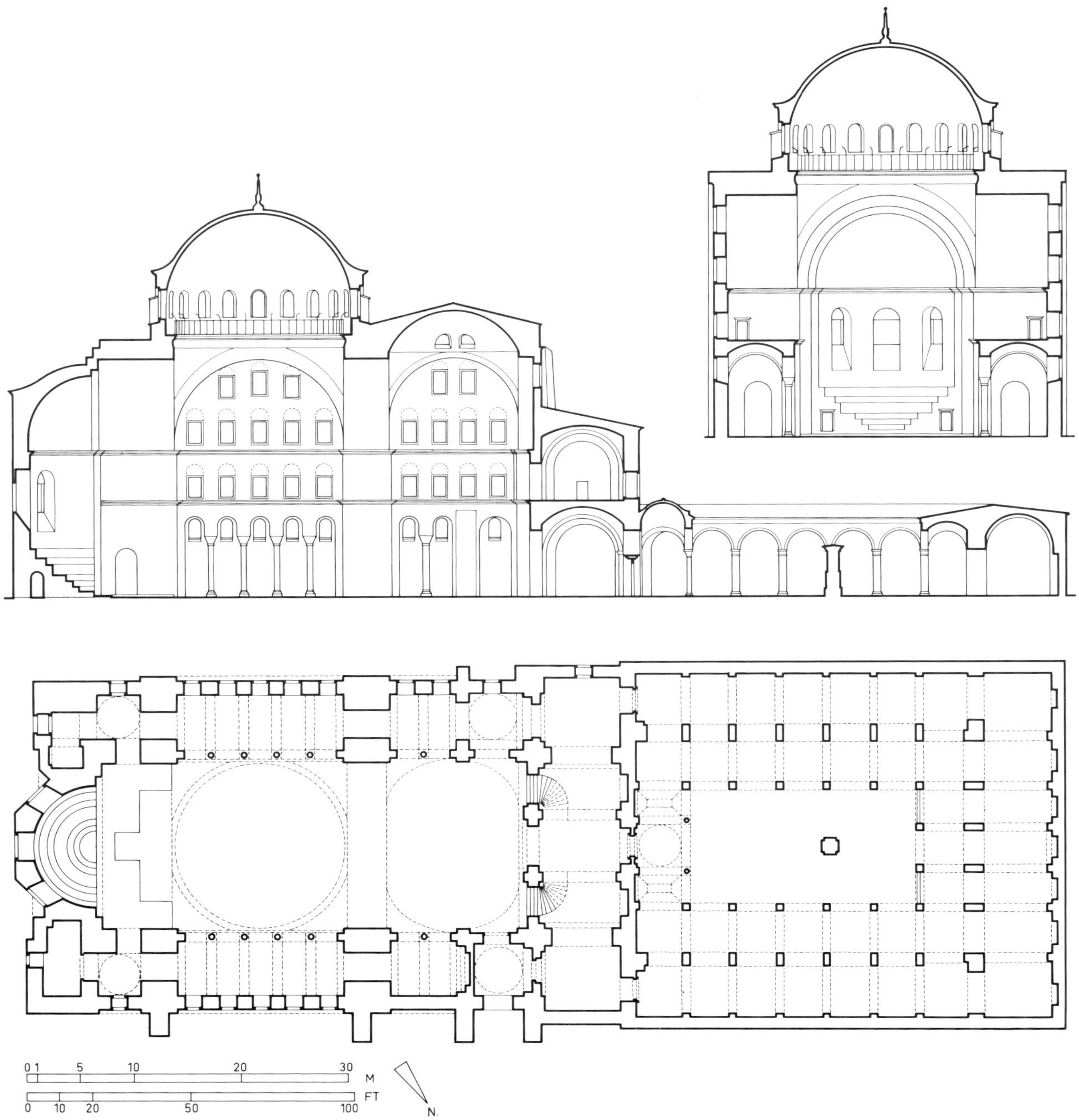

Konstantinopel: Hagia Eirene, die ursprünglich von Justinian errichtet und 741–775 von Konstantin V. Kopronymos wiedererbaut wurde. Längs- und Querschnitt durch das Schiff sowie Grundriß mit dem Atrium, das auf drei Seiten ein doppelter Portikus umzieht

tins wie St. Peter in Rom, San Giovanni in Laterano und San Paolo fuori le Mura, oder die Bauwerke im Osten, etwa die Grabeskirche (Anastasis) in Jerusalem, die Geburtskirche in Bethlehem, ja sogar einen theodosianischen Bau wie die Basilika Johannes des Täufers in Damaskus.

Tatsächlich hatte die Baukunst der Christenheit zwischen dem 4. und dem frühen 6. Jahrhundert erhebliche Fortschritte gemacht. Dies bezeugen Gebäude von außerordentlicher Größe, die im ganzen Imperium verstreut waren. St. Gereon in Köln etwa ist ein überwölbtes Martyrion aus dem letzten Drittel des 4. Jahrhunderts; sein vierpaßförmiger zentrierter Grundriß hat einen Durchmesser von 28 m. San Lorenzo Maggiore in Mailand, ebenfalls aus dem 4. Jahrhundert, ist durch seinen achteckigen Grundriß in einer Anlage gekennzeichnet, die seitlich über ein Quadrat von 24 m Seitenlänge hinausgeht. In Bosra in Südsyrien weist die Kathedrale von 512 eine große Rotunde von 38 m Durchmesser mit einem ringförmigen Umgang und einer vierpaßförmigen Mittelzone auf.

Doch vor allem wegen Justinians imperialer Ziele, wegen seines Wunsches, an die Tradition des Römischen Reiches anzuknüpfen, wurden die fortschrittlichsten Formen und Techniken der großen Gewölbearchitektur als Vorbilder herangezogen: das Pantheon Hadrians, die Thermen Caracallas und Diokletians, die selbst die Maxentius-Basilika inspiriert hatten – eine Lektion, die seit über zwei Jahrhunderten vergessen schien. In dieser Hinsicht ist die Hagia Sophia keineswegs einzigartig. Sie gehört zu einer ganzen Strömung, die sich um die Entwicklung überwölbter Räume bemühte. Schon Theodosius hatte bei seinen Befestigungen daraus geschöpft: Die Türme hatten Räume mit Kalottendecken, wie man an manchen Stücken der Landmauern von Konstantinopel feststellen konnte. Diese Erneuerung der Gewölbearchitektur ist auch bei der Kirche San Vitale in Ravenna zu bemerken, die von 530 datiert; über einem zentrierten Grundriß von 32 m Durchmesser dominiert eine Kuppel von 16 m den Bau (Abb. 55).

In den ersten Jahrhunderten des Römischen Reiches waren die technischen Fähigkeiten gewachsen, und in Anknüpfung an dieses beeindruckende Erbe führte Justinian die antike Architektur zu ihrer Gipfelleistung. Was Anthemios und Isidor entwarfen, war gleichzeitig größer und räumlich einheitlicher als alle früheren Beispiele. Sie konzipierten einen Innenraum ohne Bruch oder Unterteilung, der weder von Arkaden noch von Stützen unterteilt war, neue Perspektiven öffnete und lange Zeit ohne Nachahmer blieb (Abb. 56).

Die Architekten wollten die beiden gegensätzlichen Traditionen der christlichen Architektur – den basilikalen Grundriß und die Rotunde des Martyrion – miteinander kombinieren und einen neuen Organismus entwickeln, der auf der Zentralkuppel und ihrer Abstützung beruhte. Die Lösung war vollkommen neu und brauchte weder die Säulenreihen, die den Raum der Basilika in drei oder fünf Schiffe teilen, noch die konzentrische Anlage mit Umgang. Die beiden erfanden eine Formel von phänomenaler Virtuosität mit einer zentralen Kuppel, die ein Viereck von über 1000 m^2 bedeckt und auf vier großen Bogen von 31 m Spannweite ruht. Daraus ergibt sich eine baldachinartige Struktur, die von vier riesigen Eckpfeilern gestützt wird und ein Quadrat von 44 m Seitenlänge bedeckt. Die Kuppel selbst ist mit ihrem Durchmesser von 31 m weit davon entfernt, die Kuppel des Pantheons mit ihren 44 m zu übertreffen. Doch sie ruht auf nur vier Punkten, verbunden durch die vier Bogen (Abb. 62), während Hadrians Meisterwerk auf einer eindrucksvollen, 7 m dicken Ringstruktur aus zwei konzentrischen Schalen ruht, die sich gegenseitig stützen.

Anthemios und Isidor wollten keinen zentrierten Raum wie in einem Martyrion erreichen, sondern ein langes Schiff. Um die zentrifugalen Schübe der Kuppel der Hagia Sophia aufzunehmen, wählten sie für die Ostwestachse eine andere Lösung als für die Nordsüd-Längsachse. Sie setzten vor und hinter die Zentralkuppel auf dem tieferen Niveau der großen, tragenden Bogen zwei Halbkuppeln, die den gleichen Durchmesser wie die Hauptkuppel haben und diese auf der Längsachse abstützen. Die beiden Halbkuppeln haben ihrerseits Exedren, deren Gewölbe von auf Säulenpaaren ruhenden Bogen getragen werden. Diese Öffnungen schaffen räumliche Verbindungen rechts und links des Schiffes (Abb. 57). Außerdem tragen die Exedren an der Seite der Apsis dazu bei, die Lösung der Trikonchenchöre visuell wiederzugeben, die im 5. Jahrhundert aufgrund trinitarischer Überlegungen in der christlichen Architektur üblich war (Hermopolis, um 440, und Deir el-Abiad oder Weißes Kloster von Sohag, um 460).

Diese Lösung mit ihren Halbkuppeln von gleichem Durchmesser wie die Hauptkuppeln bildet für die Längsrichtung ein vollkommen schlüssiges und wirksames System des Zusammenhalts. In der Querrichtung ist die Formel ganz anders: Hier liegen unter den großen Bogen durchbrochene Tympanonwände über Arkaden, die von Säulen in zwei Geschossen gestützt werden. Zu ebener Erde bilden vier riesige Säulen für den Betrachter einen Vorhang, der den Raum begrenzt, während darüber sechs Säulen das Tympanon stützen. Von diesen seitlich das Schiff begrenzenden »Wänden« geht der Eindruck großer Leichtigkeit aus. Hinter den Säulenreihen befinden sich im Norden und Süden je zwei übereinanderliegende Emporen mit Kreuzgratgewölbe. Sie werden von zwei mächtigen Seitenpfeilerpaaren verstärkt und dienen dazu, den Schub der Zentralkuppel aufzunehmen.

Diese bauliche Lösung führt zu einem riesigen Innenraum von 80 m Länge und 34 m Breite (2700 m^2 Fläche) ohne sichtbare Stütze. Die Anlage wird im Westen durch den Eingang mit großem Atrium vervollständigt, das an einen Exonarthex und einen Narthex unter der Kaisertribüne grenzt. Insgesamt sind hier über 10000 m^2 Fläche überbaut. Der höchste Punkt des Gebäudes liegt bei 56 m, ursprünglich 51 m: Die erste Kuppel, die ein stärker gespanntes Profil hatte, hatte 557 bei einem Erdbeben Risse bekommen und war zusammen mit der östlichen Halbkuppel 558 eingestürzt. Isidor der Jüngere, der Neffe Isidors von Milet, der inzwischen gestorben war, baute die Dachkonstruktion wieder auf und erhöhte

67 Die Kirche Hagia Eirene oder Göttlicher Friede in der Nähe der Hagia Sophia stammt zum Teil aus der justinianischen Zeit. Sie wurde von Erdbeben verwüstet und von der Zeit Leos III. des Isauriers (716–740) an wieder aufgebaut oder restauriert. Der Bau hat nur ein Schiff, einen kreuzförmigen Grundriß und niedrige Galerien in den Armen des Kreuzes. Die Zentralkuppel hatte ursprünglich 24 Fenster, doch heute sind einige von ihnen zugemauert. Zwischen dem Narthex und der großen Vierungskuppel auf Pendentifs deckt eine merkwürdige ovale, querliegende Kuppel das kurze Schiff. Ein Atrium mit doppelter Arkade flankiert die Westfassade.

68 Apsis und Vierungskuppel der Hagia Eirene von Konstantinopel: Dieser Blick auf den Chor des Baus aus dem 8. Jahrhundert, der sich in den Gärten des Serails erhebt, zeigt Diakonikon und Prothesis auf beiden Seiten des Chors.

69 Das Schiff der Hagia Eirene mit seinem halbkreisförmig gestuften Synthronon (zum Teil verdeckt durch eine provisorische Estrade). In den Armen des Kreuzes ruhen Emporen auf vier Säulen an jeder Seite, die eine überwölbte Arkade tragen. Das ganze Gebäude besteht aus Steinmauerwerk, die Bedeckung aus Ziegeln.

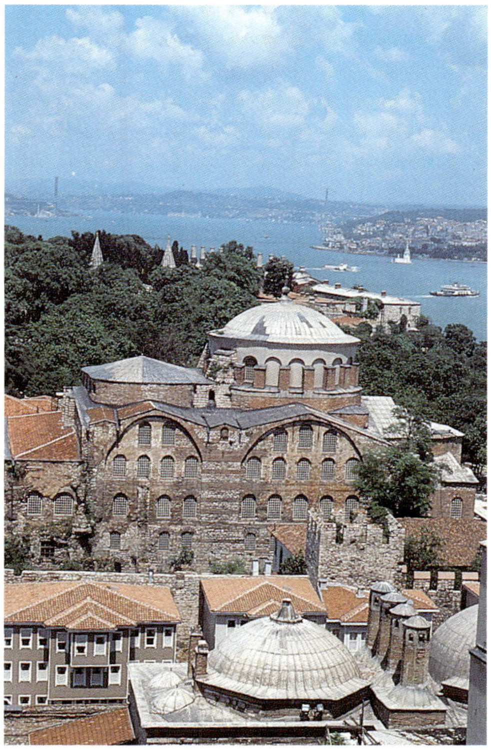
67

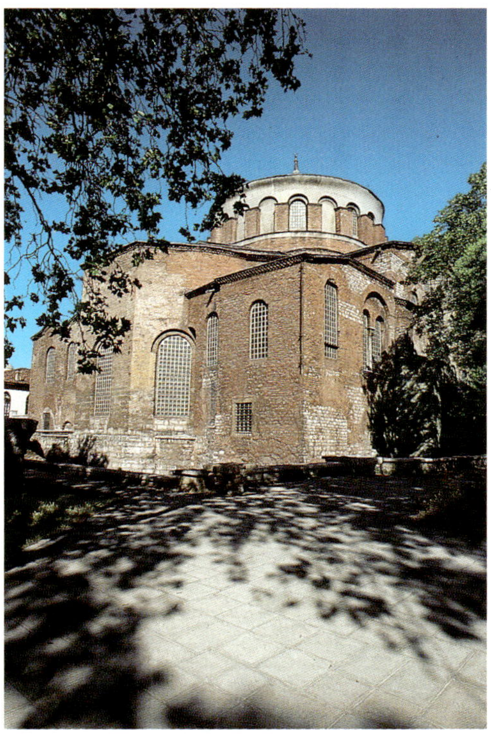
68

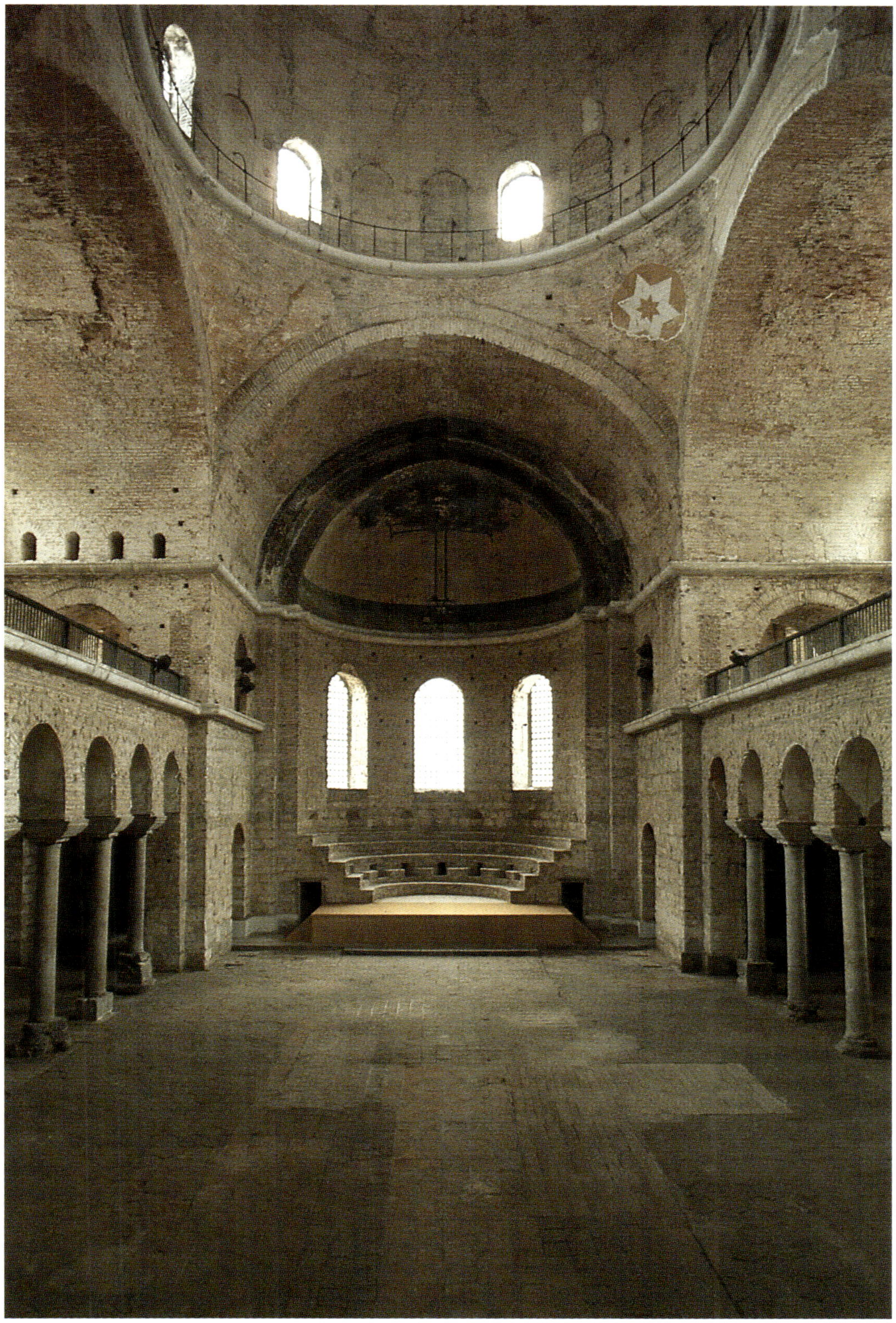
69

dabei die Kalotte um 5 m. Eine neue Weihe fand am 24. Dezember 562 statt. 975 beschädigte ein weiteres Erdbeben die hochgelegenen Teile, und ein armenischer Architekt mußte die Kuppel restaurieren. 1347 bebte die Erde noch einmal und machte eine erneute Reparatur notwendig, die erst 1354 beendet war.

Um zum Vergleich mit dem römischen Pantheon zurückzukommen, dessen Kuppel ihren höchsten Punkt 44 m vom Straßenpflaster hat, während die der Hagia Sophia 56 m hoch ist (ein achtzehnstöckiges Mietshaus!), sei auch der Unterschied in der Art der Beleuchtung hervorgehoben. Das Pantheon hat als einzige Lichtquelle nur den enormen Okulus von 9 m Durchmesser, das Oberlicht, das die Helligkeit des Zenits in das Gebäude einfallen läßt. Diese Lösung macht die obere Zone der Halbkugel leichter, ohne sie zu schwächen. Anthemios und Isidor zogen ihr eine sehr gewagte Lösung vor: Sie brachten am unteren Kuppelrand vierzig Fenster an. Diese Durchbrüche sind an der Außenseite durch Widerlager kompensiert, die die Struktur verstärken (Abb. 55).

Wenn man zu diesen Lichtquellen die Bogenwände hinzuzählt, die an jeder Seite etwa neunzehn Öffnungen haben, dazu die zwölf Öffnungen im Gewölbe der beiden Halbkuppeln und die neun Fenster der Apsis, so hat das Schiff ohne Seitenschiffe und Emporen einundneunzig Lichtöffnungen. Mit den rund siebzig Fenstern der beiden seitlichen Geschosse und der Kaisertribüne hat die Hagia Sophia, die Türen eingeschlossen, über hundertsiebzig Öffnungen. Sie geben Justinians Bau seinen eigentümlichen Charakter: eine diffuse Beleuchtung, die zu manchen Stunden mit Strahlenbündeln wechselnde Bilder malt. In der Nacht durchbrachen die vielen Lüster, Lämpchen, Fackeln und Kerzen die Dunkelheit bei nächtlichen Zeremonien und spielten mit dem Weihrauch, der von den Altären aufstieg und das Mysterium des Gotteshauses noch steigerte.

Wissenschaft und Symbolik

Wenn ein so komplexer baulicher Organismus wie die Hagia Sophia in Konstantinopel mit den Mitteln verwirklicht wird, über die die Antike verfügte, nämlich Ziegel für die Gewölbe und Quaderwerk für die Stützen, so ist dies nicht vorstellbar ohne solide Kenntnisse in der Theorie, speziell der Physik und der Mathematik. In diesem Zusammenhang hat sich John Warren bemüht, zu zeigen, in welchem Maß die justinianische Kathedrale den Höhepunkt der antiken Wissenschaften konkretisiert. Der Autor bezieht sich auf Menaichmos, einen Schüler des Eudoxos und Freund Platons im 4. Jahrhundert v. Chr., auf Archimedes im 3. Jahrhundert v. Chr. und auf Apollonios von Perge, der im späten 3. und frühen 2. Jahrhundert v. Chr. lebte. Er zieht die mathematischen Gesetze von Euklid und Pappos von Alexandria heran, dazu die Physik eines weiteren Alexandriners, Herons des Älteren, der ein Meister der Mechanik und Theologie war und eine Abhandlung über Gewölbe geschrieben hat.

Isidor von Milet hat von dieser ganzen griechischen Wissenschaft profitiert, deren Texte heute zum Teil verschollen sind. Er ist übrigens auch der Autor einer kommentierten Ausgabe des zweiten Buches von Archimedes, das der Kugel und dem Zylinder gewidmet ist, und eines Kommentars zu Herons Abhandlung über Gewölbe. Anthemios von Tralleis war mit Eutokios von Askalon verbunden, der um 460 n. Chr. geboren wurde. Dieser widmete seine Ausgabe der vier ersten Bücher des Apollonios, die von Kegeln handeln, seinem »lieben Anthemios«. Damals bestand die Arbeit eines Herausgebers in der Übersetzung von Texten alter Autoren, die auf Dorisch geschrieben waren, in byzantinisches Griechisch, und in der Anfügung von Kommentaren.

Was wir über das kulturelle und wissenschaftliche Rüstzeug von Anthemios und Isidor wissen, läßt uns also ausschließen, daß die Kuppel der Hagia Sophia eine empirische Arbeit sei. Es ging vielmehr um den Erweis außergewöhnlicher mathematischer und physikalischer Kenntnisse. In diesem Sinn kann der Bau der justinianischen Kathedrale mit Recht als das Vermächtnis der hellenistischen Wissenschaften gelten. Diese Linie erlosch wahrscheinlich mit Isidor dem Jüngeren, der laut Agathias nach 558 mit der Planung der neuen Kuppel für die Hagia Sophia beauftragt wurde.

Nach dem Verschwinden der »Mechaniker« erlebte die Baukunst eine tiefgreifende Veränderung: Man ging von errechneten Formen zum experimentellen Bauen nach Schätzwerten über. Die Gebäude wurden erheblich kleiner, und ein

70 Byzantinischer Silberteller aus dem 7. Jahrhundert mit einer Darstellung von Abrahams Opfer: Isaak ist auf dem Altar, und sein Vater hält schon das Messer, da schickt Gott ein Lamm (seine Hand erscheint am bestirnten Himmel, an dem Sonne und Mond stehen); es zieht Abraham am Gewand, um ihn von seiner Absicht abzubringen. Dieses Beispiel für die Silberschmiedekunst der klassischen byzantinischen Zeit bewahrt den antiken Stil des Faltenwurfs, hält sich aber auch an die heilige Frontalität der Figuren. Durchmesser: 28,5 cm, Gewicht: 772 g. (Genf, Musée d'Art et d'Histoire)

71 Gürtelschnalle aus Gold, mit Resten von Grubenschmelz, aus dem 6. Jahrhundert. Dieses Stück spiegelt den Einfluß der Nomadenkunst; es zeigt, daß an den Grenzen des Reiches ein Austausch mit den barbarischen Stämmen der Sklavenen und Anten stattfand. (Riggisberg, Abegg-Stiftung)

72 Elfenbeinerner Christus Kriophoros aus dem 4. bis 5. Jahrhundert. Das Symbol des Guten Hirten, der ein Lamm trägt, ist charakteristisch für die frühchristliche Soteriologie, in die antike Themen eingegangen sind, etwa Hermes, der einen Widder trägt. (Riggisberg, Abegg-Stiftung)

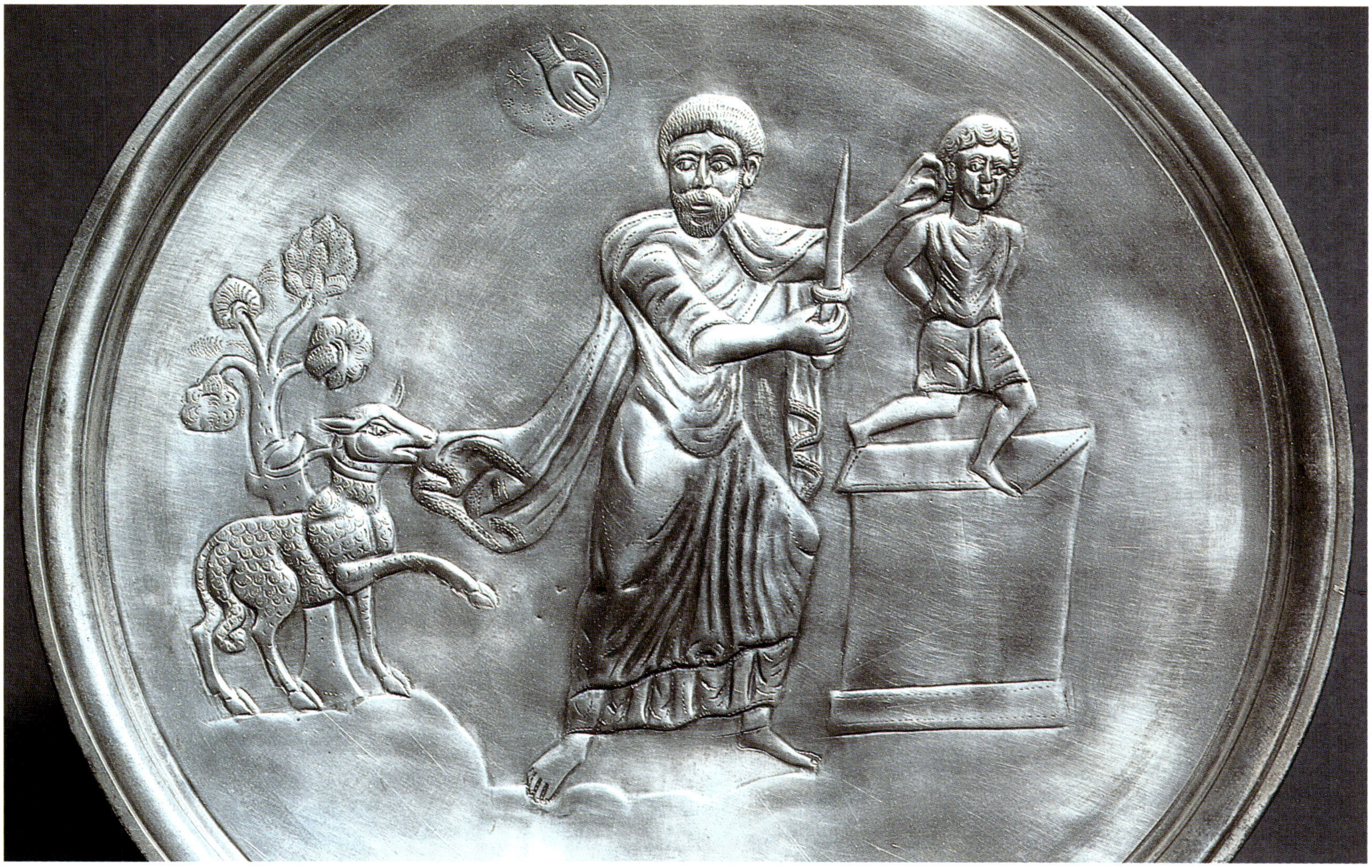

70

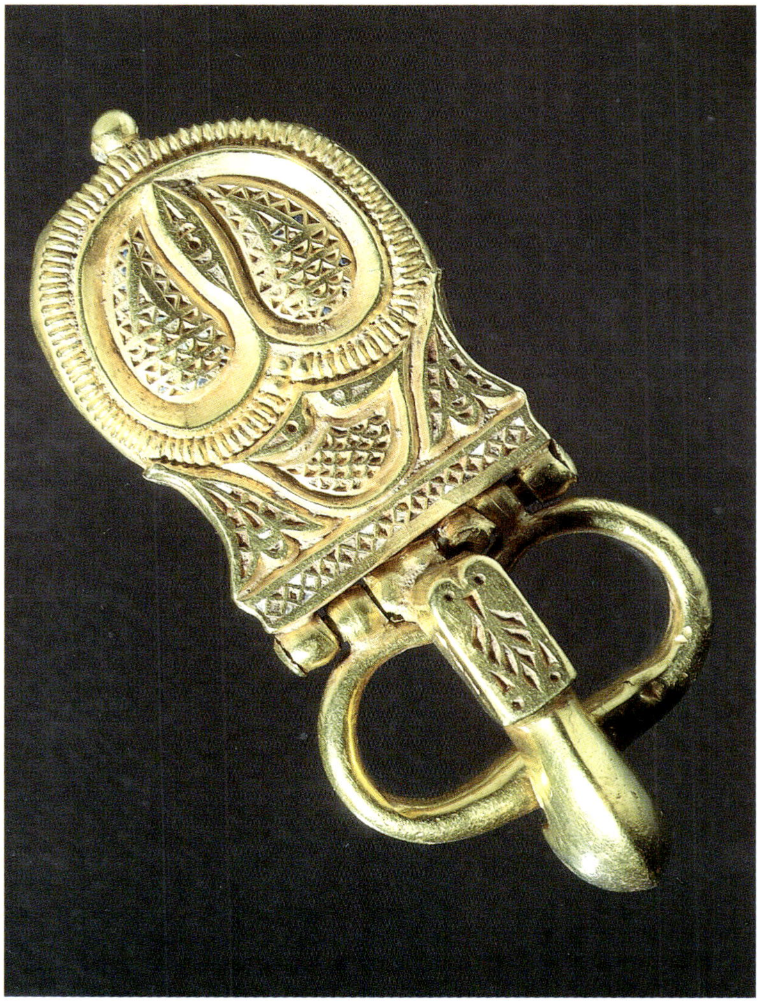

71

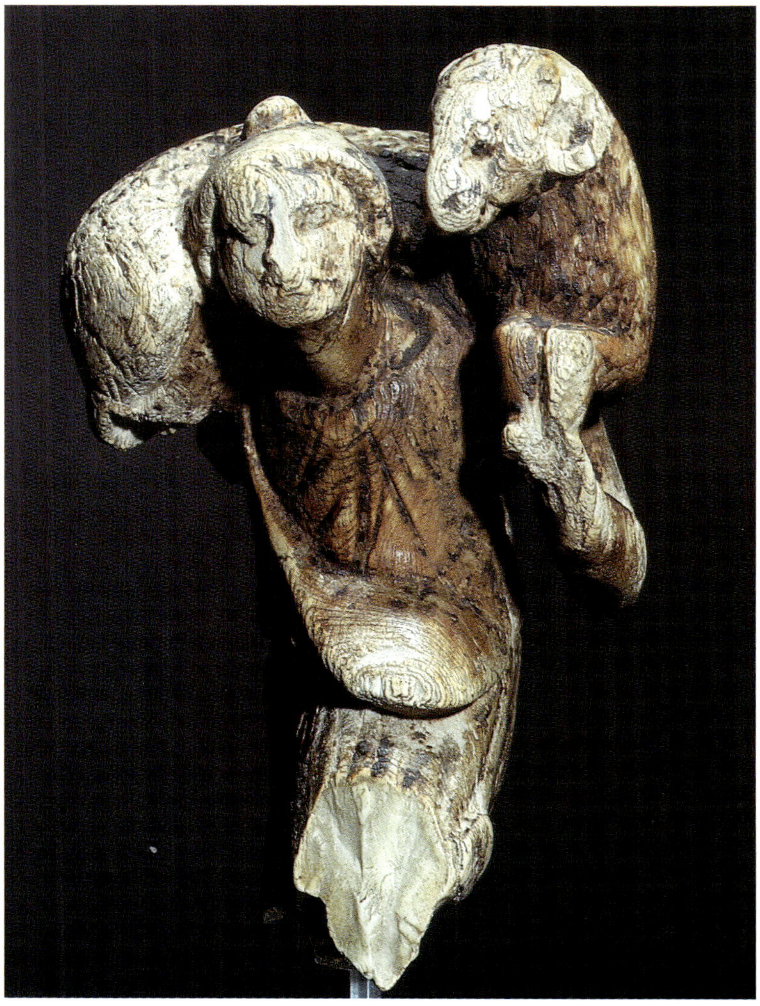

72

rascher Übergang führte von der Antike zum Mittelalter. Die Hagia Sophia ist so die letzte Schöpfung der antiken Architektur – eine Art Schwanengesang. Nach Anthemios und Isidor gerieten die griechischen Mathematiker in Vergessenheit. Die ganze intellektuelle Energie der byzantinischen Welt wurde von den Kämpfen um die Natur Gottes und die Beziehungen zwischen Vater und Sohn, um den Geist und die ikonoklastische Krise in Anspruch genommen.

Selbst wenn wissenschaftliche Kenntnisse den Bau der Hagia Sophia erklären, so ist dies Meisterwerk doch so außergewöhnlich, daß man die Mithilfe Gottes nicht ganz ausschließen konnte. Zwischen den allzu menschlichen Architekten und dem allzu fernen Gott, schreibt Gilbert Dagron, mußte es einen Vermittler geben: Dies war der Kaiser, der Initiator des Projekts und der Geldgeber, der auch »durch das Denken und durch die Tugend der Seele« mitwirkte. Dieser Kaiser war natürlich von Gott inspiriert, der Justinian den Plan eingegeben hatte, eine außergewöhnliche Kirche zu bauen, und der ihm durch einen Engel die Anlage der Kirche bekanntgemacht hatte.

Von nun an wurde im christlichen Reich nichts Großes mehr vollbracht, das nicht Ausdruck des göttlichen Willens gewesen wäre, und Engel waren allgegenwärtig, um Gottes Pläne denen mitzuteilen, die vom Himmel bevorzugt waren. Doch dieser Aspekt der Inspiration impliziert auch, daß das Werk – in diesem Fall das Bauwerk – sich nicht auf eine rein materielle Schöpfung beschränkte: Es bekam eine tiefere Bedeutung. Es spiegelte ein spirituelles Universum. Dies verlieh ihm seine symbolische Bedeutung.

In diesem Zusammenhang verdeutlicht ein Text aus dem 6. Jahrhundert unsere Auffassung von der Bedeutung der byzantinischen Sakralarchitektur. Lange galten Exkurse zum Thema Symbolik der Bauten als Ausgeburten der Mystik von Traumtänzern, die den Werken im nachhinein Schemata aufklebten, deren spätes Auftauchen jede Art von Hirngespinsten ermöglichte. André Grabar hat eine syrische Hymne analysiert, die André Dupont-Sommer übersetzt hat. Sie betrifft die Kathedrale von Edessa, und sie stützt die These über den Symbolwert der Sakralarchitektur. Worum geht es? Die fragliche Dichtung ist in sechzehnsilbigen Versen geschrieben und zählt zweiundzwanzig Strophen. Sie beschreibt ein Gebäude, das in Justinians Zeit entstanden ist, also zur gleichen Zeit wie die Hagia Sophia von Konstantinopel: die Kathedrale von Edessa (heute Urfa in Südostanatolien), die ebenfalls der heiligen Sophia geweiht war. Diese Kirche wurde, wie die Hymne sagt, von Bischof Amidonius gebaut. Er beauftragte mit dem vom Kaiser finanzierten Bau zwei Architekten namens Asaph und Addai (wieder einen Theoretiker und einen Praktiker).

In diesem »glorreichen Tempel« haben die beiden Architekten der Hymne zufolge »deutlich die Mysterien des Wesens und Wollens Gottes dargestellt. Es ist ein Wunder, daß das Bauwerk trotz seiner bescheidenen Ausmaße der weiten Welt ähnlich ist.« Man erkennt sofort die These, daß der Mikrokosmos den Makrokosmos symbolisiert. Sie wird hier zu Lebzeiten der Erbauer selbst ausgedrückt, und das trägt noch mehr zu ihrer Stützung bei. Der Dichter fährt fort: »Wasser umgeben sie, ebenso wie das Meer«, das die Welt umgibt, wobei auch die beiden Seen der Stadt Edessa angesprochen sind. »Ihr Dach ohne dazwischen stehende Säulen spannt sich wie der Himmel. [...] Sie hat die Form eines Helms, und sie ruht auf vier großen Bogen, die den vier Seiten der Erde entsprechen [die Welt galt in der zeitgenössischen Kosmologie als quadratisch]. Sie ist mit Goldmosaiken geschmückt wie das Firmament mit leuchtenden Sternen.« Ein zweitesmal kommt der Autor auf seinen Himmelsvergleich zurück: »Ihre hohe Kuppel ist eine Entsprechung des Himmels.« Dann fügt er einen Interpretationsschlüssel an: »Der Chor zählt drei Fenster, deren Strahlen das einzige Licht der Dreifaltigkeit vergegenwärtigt.« Außerdem muß diese Kirche in Edessa ein Atrium gehabt haben: »Die Vorhallen, die es umgeben, stellen die zwölf Stämme Israels um die Bundeslade dar. [...] Die Fenster [des Innenraums] stellen die Apostel und Propheten dar. Der Thron im Chor aber ist das Abbild des Thrones Christi, und die neun Stufen, die zu ihm führen, sind die neun Ordnungen der Engel.«

Diese poetische Beschreibung in der syrischen Hymne, von der hier nur die Aussagen zur Symbolik wiedergegeben wurden, hat es André Grabar ermöglicht, das Aussehen der Hagia Sophia von Edessa, die heute spurlos verschwunden ist, teilweise zu rekonstruieren. Sie hatte wahrscheinlich einen quadratischen Grundriß, wie die gleichnamige Kirche in Konstantinopel und wie die Kirche der heiligen Sergios und Bakchos, und war mit einer einzigen, vermutlich bleiverkleideten Kuppel gedeckt. Wahrscheinlich ermöglichte ein niedriger, achteckiger

Tambour mit Ecktrompen den Übergang vom Quadrat zum Kreis der Kuppelbasis. Der Bau zeigte außen drei gleiche Fassaden – die vierte befand sich an der Seite von Atrium und Narthex. Der Chor war mit einem Synthronon ausgestattet, mit halbkreisförmigen, stufenförmigen Bänken in neun Rängen, auf denen der Klerus Platz fand.

So zeigt sich, daß diese Hagia Sophia von Edessa, gleichzeitig wie die von Konstantinopel erbaut, sich für weitgehende symbolisch-mystische Deutungen eignete, die jeder Einzelheit des Baus eine hervorragende Bedeutung gaben. Entsprach diese Interpretation des Gebäudes der Absicht der Architekten, oder war sie eine nachträgliche Erfindung? Es hat den Anschein, als rechtfertigte die frühe Entstehung dieser Hymne aus dem 6. Jahrhundert, die wahrscheinlich zur Einweihung der Kirche geschrieben wurde, die Hypothese, daß den Architekten selbst eine solche Auffassung nicht völlig fremd war.

Woher stammen solche Folgerungen? Aus welchen Quellen schöpften die Künstler der Zeit, um ihren Werken einen höheren Sinn zu geben? André Grabar belegt, daß die Texte des Pseudo-Dionysios Areopagita (ein nicht identifizierter Autor des späten 5. und frühen 6. Jahrhunderts mit neoplatonischen Einflüssen) der Ursprung dieser Symbolik sind. Die ganze mittelalterliche Scholastik wurde von ihnen inspiriert, ebenso wie die Schriften des Maximus Confessor, der 580 in Konstantinopel geboren wurde und 662 in Lazika starb, insbesondere seine *Mystagogie.* Es ist eine interessante Feststellung, daß Dionysios' Denkweise schon kurz nach der Entstehung des Textes eine Anwendung in der Baukunst fand. Man muß also eingestehen, daß seine Ansichten die Denkweise einer ganzen Epoche kristallisieren.

Kann man nun schließen, daß die Hagia Sophia von Konstantinopel ebenfalls einen mystischen Sinn hatte? In diesem Fall müßte man annehmen, daß eine kosmische Symbolik mit ihrer Kuppel verbunden wurde, die mit ihren beiden ergänzenden Halbkuppeln von gleichem Durchmesser eine vollkommene Kugel bildet, eine gleichsam geöffnete Kugel, die das heilige Opfer des in der Kirche gefeierten christlichen Kults birgt.

Muß man weiterhin aus diesem Text schließen, daß die Hagia Sophia von Konstantinopel wie die von Edessa das Mysterium der Trinität materiell vergegenwärtigte, oder daß ihr Synthronon die Ränge der Engelhierarchie wiedergab? Wenn man den Berichten der Patriographen (den »Patria« des 9. Jahrhunderts) über den Bau Glauben schenkt, so findet man für beide Kirchen den Hinweis auf die vom kosmischen Ozean umgebene Welt. Es ist jedoch nur solider Fels, im Gegensatz zu der feuchten und unsicheren Umgebung, denn das Gebäude liegt auf einem Hügel, und man könnte nicht postulieren, dort sei ein See gewesen: »Der Kaiser fand einen kreisrunden Stein, der vom Allerheiligsten bis zum unteren Bogen ging, und er machte ihn zum Fundament [der Kuppel]. Doch von diesem Bogen bis zum äußeren Narthex mußte er das Fundament auf schwammigem, mit Gestrüpp bewachsenem Boden legen.«

Man findet auch bei den Bodenplatten der Hagia Sophia etwas Interessantes: Die Motive, die sich über sie hinziehen, stellen die Vier Flüsse des Paradieses dar. Es wäre unnütz, mit der Aufzählung der symbolischen Qualitäten fortzufahren, die dieser ehrwürdige Bau birgt: Seit seiner Entstehung gab es eine Vielfalt von Schriften über seine Genese und Bedeutung. Seit dem historischen Bericht Prokops und dem Gedicht des Paulus Silentiarius haben viele Kommentare ihren Stein zum »Gebäude der Worte« beigetragen, das über die Kirche selbst gebaut worden ist. Doch keiner ist so schlüssig wie die Hymne von Edessa. Eine Tatsache erregt jedoch Neugier und scheint die Kontinuität eines antiken Symbols zu bezeugen: Die hundert Fuß breite Kuppel hat vierzig Fenster – diese Zahl bleibt unerklärt. Man kann sie allerdings mit einer ganzen Tradition in Verbindung bringen, die schon im Heidentum existiert hat. So zählt der Umgang um Hadrians Teatro marittimo in Tivoli vierzig Säulen. Die jüngeren Paläste des safavidischen Iran und der indischen oder pakistanischen Moghuln tragen den Namen »Palast der vierzig Säulen«, in Isfahan wie in Lahore. Wenn man weiß, wieviel schwerer es ist, einen Kreis in vierzig als in sechsunddreißig (mit einem Kompaß) oder in zweiunddreißig (mit der Winkelhalbierung) Sektoren zu unterteilen, so wird man einräumen, daß diese Zahl kein Zufall war.

Einen Einstieg zur Interpretation dieser Zahl vierzig gibt ein Text des heiligen Augustinus (354–430), den Franz C. Endres und Annemarie Schimmel in ihrem Buch *Das Mysterium der Zahl* erwähnen. Ihm zufolge entspricht vierzig der »integritas saeculorum«, der Gesamtheit der Jahrhunderte oder der Zeit (*Enarrationes*

73 Bronzehand, die eine kosmische Kugel hält, darauf das byzantinische Kreuz. Dieses Stück aus dem 6. bis 7. Jahrhundert symbolisiert den Segen, der sich über das Universum ausbreitet. (Riggisberg, Abegg-Stiftung)

74 Kleiner byzantinischer Silberkelch (Höhe: 9 cm) mit perlengeschmücktem Rand und konischem Fuß, wahrscheinlich aus dem 4. bis 5. Jahrhundert. (Genf, Musée d'Art et d'Histoire)

75 Bronzenes byzantinisches Prozessionskreuz mit Blattvergoldung (Höhe: 47,5 cm). Die Medaillons zeigen in der Mitte ein Brustbild Christi, an den Seiten Johannes den Täufer und Maria, oben und unten die Erzengel Michael und Gabriel. Mit seiner charakteristischen Form – breiter werdende Arme mit konkaven Enden, die von zum Teil verlorenen Kugeln betont werden – muß dieses Stück sakraler Goldschmiedekunst aus Kleinasien im 11. Jahrhundert entstanden sein. (Genf, Musée d'Art et d'Histoire)

76 Silberpokal mit vergoldetem Blattrelief, wahrscheinlich in der Zeit Justins II. (565–578) oder seines Nachfolgers Tiberius II. (578–582) in Syrien entstanden. Um seinen Rand verläuft eine niellierte Inschrift mit guten Wünschen für einen gewissen »Megalos, ehemaliger Konsul und Patrizier unseres sehr frommen Herrschers«. Die schweren Buckel, die die Basis diese Pokals verdicken, und die mit vergoldeten Weinranken abwechselnden Palmblätter sind ein Anklang an die Antike. (Riggisberg, Abegg-Stiftung)

77 Kleine, in Ton geformte byzantinische Öllampe aus Abu Menas in der ägyptischen Wüste, westlich von Alexandria. Die Szene illustriert schematisch Äsops Fabel vom Fuchs und dem Raben. (Privatsammlung)

78 Fläschchen für Wasser des heiligen Menas, der unter Diokletian den Märtyrertod erlitt. Es gibt Hunderte von diesen Fläschchen aus dem 5. bis 6. Jahrhundert. Sie stellen den ägyptischen Heiligen zwischen zwei Kamelen dar. Im ganzen antiken Orient nahmen die Pilger darin das wundertätige Wasser aus dem Becken mit, das beim Martyrion von Abu Menas liegt. Die Kirche wurde unter Arcadius (395–408) gebaut und von Theodosius II. dem Jüngeren eingeweiht. (Privatsammlung)

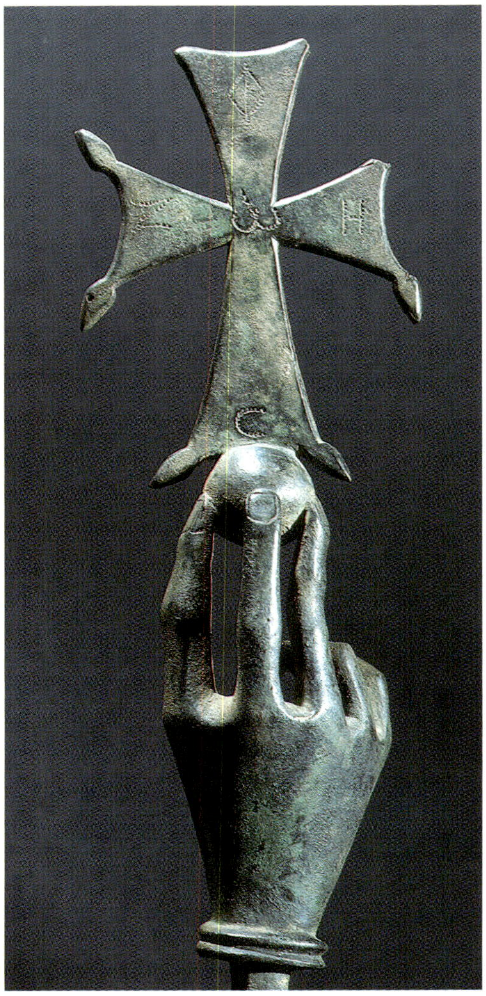
73

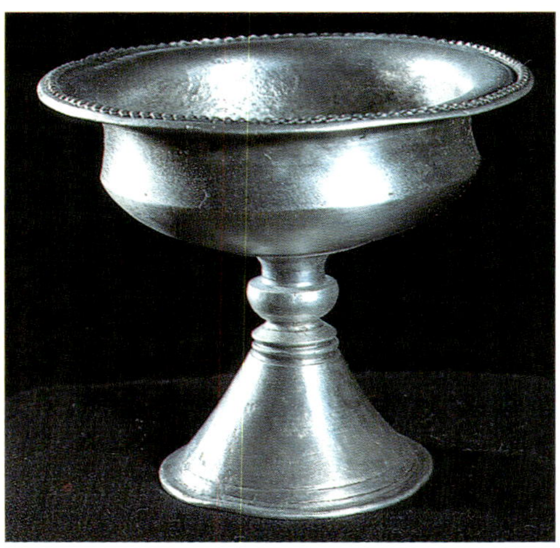
74

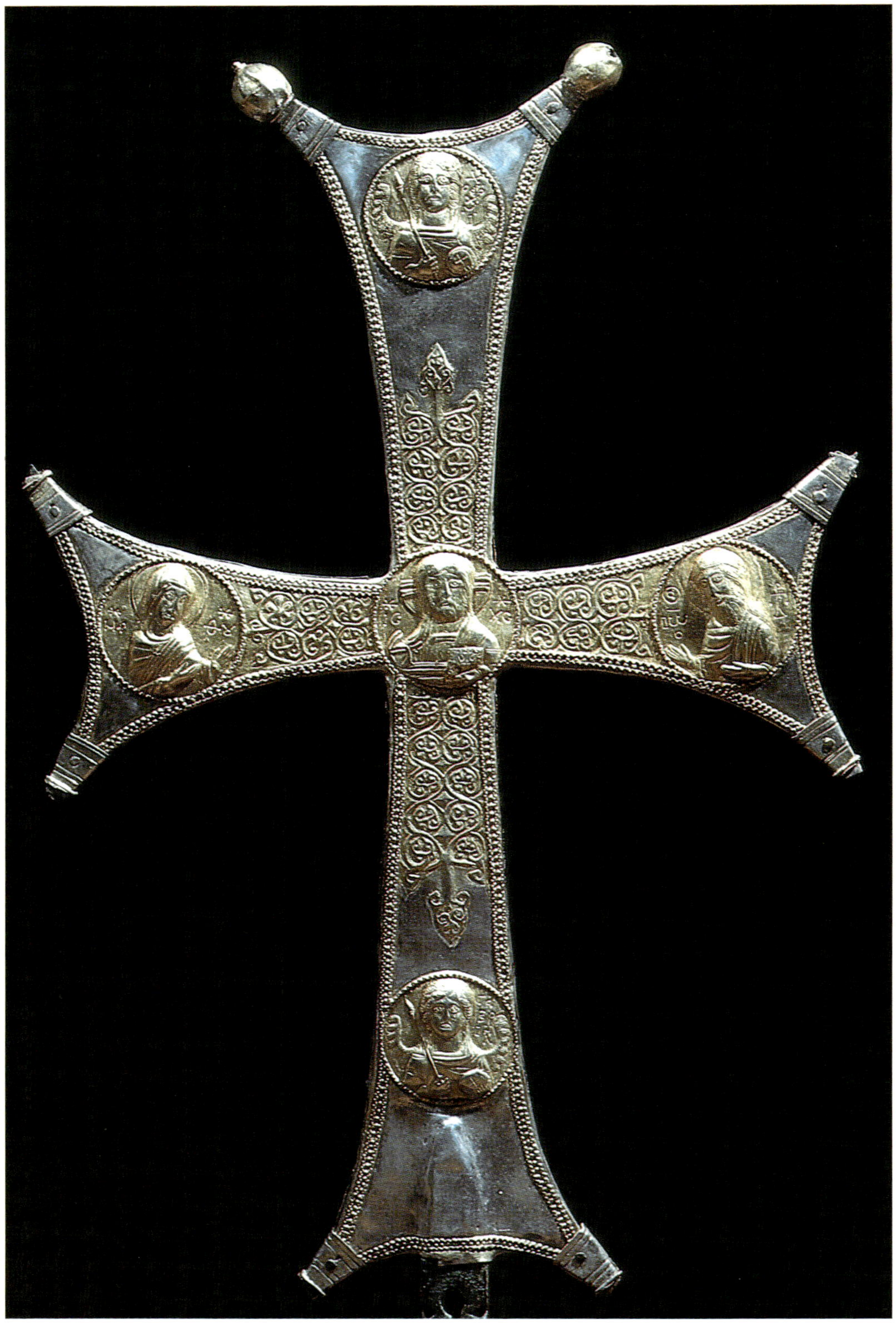
75

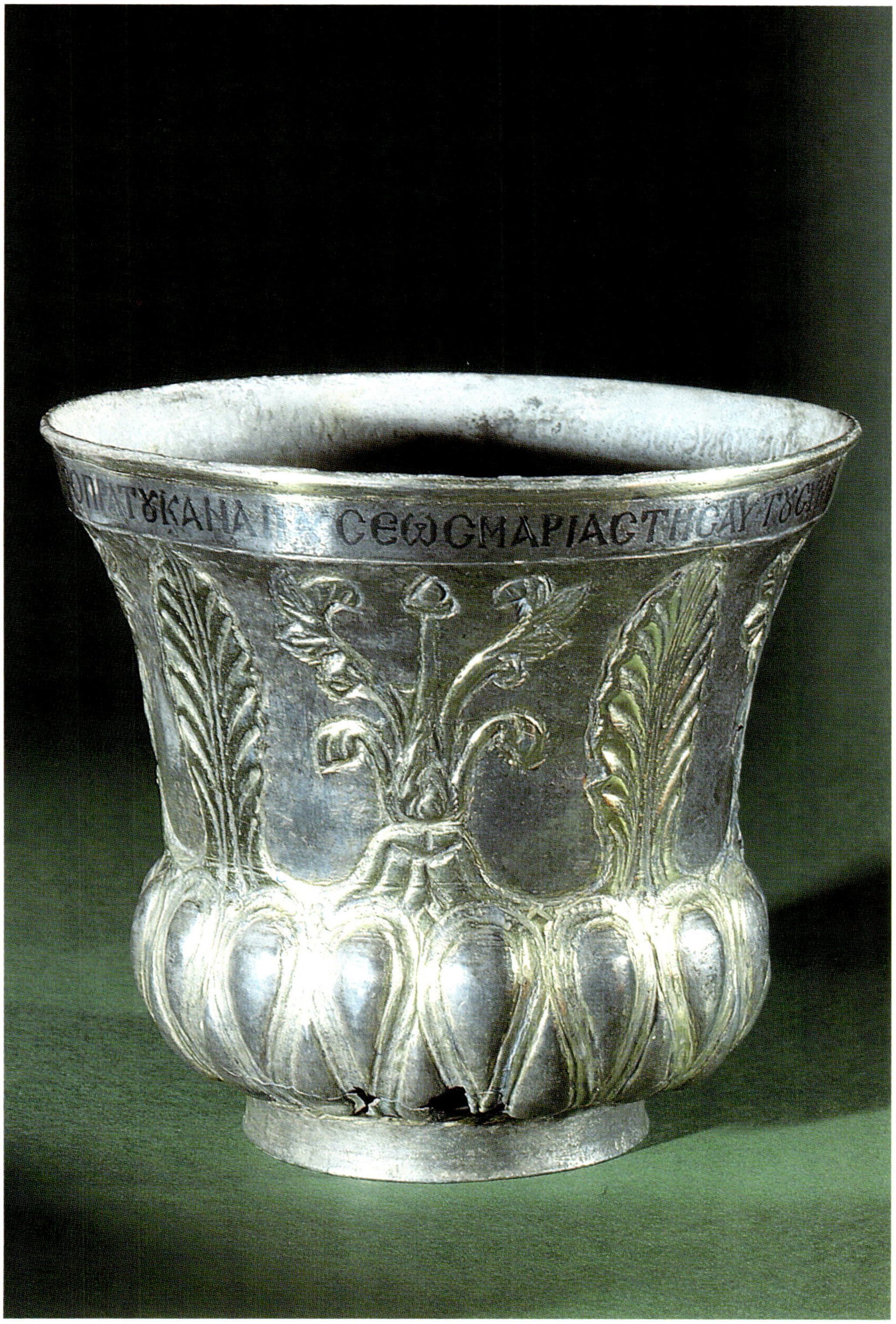

76

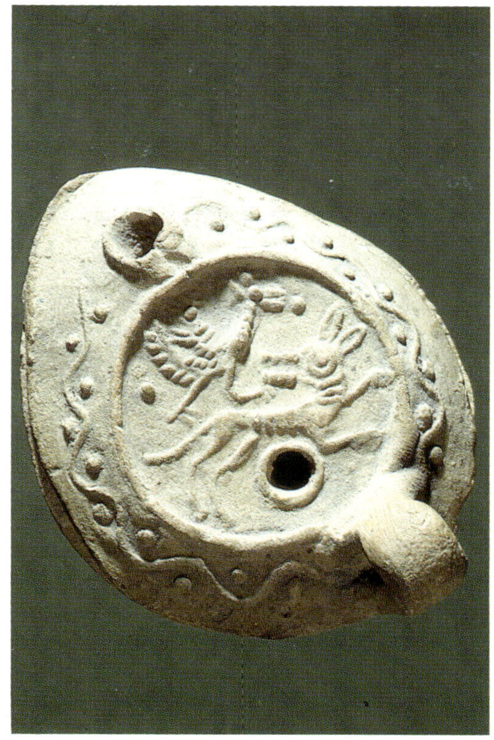

77

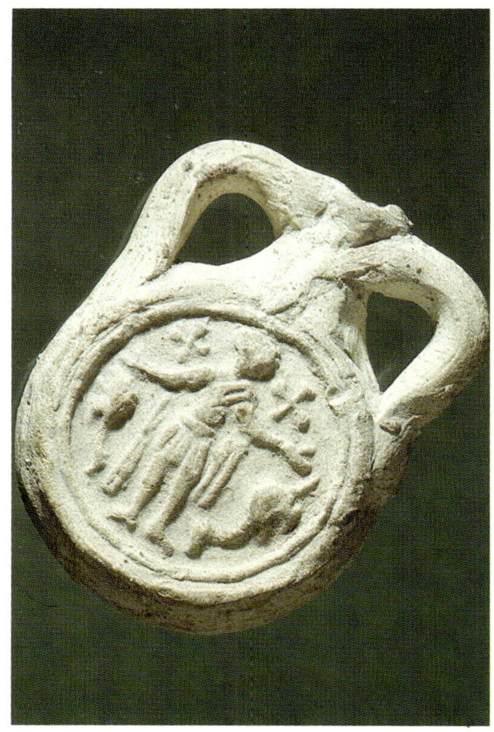

78

in Psalmos, 94, 14). Diese Bedeutung würde vollkommen zu dem Sinn passen, den ich in Hadrians Teatro marittimo in Tivoli ausgemacht habe; die kreisförmige Kolonnade aus vierzig Säulen umgibt dort ein ringförmiges Bassin und eine kleine runde Insel in der Mitte, die die Welt darstellt, und hat eine kosmologische Bedeutung. Ich habe nachgewiesen, daß dieses angebliche »Seetheater« in Wirklichkeit eine Stätte des Kaiserkults und der astrologischen Voraussage war, wo der vergöttlichte Herrscher seine Rolle als Kosmokrator spielte, wo er in den Sternen las und so das Geheimnis der Zukunft durchbrach, um das Reich zum Frieden und zum Goldenen Zeitalter führen zu können (vgl. *L'Astrologie et le pouvoir,* Paris 1986).

Wenn also die vierzig Säulen zu einer himmlischen Mechanik in Beziehung stehen, die die »integritas saeculorum« symbolisiert, so begreift man, daß sie den Rahmen bildeten, in dem der Kaiser seine absolute Macht manifestierte: Da er die Zukunft kannte, war er der Herr der Zeit. Und so, wie er über das Universum herrschte, den »orbis romanus«, so herrschte er auch über die Zeit, die »integritas saeculorum«.

Was ist nach diesem Interpretationsmuster dann der Sinn der Kuppel der Hagia Sophia mit ihren vierzig Fenstern an der Basis, einer regelrechten technischen Bravourleistung? Muß man dieser erheblichen Zahl von Öffnungen, die eine der kühnsten Strukturen der ganzen antiken Architektur schwächen, nicht die herausragende Bedeutung beimessen, auf die Augustinus hinweist? Denn die Zahl 40 muß einen höheren emblematischen Wert gehabt haben als 36, 32, 24, 16 oder 12, die leichter zu bewältigen gewesen wären und die die Festigkeit der Kuppel an ihrem Ansatz besser gewährleistet hätten, dem kritischsten Punkt überhaupt, der die Verbindung mit den tragenden Elementen herstellt.

Man sieht, daß die vierzig Fenster an der Kuppel der Hagia Sophia dieser Lichtkrone über dem der Göttlichen Weisheit geweihten Bau einen ganz bestimmten Sinn geben sollten. So wie die Kuppel den Himmel vergegenwärtigt, wird sie auch zum Ort des Übergangs zwischen der kosmischen Ewigkeit, in der Gott herrscht, und der Gesamtdauer aller Jahrhunderte der geschaffenen Welt: Sie ist par excellence der Ort der Inkarnation und des Zeitlichwerdens des ewigen, allwissenden Gottes, der durch seine Macht als Pantokrator über die Ganzheit der Zeit, die »integritas saeculorum«, herrscht. Ein prachtvolles Bild des Lichts, ein unergründliches Paradigma, das die große, unvergleichliche Kathedrale Justinians krönt.

Es ist also klar, daß die großen byzantinischen Bauwerke, die unter Justinian entstanden, einen Symbolwert hatten, der von dem Mosaikschmuck an den Wänden der Sakralbauten noch gesteigert wurde.

Die Kunst des Mosaiks

Der Text der syrischen Hymne aus Edessa preist die Goldmosaiken, die die Kuppel der Kathedrale schmücken »wie den Himmel die leuchtenden Sterne«. Sie repräsentieren »den Himmel der Himmel«, d.h. wahrscheinlich die achte Sphäre des homozentrischen Systems, das die himmlische Mechanik bildete, die Sphäre der Fixsterne. In der Hagia Sophia von Konstantinopel war diese Auskleidung mit goldgrundigen Mosaiken anscheinend allgegenwärtig, vom hohen Sockel aus polychromem Marmor bis zum Scheitel der Kuppel. Nach der ikonoklastischen Krise war ein Teil dieses Schmucks verschwunden; nur in unerreichbaren Zonen war er noch erhalten. Man ging nun daran, dem Bau seine herrliche, funkelnde und lichterfüllte Zier wiederzugeben. Seit etwa fünfzig Jahren findet man unter dem Putz von 1847 und 1849, den die Tessiner Architekten Gaspare und Giuseppe Fossati im Auftrag des Sultans Abdül Mecit anbrachten, Bruchstücke dieser Meisterwerke. Sie waren in der Zeit, als der Bau als Moschee diente, unter Gips versteckt gewesen (Abb. 63–66).

Außer der schönen Komposition in der Apsis, deren Kalotte die Jungfrau mit Kind und Erzengel Gabriel darstellt und die aus dem 9. Jahrhundert datiert, fand man über den Emporen die Figuren einiger von insgesamt vierzehn Propheten und vierzehn Bischöfen aus dem 10. Jahrhundert. Am Scheitel der Kuppel thronte Christos Pantokrator, und die Wände der Emporen zeigen noch die berühmte Deësis mit Christus, Maria und Johannes dem Täufer, die Porträts von Kaiser Konstantin IX. Monomachos (1030) mit der Kaiserin Eirene zu beiden Seiten der Jungfrau, oder von Johannes II. Komnenos (1122) und der Kaiserin Zoë zu beiden Seiten von Christus. Im Narthex schließlich sind die Tympanoi über den Türen mit Mosaiken bedeckt, die die Kaiser neben göttlichen Figuren darstellen: Christus-Sophia nimmt die Ehrung Leos VI. (10. Jahrhundert) entgegen, und die kanonisierten Kaiser Konstantin und Justinian schenken der Jungfrau Maria die Stadt Konstantinopel.

Es ist also ein durchorganisiertes Programm, das die Hagia Sophia ausschmückt. Doch während wir darauf warten, daß weitere Mosaiken unter dem bemalten Stuck zum Vorschein kommen, soll die Darstellungsweise dieser besonderen Kunst betont werden, die vom 6. Jahrhundert an in all ihrer Pracht erblühte und nach der ikonoklastischen Krise glorreich wiedererstand. Es handelt sich um eine Sakralästhetik, die typisch byzantinisch ist und nichts mehr mit antiker Ästhetik gemein hat.

Die klassische Kultur hatte im wesentlichen die Statue bevorzugt. Das Fresko entwickelte sich nicht vor dem Ende der hellenistischen Zeit und in der römischen Epoche. Byzanz hat zwar selbst kaum Skulpturen hervorgebracht, doch griechische Statuen gesammelt. Diese bildeten den Schmuck der Hauptstadt, die sich zwischen Konstantin und Theodosius II. zu einem regelrechten Museum entwickelt hatte. Noch zur Zeit Justinians verteilte der Kaiser 427 heidnische Statuen in der Stadt, besonders im Hippodrom. Doch diese »Götzen« von einst waren inzwischen von ihrem Kontext gelöst und galten als profane Kunst, vielleicht gar als Kuriosität.

Die Verbreitung des Wandmosaiks – und nicht des Bodenmosaiks –, das bald zum bevorzugten Ausdrucksmittel des christlichen Reiches wurde, ist ein Ausdruck der Orientalisierung im Denken und in der Ästhetik: Die semitisch-aramäischen Völker haben seit jeher eine Abneigung gegen Statuen an den Tag gelegt. Der dreidimensionalen Skulptur zogen sie Stelen und Reliefs vor (Palmyra), wenn es nicht die Malerei war (Dura Europos). Diese Haltung des Argwohns gegen Standbilder spiegelt sich im zweiten Gebot des Dekalogs: »Du sollst dir kein geschnitztes Bild machen, kein Abbild von dem, was im Himmel droben oder unten auf der Erde oder im Wasser unter der Erde ist.« Die Darstellung in der Skulptur war also formal verboten, um die »Götzen« zu bekämpfen und um die Götterstatuen durch einen vergeistigteren Kult in Tempeln mit anikonischem Schmuck zu ersetzen. Auf dieser Konzeption gründete die These der Ikonoklasten, die jede Form der Verehrung für ein heiliges Bild ablehnten, und die Deutung des Islams für das zweite Gebot betraf im wesentlichen die traditionellen Werke: die, die einen Schatten werfen. So zogen sich die byzantinischen Künstler auf die Malerei zurück, um ihre sakrale Kunst zum Ausdruck zu bringen. In dieser Kunst sind die Figuren im allgemeinen streng frontal und in geheiligter Unbeweglichkeit dargestellt. Auch hier hat der Einfluß des Orients mit seinen Personen, deren Blick aus vergrößerten Augen sich im Unendlichen verliert, die Bewegtheit der klassischen griechischen Kunst verdrängt.

Im Vergleich mit der antiken Sprache, die in den Szenen auf den Bodenplatten des großen Palasts in Konstantinopel (6. Jahrhundert) noch vorhanden ist, bedeutete der Goldgrund, der sich bei religiösen Mosaiken in Byzanz durchsetzte, eine tiefgehende Revolution des ikonographischen Systems. Bei den Sakralbauten des Christentums beschränkt sich die byzantinische Kunst auf ausschließlich religiöse Darstellungen. In ihrer charakteristischsten Epoche vom 9. bis 12. Jahrhundert fixiert diese hieratische Kunst die Gestalten in strenger Frontalität. Abgehoben von der blendenden Leuchtkraft der Goldhintergründe, die eher das Licht der Gnade vergegenwärtigen als das Licht der Sonne, sind die Protagonisten – Herrscher und Heilige neben Bildern Gottes – in einem Universum dargestellt, das gleichzeitig abstrakt und entstofflicht, zeitlos und leer ist und sie in die Ewigkeit einer allmächtigen, leuchtenden Transzendenz projiziert.

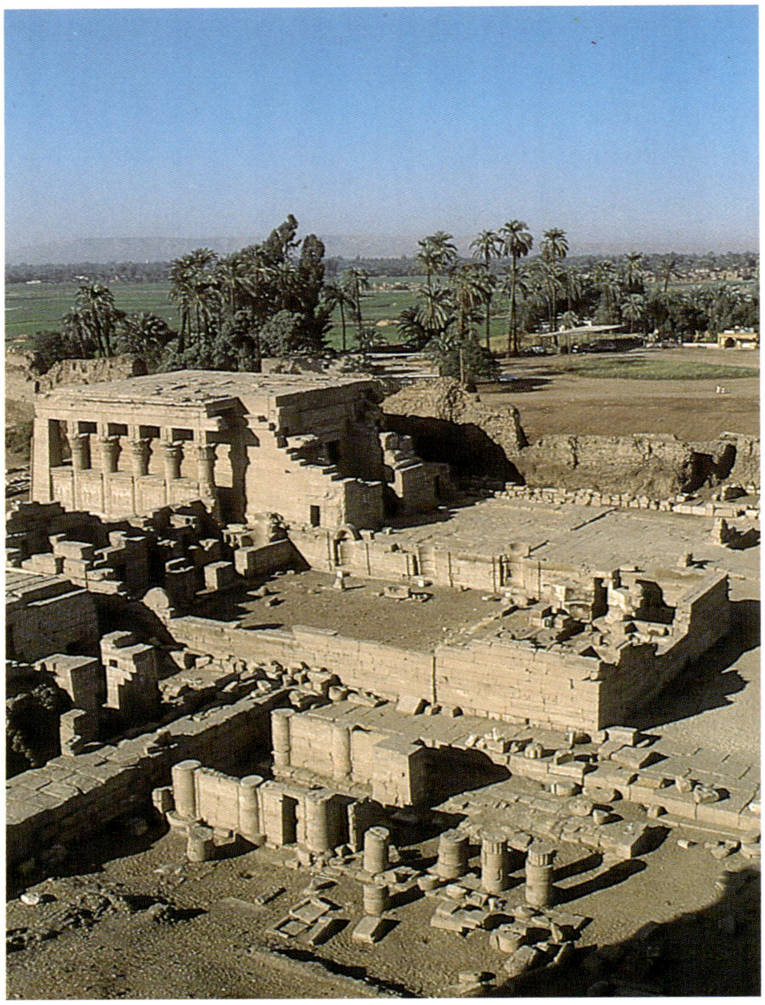

79

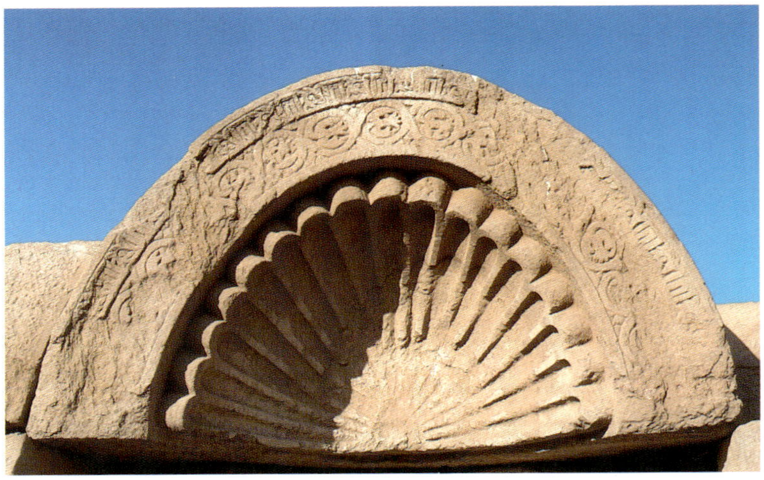

80

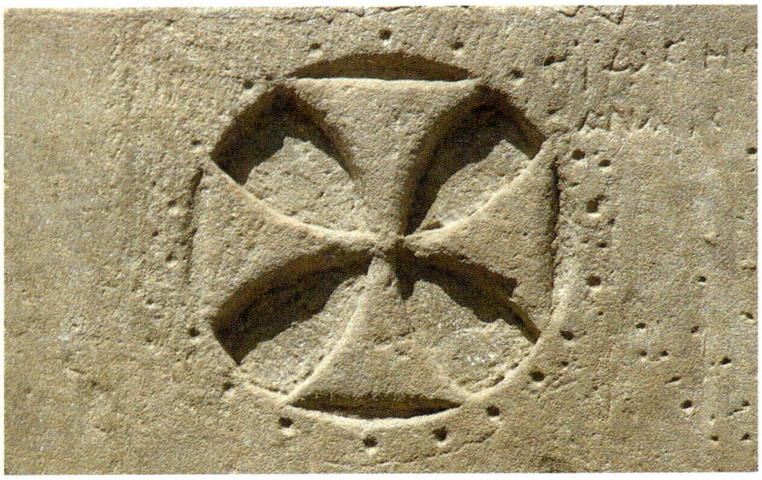

81

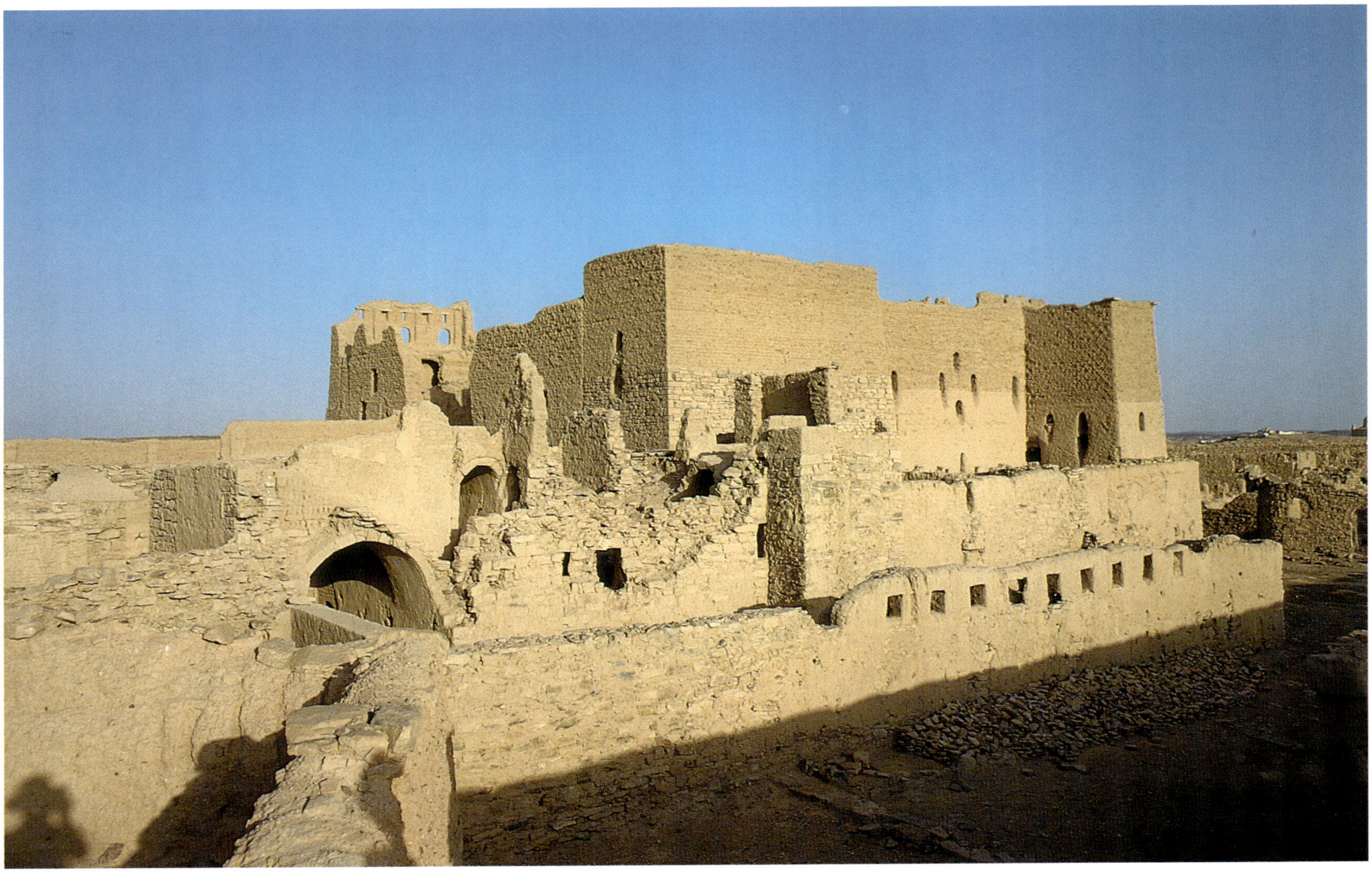

82

III Die koptischen Bauwerke in Ägypten und Äthiopien

In dieser im weiteren Sinn byzantinischen Provinz, dem Niltal, der Heimat des koptischen Christentums, entwickelte die Kunst einige ihrer eigenständigsten und überraschendsten Formen. Wie sein ferner Abkömmling Äthiopien war Ägypten weit von der Hauptstadt Konstantinopel entfernt, und bald genug wehte dort der Wind der Revolte. Es entstanden Ausdrucksformen, bei denen die ihrerseits importierten antiken Traditionen so gut wie vergessen und die jahrtausendealte Sprache der pharaonischen Kunst fast völlig aufgegeben waren. Mit der Indienstnahme der bäuerlichen Bevölkerung für das erst Römische, dann byzantinische Reich, das seine Hauptstädte zu ernähren hatte, trat eine tiefgreifende Regression bei den Fellachen ein. Die koptische Kunst brachte dann einen ganz neuen Stil hervor.

Der Ausdruck »Kopten«, mit dem man die christlichen Niltalbewohner bezeichnet, stammt direkt vom griechischen »Aigyptoi« ab (wahrscheinlich eine Ableitung von einem ägyptischen Wort), dessen erste Silbe in der arabischen Schreibweise wegfällt. So erhielt sich nur die Wurzel »Koptos« als Bezeichnung für die Bevölkerung, die von der pharaonischen Kultur abstammte und noch deren Sprache sprach. Nach der Eroberung durch Alexander den Großen (331 v. Chr.) verschwanden nach und nach die Hieroglyphenschrift und die demotische Schrift, die seit dem 7. Jahrhundert v. Chr. die hieratische Schrift ersetzt hatte. Ihr komplexes System wich dem griechischen Alphabet; die Ägypter ergänzten es um sieben eigene Zeichen, um spezifische Laute schreiben zu können. Dieses koptische Alphabet existierte mehrere Jahrhunderte lang neben dem griechischen, denn die Sprache der Pharaonen verschwand nicht mit der Christianisierung: Sie hat sich bis heute erhalten, etwa wie das Lateinische bis zum Zweiten Vatikanischen Konzil in der Messe erhalten geblieben ist. Die arabische Eroberung im 7. Jahrhundert versetzte ihr allerdings einen Schlag, von dem sie sich nie erholte und der ihren Abstieg beschleunigte.

Ägypten, das nah bei Palästina liegt, war eines der wichtigsten Verbreitungsgebiete der neuen Religion, die mit den Evangelien verkündet wurde. Die Bevölkerung von Alexandria, der großen intellektuellen Hauptstadt, in der Neoplatonismus und hellenistische Kulte eine Hochblüte erlebten, und vom Nildelta, wo die Massen der Fellachen lebten, war sehr empfänglich. Bei den Gebildeten hatte es immer eine Neugier für Bewegungen aus dem Orient gegeben; bei den ausgebeuteten, ungebildeten Bauern dagegen sorgte die Hoffnung auf eine bessere Welt, die die revolutionäre christliche Botschaft brachte, für eine rasche Ausbreitung der Taufe und der Kommunion, die die Apostel anboten. Im 2. Jahrhundert war die Verbreitung schon erheblich. Im 3. und 4. Jahrhundert schritt sie noch schneller voran. Im 5. Jahrhundert kann ganz Ägypten als christlich gelten, abgesehen von einigen Inseln des Widerstands (der Isis-Tempel in Philae wurde 550 auf Befehl Justinians geschlossen).

Pierre du Bourguet zeigt, daß die Parallele zwischen Isis und Horus einerseits sowie Maria und Jesus andererseits den Zugang zu christlichen Ideen erleichtert haben muß. Seit etlichen Jahrhunderten hatte sich der Isis-Kult zu einer Heilsreligion entwickelt, die mehr als eine Analogie mit den Thesen des Evangeliums bot: Die wichtigsten Züge sind die Passion und Auferstehung des Osiris.

Das Konzil von Chalkedon, das die monophysitischen Thesen verurteilte, wie sie der Patriarch von Alexandria, Dioskur, vertrat, wurde 451 in Ägypten abgelehnt. Dies war der Bruch; von nun an ergriff ganz Ägypten die Partei des Mono-

79 Innerhalb der Mauer des großen Hathor-Tempels in Dendera erhebt sich die koptische Kirche zwischen dem Tempel (von dessen Dach man hier blickt) und dem Mammisi, das im Mittelgrund zu sehen ist. Sie besteht aus Blöcken von antiken Bauten und hat einen strengen, schlüssigen Grundriß. Wahrscheinlich ist sie vom 5. bis 6. Jahrhundert errichtet worden.

80 Eine monolithische halbkuppelförmige Nische der koptischen Kirche von Dendera. Der Block ist mit einer Muschelschale und einer Archivolte mit Rankenwerk verziert.

81 Manchmal beschränkten sich die Kopten darauf, Pharaonentempel für den christlichen Kult umzufunktionieren. So haben sie im Isis-Tempel von Philae den Altarraum und die umliegenden Kapellen geweiht, indem sie dort Kreuze in den Stein meißelten.

82 Am Rand der Libyschen Wüste, gegenüber dem Katarakt von Assuan, liegt das koptische Kloster St. Simeon, das im 8. Jahrhundert errichtet wurde. Mit seinen gestaffelten Mauern, die ein Zentralmassiv zwischen vier dicken, quadratischen Türmen schützen, wirkt es wie eine Festung. Im Vergleich zu Dendera, el-Bawit und Saqqara bezeugt das Mauerwerk dieses Klosters einen Rückschritt: Im unteren Teil sind die Steine grob behauen und mit Lehm verbunden, der obere Teil ist aus Backstein.

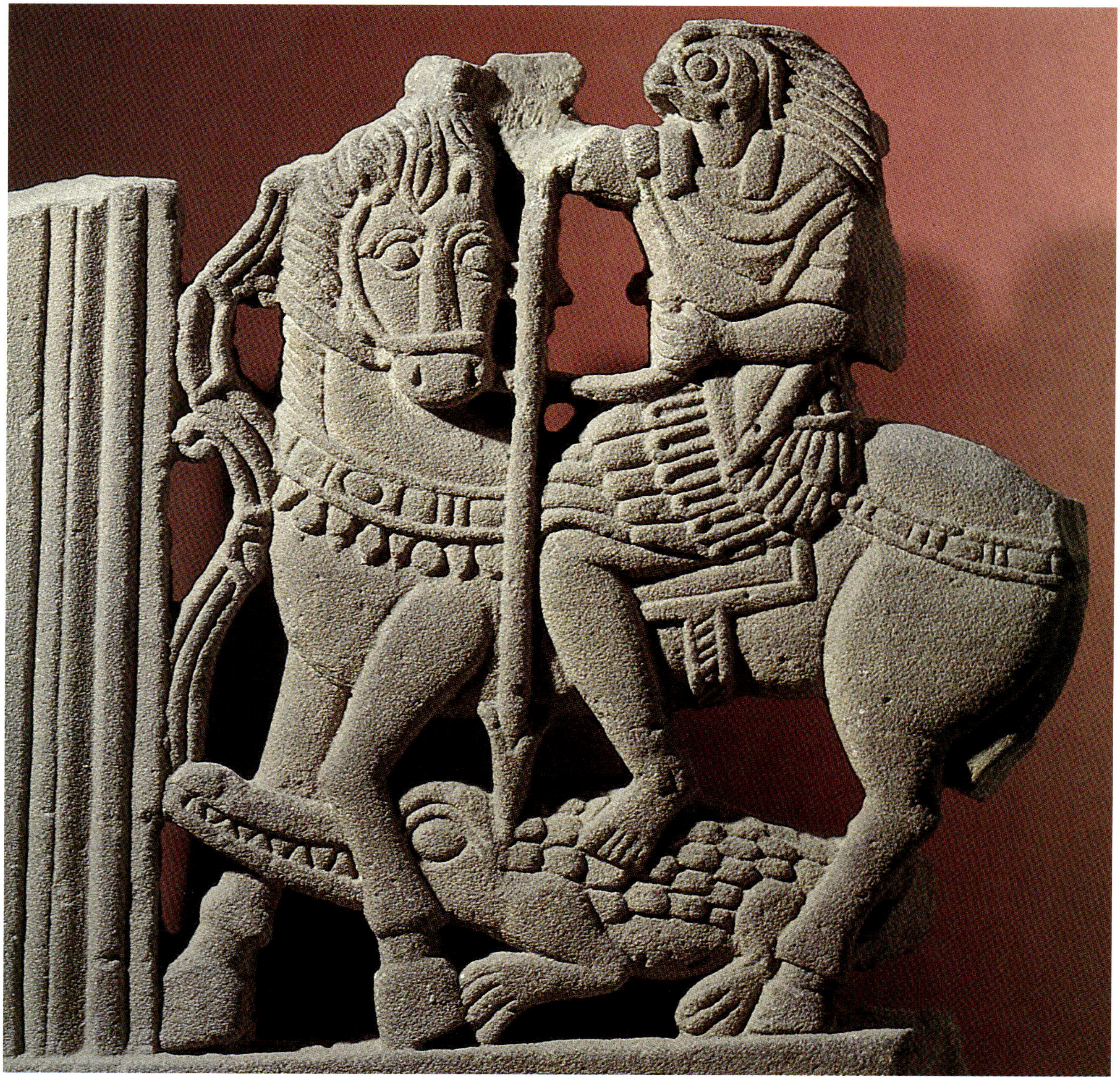

83

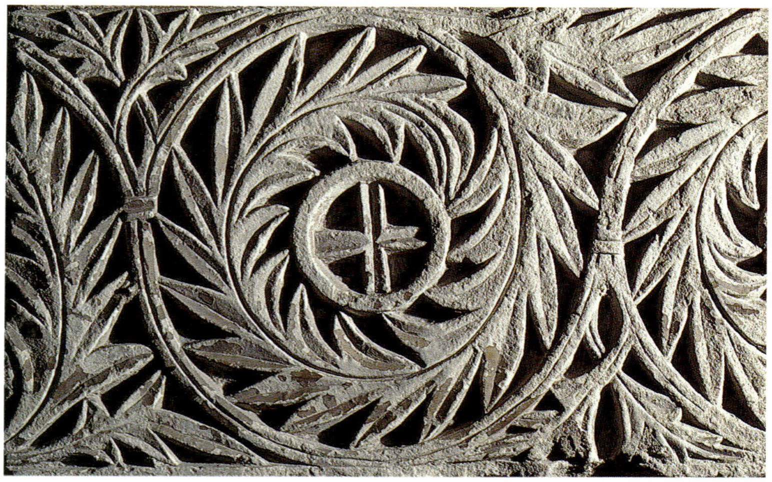

84

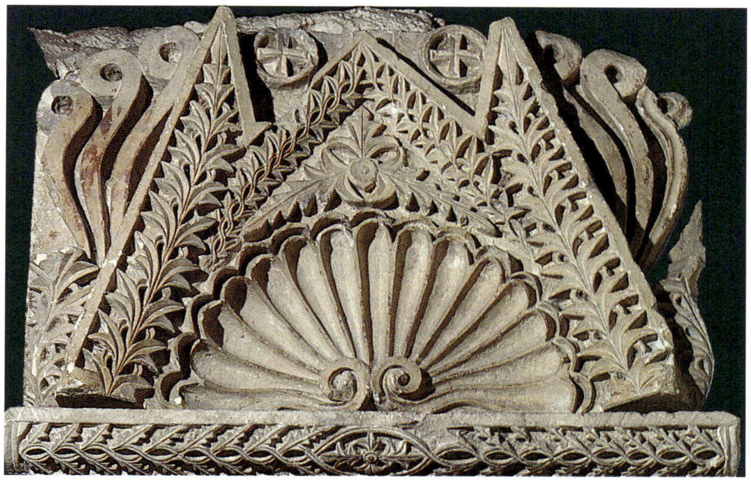

85

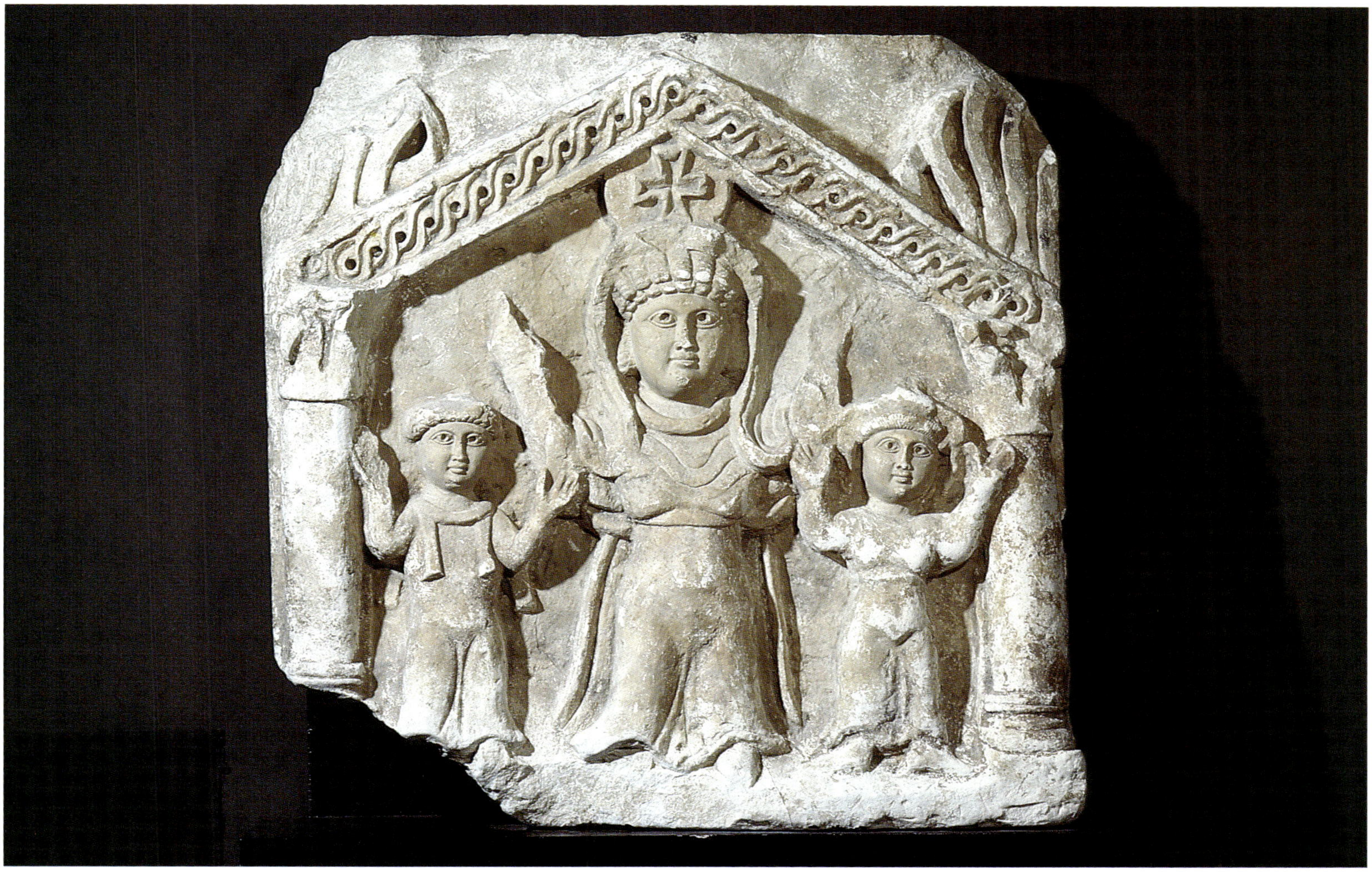

86

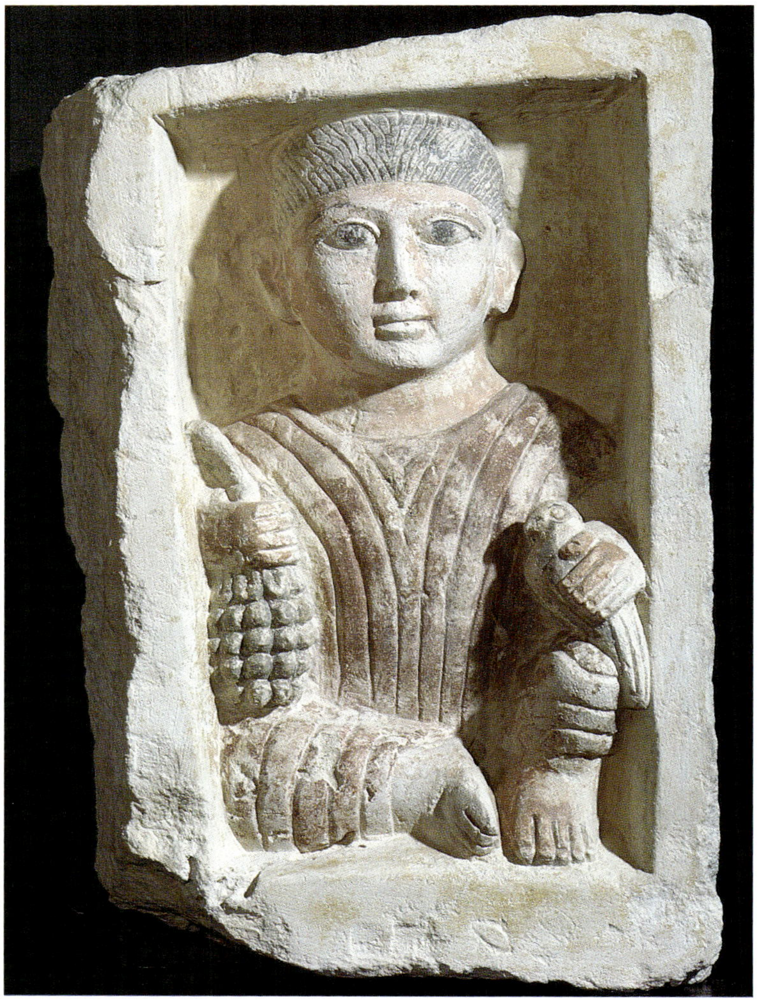

87

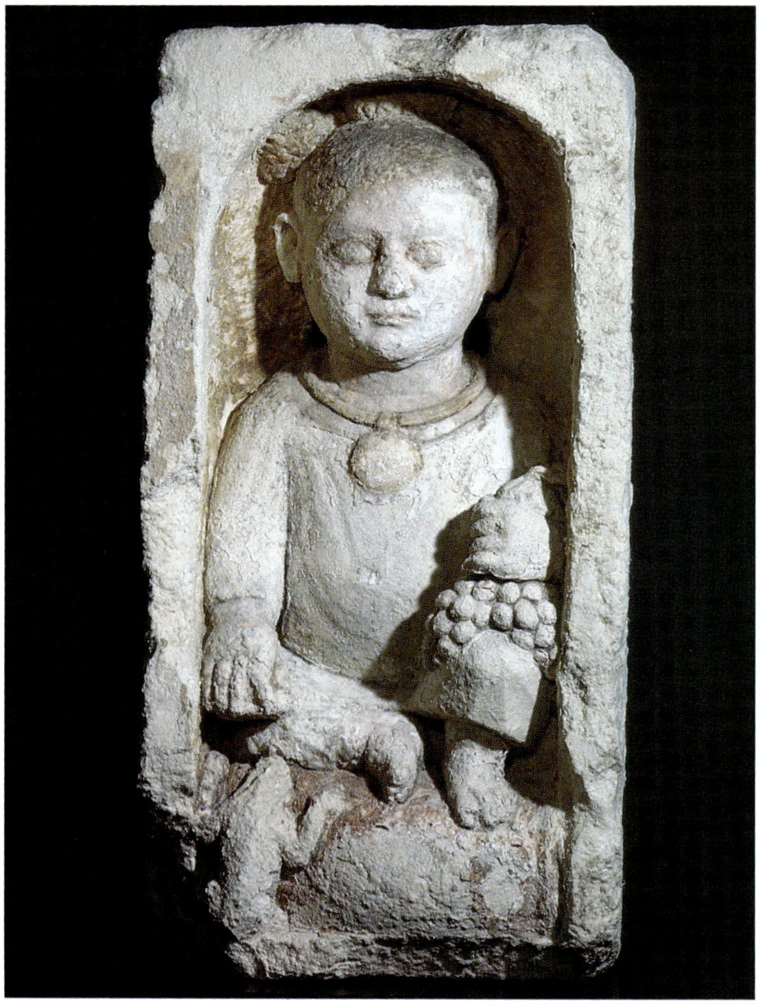

88

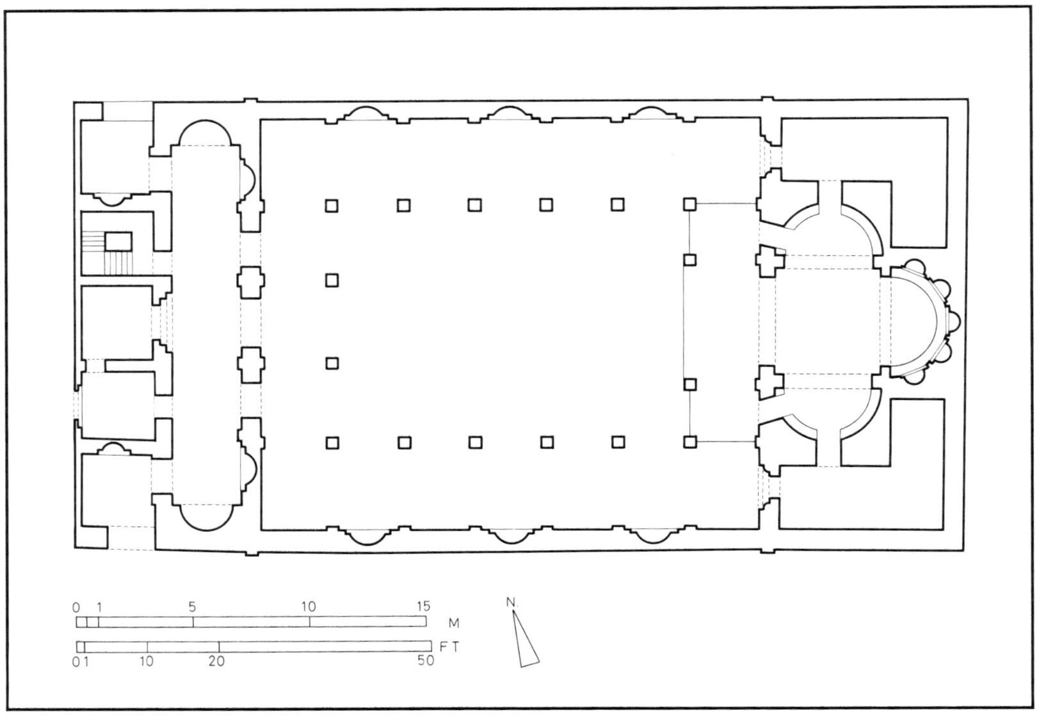

Dendera in Oberägypten: Grundriß der zwischen dem Ende des 5. und Anfang des 6. Jahrhunderts errichteten koptischen Kirche mit Dreikonchenapsis, Narthex und innerem Säulenumgang

physitismus. Diese Trennung von Byzanz offenbart die Einigkeit aller Kopten gegen die Macht des Kaisers. Die Unabhängigkeit konkretisierte sich 619 durch die Verbündung der monophysitischen Autoritäten Ägyptens mit den sasanidischen Persern.

Die islamische Eroberung wurde 641 von einem Teil der Christen begrüßt, denn die Monophysiten sahen in ihr ein Mittel, um sich der Autorität Konstantinopels zu entziehen. Andere – die Melkiten, von byzantinischer Obödienz – flohen in Massen bis nach Nubien, wo sie aktive Gemeinden gründeten. Insgesamt sah die koptische Bevölkerung die Ankunft der Araber als eine Befreiung: So schwer war ihnen die »römische« Tyrannei erschienen. Doch bald wurden sie gewahr, daß ihr Los sich unter der Kontrolle der Kalifen eher verschlechterte.

Das koptische Mönchtum

Wer sich mit dem koptischen Christentum der ersten Jahrhunderte im Niltal befaßt, kann ein Massenphänomen nicht übergehen: das Mönchtum. Die Gründung von Klöstern, die in Ägypten ihren Anfang nahm, sollte nämlich auf die orthodoxen Gemeinden wie auf das abendländische Christentum des Mittelalters einen bestimmenden Einfluß haben. Hier entstand eine fundamentale Institution der christlichen Welt, die man unbedingt berücksichtigen muß.

Zehn Jahre nach dem Toleranzedikt von Licinius und Konstantin gab 323 Pachomius, der Gründer des Koinobitismus (Gemeinschaftsleben), dem Mönchtum in Ägypten eine Form, eine Regel. Von nun an entstanden am Rand der Wüste zahlreiche Klöster. Im Niltal bedeutete der Rückzug aus den anbaufähigen Regionen in die Wüstengegenden, die direkt an die reichen Anbaugebiete grenzten, den Willen, am Rand der Gesellschaft zu existieren. Die absolute, mineralische Wüste, die gleich nach der Überflutungsgrenze beginnt, war im alten Ägypten das Reich der Toten: ein feindseliger, geheimnisvoller und schrecklicher Bereich, in dem die Seelen der Toten umgingen und der gemäß den Mythen von Schlangen, Greifen und Fabeltieren bewohnt war. Während Isis die fruchtbaren Zonen regierte, gehörte die Wüste Seth, der Gottheit des Bösen, dem Mörder des Osiris und Herrn der trockenen Welt. Bei den Christen sollte diese Wüste nun durch Umkehrung der Zeichen vom Negativen zum Positiven ein Ort des Guten, der Abgeschiedenheit und Versenkung werden. In der Wüste fanden die Heiligen die Heiligung par excellence. In der Wüste, dem Ort der Konfrontation und des Kampfes mit dem Engel, gewann der Mensch Größe. Der Rückzug in die Wüste, wo Jesus vom Teufel versucht wurde, wo Christus vierzig Tage fastete und den Anfechtungen des Dämons widerstand, war also eine im Evangelium selbst begründete geistliche

83 Eine Kombination pharaonischer Traditionen – das Krokodil Sobek und der Falke Horus – mit dem christlichen Mythos des Kampfes zwischen Gut und Böse. Dieses koptische Flachrelief ist 50 cm hoch und datiert aus dem 5. bis 6. Jahrhundert; es kündigt das Thema des Erzengels Michael an, der den Drachen bezwingt. (Paris, Musée du Louvre)

84 Detail eines Frieses mit Akanthusblättern und spiralförmigen Ranken aus el-Bawit, entstanden im 6. Jahrhundert. Die antiken Formen wurden nun mit dem Bohrmeißel in den Kalkstein ziseliert und dabei zugleich der christlichen Kunst angepaßt. (Paris, Musée du Louvre)

85 Sprenggiebel aus einer Nische der koptischen Kirche von el-Bawit. Die antiken Themen – Akanthus, Muscheln, Ranken – sind in kräftigem Stil und plastisch wirkungsvoll mit dem Motiv des Kreuzes verbunden. (Paris, Musée du Louvre)

86 Koptische Grabstele aus Antinoopolis, im 5. Jahrhundert entstanden. Unter dem Zeichen des Kreuzes eine Mutter in betender Haltung zwischen ihren beiden Kindern. Die Geste der Betenden mit erhobenen Armen gehörte ursprünglich zum Kaiserkult. Die koptische Kunst nimmt eine strikte Frontalität der Figuren an und weist die antiken Kanones und Proportionen zurück. Der mit Flechtwerk verzierte Giebel, der auf zwei Säulen ruht und zwei große Akroterien trägt, erinnert an ein Ciborium. (Riggisberg, Abegg-Stiftung)

87, 88 Zwei koptische Grabstelen, die ein Kind in einer Nische darstellen. Die Figuren halten eine Weintraube – Anspielung auf den Wein der Kommunion – und ein Tier, Taube bzw. Kröte, dessen Symbolik unklar bleibt. Diese Werke stammen aus der Stadt Oxyrynchos und könnten auf das 4. Jahrhundert zurückgehen. Der Kalk trägt zahlreiche Reste von Polychromie, und die dunklen Pupillen geben dem Jungen links einen intensiven Blick. (Riggisberg, Abegg-Stiftung)

Übung. Die Menschen, die sich darauf einließen, trafen eine unwiderrufliche Entscheidung.

Wie die Essener von Palästina oder die Therapeuten von Ägypten (eine jüdische Gruppe von Kontemplativen, die sich bei Alexandria niedergelassen hatte und die Philon bewunderte) waren die christlichen Koinobiten und Eremiten seit dem 3. Jahrhundert in offener Opposition gegen das »System«, d.h. die imperiale Gesellschaft. Sie wollten ein lebender Vorwurf sein, ein Modell des christlichen Lebens, und verweigerten sich jedem Kompromiß mit der Welt. Sie trieben Askese und Abtötung so weit, daß sich eine ganze hagiographische Literatur über diese Praktiken gebildet hat, die mit mirakulösem, ja oft extravagantem Beiwerk ausgeschmückt ist. Das Mönchtum bedeutete Bruch mit dem Imperium, um ein neues Zentrum zu schaffen. Diese Abkehr, dieses Streben nach Askese, hatte zum Ziel, den Menschen seinem Gott zu weihen. Sie setzte eine Berufung voraus und implizierte Demut, Selbstverleugnung und Gehorsam. Doch sie war auch ein Mittel, um den Zwängen des Staates zu entkommen, nicht die Steuern zu zahlen, die den Arbeitern des Tals auferlegt waren, nicht in der Armee zu dienen wie die auf dem Land rekrutierten Soldaten – zwei Verpflichtungen, deren Last im spätrömischen Reich immer schwerer wurde.

Zwar ist die Askese dieser Menschen, die sich in beeindruckender Menge in die Wüste zurückzogen, bemerkenswert, zwar sind ihre mystischen Motivationen unleugbar. Dennoch kann das Motiv nicht vom revolutionären Charakter getrennt werden, den das Urchristentum für diese Menschen hatte, die am Rand der Gesellschaft leben wollten. Sie waren in einem Stand offener Verweigerung gegenüber den normalen Formen städtischen oder dörflichen Lebens: Seine Nahrung einschränken, sich Bußen unterziehen, Keuschheit praktizieren, Männer und Frauen

Hermopolis (Ashmuneim) in Mittelägypten: Koptische Kathedrale aus der Zeit um 440. Grundriß des Dreikonchenbaus, in dem sich die beiden seitlichen Konchen in ein Querschiff verwandeln. Den ganzen Innenraum umzieht eine Säulenreihe.

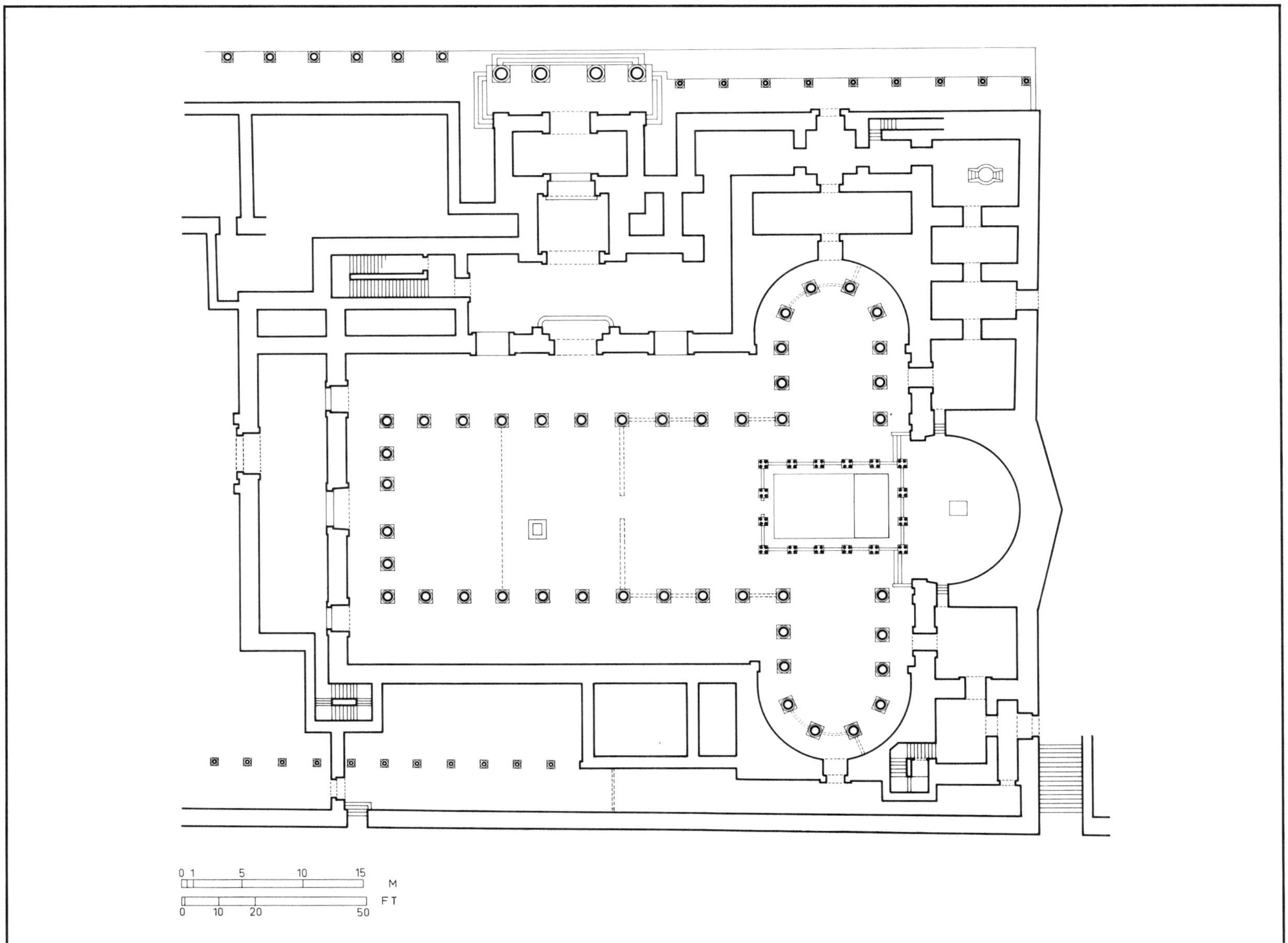

trennen – das bedeutete, ein künstliches Universum etablieren und »wie die Engel« leben zu wollen. Es bedeutete auch eine Steigerung der Schwierigkeiten des Lebens durch Verschiebung der Lasten: Man zog die selbsterwählten denen vor, die das menschliche Leben in einem gegebenen Rahmen und einer gegebenen Zeit mit sich bringt.

Diese Strenge, die sich Mönche und Anachoreten, Koinobiten und Eremiten auferlegten, war im Grunde eine Flucht von der Realität. Doch sie wurde so übertrieben, daß sie bald zu den schlimmsten Abtötungen führte. Um diese »Selbstbestrafung um die Wette« zu vermeiden, erschien es notwendig, die »Soldaten Christi« einer schlüssigen Disziplin zu unterziehen, einer Regel, die für alle galt und die Strebungen aller nach Heiligkeit koordinierte. Es war jene außergewöhnliche Persönlichkeit namens Pachomius, die die Kodifizierung des ägyptischen Mönchtums in der koptischen Kirche bewerkstelligte. Pachomius war Soldat, bekehrte sich zum Christentum und zog sich in die Ruinen eines Serapis-Tempels zurück. Um 320 gründete er am Nilufer das erste Kloster und gab dem monastischen Leben eine Form. Die Vorschriften, die er erarbeitete, wurden nach seinem Tod zusammengestellt und bekamen den Namen »Regel des Pachomius«.

Doch Pachomius war nicht der einzige Gesetzgeber: Antonius, der Patriarch der Koinobiten, zog sich in die Thebais zurück, in ein dunkles Grab. Er lebte von 250 bis 356, starb also über hundertjährig. Heimgesucht von Visionen – seinen Versuchungen –, vermischte Antonius in ununterschiedenem heiligem Schrecken die Bilder der Göttinnen an den Wänden des Pharaonengrabes, das er sich zum Wohnsitz erkoren hatte, die falschen Götter und die schlüpfrigen Träume seiner unterdrückten Sexualität. Oft verdammte er grundlos die Frau als Ursache der Schwäche der Seele. In Wirklichkeit hat die Sinnlichkeit der ägyptischen Reliefs die Tendenzen offengelegt, die er mit seiner Askese zurückdrängen wollte. So ist die Quelle der satanischen Gestalten und Schlangen, der Teufel und verführerischen weiblichen Schatten, die die Nächte der Eremiten heimsuchten und die Hölle der Kopten bevölkerten, nichts anderes als die Kunst der Pharaonengräber mit ihren schrecklichen oder schützenden Gottheiten. Ist es nicht typisch für jeden Wechsel der Religion, daß die Götter von einst zu Dämonen werden? Bei Arsinoë gründete Antonius die ersten beiden Klöster, für die er auch eine Regel schrieb.

Andere große Vorbilder wie Paulus von Theben, Schenute von Atripe und im Wadi Natrun, in der weißen Salzwüste, Makarios der Jüngere mühten sich um Heiligkeit und fanden ihrerseits Nachahmer. Es war ein Fieber, das rasch um sich griff und die Christen in Ägypten ansteckte. Doch diese Glut ging oft mit Wissenschaftsfeindlichkeit einher. Man versenkte sich ins Gebet, um den Sophismen der Philosophie und den Streitigkeiten der Theologen zu entgehen. So gelten die koptischen Koinobiten, mehr oder minder zu Recht, als analphabetische, unterdrückte Bauern, als ein Haufen von Fanatikern, denen es mehr um Abtötungen und Mystik ging als um Wissen, mehr um Heiligkeit als um Bildung.

Eine Fundgrube von Texten in der Wüste

Einige jüngst gemachte Entdeckungen widersprechen einer allzu schematischen Sicht des monastischen Lebens – oder ergänzen sie zumindest –, das sich im koptischen Ägypten wie auch zur gleichen Zeit in Syrien und Palästina entwickelte. Ich meine die »Bibliothek«, die seit Beginn dieses Jahrhunderts und vor allem seit dem Zweiten Weltkrieg ausgegraben worden ist. Diese Sammlung von Werken auf Papyrus, mit unterschiedlicher Inspiration und Obödienz, bezeugt die Vielfalt der gedanklichen Strömungen im Niltal.

Durch sein trockenes Klima, das die Erhaltung vergänglicher Materialien begünstigt, ist Ägypten eine der besten Regionen für Entdeckungen – zufällig oder bei Ausgrabungen – von Gegenständen, die unschätzbare archäologische Zeugnisse bedeuten: Holz, Stoffe, Malereien, Papyrus- oder Pergamentmanuskripte sind oft in erstaunlich gutem Zustand erhalten. Aus diesem Grund hat das christliche Ägypten – nach dem der Pharaonen – Tausende von Spuren von beträchtlichem Interesse hinterlassen. Vor allem wurden Manuskripte gefunden, die für das Verständnis der christlichen Ursprünge wesentlich sind.

Seit die Oxyrhynchos-Papyri (1897–1903) und die Papyri der Chester Beatty Library aufgetaucht sind, seit der revolutionären Entdeckung einer christlichen Bibliothek auf Griechisch und in sahidischem Koptisch, die heute in der Bodmer-Stiftung in Genf ist, seit schließlich 1945 die koptischen gnostischen Manuskripte

89 Kitharaspielerin auf einem großen Wandteppich aus Wolle auf Leinenkette, der aus dem 4. Jahrhundert datiert. Hier sind die antiken Formen besonders sichtbar: sehr lebendige Gesten, naturalistische Haare, vom Wind gebauschte Gewänder, Säule mit korinthischem Kapitell und so weiter. (Riggisberg, Abegg-Stiftung)

90 Im Gegensatz zum vorhergehenden Teppich ist dieser koptische Wandbehang aus Wolle mit lorbeerbekränztem Kreuz und heraldischem Tiger in Mäanderumrahmung durch seine statische Wirkung gekennzeichnet. Er datiert aus dem 6. bis 7. Jahrhundert und muß eine rituelle Funktion gehabt haben. (Riggisberg, Abegg-Stiftung)

91 Fragment eines byzantinischen Seidentuchs, des »Elefantentuchs«, das durch seine große Feinheit die Meisterschaft der byzantinischen Weber im 10. Jahrhundert bezeugt. Es ist stilistisch stark vom Fernen Osten und sasanidischen Vorbildern beeinflußt und von seinem Thema her für Byzanz überraschend, gibt aber ein Beispiel für die Produktion, die sich im Reich entwickelte, um den Handel mit Luxusgütern zu versorgen. Da Justinian die Seidenwurmzucht eingeführt hatte, konnten sich die Byzantiner teilweise von den unsicheren Handelsbeziehungen mit China freimachen. (Riggisberg, Abegg-Stiftung)

89

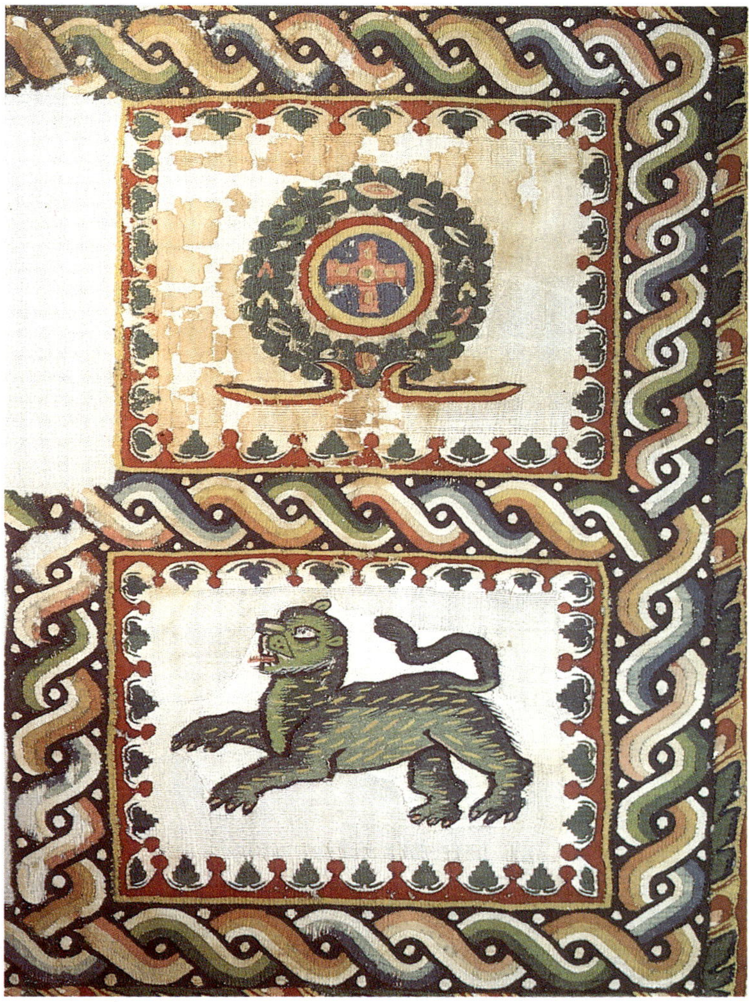
90

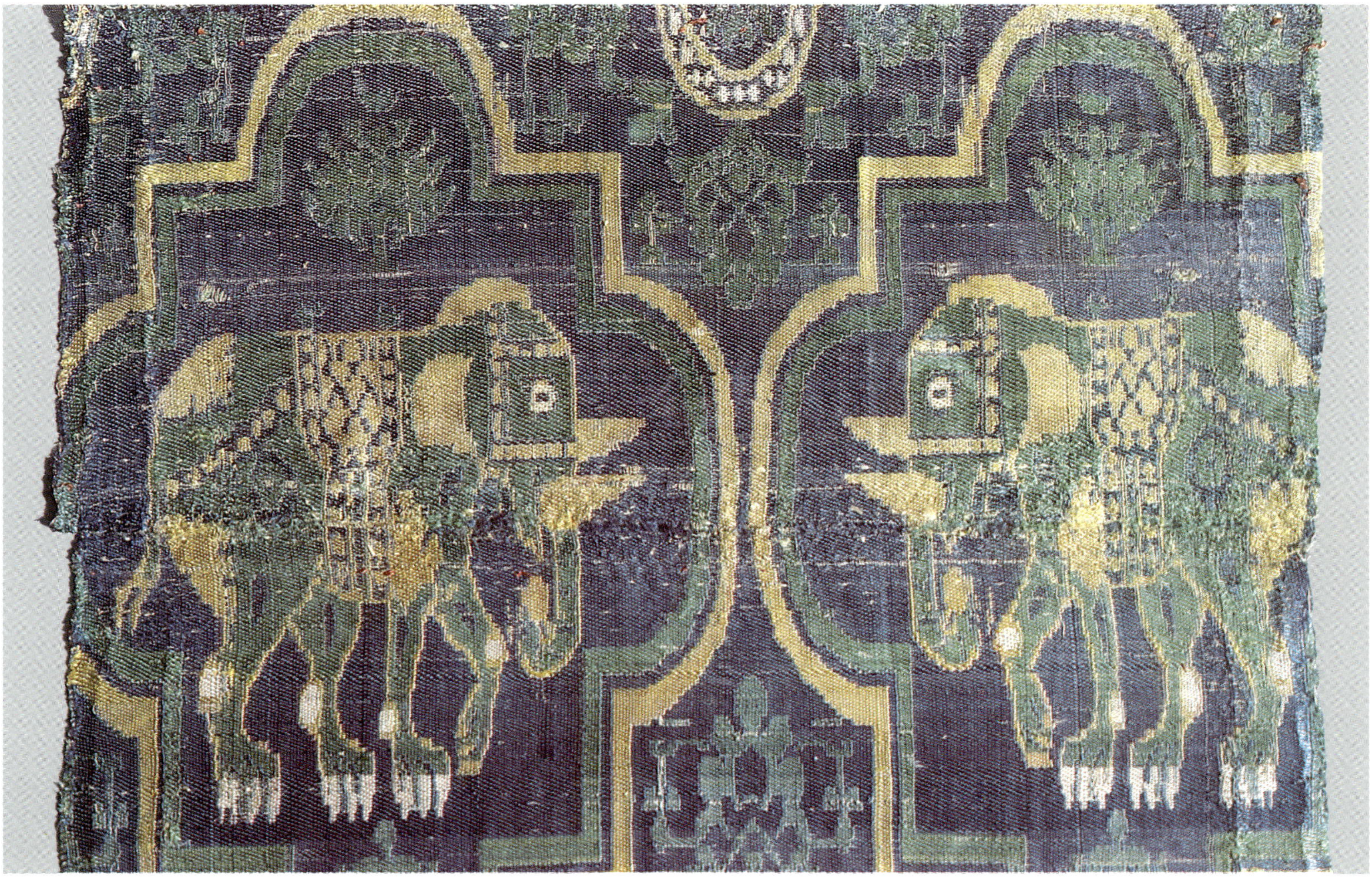
91

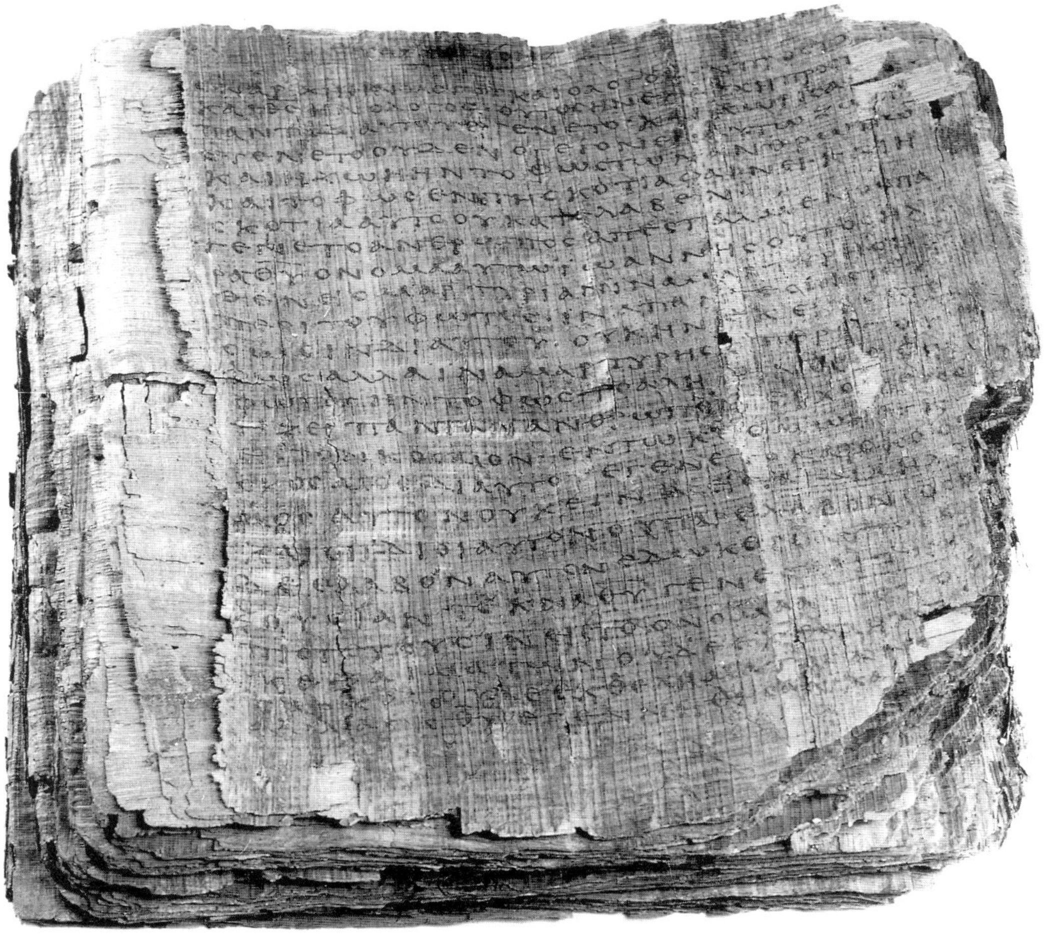

Johannes-Evangelium: Griechisches Manuskript auf Papyrus aus der Zeit um 200 n.Chr., das in der Genfer Bodmer-Stiftung bewahrt wird

von Khenoboskion ans Tageslicht kamen, kann man mit Recht behaupten, daß das Niltal den Spezialisten für Schriften aus der Zeit des frühen Christentums unaufhörlich Schätze darbietet. Diese philosophisch-theologischen Raritäten – in ihrer Bedeutung mit dem Schriftenbündel zu vergleichen, das in Qumran am Toten Meer gefunden wurde – sind eine der größten Offenbarungen des koptischen Ägypten: Sie zeigen uns ein Land, in dem man Koptisch mit seinen verschiedenen Dialekten, Griechisch oder Syrisch sprach. Die unterschiedlichsten Tendenzen lebten nebeneinander: Orthodoxie, Arianismus, Monophysitismus, Sabellianismus, Gnostizismus und andere Häresien, die mehr oder minder von den großen Schulen Alexandrias und vom christlichen Neoplatonismus beeinflußt waren.

Wie waren die Historiker überrascht, als in der Thebais Schriften auf Papyrus und Pergament mit intakten griechischen Texten gefunden wurden, die aus der Zeit zwischen etwa 175 und 220 datieren. Es sind – gewöhnlich vollständige – in Leder gebundene Bücher, die heute in der Bodmer-Stiftung bewahrt werden, quadratische Bände von kleinem Format (etwa 20 cm Seitenlänge) und nicht in Rollenform, wie man es bei so alten Schriften erwartet hätte.

Was fand man nun in dieser antiken Bibliothek, die einem gebildeten ägyptisch-griechischen Christen oder einer Gemeinde gehört hat? Außer Gesängen aus Homers *Ilias* und einer bis dahin unbekannten Komödie Mänanders *(Der Misanthrop)* entdeckte man wesentliche Schriften zur Geschichte des Urchristentums: zwei vollständige Johannesevangelien, ein Lukasevangelium, die beiden Petrusbriefe, die Apostelgeschichte, den Judasbrief und die Katholischen Briefe – alle auf Papyrus und auf Griechisch –, des weiteren alttestamentliche Texte in sahidischem Koptisch (aus der Gegend um Theben), so das Deuteronomium auf Papyrus und den Exodus auf Pergament, nicht zu vergessen die Psalmen 33 und 34 auf Griechisch. Außerdem eine Osterpredigt von Meliton von Sardeis, Bischof von Lydien im 2. Jahrhundert, auf Papyrus und eine Geburt Mariens (oder Protoevangelium des Jakobus), die im 3. Jahrhundert kopiert worden sind. Diese letztgenannte Apokryphe fand in den Kirchen des Orients erheblichen Widerhall – es gab Versionen auf Syrisch, in sahidischem Koptisch, auf Arabisch, Armenisch und Äthiopisch – und zeugt von der Begeisterung für die Jungfrau. Der Text sollte dem Abendland Material für Jacopo da Voragines *Legenda Aurea* ebenso wie für Vinzenz von Beauvais' *Speculum Historiae* liefern.

Mit diesen papyrologischen Kostbarkeiten – die beiden Johannesevangelien sind fast zwei Jahrhunderte älter als die frühesten zuvor bekannten Fragmente – offenbart die griechisch-koptische Literatur der ägyptischen Christen eine intensive Aktivität in den Skriptorien des Niltals, in dem der für die Buchkunst notwendige Papyrus reichlich zu finden war. Doch die »orthodoxen« Schriften waren nicht die einzigen, die in den Christengemeinden Ägyptens zirkulierten. Der schnelle Aufstieg des ägyptischen Christentums mit seinem reichen mystischen Denken, das die Hagiographie spiegelt, ist vor allem in der Gnosis deutlich. Sie entwickelte sich intensiv, wie die Manuskripte von Khenoboskion (oder Nag Hammadi) zeigen, deren Entdeckung 1945–1946 das Interesse der Historiker nicht in gebührendem Maß gefunden hat.

Immerhin kamen in Nag Hammadi, hundert Kilometer nordöstlich von Theben, nicht weniger als vierundvierzig geheime, unveröffentlichte Bücher ans Tageslicht, deren Veröffentlichung seit etwa vierzig Jahren neues Licht auf das gnostische Denken der Kopten in den ersten Jahrhunderten wirft. Die Anwesenheit gnostischer Christen in Oberägypten ist um so bedeutsamer, als Pachomius gerade in der Gegend von Nag Hammadi offiziell Christ wurde. Dort entstanden und entwickelten sich auch mehrere Klöster.

Die gnostischen Manuskripte, die Jean Doresse auf das 3. und 4. Jahrhundert datiert hat, wurden Anfang des 5. Jahrhunderts vergraben. Sie stellen eine regelrechte sakrale Bibliothek dar. Man erkennt an ihr die Prägung einer originären gnostischen Kirche: Ihre Adepten sahen in Jesus einen Propheten – keinen Gott –, der für sie Haupturheber einer Offenbarung war. Man kann in der christlichen Gnosis eine Regression von den Thesen der Evangelien zu ihren orientalischen Ursprüngen sehen: »eine extreme Rückorientierung des Christentums«, wie H. Leitzmann meint.

Wie dem auch sei – die Schriften von Nag Hammadi berufen sich auf Jesus und paraphrasieren die Evangelien und Apokryphen, vor allem das Evangelium des Jakobus, des Bruders des Herrn, der von Christus geheime Unterweisungen empfangen haben soll. Man findet dort auch das Evangelium des Thomas – die »Worte Jesu« –, worin authentische christliche Traditionen zum Ausdruck kommen. Dieses in koptischer Sprache geschriebene Evangelium ist eine der wichtigsten Quellen über die christlichen Anfänge. Nach der Verurteilung, die Kyrill von Jerusalem (315–386) aussprach, verschwand es aus dem Kanon.

Nach einem Ausdruck von Jean Doresse stammen die Funde von Nag Hammadi von »als Christen verkleideten Gnostikern«. Der Gnostizismus, dessen Anhänger die Materie ablehnten und an eine höhere Erkenntnis der göttlichen Dinge glaubten, war ein dualistisches System. Da er die Materie mit dem Bösen und das Pneuma, den Geist, mit dem Guten identifizierte, war er im Verständnis der Orthodoxen eine Häresie, ebenso wie der Monophysitismus. Doch diese Häresie der christlichen Gnosis scheint in Ägypten großen Anklang gefunden zu haben. Vergessen wir nicht, daß die Idee des Kampfes zwischen Licht und Finsternis schon die Schriften der Essener prägte, mit denen die gnostischen Ägypter viele Ähnlichkeiten hatten.

So bezeugt diese üppige intellektuelle Produktion, orthodox oder häretisch, die die Entdeckungen in Ägypten in ihrer facettenreichen Vielfalt offenbaren, wie wichtig all diese Thesen und Kontroversen für die Menschen im Niltal der koptischen Mönche waren.

Der Stil der koptischen Kunst

Die heute noch erhaltenen Klöster der Kopten liegen alle am Rand oder im Herzen der Wüste: St. Antonius der Große und St. Paulus von Theben in der Nähe des Roten Meers, das Weiße und das Rote Kloster bei Sohag und die Klöster des Wadi Natrun im Süden von Alexandria. Sie sind praktisch unbewohnt, denn bei den koptischen Mönchen steht es um den Nachwuchs nicht besser als bei den Orthodoxen auf dem Sinai oder Athos. Doch man darf nicht anhand dieser »lebenden Fossilien« die intensive Aktivität der Kopten vor fünfzehn Jahrhunderten beurteilen, als es Klöster zu Hunderten und Mönche zu Zehntausenden gab.

In den ersten christlichen Jahrhunderten wurde Ägypten von Rom unterdrückt, dann von Byzanz. Es machte den Eindruck eines armen Landes, obwohl seine Getreideproduktion die reichste der Welt war. Wie dem auch sei – Kaiser Arcadius baute in Abu Mina bei Alexandria, in der Wüste Mariut, eine große kreuzförmige

92 Detail eines großen Dionysos-Wandbehangs. Der mit Weinlaub und Trauben gekrönte Gott hat eine rot umrandete Aureole. Seine nach der Konvention der Zeit vergrößerten Augen verbinden sich mit der »antiken« Geschmeidigkeit der Gesten, wodurch offensichtlich Realismus angestrebt wird. Dieser außergewöhnliche Wandteppich aus Wolle auf Leinenkette muß 7,70 auf 2,20 m groß gewesen sein und datiert aus dem 4. Jahrhundert. (Riggisberg, Abegg-Stiftung)

93 Ein weiteres Fragment des Dionysos-Wandbehangs: Venus hält den Apfel des Paris. Sie ist mit Armbändern an Handgelenken und Armen, einem Halsreif in Form eines Torques und einer Halskette mit drei kreisrunden Anhängern geschmückt und bietet ihre starkhüftige Nacktheit und ihre zarten Brüste der Bewunderung der Sterblichen dar. Hinzu kommen Ohrringe, ein Diadem und wie bei Dionysos ein Nimbus. Alle Merkmale des antiken Heidentums haben sich in der Technik dieses Wandteppichs erhalten, den wohl koptische Weber oder Weberinnen herstellten. (Riggisberg, Abegg-Stiftung)

94 Nereide, die Nektar aus einer Flasche in einen Pokal gießt. Dieses Fragment eines ägyptischen Wollteppichs aus dem 7. Jahrhundert zeigt, daß bei den Kopten die Themen der antiken Mythologie beliebt waren. Ihre Erzeugnisse waren vielleicht in wohlhabenden Kreisen Alexandrias gefragt, in denen heidnische Vorstellungen weiterlebten. Auch in den zeitgenössischen Texten christlicher Autoren wie Prokop von Gaza (6. Jahrhundert) sind diese Themen noch lebendig. (Riggisberg, Abegg-Stiftung)

95 Detail eines großen koptischen Wollteppichs aus dem 6. bis 7. Jahrhundert. Er zeigt unter vier Bogen die Personifizierungen der Jahreszeiten. Hier wahrscheinlich der Herbst mit seinem Früchtekorb. Gemäß den Konventionen der antiken Kunst trugen die Figuren der Jahreszeiten gewöhnlich Nimben. (Riggisberg, Abegg-Stiftung)

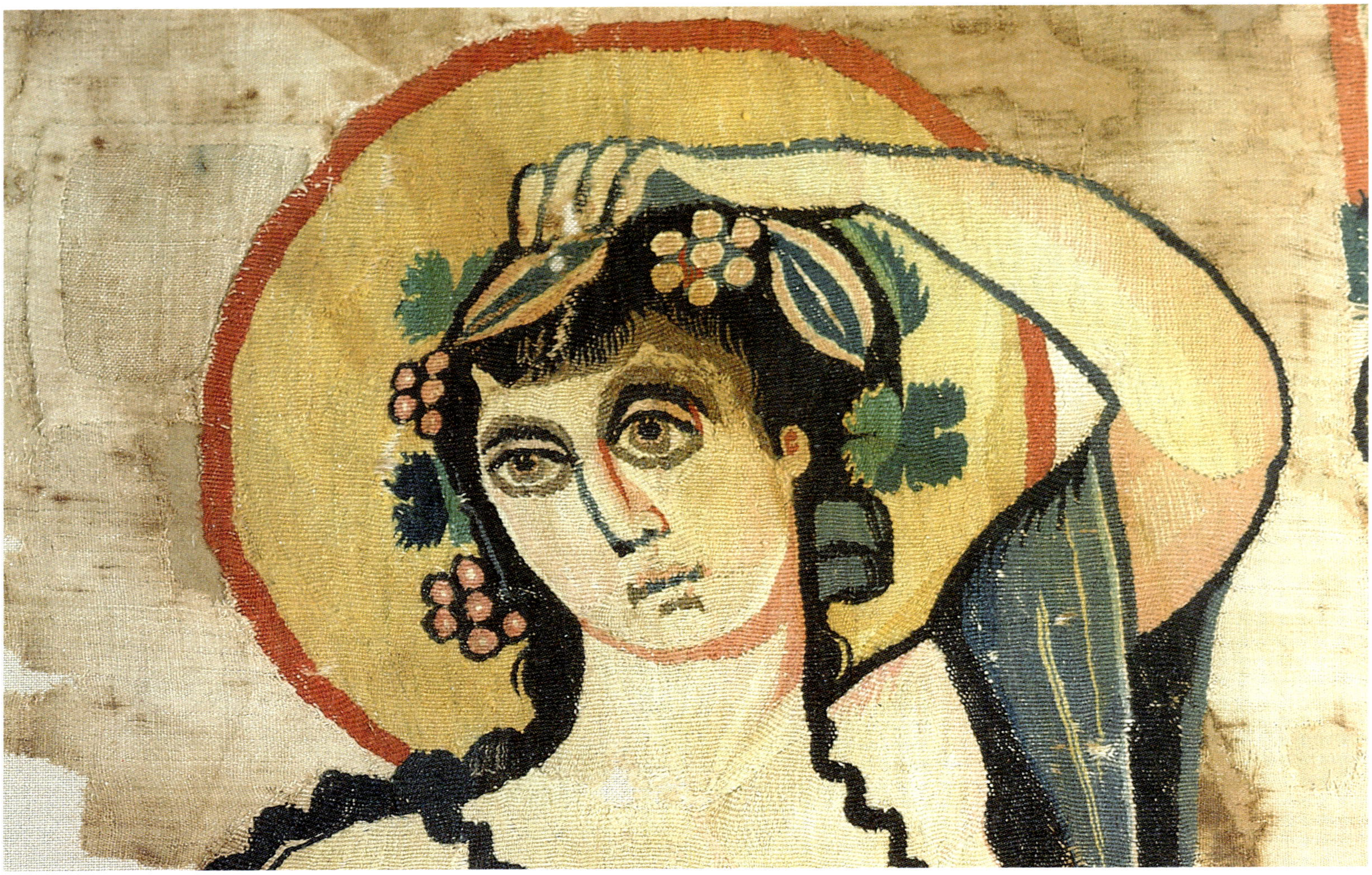
92

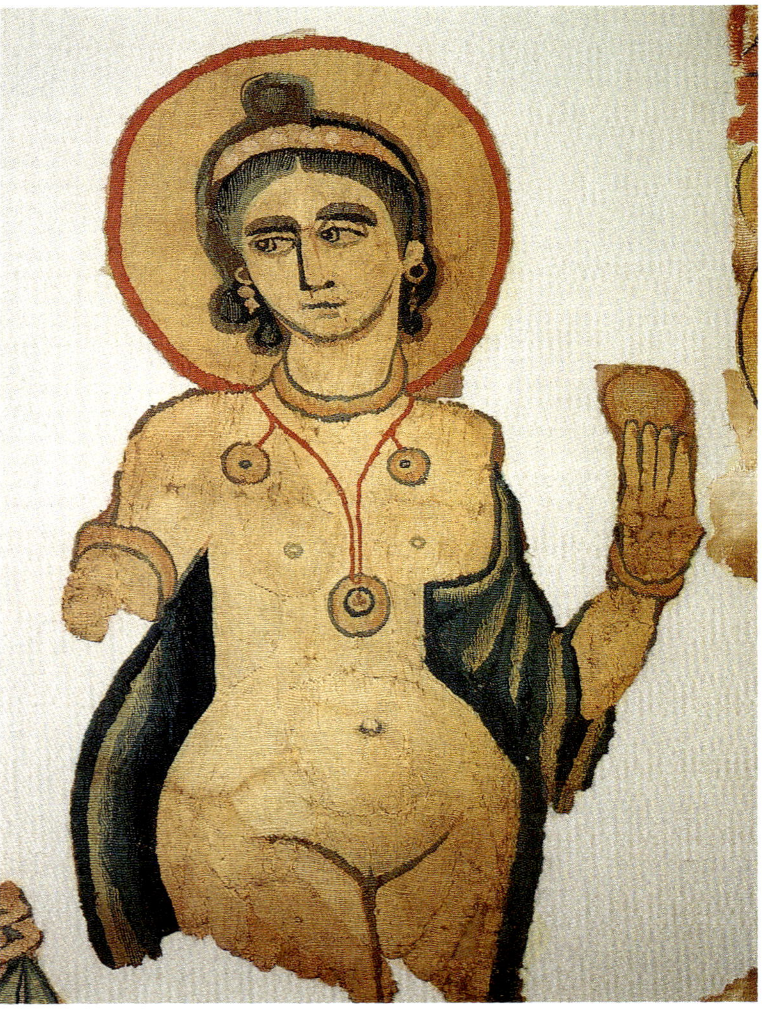
93

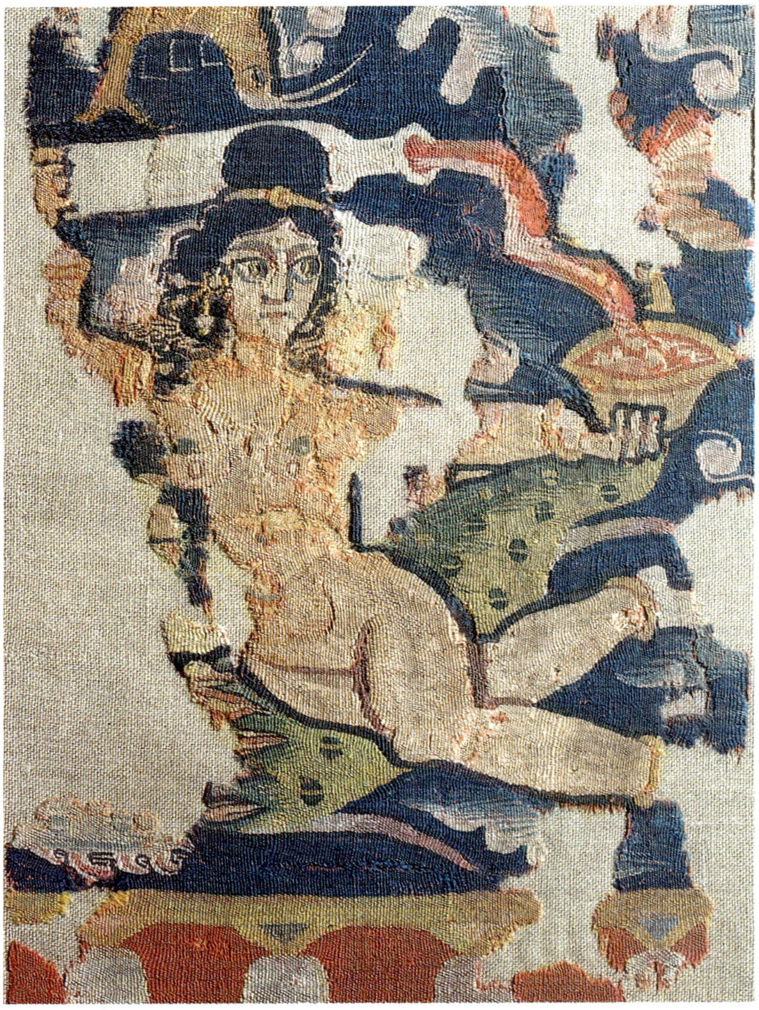
94

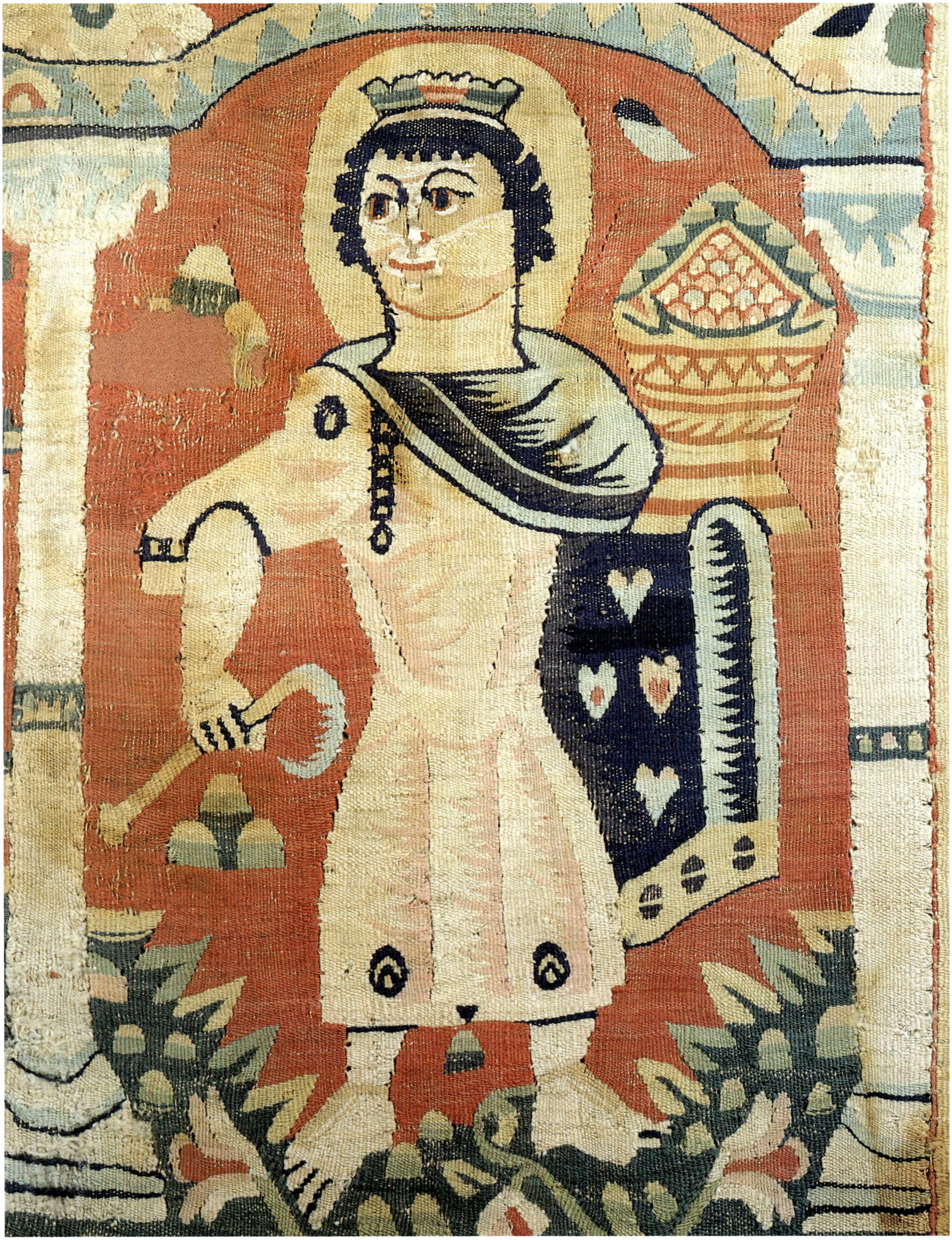

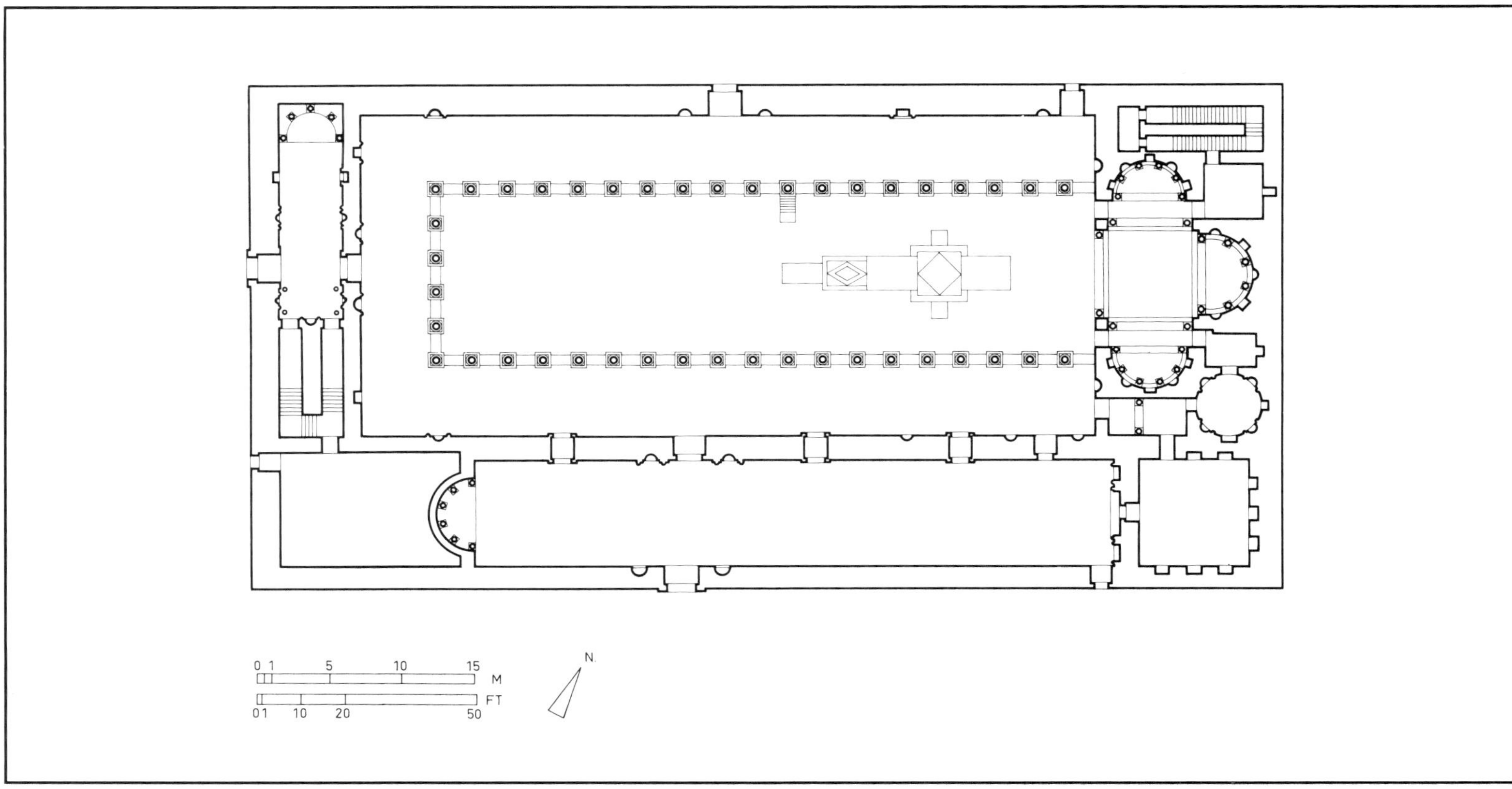

Sohag in Oberägypten: Grundriß der um 460 errichteten Kirche des Weißen Klosters oder Deir el-Abiad. Der Bau umfaßt einen dreipaßförmigen Chor mit säulchenverzierten Apsiden, einen inneren Säulenumgang und eine Seitenkapelle.

Basilika mit Atrium und Baptisterium. Das Grab des heiligen Menas befand sich in der Nähe einer Quelle, die als wundertätig galt und zu der die Pilger in Massen strömten, um in kleinen irdenen Fläschchen mit dem Bild des Heiligen das reinigende Wasser zu schöpfen. Diese Fläschchen hat man im ganzen Imperium verstreut gefunden, ein deutliches Zeichen für die Verehrung des heiligen Menas (Abb. 78).

Die Basilika des Arcadius aus dem späten 4. Jahrhundert ist heute verfallen. Sie begünstigte die große Pilgerbewegung, die am Grab des Märtyrers spontan entstanden war. Möglicherweise stand sie über einer ersten Kirche aus der Regierungszeit Konstantins. Die kaiserliche Basilika mißt 67 auf 52 m und wurde von Theodosius II. 412 eingeweiht.

Byzanz kümmerte sich früh um Palästina. Konstantin gründete dort besonders die Anastasisbasilika in Jerusalem und die Geburtskirche in Bethlehem. Doch die Aufmerksamkeit der Autoritäten wurde auch Ägypten zuteil, vor allem der Region des Sinai, auf halbem Weg zum Niltal gelegen: dem Dschebel Musa oder Berg Moses, für die Hebräer Ort der Begegnung mit Gott. 527 baute Justinian an der Stelle des Brennenden Dornbuschs eine befestigte orthodoxe Kirche – eine Bastion des Reiches. Sie steht am gleichen Ort, wo Kaiserin Helena schon eine turmförmige Kapelle errichtet haben soll. Die justinianische Kirche ähnelt stilistisch der von Bethlehem. Sie hat drei Schiffe, getrennt durch zwölf Granitsäulen, sechs auf jeder Seite; seitliche Kapellen stützen sie ab. Hinter der Ikonostase ist der Chor mit einer Halbkuppel überwölbt, die ein großartiges Mosaik aus dem 6. Jahrhundert schmückt. Es stellt die Verklärung Christi dar. Dieser Chor ist von zwei Räumen flankiert (Diakonikon und Prothesis), die hier die Rolle von Kapellen spielen. Die eine ist dem heiligen Jakobus geweiht, die andere den Vierzig Märtyrern des Sinai. Auf der Rückseite der Hauptapsis führen diese beiden vorspringenden Räume zu der kleinen Dornbuschkapelle – ein Thema, das die Byzantiner dann bald mit der Jungfrau mit Kind assoziierten.

Die justinianische Kirche auf dem Sinai war das Werk eines Stephanos von Eilat. Am Anfang muß sie hinter der Apsis nur einen umfriedeten Raum unter freiem Himmel gehabt haben, dort, wo der heilige Ort der Begegnung mit Jahwe war. Diese Konzeption ließ die den Juden und Christen heilige Stelle intakt.

Zusätzlich zu den Gründungen der Kaiser entstanden in Ägypten überall zahlreiche Kirchen. Ein typisches Beispiel ist der Bau, der im 5. Jahrhundert innerhalb der Mauer um den großen ptolemäischen Hathor-Tempel in Dendera errichtet wurde (Abb. 79 und 80). Dazu wurden Materialien vom Mammisi, dem Heiligtum der göttlichen Geburt, wiederverwendet, neben dem die Kirche steht. Ihre

Mauern aus großen Sandsteinblöcken sind ohne Mörtel sorgfältig verfugt; der Grundriß ist ein vollkommenes Rechteck von 40 auf 20 m. Zwei Seiteneingänge führen in einen Narthex, der sich mit drei Türen zum Innenraum öffnet. Dieser ist von zwölf Säulen in drei Schiffe unterteilt. Die Seitenwände werden von Nischen mit muschelförmigen, monolithischen Halbkuppeln unterteilt. Hinten bildet eine Trikonchenapsis, eingerahmt von Diakonikon und Prothesis, einen komplexen Chor, vor dem die Ikonostase stand. Dieser Grundriß ist typisch für mehrere große Kirchen der koptischen Architektur, etwa Deir el-Ahmar und Deir el-Abiad (das Rote und das Weiße Kloster) bei Sohag oder die Kirche von Ashmuneim (Hermopolis); sie alle datieren aus dem 5. Jahrhundert und zeugen von den trinitarischen Überlegungen der Erbauer.

Die Basilika von Dendera hat einen streng rechteckigen Grundriß; leider ist sie verfallen und hat sowohl die inneren Säulen als auch die Bekrönung der Apsiden verloren. Mit ihren vier hohen, nackten Wänden sah sie von außen sehr streng aus. Man kann sich eine Vorstellung von ihr machen, wenn man an die Klosterfestungen der Wüste wie St. Paulus oder Sohag denkt. Das Innere war wahrscheinlich dunkel wie das Allerheiligste eines Pharaonentempels und bildete einen geeigneten Raum für Mysterium und Mystik. Diese Atmosphäre war beliebt bei den Kopten, deren Religiosität zum Kontemplativen neigte.

Die Plastik

Gleichzeitig mit der Architektur erfuhr auch die Plastik in den ersten Jahrhunderten des christlichen Ägypten eine interessante Entwicklung: Fein geflochtene Korbkapitelle, Tür- und Fensterstürze mit floralen Ornamenten und Sprenggiebel spiegeln die Ästhetik des spätrömischen Reiches in einer sehr charakteristischen Interpretation. Tatsächlich erkennt man bei den in Saqqara und el-Bawit ausgegrabenen Werken alle Phasen der Veränderung in den antiken Säulenordnungen – doch diese sind durch die christliche Auffassung verwandelt.

Zwischen dem noch linkischen, fast karikaturartigen Stil der frühen koptischen Kunst und den besten Beispielen aus dem 5. und 6. Jahrhundert liegt eine beachtliche Entwicklung: Am Ende steht eine akkurate Linienführung, ein Spiel mit dem Kontrast von Licht und Schatten, das erreicht wurde, indem man mit dem Bohrmeißel tief in die ziselierten Massen grub. Das ornamentale Repertoire, an dem man die fernen antiken Vorbilder erkennt, gibt in einem der klassischen Kunst fremden Geist deren Themen wieder: Akanthus, Laubwerk, Fries, Stab, Eierstabreihe und Muschel (Abb. 84 und 85).

In den bildhauerischen Motiven tritt zudem eine menschliche Figur auf, die nichts mehr mit den Proportionen des Hellenismus gemein hat und ebensowenig von pharaonischen Schemata abgeleitet ist. In der Plastik haben die Kopten etwas Neues begonnen: Sie sagten sich von dem jahrtausendealten Erbe der ägyptischen Kunst ebenso los wie von den Kanones des griechisch-römischen Heidentums. Ihre Ausdrucksformen kündigen die Kunst des abendländischen Mittelalters an (Abb. 86–88).

Dennoch muß man einerseits ein noch heidnisches Repertoire mit Nymphen, Tritonen, dem Nilgott oder Daphne, Aphrodite und Dionysos, das in den Werken des 4. Jahrhunderts noch vorkam, und andererseits rein christliche Szenen unterscheiden: Grabstelen und Andachtsbilder, in denen sich bald die heilige Unbeweglichkeit durchsetzte. Die ersteren hielten sich an das antike Schema und übernahmen dessen bewegte Gesten; die letzteren zeigen aufrechte, betende Gestalten mit geöffneten Armen in streng frontaler Darstellung. In dieser Zeit entstand eine Kunst, bei der das Wesentliche nicht mehr die Einhaltung von Regeln war, sondern die Vermittlung einer religiösen Botschaft, die die Bildhauer in ekstatisch-visionärer Starre wiedergaben. Die Umgestaltung der Formen führte – wie in Konstantinopel, wenn auch mit noch radikaleren Mitteln – zum Rückgriff auf den Hieratismus. Die koptische Kunst fixierte Gestalt und Blick in einer absoluten Frontalität, die nicht ohne Entsprechungen zu den Formeln der Mosaiken von Byzanz ist.

Ein seltenes, doch aussagekräftiges Beispiel ist das berühmte durchbrochene Relief des reitenden Horus, der mit seiner Lanze das Krokodil Sobek durchbohrt. Die hier angewandte Formel sollte eine lange Fortsetzung in den Bildern des heiligen Michael mit dem Drachen finden, Symbolen für den Sieg des Guten über das Böse. Hier mischen sich pharaonische Reminiszenzen – Horus mit dem Kopf im

Profil und dem Körper von vorn – mit dem koptischen Stil und seiner Frontalität, wie sie beim Kopf des Pferdes zu sehen ist (Abb. 83).

Gleich wie die Kunst der byzantinischen Hauptstadt verlor die koptische Plastik immer mehr ihre Dreidimensionalität; sie verflachte zum Basrelief, verschmolz dann ganz mit der Wand und ließ nur noch Malerei und Fresko bestehen.

Webkunst und Malerei

Die außergewöhnlichen klimatischen Bedingungen in Ägypten, auf die im Zusammenhang mit Papyrusmanuskripten schon hingewiesen wurde, haben auch die Erhaltung höchst interessanter Textilien ermöglicht. War das Niltal das Hauptzentrum für die Webkunst des ganzen Reiches? Zwar hatte Ägypten seit der Pharaonenzeit eine bewundernswerte Meisterschaft in der Herstellung von Stoffen – aber sind es nicht die Umstände, durch die uns Tausende von Zeugnissen dieser Kunstform erhalten sind, die uns auf den Gedanken bringen, die Kopten seien die wichtigsten Weber im byzantinischen Orient gewesen?

Auf jeden Fall ist in Ägypten ein reicher Schatz an Stoffen aufgetaucht. Sie haben teils heidnische, teils christliche Motive und sind in der Technik der Wollteppichweberei gearbeitet. Für den Archäologen ist die Datierung dieser Werke ein nicht geringes Problem. Die Stoffe sind ihren Eigentümern ins Grab gefolgt, wo die Trockenheit der Wüste sie manchmal vollkommen konserviert hat. Anhand ihrer schillernden Farben und vielfältigen Motive konnte man eine annähernde Chronologie rekonstruieren.

Meist handelt es sich um Gewänder – waren es rituelle Grabgewänder, oder waren sie zum täglichen Gebrauch bestimmt? – und große gemusterte Behänge, hergestellt nach der Methode, die heute noch für Kelims angewandt wird und in die Teppichweberei übergeht: Die Kettfäden sind vollständig bedeckt von den Schußfäden aus farbiger Wolle. Jede Farbe wird einzeln gewebt, nach Mustern, die möglicherweise auf einem Karton vorgezeichnet sind (Abb. 89, 92–95).

Natürlich zwingt das horizontale Weben auf einer vertikalen Kette zu einer gewissen Schematisierung, die die Geometrie der Muster betont. Dennoch erlaubte die Feinheit der Arbeit oder die Größe der Dessins die Herstellung von wunderbaren Szenen, wie sie die schönsten figürlichen Webereien bieten. Neben Beispielen aus dem 3. Jahrhundert, die noch die antike Ikonographie mit Bacchantenzug, Urteil des Paris, Nymphen und Musikantinnen zeigen und im Stil dem hellenistischen Mosaik ähneln (Abb. 89, 92–94), findet man vom 5. bis zum 7. Jahrhundert vor allem christlich inspirierte Werke (Abb. 90). Statt der lebendigen Gestik, der sinnlichen Rundung der Linien und idealisierten Gesichter sieht man hier gröbere Gestalten mit Attributen wie Bischofsstab oder Kreuz, die ihren christlichen Ursprung bezeugen. Die Zeichnung ist weniger detailliert, aber ausdrucksvoll: An die Stelle einer gewissen Virtuosität sind eine bemerkenswerte Kraft und Stilisierung getreten. Paradoxerweise haben Dionysos und Aphrodite ebenso Aureolen wie die Heiligen und Märtyrer.

Die byzantinischen Seidenstoffe, die wahrscheinlich aus dem Mittleren Orient stammen (aus Syrien und Obermesopotamien an der persischen Grenze), sind technisch raffinierter als die schematische Kunst der Kopten, die in Material und Technik relativ grob ist. Unter dem Einfluß Chinas, mit dem die Sasaniden dauernd in Kontakt standen, wurden die Seidenstoffe in der Damast- und der mit Gold durchwirkten Samittechnik gearbeitet, die unendlich viel komplexer sind als die Teppichweberei (Abb. 91).

Die allzu raren Exemplare dieser byzantinischen Seidenstoffe, die uns erhalten sind, dienten als Leichentücher für Herrscher oder wurden um Reliquien von Heiligen gewickelt. Sie kamen in den Okzident, als die Lateiner Byzanz plünderten. Diese byzantinische Seidenkunst ist oft schwer von ihren persischen Vorbildern zu unterscheiden. Ihr Stil ist ganz anders als der koptische, denn ihre Quellen liegen im Fernen Osten. Immer jedoch gründete sich christliche Kunst mehr auf Ausdruck als auf Realismus, mehr auf das Zeichen als auf das Abbild.

In der Malerei war die Entwicklung grosso modo die gleiche. Anhand römischer Porträts in el-Fayum (2. bis 4. Jahrhundert), wo die Kolonisten die pharaonischen Begräbnisformen übernahmen und dabei die Totenmaske durch ein gemaltes Bildnis des Toten ersetzten, lassen sich Bestrebungen feststellen, die der Ähnlichkeit ebenso galten wie dem frontalen Stil mit dem auf die Ewigkeit fixierten Blick (Abb. 96–98). Die übermäßig vergrößerten Augen, hinter denen das Gesicht

96–98 Drei Porträts aus el-Fayum, wo die Kunst des antiken Ägypten sich in heidnischem Milieu unter der Besatzung der Römer im 2. bis 4. Jahrhundert entwickelte. Man sieht hier die Entstehung einer auf Frontalität basierenden Sprache, in der der Blick eine vorrangige Bedeutung erhält. Diese Grabkunst ersetzte die Pharaonenmasken durch Malereien auf Holzbrettern, die das Gesicht des Toten abdeckten. Die Ausdrucksformen reichen von Realismus (Abb. 97) bis zu einem gewissen Expressionismus (Abb. 96) und führen stufenweise zur koptischen Kunst. (Paris, Musée du Louvre)

99 Eine koptische Ikone auf Feigenholz aus dem 4. Jahrhundert. Sie zeigt große stilistische Entsprechungen zur Malerei von el-Fayum. Christus (rechts) und der heilige Menas (links), der große Märtyrer der Kopten, richten ihren intensiven, starren Blick in die Ewigkeit. (Paris, Musée du Louvre)

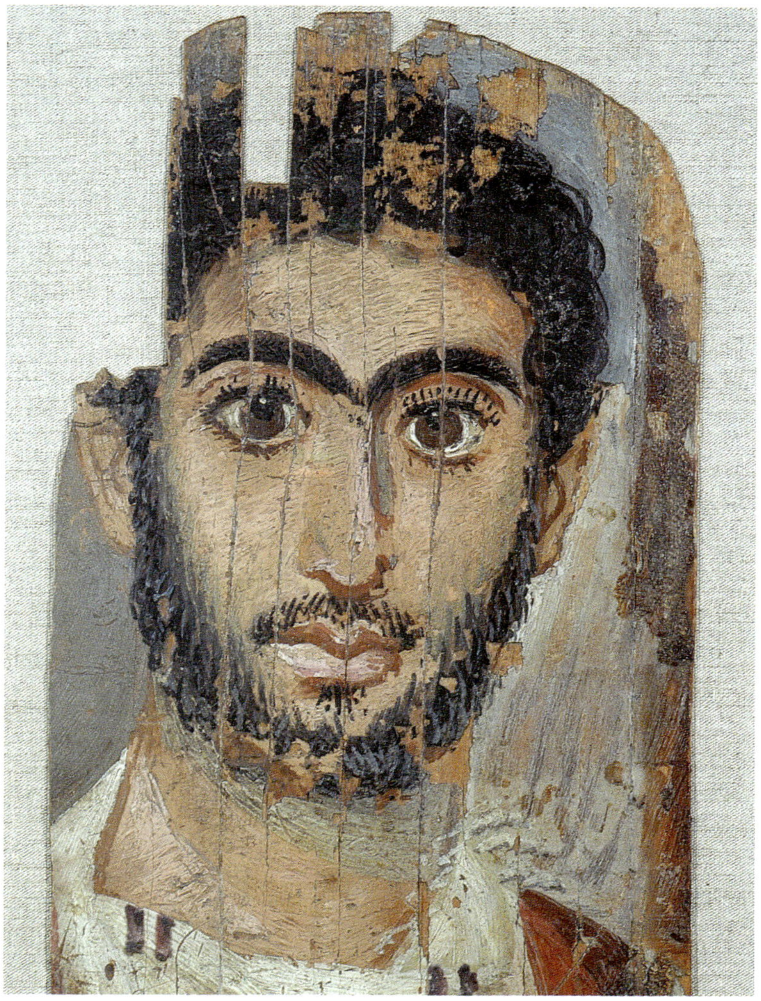

96

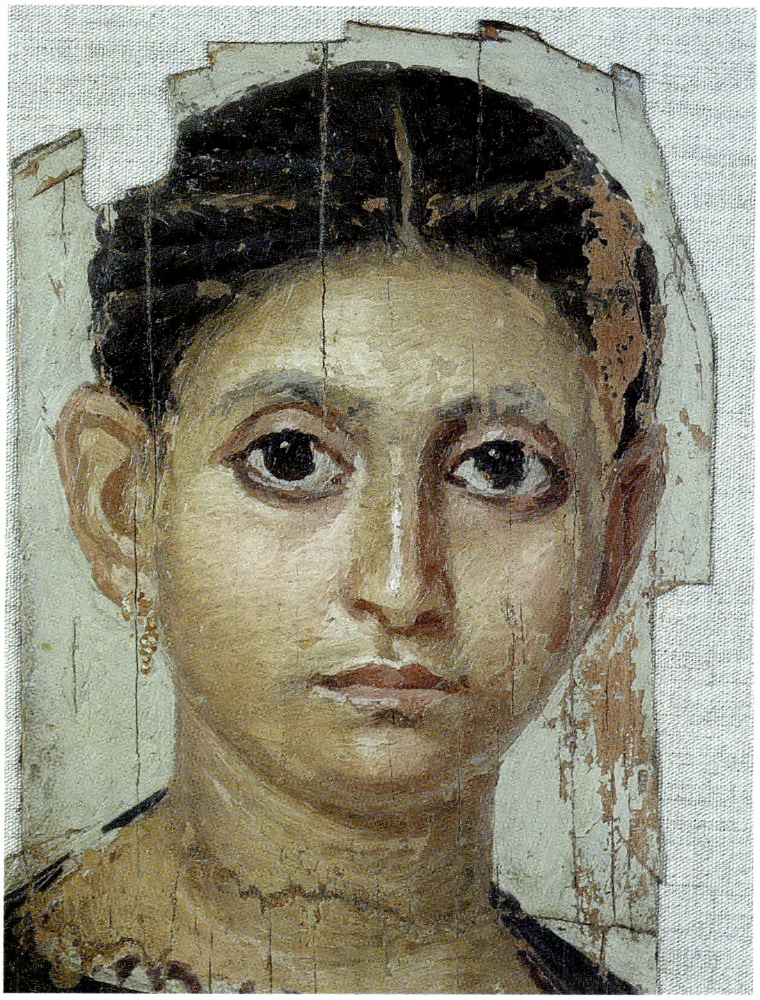

97

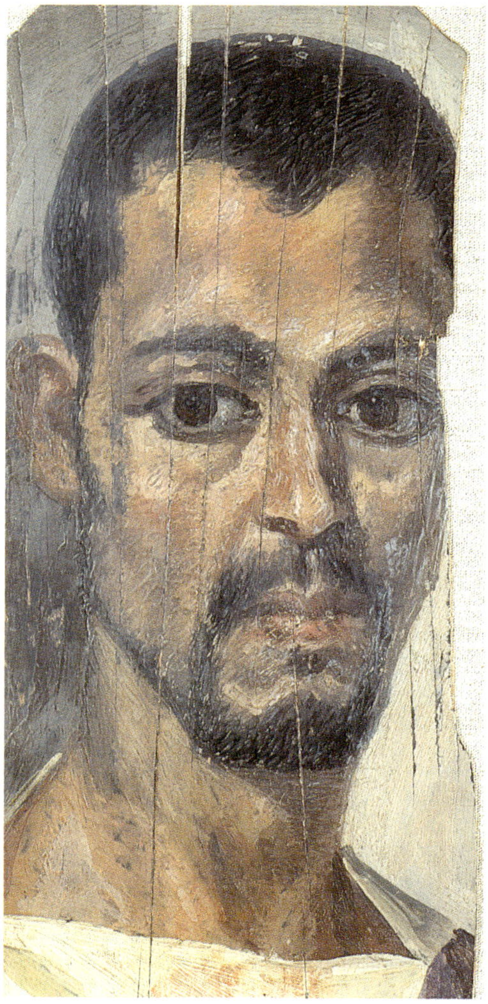

98

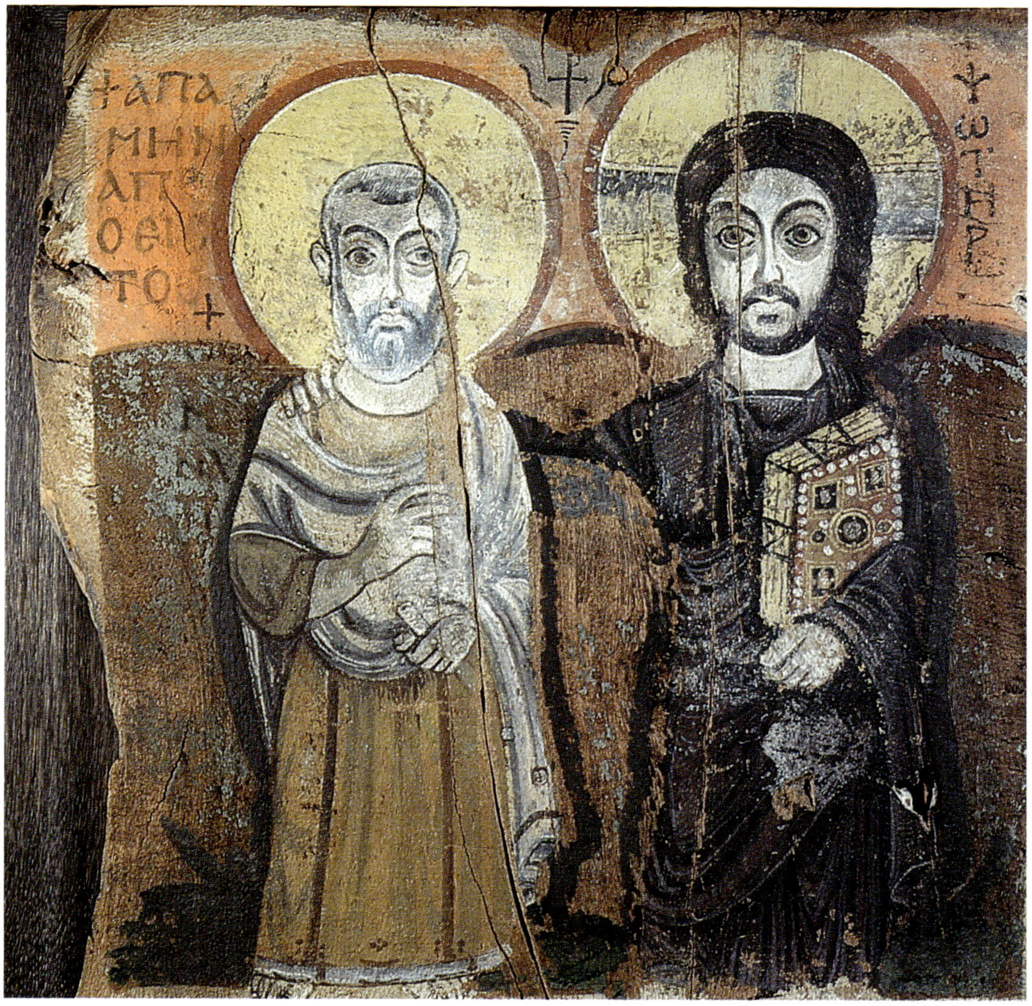

99

gleichsam verschwindet, sind starr auf das Mysterium des Todes gerichtet. Obwohl diese Werke nicht christlich sind, führen sie direkt zur koptischen Kunst, wie man bei den Ikonen auf Holz feststellen kann. Eines der besten Beispiele, das aus dem 6. Jahrhundert datiert, ist ein heiliger Menas, dem Christus seinen Schutz gewährt (Abb. 99). Diese Merkmale findet man auch in den Fresken wieder, die die ägyptischen Klosterkirchen schmücken.

Das Mittelalter in Ägypten

Im 7. Jahrhundert veränderte der Einbruch des Islam und der Araber die Lebensbedingungen und die künstlerische Orientierung der Kopten. Ägyptens Christen entwickelten nun einen der mittelalterlichen Ästhetik verwandten Stil, auch in der Architektur. Dieser Wandel in der Bauweise zeigt sich in der allgemeinen Verbreitung des Gewölbes statt der Holzdecken und in dem Aufkommen von Kuppeln, die das bislang auf Halbkuppelapsiden beschränkte Repertoire an Dachkonstruktionen vervollständigten.

Das Simeonskloster bei Assuan, am Westufer des Nils in den ersten Dünen der Libyschen Wüste gelegen, betont noch den Festungscharakter, der schon bei den ersten Klöstern sichtbar war. Mit seinen hohen, zwei- oder dreigeschossigen Mauern bezeugt es, daß Ägypten unter die Macht des Islam gekommen war, und daß die Kopten sich belagert fühlten. Die Mönche gaben übrigens das Gebäude im 13. Jahrhundert unter dem vereinten Druck von Moslems und Beduinen auf (Abb. 82).

Nun war nichts mehr übrig von dem schönen Mauerverband der Kirche von Dendera: Hier beschränkte sich die koptische Architektur auf Wände aus Bruchsteinen, die oben von Ziegeln abgeschlossen wurden. Diese »kasr« oder Burg hat eine große Eingangsgalerie mit Ziegelgewölbe; hier haben die Kopten – vielleicht instinktiv – zu der Technik gefunden, die zwei Jahrtausende zuvor, in der Pharaonenzeit, für die Magazine des Ramesseums verwendet worden war. Die Kirche hat einen dreischiffigen Grundriß mit kreuzförmigem Chor. In Größe und Bauqualität ist sie jedoch wesentlich bescheidener als etwa die Bauten in Saqqara und el-Bawit.

Hundert Kilometer südlich von Alexandria, im Wadi Natrun in der Wüste, liegt Deir es-Surian (Kloster der Syrer) mit der Kirche el-Adra, die der Jungfrau Theotokos geweiht ist. Diese ganze Region ist wie die der benachbarten Kellia voller christlicher Klöster, die zum Teil bis heute überlebt haben. Die Kirche von Deir es-Surian stammt aus dem 10. Jahrhundert und hat einen sehr interessanten Grundriß: Abgesehen von einer Vorhalle und einer Kapelle an der Seite bildet sie ein regelmäßiges Viereck von 28 auf 12 m. Das überwölbte Mittelschiff wird von zwei Seitenschiffen abgestützt, die ebenfalls Rundbogengewölbe haben. Der Altarraum oder Haikal liegt unter einer Kuppel, die eine Höhe von 12 und einen Durchmesser von nur 4,5 m besitzt und an jeder Seite von einer Halbkuppel mit denselben Maßen abgestützt wird. Hinter dieser Struktur, die den Eindruck einer Vierung vermittelt, bildet ein zweiter Raum den eigentlichen Chor; er ist von zwei Nebenkapellen flankiert. Die Kuppel über dem Baldachin – oder Sacellum – des Altars unterscheidet sich von der ersten Kuppel nur durch Eckstalaktiten, die den Einfluß der islamischen Architektur unter den Fatimiden, den damaligen Herrschern Ägyptens, offenbaren.

Deir es-Surian ist vor allem wegen seiner Fresken interessant, die die Halbkuppeln auf beiden Seiten des Haikal bedecken. Im Süden sind die Verkündigung und die Geburt Christi dargestellt, im Norden die Himmelfahrt der Theotokos (Abb. 100–103). Diese Fresken stammen aus der Zeit vom 11. bis zum 13. Jahrhundert, während die Kirche selbst im Jahr 980 gebaut wurde. Sie gehören also eindeutig zur mittelalterlichen koptischen Kunst.

Durch die Initiative von Serge Sauneron, dem einstigen Direktor des Institut français d'Archéologie orientale in Kairo, wurden die stark verblaßten Werke aufgenommen und in Farbkopien festgehalten. Er beauftragte vor allem P.-H. Laferrière und H. Studer mit dieser Arbeit; durch sie ist es möglich, sich heute eine genaue Vorstellung von der koptischen Wandmalerei nach dem Jahr 100 zu machen. In vieler Hinsicht ist diese Kunst jener der kappadokischen Mönche verwandt, der das folgende Kapitel gewidmet ist. Die Fresken sind noch wenig bekannt; der Abbé Jules Leroy hat sie unter dem Titel *Les Peintures des couvents de Ouadi Natrun* (Kairo 1982) wissenschaftlich veröffentlicht. Ihr Stil ist fest und

100 Das Institut français d'Archéologie orientale (IFAO) in Kairo hat diese Kopien von sehr verblaßten Fresken an den Wänden der Klöster im Wadi Natrun südlich von Alexandria anfertigen lassen. Besonders interessant ist das Ergebnis bei der Kirche el-Adra, die der Jungfrau Theotokos geweiht ist, in Deir es-Surian, dem Kloster der Syrer, von 980. Man kann sich dadurch eine klare Vorstellung von den mittelalterlichen Werken im koptischen Ägypten machen und die Kunst der christlichen Gemeinden einschätzen, die trotz des Islams im 11. und 12. Jahrhundert noch vorhanden waren. Diese Entschlafung zeigt Maria auf ihrem Totenbett, und Christus trägt die Seele seiner Mutter in Form eines Wickelkindes im Arm. (Aufgenommen von P.-H. Laferrière, Dokument IFAO, Photo J.-F. Gout)

101 Detail der Geburt Christi in el-Adra, der Kirche des Klosters Deir es-Surian im Wadi Natrun; der Stil ist mit dem einiger Werke der kappadokischen Felsenkunst verwandt. Dies ist vielleicht durch die syrische Herkunft der Mönche und Künstler in diesem Kloster erklärlich. Die oft unschattierten, warmen Farben spiegeln eine ausgereifte mittelalterliche Kunst. (Aufgenommen von H. Studer, Dokument IFAO, Photo J.-F. Gout)

102 Die Apostel bei der Auferstehung: Fresko der Kirche el-Adra im Kloster Deir es-Surian, Wadi Natrun, 11. oder 12. Jahrhundert. Die Gestalten sind nach Kanones schematisiert, die an die der romanischen Fresken im Abendland erinnern. (Aufgenommen von P.-H. Laferrière, Dokument IFAO, Photo J.-F. Gout)

103 Die Heiligen Drei Könige mit ihren Geschenken aus dem Fresko der Geburt Christi in el-Adra, der Kirche des Klosters Deir es-Surian im Wadi Natrun. Man erkennt die drei Lebensalter: den Greis, den reifen Mann und den Jüngling, gemäß einer alten Konvention der christlichen Ikonographie. (Aufgenommen von H. Studer, Dokument IFAO, Photo J.-F. Gout)

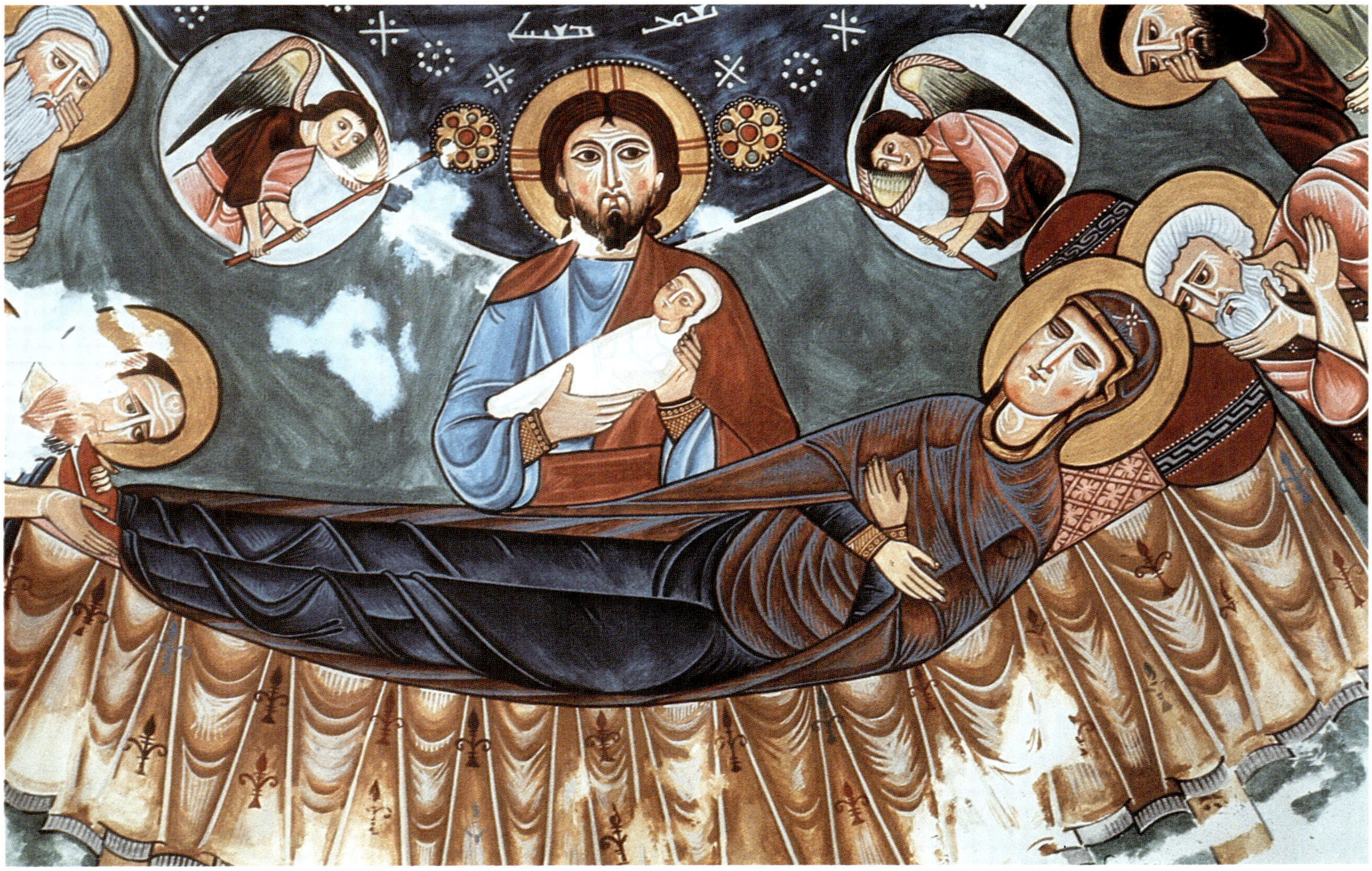

100

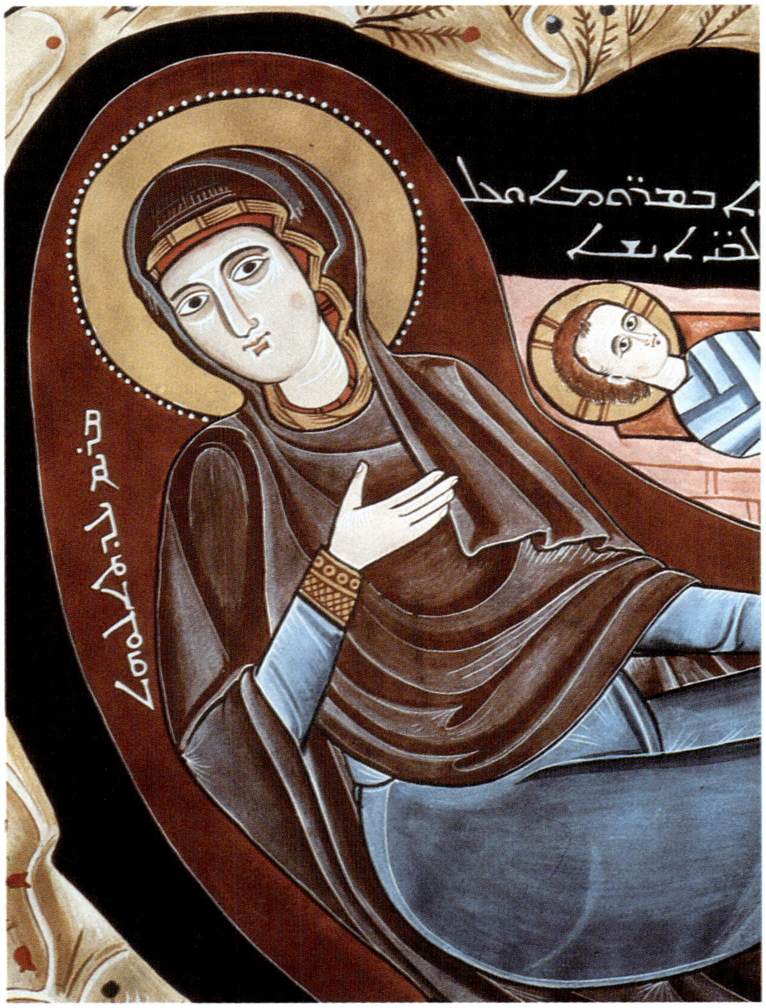

101

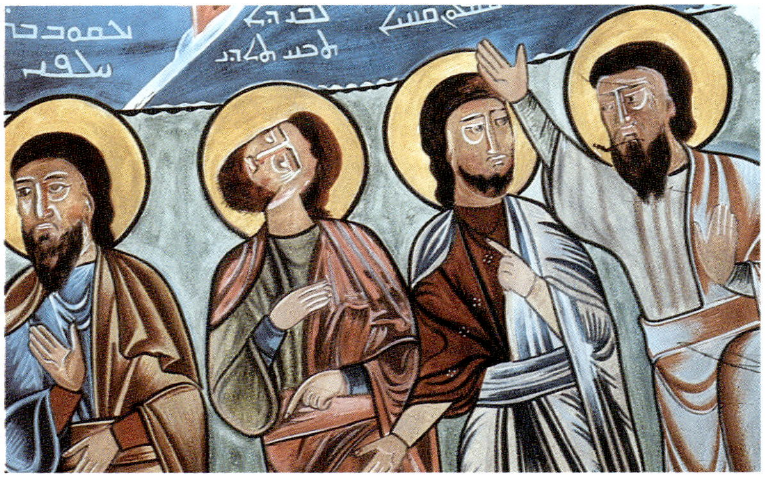

102

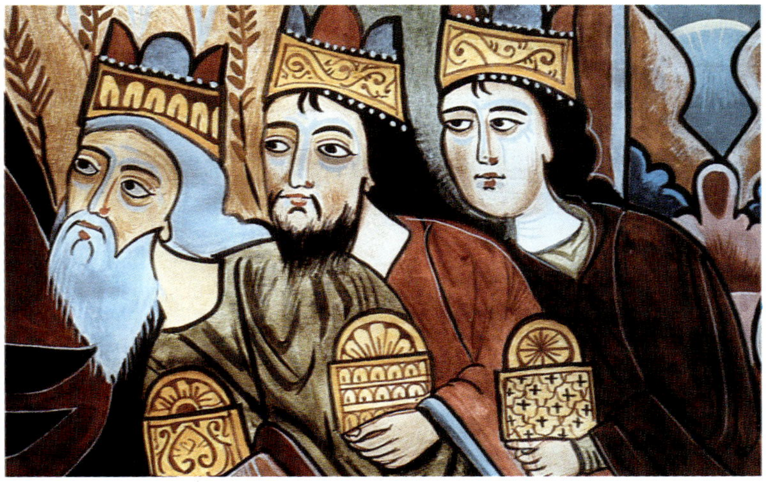

103

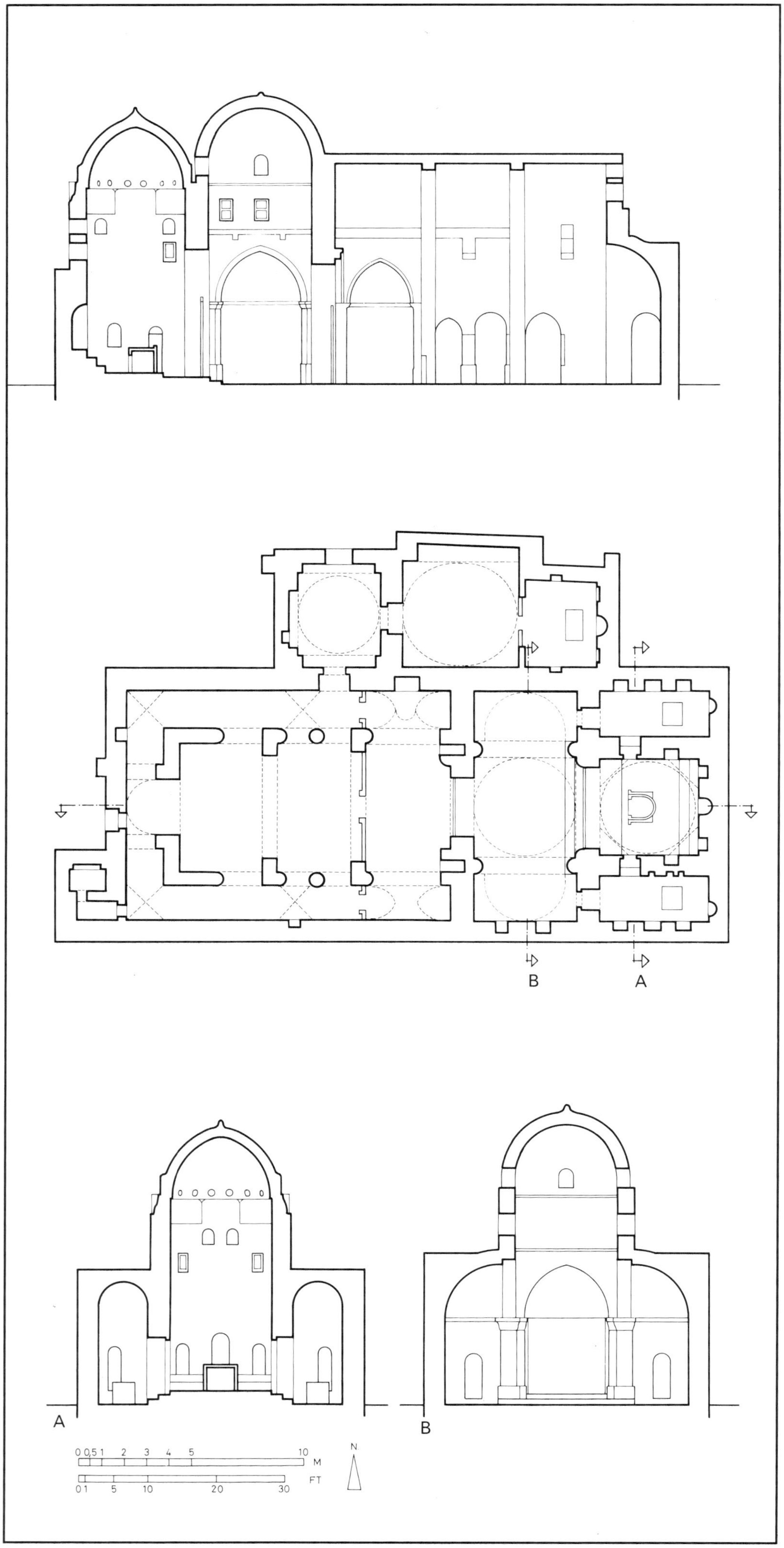

Wadi Natrun bei Alexandria: Koptische Kirche el-Adra des Klosters der Syrer oder Deir es-Surian von 980. Längsschnitt, Grundriß und zwei Querschnitte durch das Schiff (A und B). Die Querschiffkonchen wurden im 11. und 13. Jahrhundert mit Fresken ausgeschmückt.

schlicht, stark graphisch und mit deutlich abgegrenzten Farben. Die Kopien machen deutlich, daß es sich um bedeutende Schöpfungen hervorragender Künstler handelt. Die Inschriften sind in koptischer und syrischer Sprache – ein Zeichen dafür, daß die Benennung des Klosters nicht grundlos war, daß dort tatsächlich aus Syrien stammende Mönche lebten. Diese syrische Herkunft könnte übrigens die enge Verwandtschaft zwischen der Kunst von Deir es-Surian und der zeitgenössischen Kunst in Kappakodien erklären.

Die Fresken gehören unbestreitbar zur byzantinischen Ästhetik. Sie sind Teil einer ganzen Strömung, die die Ausdrucksformen des koptischen Ägypten befruchtete. Deshalb beweisen die Malereien von Wadi Natrun – wenn das noch nötig ist –, wie falsch es wäre, die Kopten von der großen künstlerischen Bewegung auszunehmen, die sich im byzantinischen Orient entwickelte, nur weil sie aufgrund theologischer Entscheidungen, die die Orthodoxen als häretisch betrachten, mit Konstantinopel gebrochen hatten.

Zwischen Ägypten und Äthiopien wurde jüngst im Sudan die Kathedrale von Faras entdeckt. Mit ihren Fresken aus dem 8. und 9. Jahrhundert zeigt sie, daß die christliche Malerei über tausend Kilometer südlich von Alexandria noch Ausläufer hatte. Dieser Fundort im Sudan bildet so gleichsam ein Bindeglied zwischen der koptischen Kirche in Ägypten und in Äthiopien. Dort, im Herzen des afrikanischen Kontinents, liegt die heilige Stadt Lalibela.

Lalibela und die äthiopischen Kopten

Das koptische Ägypten gehört, wie gesagt, in die byzantinische Welt. Auch die äthiopische koptische Kirche war ganz natürlich mit ihr verbunden, weil sie vom Patriarchat Alexandria abhing – trotz der ethnisch-geographischen Distanz. Die Anfänge der christlichen Geschichte in Äthiopien liegen noch im Dunkel. Zu rar sind die gesicherten Zeugnisse, um eine genaue Chronologie zu ermöglichen. Der Geograph Ptolemäus spricht vom Königreich Aksum, die mit den Römern Handel trieb. In dieser Zeit wurden in der Hauptstadt des antiken Äthiopien mehrgeschossige Stelen von enormen Ausmaßen errichtet; man könnte sie Obelisken nennen. Einige von ihnen erreichen eine Höhe von 35 m. Bei den Inschriften weicht die am Anfang der aksumitischen Kultur gebräuchliche griechische Sprache später dem klassischen Äthiopisch (Ge'ez).

Der große Herrscher Ezana, der in einer Inschrift auf Griechisch, Sabäisch und Ge'ez erwähnt ist, erklärte das Christentum zur Staatsreligion. Die Botschaft der Evangelien war zum äthiopischen Hof gedrungen, und künftig trugen die Münzen ein Kreuz. Die Regierung Ezanas muß mit der Konstantins zusammengefallen sein (um 320). Anscheinend waren recht früh Missionare aus dem koptischen Ägypten bis zum Sudan vorgedrungen und hatten von dort aus das äthiopische Hochland erreicht, wo sie dann blieben. Ihre Mission ist vielleicht auch den Handelswegen des Roten Meers gefolgt. Im 5. Jahrhundert erwähnen manichäische Texte das Königreich Aksum als eine der großen zeitgenössischen Mächte.

In Aksum machte das Christentum bei den Volksmassen zunächst nur langsame Fortschritte. Nachdem jedoch das Konzil von Chalkedon 451 die monophysitischen Thesen verdammt hatte, beschleunigte ein Zustrom ägyptischer, als Häretiker verfolgter Kopten die Bildung von Gemeinden und die Bekehrung der Menschen. Die vor der byzantinischen Tyrannei geflohenen Kopten erhöhten die Zahl der ersten, autochthonen Christen, die sich ein Jahrhundert zuvor bekehrt hatten.

Die äthiopische Kirche – die manche gern orthodox nennen würden, obwohl sie im Schatten der monophysitischen Häresie heranwuchs – hing von der Autorität des koptischen Patriarchen in Alexandria ab. Sie wurde bis vor kurzem von einem Abuna genannten Bischof geleitet, den das koptische Patriarchat unter den Mönchen der ägyptischen Klöster auswählte. Dieses Recht gründete sich auf eine sehr alte Sitte, die im nachhinein von einem angeblich beim Konzil von Nizäa geschriebenen Text abgeleitet wurde. Die Existenz dieser koptischen Kirche in Äthiopien geht auf das Werk zweier Missionare, Frumentios und Aidesios, zurück. Sie steht auch mit den »Neun römischen Heiligen« (d.h. von Konstantinopel, Ostrom) in Beziehung, die zu der großen Evangelisations- und Klostergründungsbewegung in Ägypten und Syrien gehörten.

Im 6. Jahrhundert berichtet der byzantinische Chronist Prokop, daß der aksumitische König den Jemen unterworfen und auf den Thron dieses Landes einen gewissen Abreha gesetzt habe, der Sklave eines griechischen Kaufmanns in Adulis,

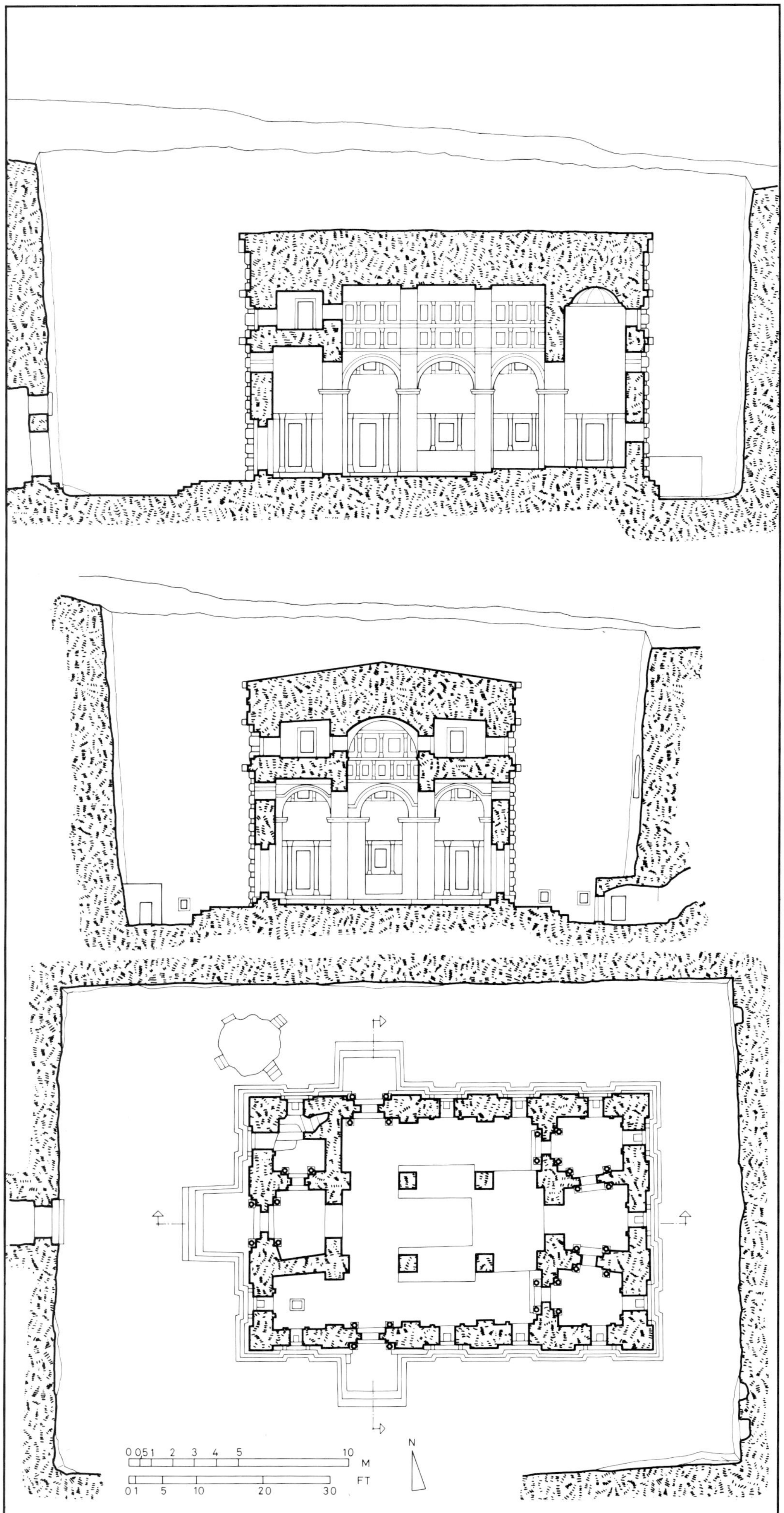

Lalibela in Äthiopien: Immanuelkirche. Längsschnitt, Querschnitt und Grundriß des im 12. Jahrhundert in den Felsgrund gehauenen Gebäudes

104 Am Boden des Einschnitts in den Felsen des äthiopischen Lalibela-Plateaus liegt die Immanuelkirche (Gott mit uns). Sie stammt wahrscheinlich aus dem 12. Jahrhundert und ist typisch für die Schöpfungen der äthiopischen Kopten. Mit ihren abwechselnd vor- und zurücktretenden Schichten imitiert diese Felsenkirche die gemauerte Architektur mit Holzverankerung, die in der aksumitischen Zeit üblich war.

105 Die Eingangstür der Immanuelkirche in Lalibela. Die Umrahmung mit ihren Balken und vorkragenden Affenköpfen an den vier Ecken stellt – in der Technik der äthiopischen Felsenkunst – die Transposition traditioneller Bauten dar, die zu der Zeit gebaut wurden, als Aksum die Hauptstadt des Reiches war, im 5. und 6. Jahrhundert.

106 Die Kirche Abba Libanos in Lalibela ist nicht in das Plateau eingegraben, sondern in einen Felshang. Sie weist einige gemauerte Restaurierungen auf, da sie im Verlauf der islamischen Invasionen beschädigt worden war. Auch hier spiegeln Türen und Fenster mit ihren vorspringenden Balken oder Affenköpfen die ursprüngliche Architektur Äthiopiens. Auf beiden Seiten der Fassade ist ein Gang in den Felsen gegraben, der die Kirche umrundet. Sie ist so – abgesehen von ihrem Dach – ganz von der Felsmasse gelöst.

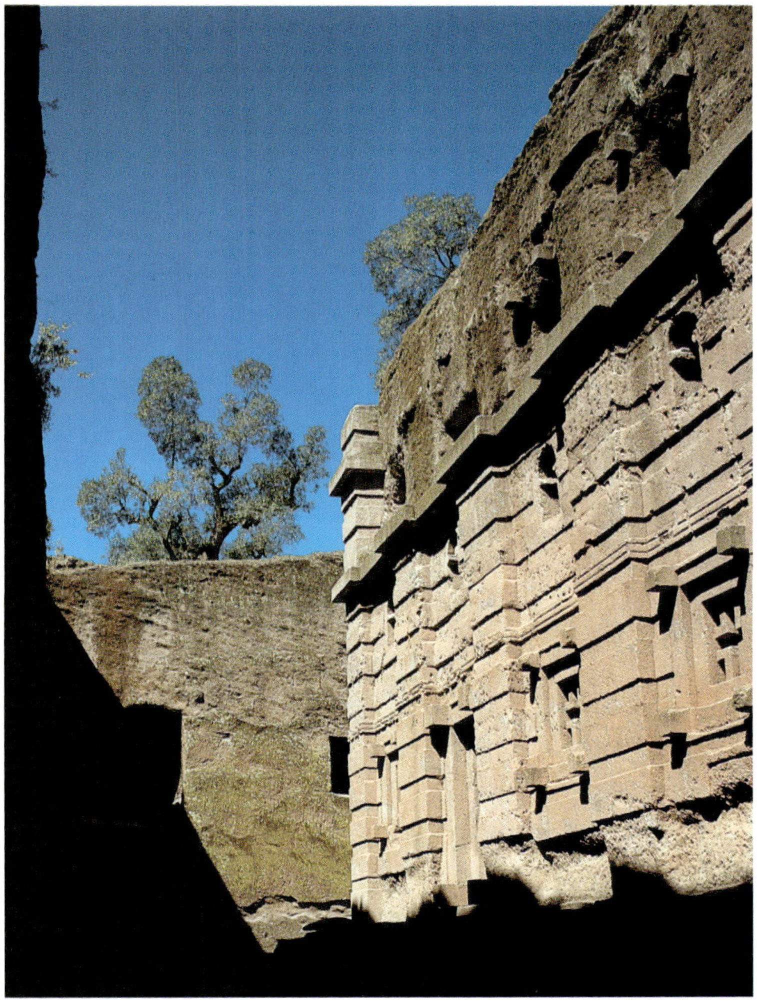
104

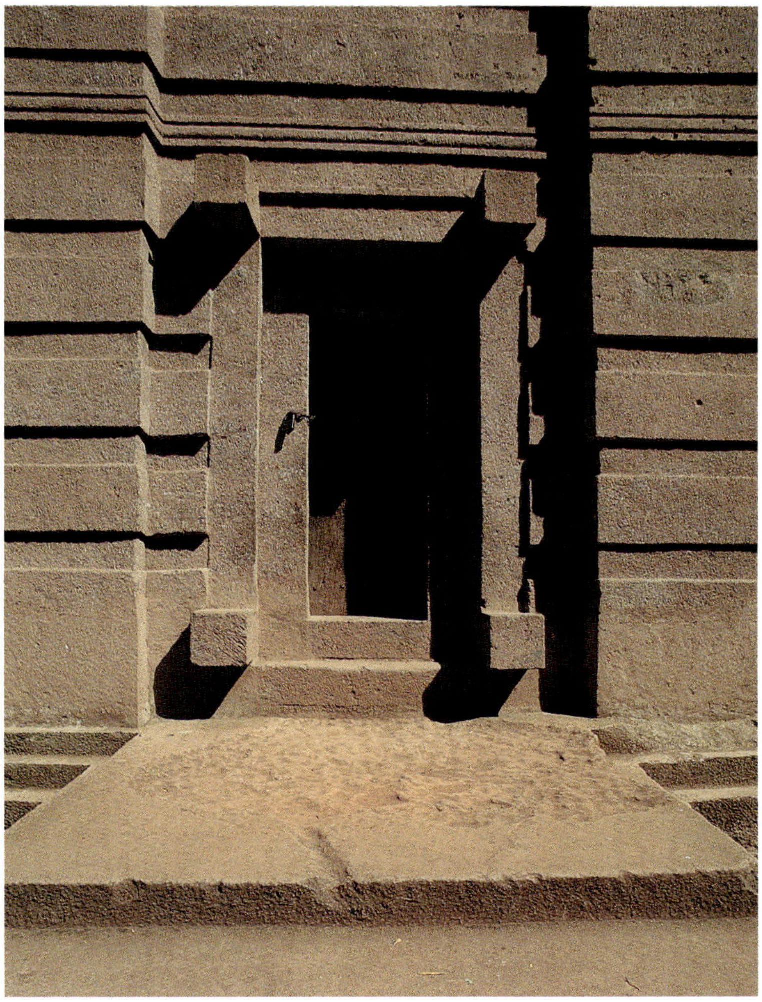
105

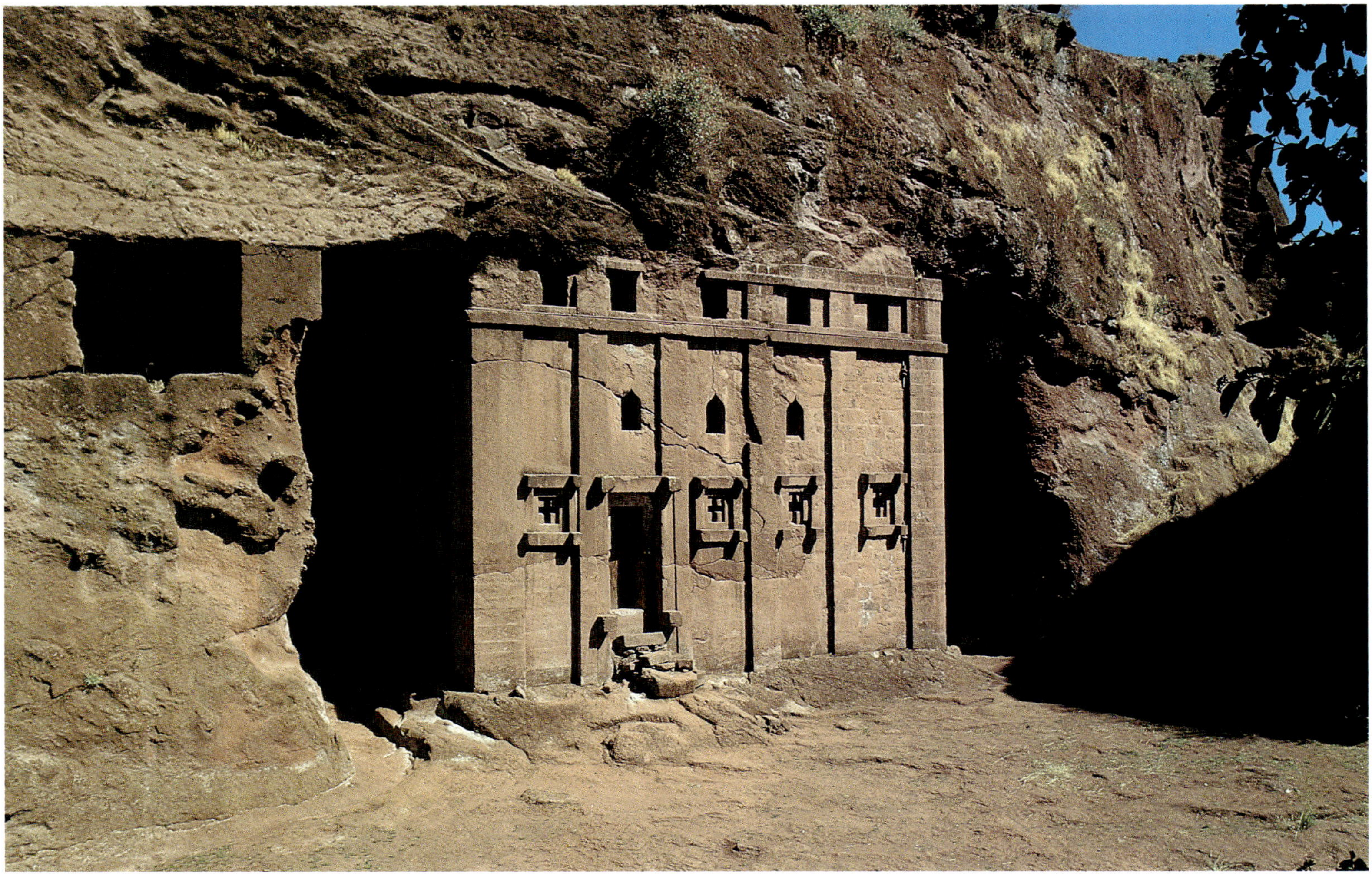
106

einem äthiopischen Hafen am Roten Meer, gewesen war. Äthiopien kontrollierte nun den Seeweg nach Indien, den Gewürze und Seide nehmen mußten, und künftig unterhielt Byzanz Handelsbeziehungen mit dem Königreich. Justinian entsandte sogar Botschafter nach Aksum, um Äthiopien als Verbündeten im Krieg gegen das sasanidische Persien zu gewinnen. Tatsächlich unterwarf Persien im späten 6. Jahrhundert Südarabien und stärkte durch die absolute Kontrolle der Schiffahrt auf dem Roten Meer seine Festlandsmacht über die Straßen durch Mesopotamien.

Um 520 besuchte Kosmas Indikopleustes Äthiopien, um seine *Beschreibung der Erde* oder *Christliche Topographie* zu verfassen. Trotz seiner Randlage war Äthiopien also nicht isoliert oder am Rand der Kultur.

Im 7. Jahrhundert gab die Expansion des Islam nicht nur den Arabern die Oberhand über die nun vereinigte Arabische Halbinsel mit den politisch-religiösen Zentren Mekka und Medina. Dank ihrer raschen Eroberung in Palästina, Syrien und Ägypten schnitt die islamische Macht auch Äthiopien von seinen Kontakten zu Byzanz ab, auf dem Seeweg wie auf dem Landweg. Der Fall Ägyptens 642 vor den Truppen von Amr ibn el-Asa war tatsächlich eine entscheidende Niederlage der Byzantiner. Wahrscheinlich führten diese Ereignisse zu einem neuen Flüchtlingsstrom von Kopten nach Ägypten, wo sie die kulturellen und religiösen Verbindungen zwischen Alexandria und der aksumitischen Hauptstadt noch verstärkten. Jedenfalls wurde die Tradition, daß der Patriarch der ägyptischen Kopten den Leiter der äthiopischen Kirche ernannte, nicht in Frage gestellt. Selbst als die Kämpfe zwischen Christen und Moslems in Afrika tobten, wurde der Brauch respektiert.

Der Ansturm der islamischen Kräfte führte jedoch zum Niedergang von Aksum: Die Hauptstadt wurde nach Süden verlegt, und gleichzeitig trat eine erhebliche kulturelle Regression ein, die erst im 10. Jahrhundert endete. Arabische Chroniken erwähnen im 11. Jahrhundert die Besetzung Äthiopiens (oder einen Staatsstreich) durch eine Frau, die das Land in Blut und Asche legte. Schließlich setzte Mitte des 12. Jahrhunderts eine Renaissance ein, als Roha als neue Hauptstadt gegründet wurde. Die Dynastie der Zagwe oder Zague richtete dort ihre Residenz ein. Unter der Herrschaft des Königs Lalibela (1190–1225) wurde in der Stadt, die bald nach ihm benannt werden sollte, eine außergewöhnliche Bautätigkeit entwickelt. Viele Felsenkirchen wurden begonnen – es handelt sich nicht um Bauten, sondern um in den Stein des Hochlandes gegrabene Monumente. Im 12. und 13. Jahrhundert erlebte also Äthiopien einen neuen Aufschwung, und gleichzeitig wurden die Bindungen zur christlichen Gemeinde in Ägypten enger, wo die Moslems herrschten. Die christliche Kunst, die damals im Herzen Afrikas aufkam, ist also zeitgleich mit den Kirchen von Wadi Natrun, von denen bereits die Rede war.

In Lalibela wurden in 2600 m Höhe zwölf Felsenkirchen geschaffen; dies war Ausdruck des Wunsches, nach den Verfolgungen unter dem Fatimidenkalif al-Hakim (996–1020), vor denen viele Kopten nach Äthiopien geflohen waren, eine Entsprechung zu Jerusalem zu bauen. Anderthalb Jahrhunderte später wurden in Lalibela erneut Kirchen gebaut, nachdem Saladin den Kreuzrittern Jerusalem wieder genommen hatte (1187); diese Katastrophe war Teil des allgemeinen Rückzuges des lateinischen Reiches aus dem Orient. Die äthiopische Hauptstadt sollte ein Pilgerort für alle Christen werden, die Jerusalem, die Stätten der Passion und Auferstehung, nicht mehr besuchen konnten. Auch Lalibela hatte sein Golgotha, sein Grab Christi, seinen Jordan und sogar seinen Sinai.

Die Architektur der Felsenstadt zeigt in den Stein geschnittene, skulpierte und ausgehöhlte Gebäude, deren Formen und Verzierung nur im Zusammenhang mit der antiken Tradition aksumitischer Bauten zu verstehen sind. Tatsächlich wurden im massiven Fels Vorbilder kopiert, die einst mit ganz besonderen, wohl selbst aus Südarabien stammenden Techniken gebaut worden waren. Von diesen Bauten haben sehr wenige Beispiele bis heute überlebt. Eine Ausnahme ist vielleicht das Heiligtum von Yeha. Es spiegelt wiederum einen griechisch-römischen Einfluß, der vom Reich der Nabatäer von Petra ausgegangen war. Mit seinem schönen, regelmäßigen Mauerwerk, das innen gegen Erdbeben mit Holz verstärkt ist, bezeugt dies vorchristliche Gebäude den hohen Zivilisationsgrad, den Äthiopien erreicht hatte.

Die Stelen oder Obelisken von Aksum tragen auf der Vorderseite skulpierte Darstellungen von Palästen, deren Stockwerke »bis zum Himmel reichen« – eine wirkliche Gottesstadt nach Art eines kosmischen Bergs. Auch sie sind aus Steinschich-

Lalibela in Äthiopien: Felskirche Abba Libanos. Querschnitt, Längsschnitt und Grundriß des im 12. Jahrhundert in den Fels gehauenen Gebäudes

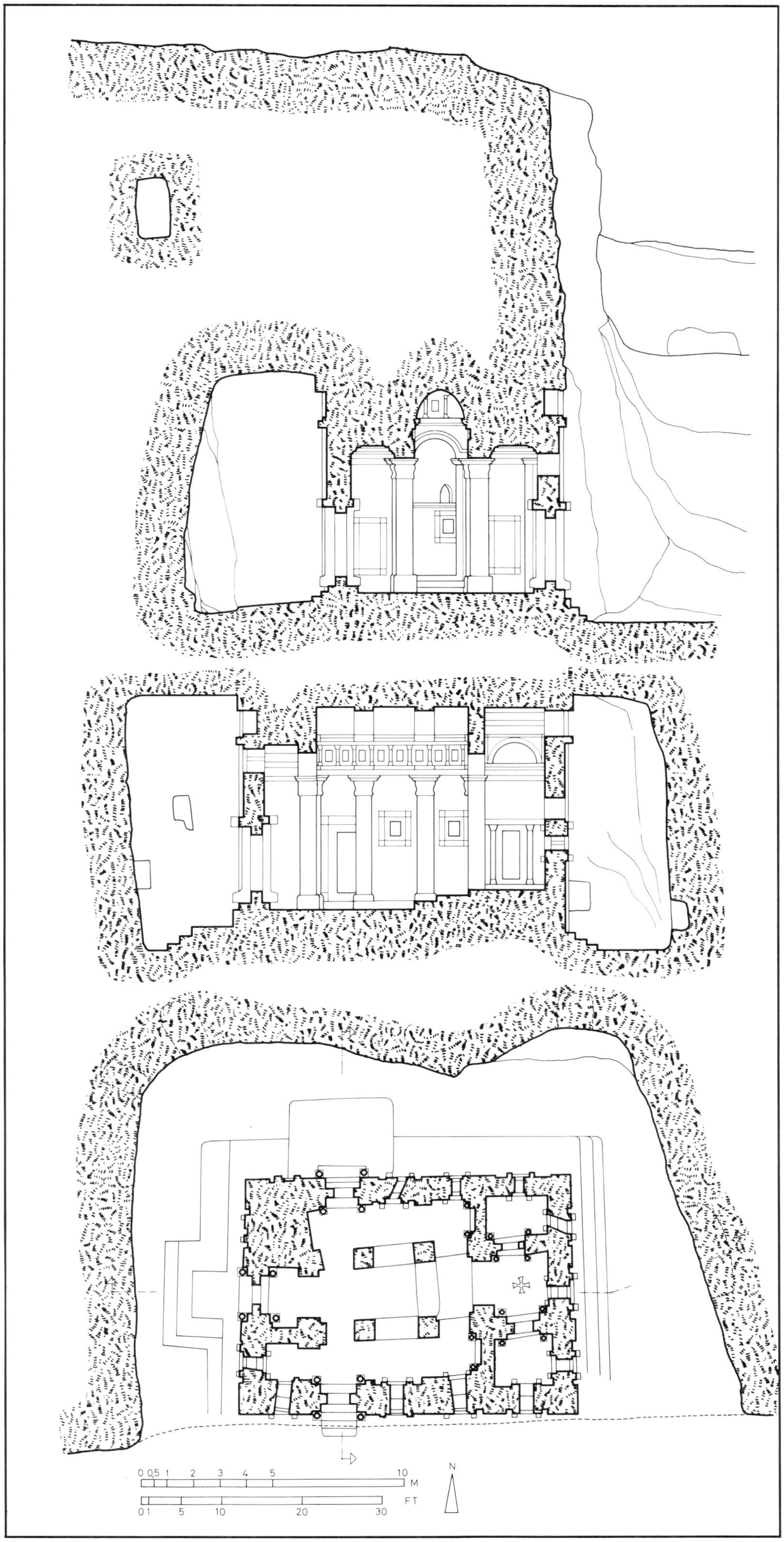

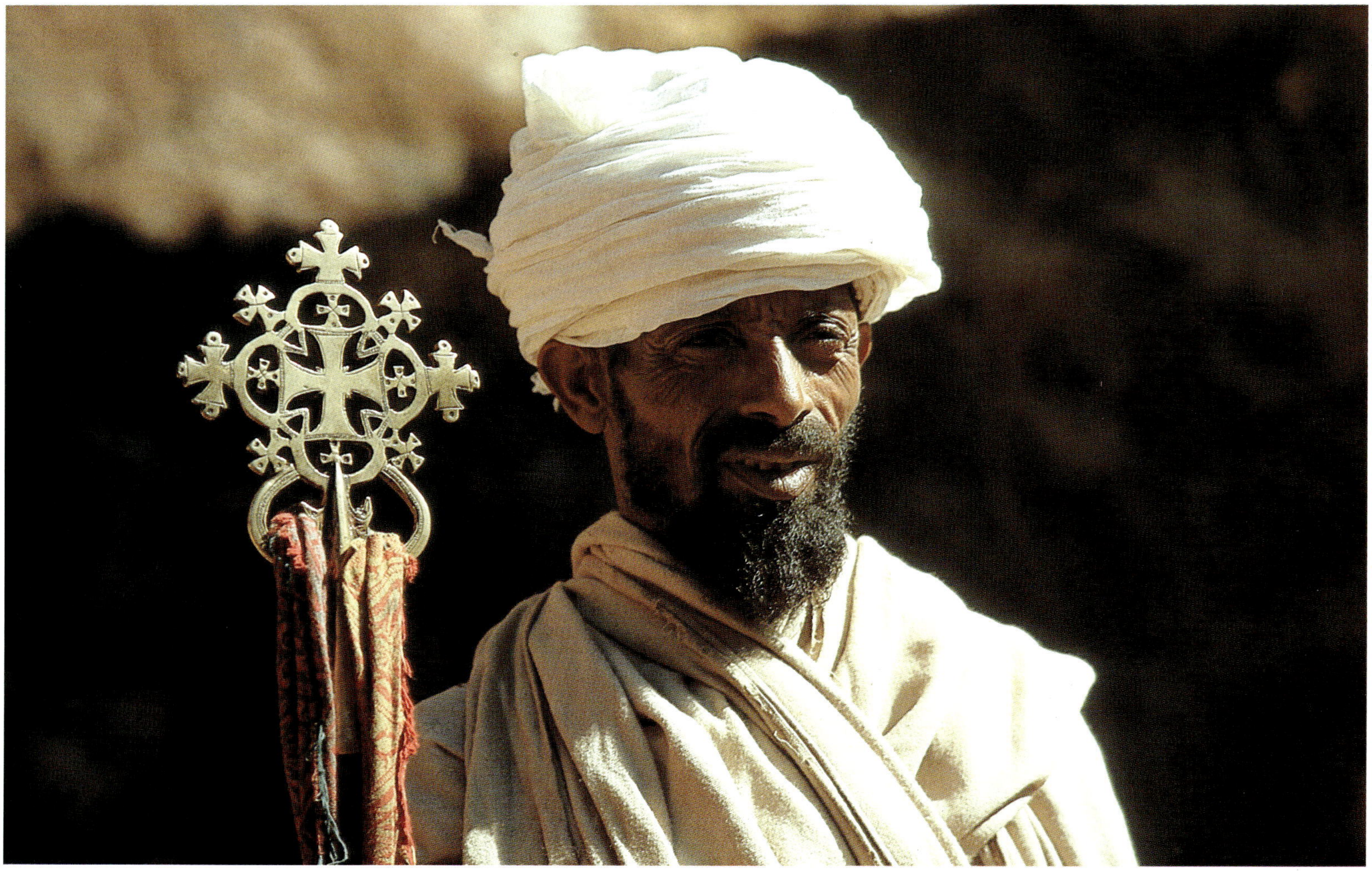

107

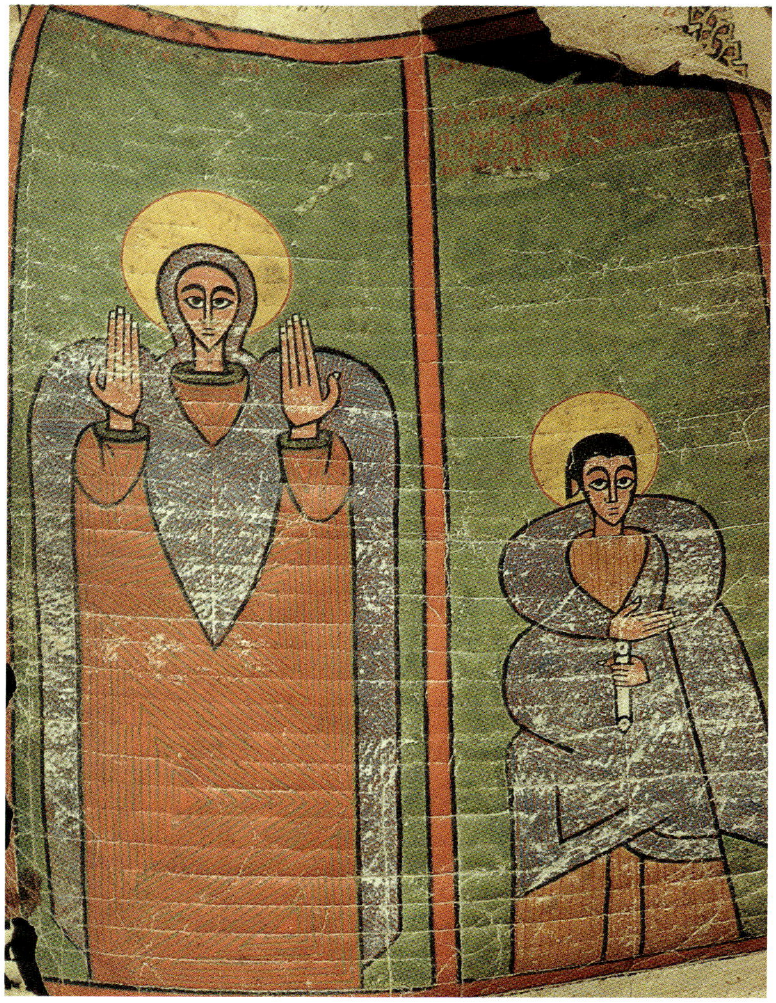

108

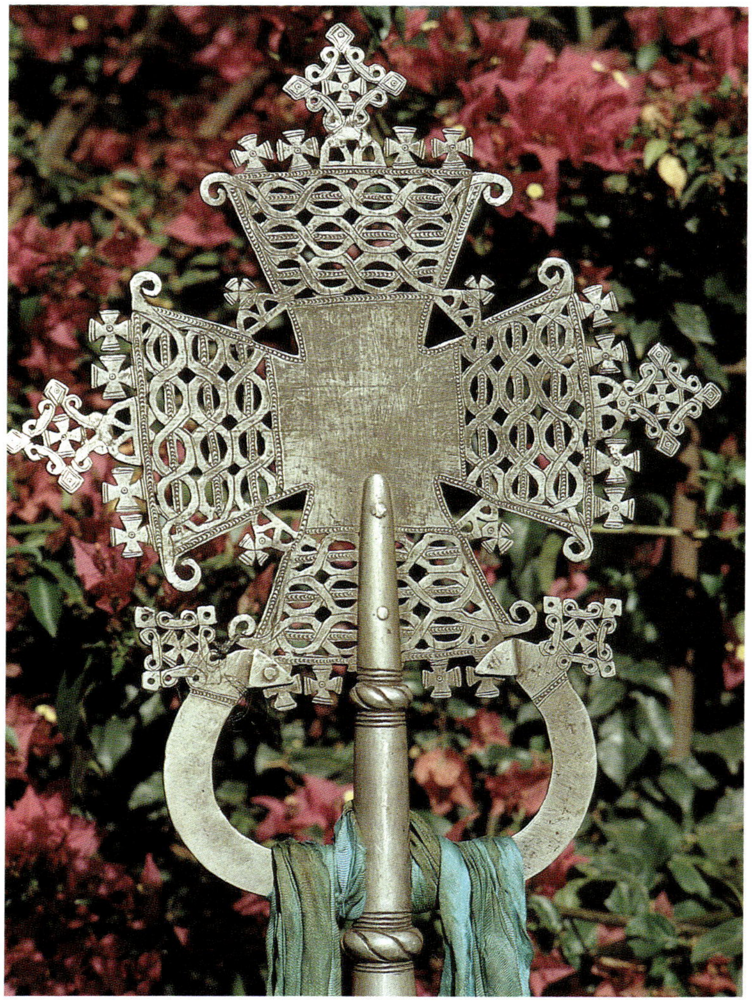

109

Lalibela in Äthiopien: Felskirche St. Georg. Axonometrischer Aufriß und Grundriß des im 12. und 13. Jahrhundert errichteten kreuzförmigen Baus

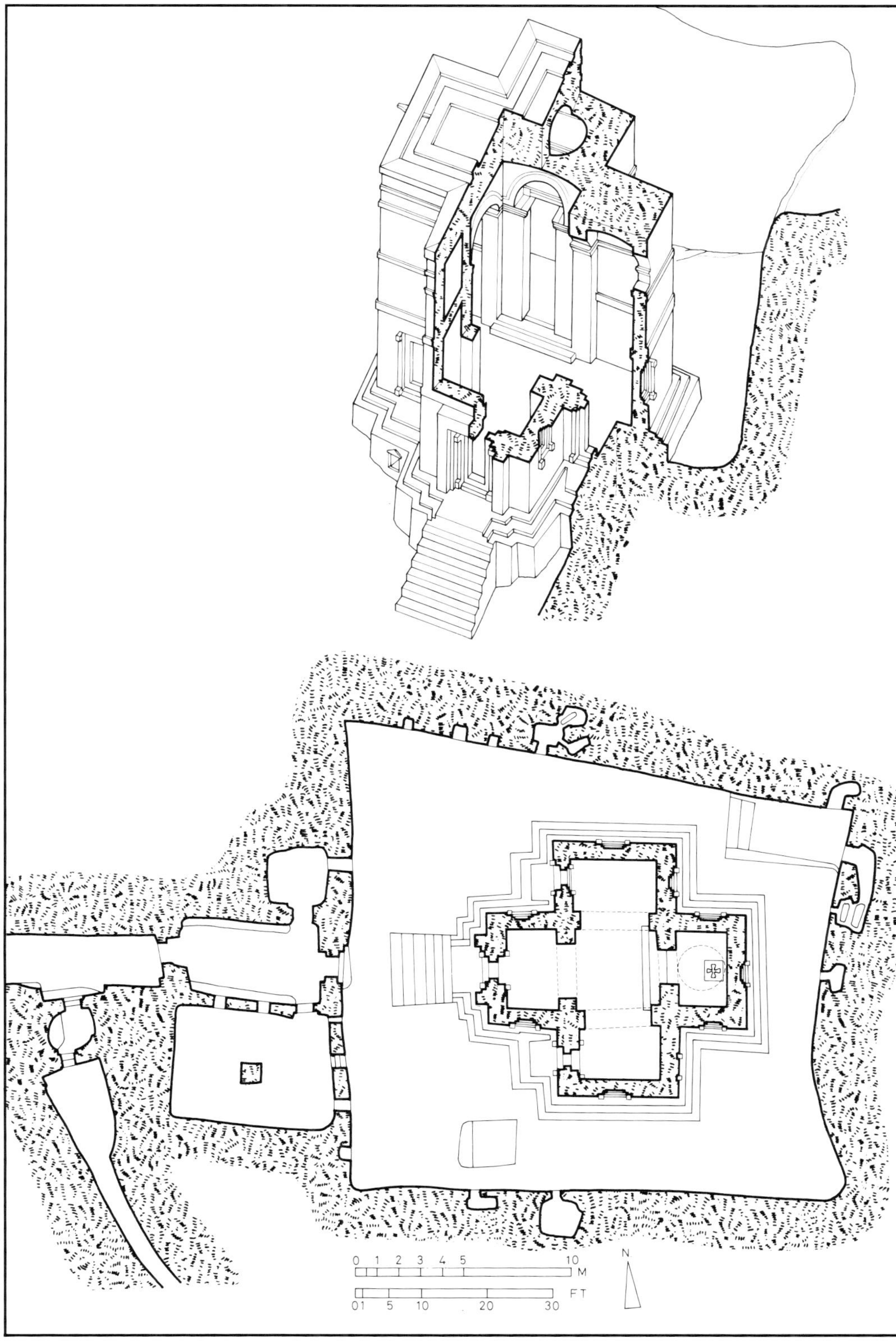

107 Ein Priester von Lalibela in seinen makellosen Gewändern präsentiert ein herrliches Prozessionskreuz, das aus einer Silberplatte ausgeschnitten ist. Um das zentrale byzantinische Kreuz entfaltet sich eine Vielzahl kleinerer Kreuze.

108 Seite eines äthiopischen Manuskripts mit Miniaturen, das einem Kloster in Aksum gehört. Der Stil ist sehr geometrisch, die Gesichter sind streng frontal, die Farben lebhaft und einander komplementär. Das Werk dürfte im 13. bis 14. Jahrhundert geschaffen worden sein.

109 Ein prächtiges äthiopisches Prozessionskreuz aus Lalibela. Um ein großes kreuzförmiges Motiv, das mit gleichzeitig graviertem und durchbrochenem Flechtwerk verziert ist, füllen kleinere Kreuze den ganzen Raum. Wie beim Beispiel auf Abbildung 107 bemerkt man große Schließen an der Basis des Kreuzes: Die Priester befestigten daran die glänzenden, bunten Banderolen, die wie Banner im Wind flatterten.

ten mit Holzverankerungen errichtet. Einige Stämme sind als Binder angeordnet, mit hervortretendem Ende, dem sogenannten Affenkopf. Daraus ergibt sich ein kräftig rhythmisierter Mauerverband mit hervorspringenden und zurücktretenden Elementen, der für die aksumitische Architektur kennzeichnend ist. Diese versteinerten Figurationen ahmten unbezweifelbar einen bestimmten Gebäudetyp nach, der dann bei den ersten Kirchen in Äthiopien übernommen wurde. Die einzigen erhaltenen Zeugnisse sind die Kirche von Dabra Damo und die Höhlenkirche von Yemrehanna Krestos.

Von diesen Modellen kopierte dann die monolithische Architektur von Lalibela die kleinsten Details: abwechselnd vorspringende und zurücktretende Steinschichten, hervortretende Trägerköpfe, Wände mit Mauerabsätzen usw. Doch die äthiopischen Kirchen sind auch von der koptischen Architektur Ägyptens geprägt. Der Grundriß ist oft rechteckig; über dem Allerheiligsten, das dem Haikal entspricht, ist eine kleine Kuppel; Arkadenreihen trennen den Innenraum in drei oder

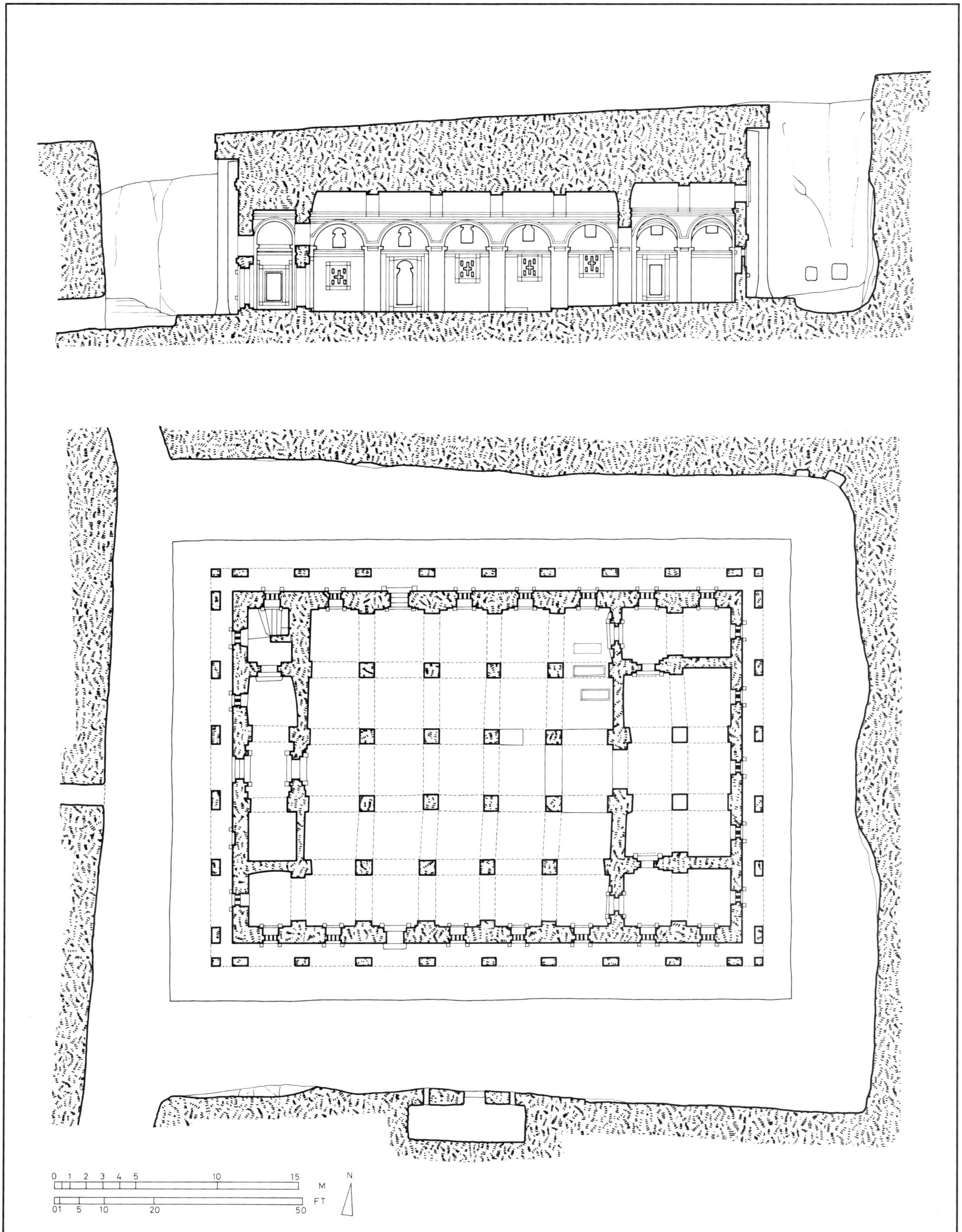
0 1 2 3 4 5 10 15
M
FT
01 5 10 20 50
N.

Lalibela in Äthiopien: Große Felskirche Medahne Alam (Welterlöser). Längsschnitt und Grundriß der im 13. Jahrhundert in den Fels gehauenen fünfschiffigen Basilika mit ihren Säulenreihen

fünf Schiffe; das Mittelschiff ist gewöhnlich überwölbt wie bei koptischen Kirchen in Ägypten – besonders im Mittelalter Deir es-Surian im Wadi Natrun.

So ist die in den Tuff getriebene Immanuelkirche von Lalibela vielleicht das typischste Beispiel für aksumitische Überreste an der Fassade und gleichzeitig koptische Entwicklungen im Innern. Im Felsplateau öffnet sich ein 12 m tiefer Schnitt in Form eines Vierecks von 30 auf 24 m. In der Mitte steht die monolithische Masse der 18 auf 12 m großen Kirche, die ebenfalls 12 m hoch ist. Für den Besucher, der auf dem nur 5 m breiten Umgang buchstäblich Beklemmung empfindet, erscheint das Gebäude riesenhaft. Seine Fassaden mit ihren Mauerabsätzen haben vorspringende Schichten mit sehr breiten, eingetieften Fugen. Dadurch entsteht der Eindruck eines Rasters, der das ganze Gebäude bestimmt und ihm eine Art Stabilität und Starrheit verleiht. Die vorspringenden Träger, die die Türen und Fenster an allen vier Ecken umrahmen, sind eine regelrechte Versteinerung der aksumitischen Architektur. Die Virtuosität dieses strengen, stark akzentuierten Profils gibt dem Gebäude eine bemerkenswerte Plastizität (Abb. 104 und 105).

Der Innenraum wird durch zwei Reihen von Arkaden, die auf quadratischen Pfeilern ruhen, in drei Schiffe unterteilt. Das Mittelschiff überragt die Seitenschiffe; die untere Gewölbezone ist mit zwei Metopenreihen verziert. Der eigentliche Chor ist von zwei Seitenkapellen oder Sakristeien flankiert und hat eine abgeflachte Kuppel. Über eine Treppe erreicht man die niedrige Empore, die oberhalb der Seitenschiffe um den Innenraum herum verläuft.

Diese ganz in die Felsmasse getriebene Architektur reproduziert unbestreitbar gebaute Vorbilder. Doch hier wurde das Material nicht aufgebaut, sondern abgetragen. Diese Technik hätte es eigentlich erlaubt, die Gesetze der Statik und des Schubs zu ignorieren. Dennoch ist dieser relativ kleine Raum durchgängig so angelegt, als handelte es sich um eine riesige Basilika: Pfeiler mit Gurtbogen, Arkaden, Kapitelle, kleine Säulen und Friese sind sklavisch imitiert, bis zur geringsten Einzelheit, wie um den Betrachter hinters Licht zu führen. Es ist ein Trompe-l'œil. Form und Erscheinung mußten also einer bestimmten Funktion entsprechen, und die äthiopischen Steinmetzen maßen der baulichen Semiologie gewiß eine große Bedeutung bei. Aus welchem Material sie auch war, mit welchen Methoden sie gebaut wurde: Eine Kirche mußte für diese Menschen einer bestimmten Idee entsprechen, in formaler wie in symbolischer Hinsicht. Die Transposition von einem gebauten Monument zu einem aus dem Stein gehöhlten setzte voraus, daß sich in seinem Aussehen nichts änderte. Nur unter dieser Bedingung konnte die geistige Wirksamkeit der Kirche gesichert werden.

In manchen Fällen wurde nicht vom Plateau aus mit tiefen Schnitten eine Peripherie geöffnet, sondern an einem senkrechten Abhang gearbeitet. Dann war die Kirche durch eine Art U-förmigen Tunnel von der Felsmasse getrennt, der ihre Fassaden isolierte, nicht aber Boden und Decke. Dies ist der Fall bei Abba Libanos, der Kirche des heiligen Mönches Libanos (Abb. 106). Das etwas kleinere Gebäude zeigt eine Außenfassade mit Lisenen, die die traditionellen Fenster (hier in Kreuzform) trennen und die an allen Ecken vorkragende Trägerköpfe einrahmen. Im Innern ist das überwölbte Hauptschiff von zwei Seitenschiffen mit flachen Decken flankiert. Der Chor befindet sich wie bei der Immanuelkirche zwischen zwei Nebenkapellen, deren Anlage an die Formel von Diakonikon und Prothesis bei byzantinischen Kirchen erinnert. Zudem findet man im Schiff die vier Säulen wieder, die möglicherweise die vier Evangelisten symbolisieren. Doch sie tragen hier keinen Bogen; sie sind durch Architrave verbunden, über denen Metopen laufen.

Die Kirche Beta Maryam oder Haus Mariens ist von einem weiten Hof umgeben und in das Tuffplateau getrieben. Der massige rechteckige Bau hat auf drei Seiten eine vorgelagerte Vorhalle (Abb. 110). Jede hat einen zweigeteilten Zugang mit Bogen. Diese Formel der Eingänge mit Axialpfeilern findet sich im Hauptschiff wieder, das ein Rundbogengewölbe aufweist. Natürlich haben diese Stützen in einem Felsgebäude nicht den geringsten Nutzen. Vermutlich sollten die Geschehnisse im Chor teilweise unsichtbar gemacht werden, ein Konzept, das von der Ikonostase inspiriert ist. Große Becken im Hof ermöglichten die Taufe und rituelle Waschungen. Innerhalb des heiligen Bezirks liegen noch Wirtschaftsgebäude und eine Kapelle, auch sie in den Fels geschnitten. Die Kapelle hat an der Fassade einen Fries mit Bogen, den man in der Erlöserkirche wiederfindet.

Die seltsamste und vielleicht ungewöhnlichste der Felsenkirchen von Lalibela ist die Georgskirche. Mit ihrem kreuzförmigen Grundriß erhebt sie sich wie ein Turm in einer tiefen Grube, die vom Boden aus 12 m tief gegraben ist. Man erreicht sie durch einen engen Einschnitt, der bis zu einer kleinen Öffnung hinabführt. Von

110 Die Felsenkirche Beta Maryam steht inmitten eines weiten, von unzähligen Arbeitern abgetragenen Hofes. Ihre Architektur ahmt gemauerte Formen nach, obwohl sie bis zum Satteldach ganz in den Tuff geschnitten ist. Die angebauten Vorhallen sind Ergebnis einer Restaurierung; auch sie waren ursprünglich aus dem Felsen geschnitten.

111 Vielleicht die merkwürdigste Kirche von Lalibela ist die Georgskirche. Sie hat die Form eines Kreuzes, das aus einem tiefen Loch emporkommt. Die Architekten haben eine ungewöhnliche Lösung für das Dach gefunden, dessen Relief die Kreuzform unterstreicht.

112 Die Kirche Medahne Alam (Welterlöser) in Lalibela hat ein riesiges, in das Felsplateau gegrabenes Schiff, einen rundum laufenden Portikus mit freistehenden quadratischen Pfeilern und ein vorspringendes Dach. Diese riesige Felsenkirche aus dem 13. Jahrhundert ist 34 m lang. Allein das Volumen des Felsens, das für den Gang um die Kirche abgetragen wurde, stellt eine gigantische Arbeit dar. Auf dem Satteldach bilden große Arkaden eine Verzierung, der die kleineren Bogen am Dachvorsprung entsprechen; die letzteren ähneln einem Lombardischen Fries. Der Bau dieses Monuments ist wahrscheinlich die großartigste und erstaunlichste Leistung des koptischen Christentums in Äthiopien.

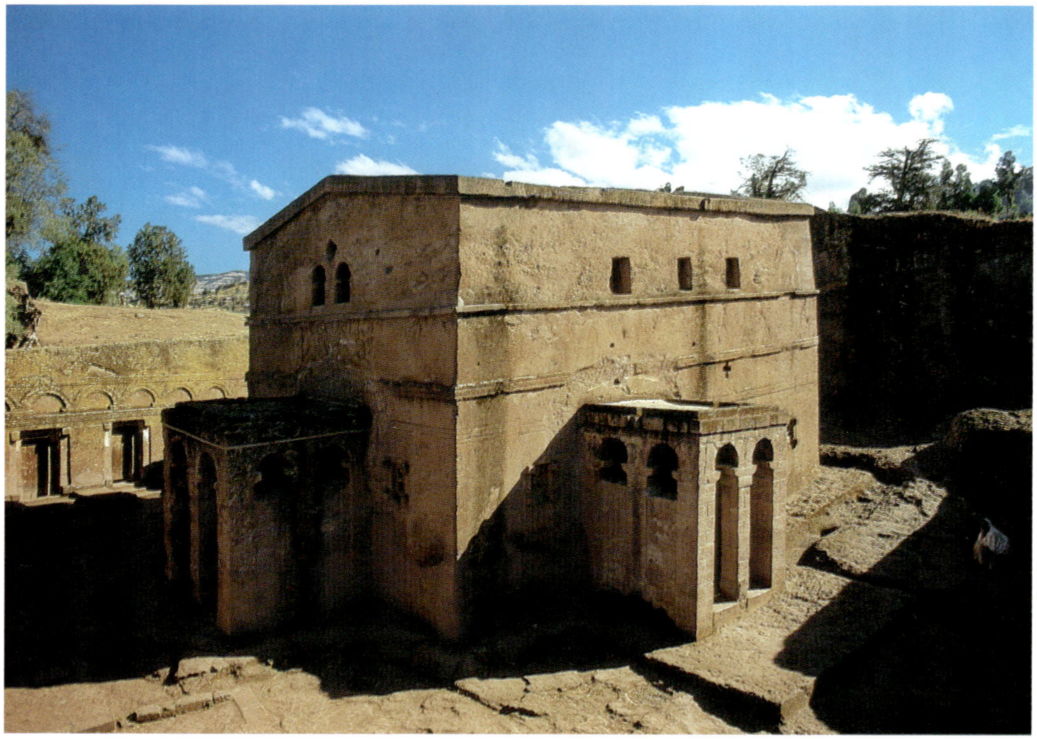

110

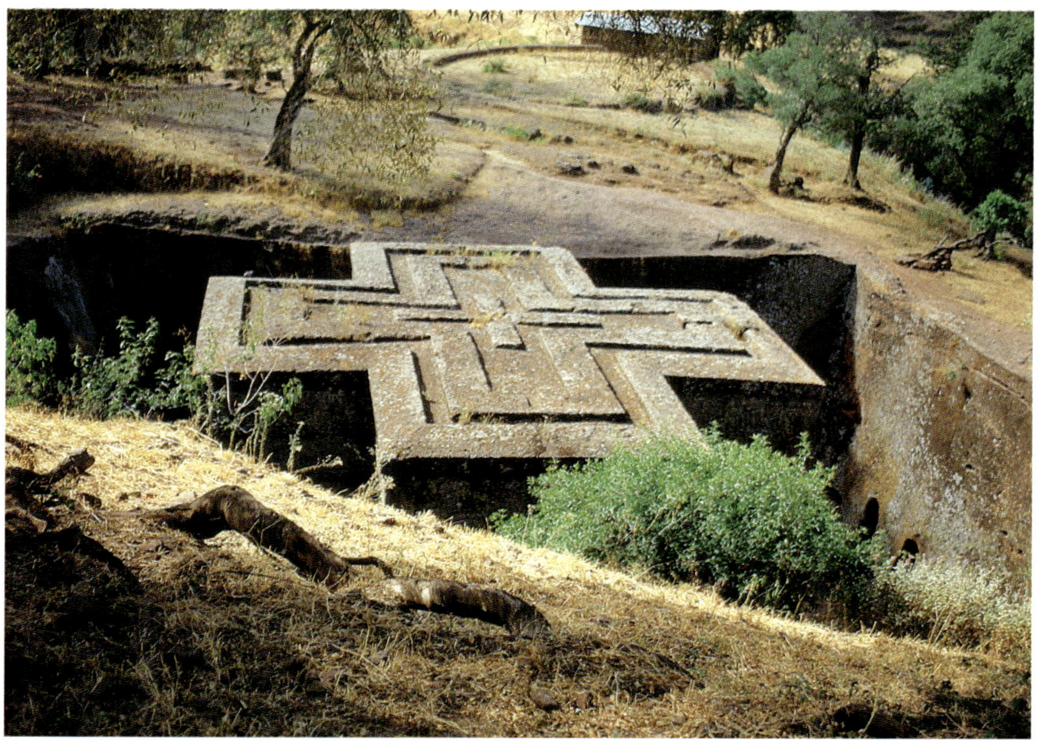

111

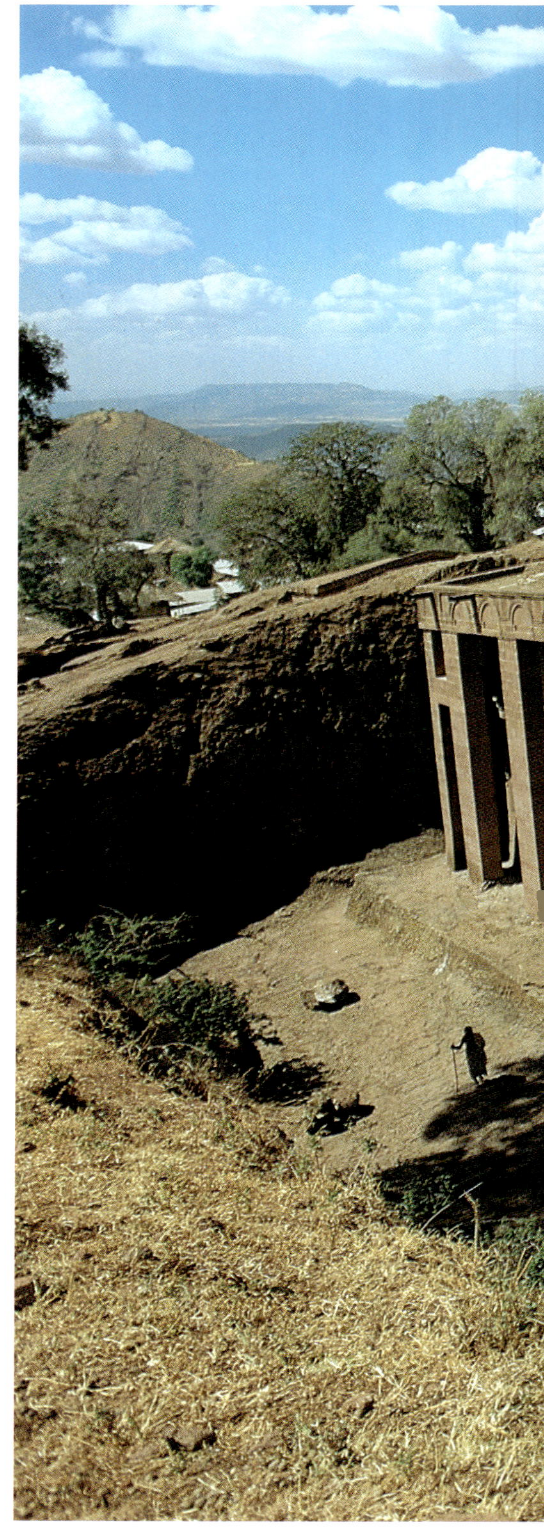

112

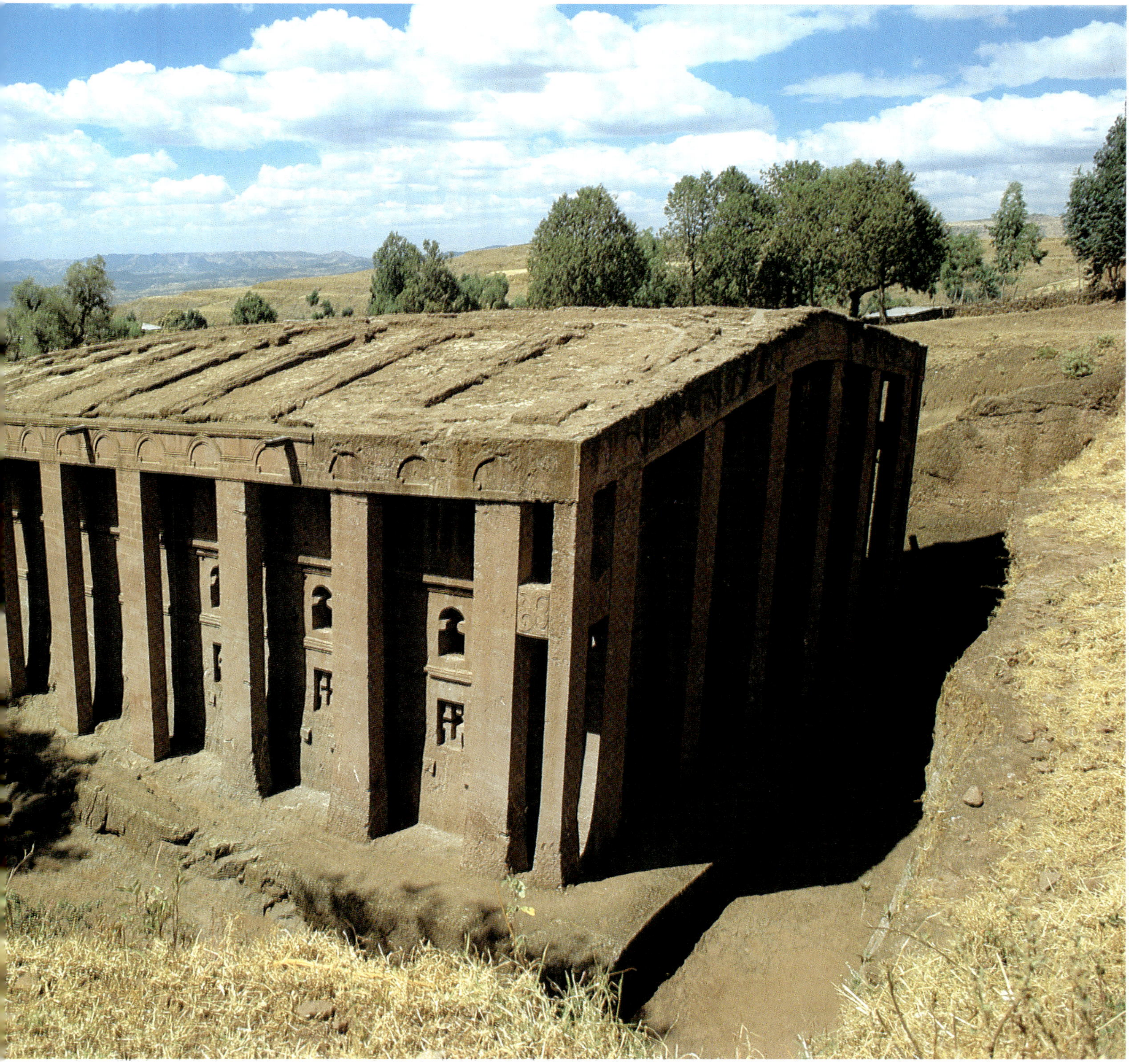

hier aus betritt man einen Hof von 22 m Seitenlänge, in dem das Gebäude steht. Beta Giyorgis – das Haus des Georg – sieht aus wie ein gegossenes Kreuz; es hat vier identische Fassaden mit einer Treppe vor der Eingangsfassade. Im Innern ist der quadratische Raum von vier Bogen begrenzt, die sich zu den Seitenräumen öffnen – Eingang, Querarme und Chor. Dieser hat eine kleine Kuppel. Daraus ergibt sich der Eindruck einer nach oben gerichteten Bewegung: Der nur 3,6 m lange und breite Mittelraum ist 9 m hoch. Die Kirche ist mit kleinen lanzettförmigen Fenstern spärlich erleuchtet. Die einzige Verzierung besteht aus den Kapitellen der Pfeiler und aus Zierleisten, die an den Wänden verlaufen, um den kreuzförmigen Grundriß zu betonen (Abb. 111).

Durch ihre vorspringenden Massen erinnert die Georgskirche an die Grundrisse byzantinischer oder armenischer Kirchen in Form eines griechischen Kreuzes. Tatsächlich reizt das frühere Auftreten des kreuzförmigen Grundrisses in Armenien und Konstantinopel dazu, Kontakte zwischen Byzanz und Äthiopien nach den islamischen Eroberungen anzunehmen. Auf welchen Wegen diese Kontakte wohl stattgefunden haben könnten? Über Kaufleute oder Flüchtlinge?

Die letzte, aber nicht geringste Felsenkirche von Lalibela, die hier vorgestellt werden soll, ist die Medahne Alam, die Kirche des Welterlösers, eine kolossale Anlage von 34 m Länge, 24 m Breite und 12 m Höhe. Sie hat einen ausgehöhlten Innenraum von fast 10 000 m^3 und steht in einem künstlichen Graben, für den die Bauleute 15 000 m^3 Boden ausgehoben haben – das entspricht fast 40 000 Tonnen. Diese Zahlen vermitteln einen Eindruck von dem menschlichen Einsatz, den ein solches Unterfangen erforderte. Die äußere Struktur der Erlöserkirche ist ebenso überraschend wie ihre innere Anlage. Um alle Fassaden läuft ein Vorhang aus quadratischen Säulen, die das vorspringende Dach stützen. Zwischen dem äußeren Portikus und der eigentlichen Kirche ist ein enger Durchgang. Elf Pfeiler an den Längsseiten und acht an den Schmalseiten, also 34 Pfeiler ingesamt, umgeben das Gebäude. Das Satteldach ist an der Kante mit Bogen nach Art eines Lombardischen Frieses verziert (Abb. 112).

Der Innenraum, ein quadratisches Hypostylon, ruht auf sechzehn Pfeilern – auf jeder Seite vier –, die durch Längs- und Querarkaden miteinander verbunden sind. Diese stützen die Gurtbogen an der Peripherie sowie kleine flache Decken anstelle von Kuppeln in der Mitte. An einem Ende besitzt die Erlöserkirche einen Narthex, am anderen einen weiten Altarraum, abgestützt mit zwei Säulen und flankiert von zwei Kapellen oder Sakristeien.

All diese mittelalterlichen äthiopischen Bauwerke tragen Wandmalereien, die selten in gutem Zustand erhalten sind. Auch die reichen Priestergewänder und liturgischen Geräte – zum Beispiel ziselierte, durchbrochene Silberkreuze oder Miniaturen, die die Bibelhandschriften in klassischem Äthiopisch schmücken – bezeugen die große Vielfalt der Ausdrucksformen. Diese sakrale Kunst beruht so zwar auf der Verlängerung byzantinischer Formeln, doch sie weist auch eine unleugbare Eigenständigkeit auf (Abb. 107–109).

Lalibela, die Bastion des Christentums in Afrika, beweist mit seinen Felsenkirchen die Vitalität eines religiösen Elans, den die Botschaft der Evangelien an den Quellen des Nils freisetzte, in jenem Land, das die alten Ägypter Punt genannt hatten. Hier klangen im Mittelalter die letzten dogmatischen Streitigkeiten nach, und hier überlebten die Häresien des byzantinischen Orients. Hier brachte die koptische Kirche Ägyptens einen aktiven, lebhaften Abkömmling hervor.

IV Malerei und Architektur im Bergland Kappadokiens

113 In der Ferne überragt der Berg Argaion der Alten, der heutige Erciyas Dagh, mit seinen 3916 m die Hochebenen Kappadokiens. Dieser Vulkan hat eine riesige Schicht von Lava aus Asche, Tuff, Andesit und Basalt gelegt; hinzu kommen die weniger hohen Krater des Hasan Dagh (3253 m) bei Aksaray und des Melendiz Dagh (2963 m) bei Nigde.

114 Nach der intensiven Aktivität der Vulkane in Kappadokien hat ein langsamer Erosionsprozeß eingesetzt, der in dem weichen Material die seltsamsten Reliefs entstehen ließ. So bildet das »Tal der Säbel« bei Avcilar mit seinen natürlichen Kegeln unterhalb der Höhe des Plateaus eine phantastische Mondlandschaft.

115 Die Erosion durch Wasser und Wind hat die kappadokische Landschaft nach und nach modelliert. Es entstanden seltsame Kräuselungen des weichen Tuffs, und an ihrem Fuß lagerte sich oft Humus ab, der sich für die Bebauung kleiner, sehr fruchtbarer Parzellen eignet. Das Relief über der Gegend von Göreme gehört zu den erstaunlichsten Landschaftsbildern.

116 Die 20 bis 30 m hohen Tuffkegel im »Tal der Säbel« sind von versickerndem Wasser in verschieden harten Tuffschichten modelliert worden. In diesem ungewöhnlichen natürlichen Umfeld hat der Mensch, geschützt vor den Winden der anatolischen Hochebenen und in gut bewässerten Tälern, eine produktive Landwirtschaft entwickelt.

117 In Uchisar und Avcilar bei Göreme hat der Mensch zahlreiche Tuffkegel ausgebaut. Die Einheimischen legten hier Wohnungen, Taubenhäuser, Scheunen, Vorratshöhlen und Gräber an. Die höchsten dieser bewohnten Kegel sind über 30 m hoch und können acht bis zehn Geschosse haben. Die einst von außen unsichtbaren Räume sind heute gähnende Löcher, weil aufgrund des Sickerwassers und des Frosts in den strengen kappadokischen Wintern die ganze Fassade eingebrochen ist.

Dieses Kapitel ist den künstlerischen Werken im kappadokischen Bergland in Zentralanatolien gewidmet; die hier vorgestellten Beispiele aus der Zeit vom 8. bis 13. Jahrhundert stammen im wesentlichen von christlichen Gemeinden in entlegenen Tälern, in denen sich Einsiedler- und Mönchtum entwickelten. Wie im koptischen Ägypten wurde die Bevölkerung sehr früh bekehrt; der Apostel Paulus hatte die Botschaft des Evangeliums schon gebracht, vor allem nach Caesarea (Caesarea Cappadociae, das heutige Kayseri).

In dem vulkanischen Massiv, das der Berg Argaion überragt, haben sich seit der urchristlichen Zeit monastische Zentren entwickelt und an den malerischsten Orten der Abgeschiedenheit zu Gründungen geführt. Da der Tuff in mit Lava bedeckten Gebieten weich ist, entstanden Troglodytendörfer der einheimischen Bevölkerung, bald auch römische Gräber und dann christliche Kirchen. Diese sind ganz in den Stein getrieben und ausgehöhlt, ähnlich wie die Felsenkirchen Äthiopiens, denen das Ende des vorigen Kapitels gewidmet war (Abb. 113–117).

In diesem merkwürdigen natürlichen Rahmen ist eine halb volkstümliche, halb gelehrte Kunst mit vielen Bereicherungen aus Syrien, dem koptischen Ägypten, Armenien und Konstantinopel aufgeblüht. Kappadokien lag an einem Kreuzpunkt der Kulturen und konnte in seiner Kunst verschiedene Einflüsse schnell assimilieren. Die Künstler blieben oft anonym und waren mit ungewöhnlichem Gespür für das Malerische begabt.

Historische und kulturelle Fundamente

Um die kappadokische Kunst zu verstehen, muß man sich einige Punkte der Geschichte und Kulturgeschichte in Anatolien und Vorderasien ins Gedächtnis rufen. In der zu betrachtenden Zeit gab es tiefgreifende Umwälzungen – etwa den Einbruch des Islam ab dem 7. Jahrhundert – und radikale religiöse Reformen, beispielsweise die ikonoklastische Krise im 8. und 9. Jahrhundert – Phänomene, die die Strukturen der ganzen byzantinischen Welt ins Wanken brachten. Von nun an wurde Anatolien zum Herzen des Reiches. Diese Konzentrierung auf den östlichen Teil der Territorien, über den die Kaiser Konstantinopels herrschten, machte Kleinasien zur Heimstatt der neuen Kultur, die sich durch die religiöse Krise und die Peripetien des Krieges behauptete.

Im 5. Jahrhundert hatten die theologischen Streitigkeiten die separatistischen Tendenzen der jakobitischen, das heißt monophysitischen Syrer begünstigt. In ganz Vorderasien spielten auch die Juden eine aktive Rolle gegen das byzantinische System, das ihnen Steuern auferlegte. Außerdem gewann durch den Kampf gegen die Besatzungsmacht, die die Reichtümer des Landes durch eingesetzte Großgrundbesitzer plünderte, der Monophysitismus in Ägypten die Konnotation einer »nationalistischen« Revolte. Im 6. Jahrhundert waren vielleicht die meisten Bewohner des Imperiums Anhänger des Monophysitismus. Er herrschte in Ägypten, Syrien, Palästina, Mesopotamien und Armenien. Zudem hatte er zahlreiche Parteigänger in Kleinasien und Konstantinopel selbst. Dies führte weniger zu theologischen Problemen als zu zentrifugalen Tendenzen in den Regionen, die das byzantinische Joch abschütteln wollten. Für die Macht war die Situation ernst. Um

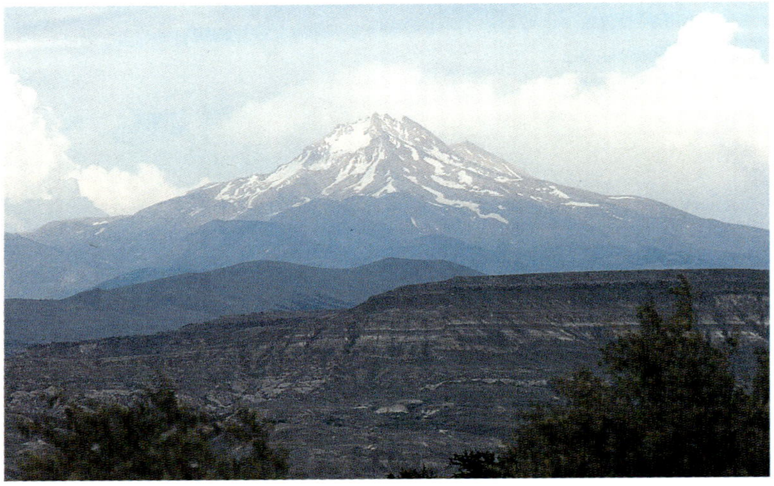
113

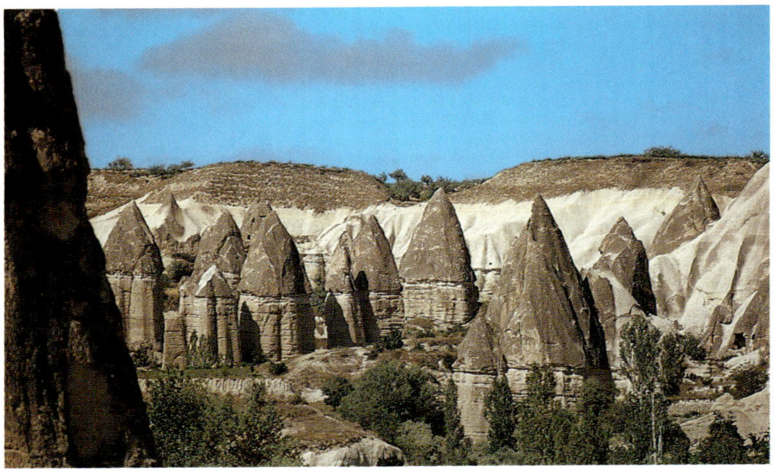
114

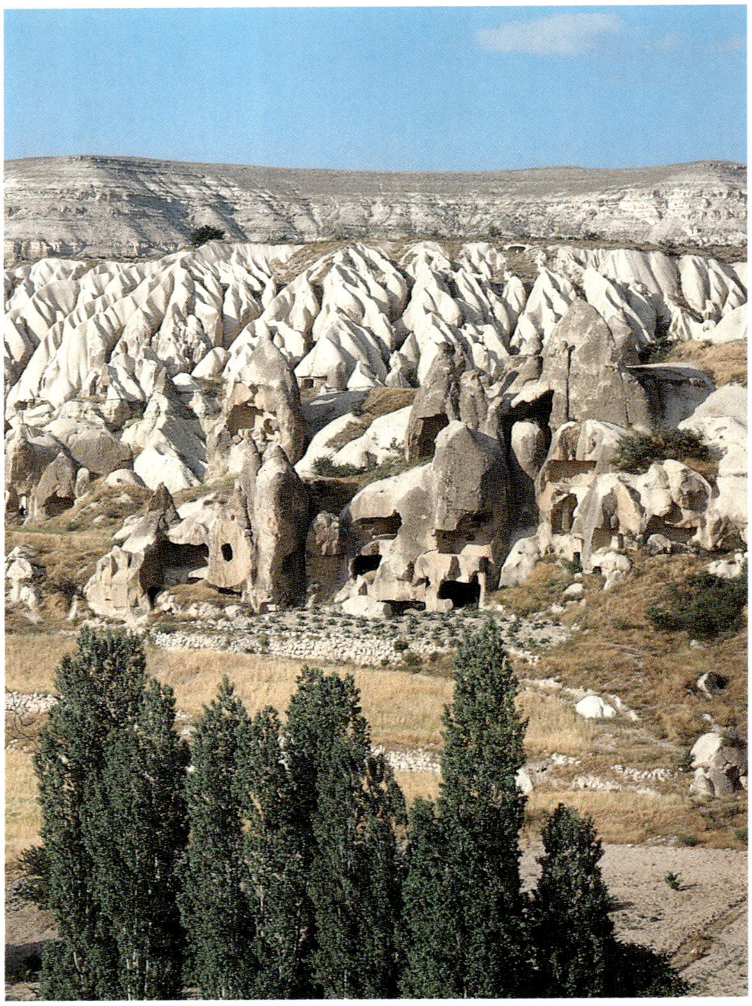
115

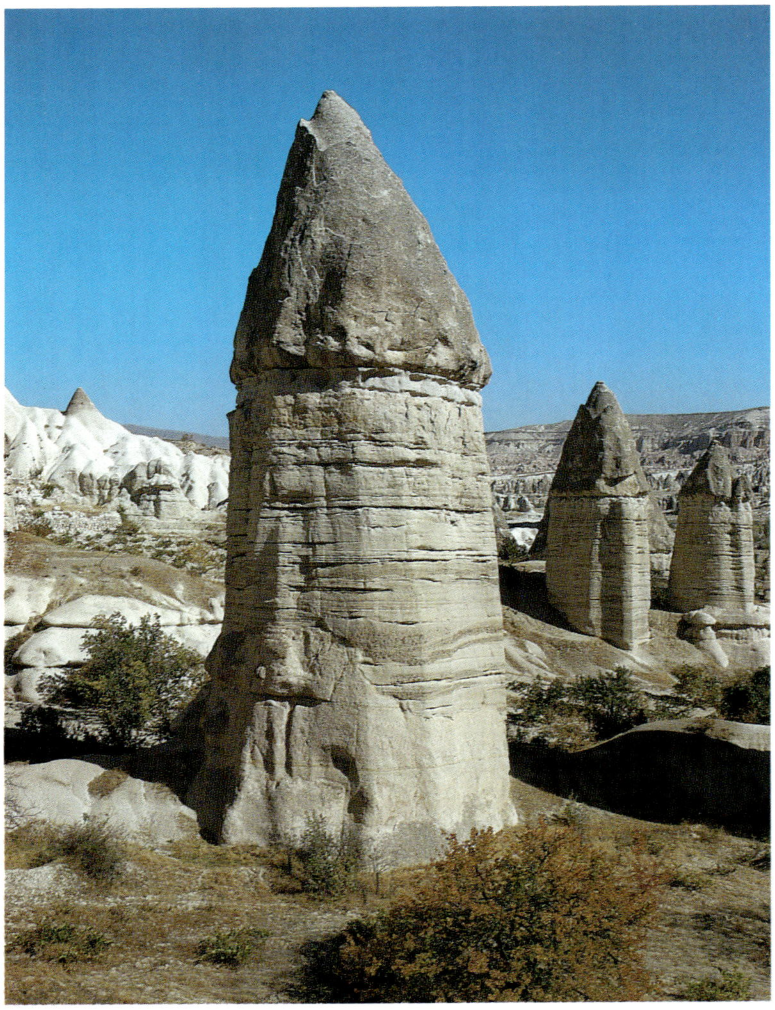
116

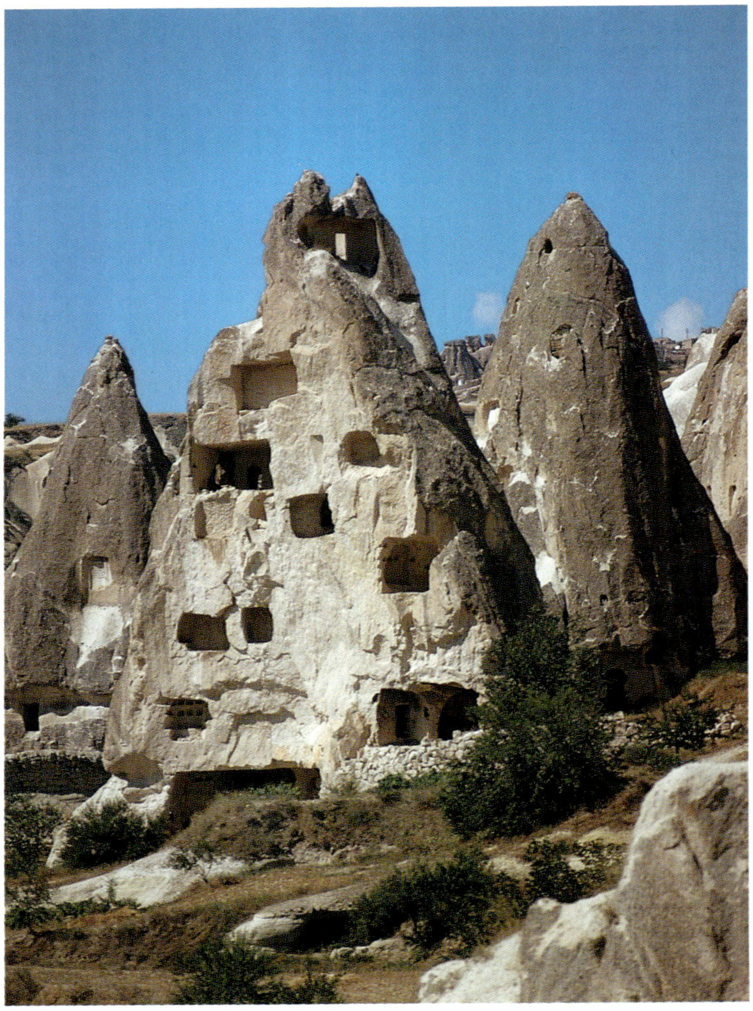
117

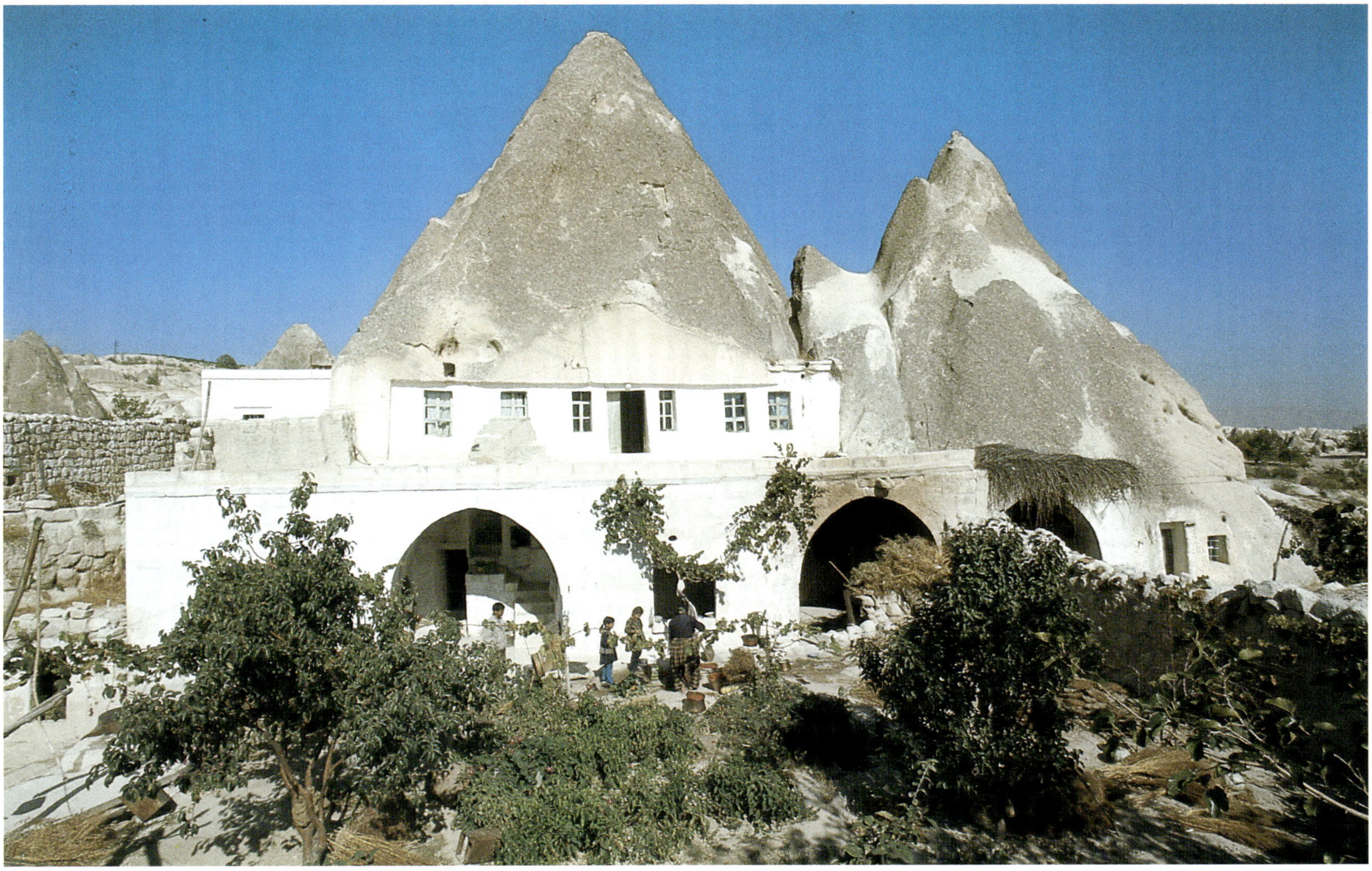

118

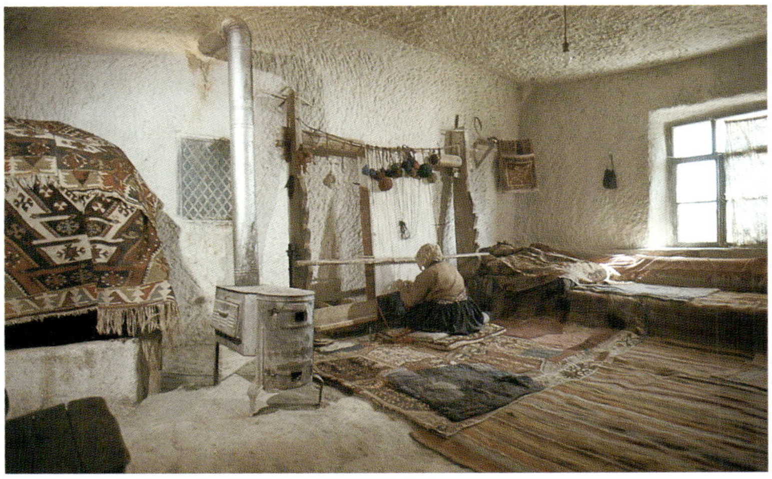

119

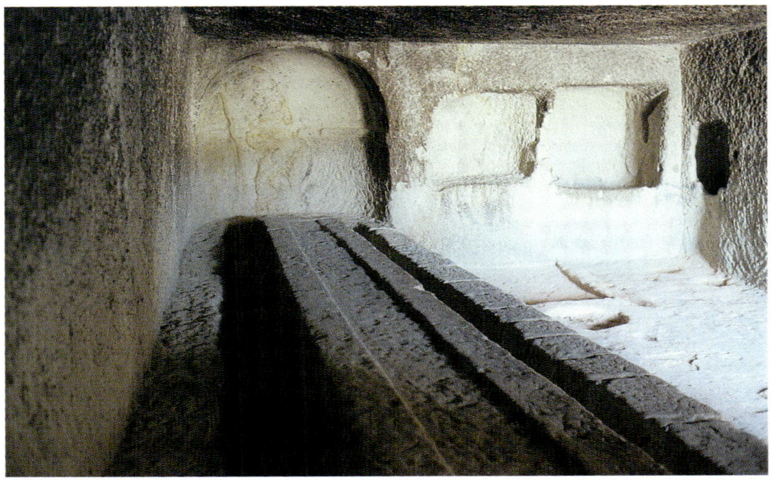

120

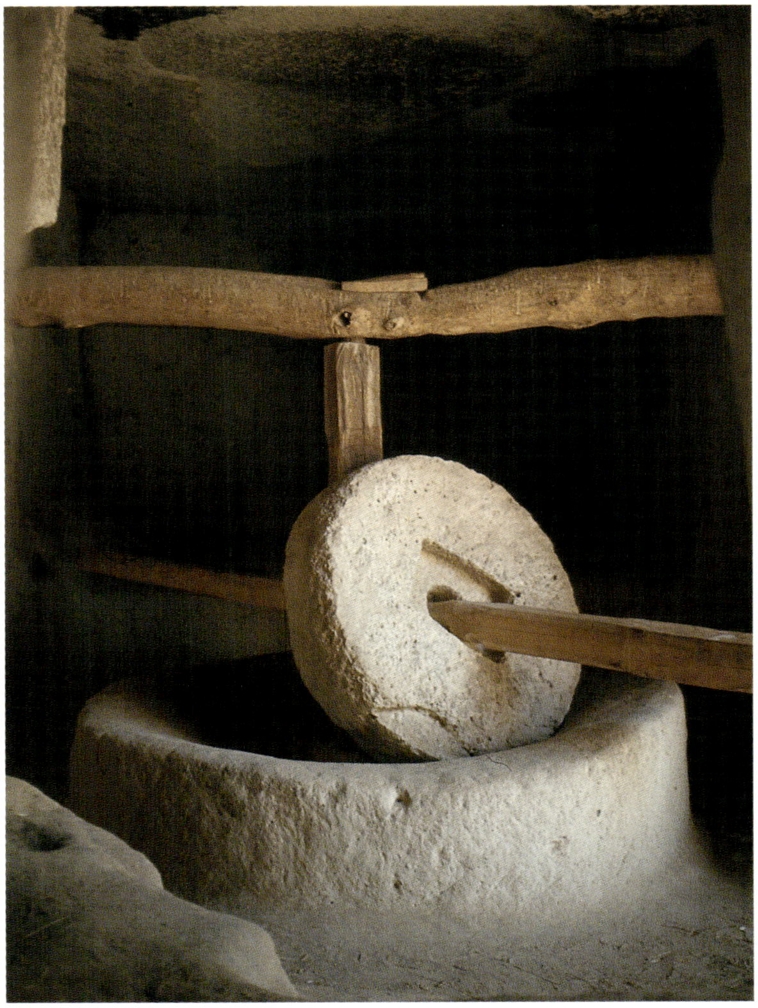

121

eine wirkliche Spaltung zu verhindern, stellte sich Tiberius II. (578–582) gegen die Verfolgung der Monophysiten.

Zugleich vollzog sich in der byzantinischen Welt eine grundlegende Wandlung. Im 7. Jahrhundert, als man immer mehr die Kontrolle über den Westteil des Imperiums verlor, gewann schließlich das Griechische den Vorrang vor dem Latein. Bei Institutionen und Zeremoniell war eine Hellenisierung zu beobachten. Münzen wurden griechisch geprägt, und die Kirche machte sich zum Vehikel der griechischen Sprache im ganzen Reich. Die Armee bestand nicht länger aus Söldnern: In Kleinasien wurde unter der Griechisch sprechenden Bevölkerung rekrutiert, und das militärische System wurde hellenisiert. Juristische Akten, bislang auf allen Ebenen und in allen Provinzen auf Latein geschrieben, wurden nun ins Griechische übertragen. Nach seiner Niederlage durch die Araber nahm Herakleios (610–641) den Titel Basileus an, der die römischen Kaisertitel ersetzte.

Nach der Regierung von Justin II., Tiberius II. und Maurikios, der durch ein Attentat starb, wich die justinianische Dynastie dem Kaiser Phokas (602–610), einem ehemaligen Offizier thrakischer Abstammung. Er war ein brutaler Mann und hatte den Thron Konstantinopels nur acht Jahre inne. Sein Kampf galt vor allem den vordringenden Persern, den Erbfeinden der Griechen und Römer seit tausend Jahren. Am Anfang des 7. Jahrhunderts waren die Perser sehr erfolgreich, besonders in Obermesopotamien, Syrien und Ostanatolien. Die Städte Daras, Mardin, Amida, Edessa, Harran, Kallinikon, Hierapolis (Menbidsch), Zenobia und Aleppo fielen unter ihrem Ansturm. In Armenien gingen Sebaste, Melitene und Caesarea verloren. Die Perser marschierten 609 in Kappadokien ein und drangen bis Chalkedon am Bosporus vor.

Bekanntlich war Persien mit der Hauptstadt Ktesiphon am Tigris unter den Sasaniden ein Riesenreich. Es war das einzige zivilisierte Reich, gegen das die Byzantiner zu kämpfen hatten; zudem mußten sie mit den barbarischen Stämmen der Hunnen, Türken und Slawen fertigwerden. Persien besaß das Monopol im Seidenhandel. Seine Bewohner hingen dem Zoroasterkult an und praktizierten einen von Magiern zelebrierten Feuerkult. Das nestorianische Christentum faßte im Reich der Sasaniden Fuß; Schirin, die Gemahlin Chosroës' II. (590–628), sorgte auch für die Verbreitung des Monophysitismus, dessen Bastion Vorderasien geworden war.

Am Südrand des Perserreiches lag ein arabisches Königreich: das der Lachmiden, Vasallen der Perser. Im Westen dagegen, an der Grenze zu Palästina und Syrien, bildeten andere Araberstämme das Reich der Gassaniden, die von Byzanz abhingen. Der Herrscher der Gassaniden und sein Volk wurden monophysitische Christen. Die Hauptstadt des Gassanidenkönigs war Bosra. Doch die Furcht, die seine Macht erweckte (sie erstreckte sich über eine Reihe arabischer Stämme) und die Aversion der Byzantiner gegen den Monophysitismus führte zur Zerschlagung dieser verbündeten Kräfte; ihr Verschwinden sollte sich als verhängnisvoll erweisen.

In Konstantinopel hörten die Aufstände und Verschwörungen nicht auf, und im ganzen Orient gärte die Revolte. 610 rebellierte Herakleios in Ägypten gegen Phokas. Die Unruhe im Reich nahm beträchtliche Ausmaße an. Phokas ließ alle Mitglieder seines Hofes und alle Adligen, die er des Verrats verdächtigte, niedermetzeln. Er verbreitete Furcht und Schrecken in der Hauptstadt. Die ägyptische Rebellion hatte damit begonnen, das Herakleios, Exarch von Afrika, 608 befahl, die Getreidelieferungen in die schon vom Hunger betroffene byzantinische Hauptstadt einzustellen. Phokas entsandte kaiserliche Truppen, um die sich ausbreitende Bewegung niederzuschlagen. Der Sieg des Niketas, eines Vetters von Herakleios, über den kaiserlichen General Bonos markierte den Erfolg der Aufständischen. Herakleios schiffte sich in Alexandria mit einer Flotte und Truppen ein und segelte nach Konstantinopel. Seine Ankunft gab den Anstoß zur allgemeinen Revolte: Phokas wurde enthauptet, seine Vertrauten fanden den Tod. Herakleios wurde 610 gekrönt und gründete die Dynastie der Herakliden, die sich ein Jahrhundert lang hielt.

Herakleios stammte aus Kappadokien und gab an, über armenische Vorfahren von den persischen Arsakiden abzustammen. Trotzdem fühlte er sich als römischer Bürger. Er war ein guter General, gebildet und begeisterter Astrologe und sammelte seine Gewährsleute sehr rasch um die neugegründete Dynastie. Er sanierte die Finanzen und reformierte die Armee. Doch er mußte einer neuen persischen Invasion im Orient entgegentreten: Die Truppen Chosroës' II., die schon Syrien und einen Teil Kleinasiens hielten, brachten Jerusalem in ihre Gewalt und nahmen die heilige Reliquie des »wahren Kreuzes« mit (614). Wenig später eroberten die Westgoten die byzantinischen Positionen in Spanien zurück (616). Die Awaren

118 Ein Beispiel einer noch bewohnten Felsensiedlung in Avcilar mit ihren in den Tuff gegrabenen Häusern. Davor sind Anbauten und Magazine aus Mauerwerk errichtet worden, die nicht selten schöne Gewölbe haben.

119 Inneres eines Felsenhauses in Avcilar, in dem noch heute Bauern wohnen. Sie bauen Wein, Aprikosen und etwas Getreide an und haben kleine Herden von Rindern und Ziegen. In den langen Wintern fertigen Frauen und Kinder traditionelle Teppiche, die zum Teil geknüpft und zum Teil gewebt (Kelims) sind.

120 Ehemaliges Refektorium eines Felsenklosters in Göreme: Die Mönche saßen an einer langen Tafel, die wie der Raum und sein Mobiliar in den Tuff geschnitten ist. Auf beiden Seiten des Tisches, der die ganze Länge des Raumes einnimmt, verlaufen Bänke. Im Hintergrund, unter dem Ehrenbogen, war der Platz des Klosteroberen.

121 Getreidemühle in einer künstlichen Höhle des Zelve-Tals nördlich von Göreme. Ein einfaches Holzachsensystem ermöglichte es, den Läuferstein über den Bodenstein zu ziehen, entweder mit menschlicher Kraft oder mit Maultier, Esel oder Ochse.

122 Im Peristrema-Tal unweit von Aksaray ist die Kirche St. Daniel, auch »Kirche unter dem Baum« genannt, in den Abhang getrieben. Ihre Kuppel wurde im 7. Jahrhundert von noch ungeübter Hand in Pastellfarben mit einer Auferstehungsszene ausgemalt. Es ist ein vorikonoklastisches Werk einer ländlichen Gemeinde, ohne Beziehung zur zeitgenössischen Kunst in Konstantinopel.

123 Die Yilanli Kilise oder »Schlangenkirche«, ebenfalls im Peristrema-Tal bei Belisirma gelegen, hat Malereien, die wahrscheinlich aus dem 9. Jahrhundert datieren, dem Ende der ikonoklastischen Krise. Man erkennt besonders die Alten oder Weisen der Apokalypse, ein ungewöhnliches Thema bei den Byzantinern, abgesehen von seltenen Beispielen in Kappadokien.

124 Die Kokar Kilise oder »Duftende Kirche« in Ilhara im Peristrema-Tal hat in der Mitte der bemalten Decke ein großes Kreuz; zwischen sich wiederholenden geometrischen Motiven erkennt man die segnende Hand Gottes. Diese Malereien gehen anscheinend auf das 9. Jahrhundert zurück.

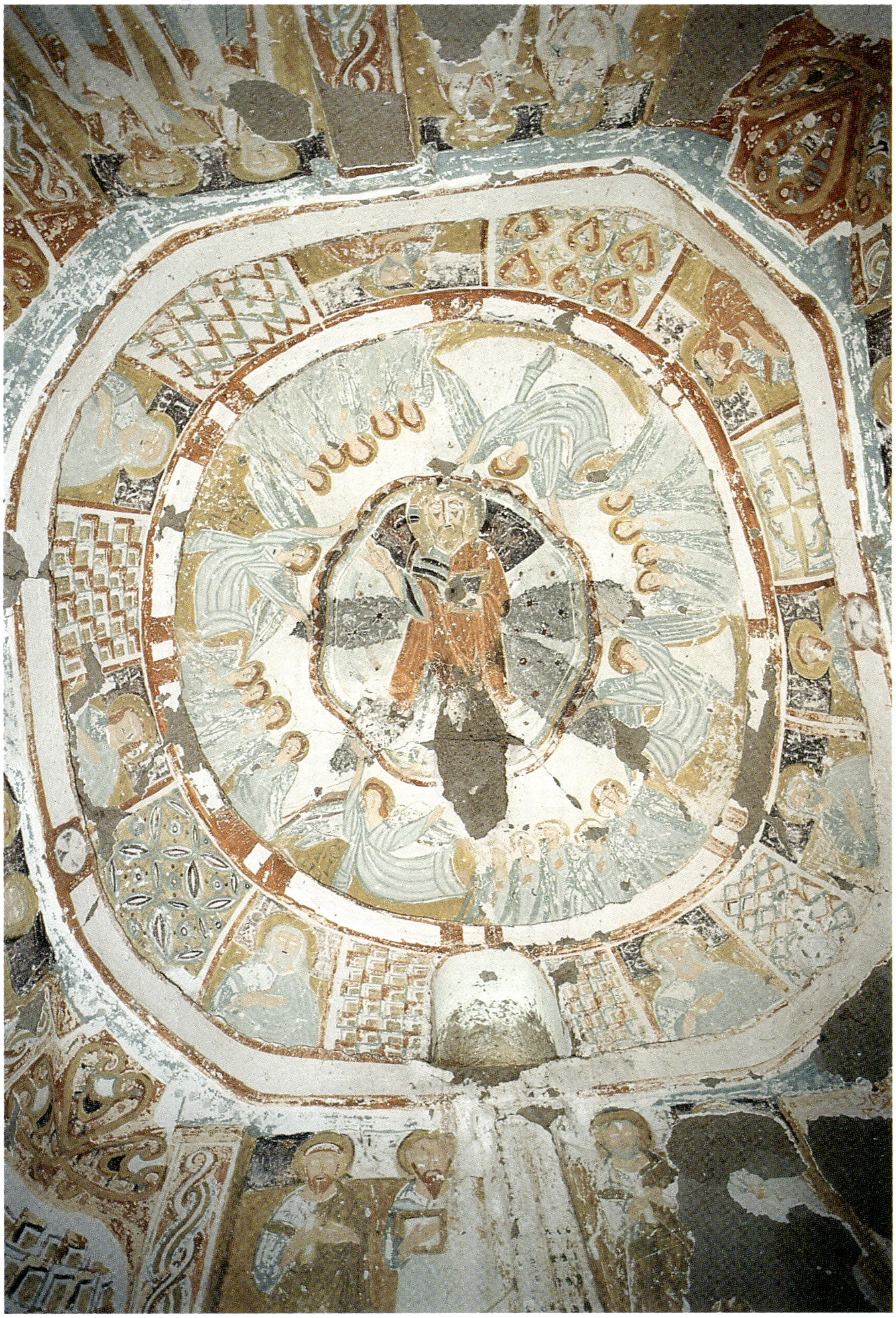

122

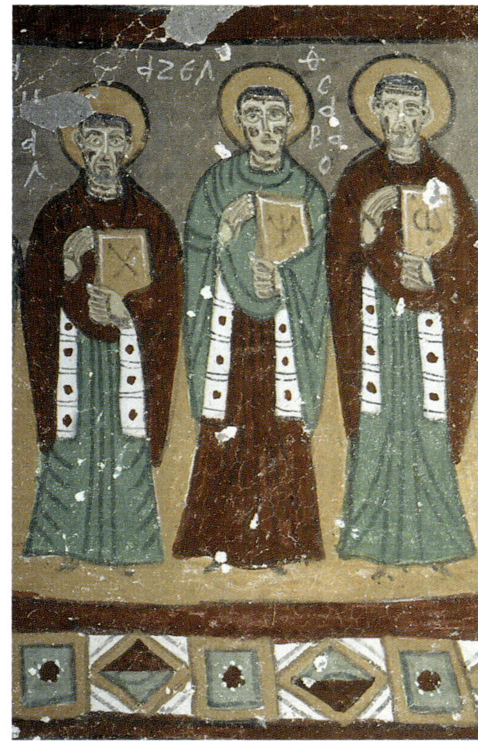

123

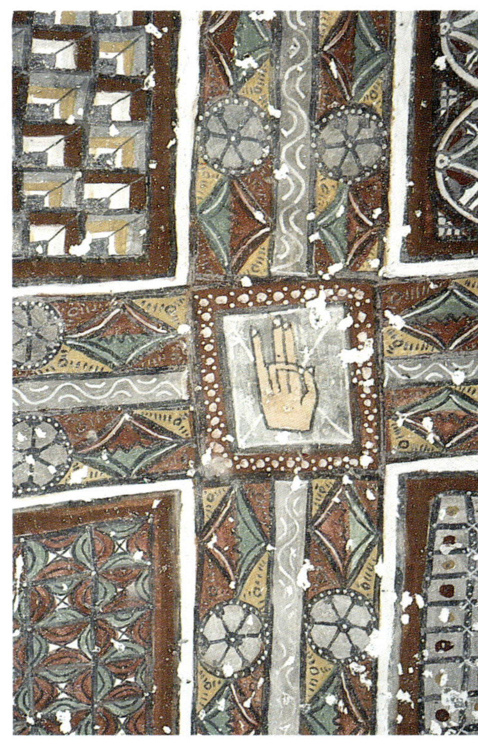

124

fielen ihrerseits in Kleinasien und den Balkan ein und belagerten sogar Konstantinopel. 618 waren die Perser in Ägypten. Herakleios setzte in seiner Bedrängnis alles auf eine Karte: Er beschloß, Chosroës in den Rücken zu fallen, und griff 622 Armenien an. Dank mehrerer Siege konnte er Scharbaraz, den Usurpator nach Chosroës' Ermordung 628, zum Rückzug zwingen. So gelang es Herakleios durch ein kühnes Manöver, den Spieß umzudrehen und die Perser zu schlagen. Mit Scharbaraz schloß er einen Vertrag ab, daß die sasanidischen Truppen sich aus allen Gebieten zurückzogen, die sie besetzt hatten.

Über Kleinasien, das nun das Rückgrat des Reiches bildete und das er von den Persern befreit hatte, reiste Herakleios nach Konstantinopel zurück, um dort seinen Triumph zu feiern. Doch Scharbaraz weigerte sich, die im Friedensvertrag mit Byzanz vorgeschriebenen Rückzugsbedingungen zu erfüllen. Herakleios stellte ihn in Kappadokien zur Rede, um die Rückzugsvereinbarungen zu bestätigen. Dann richtete er sich in Edessa ein, um die Operationen zu überwachen. Zudem reiste er nach Jerusalem, um dort das »wahre Kreuz« von den Persern entgegenzunehmen und um die zutiefst monophysitischen Regionen der Levante wieder in die Hand zu nehmen. Der Sieg der Byzantiner hatte Persien ins Chaos gestürzt: Zahlreiche Herrscher folgten einander (ein Dutzend in vier Jahren), bis Yazdgard III. an die Macht kam.

Die arabische Eroberung

Seit die vom gemeinsamen Glauben an den Islam zusammengeschmiedeten Beduinenstämme im zweiten Drittel des 7. Jahrhunderts auf der Arabischen Halbinsel aufgetaucht waren, erfochten sie Sieg um Sieg. Ihre beiden Gegner waren erschöpft – die Sasaniden waren 628 von Herakleios besiegt worden, und Byzanz war von dem langen, blutigen Konflikt ausgelaugt. Zudem befanden sich die Araber nicht auf unbekanntem Boden: Bekanntlich hatten schon vor der Zeitenwende die Nabatäer, die arabisch-aramäischen Bewohner von Palmyra und Hatra, ihre Macht am Rand der antiken Welt errichtet (vgl. *Städte in der Wüste*). Später hatten Gassaniden und Lachmiden nicht nur zu ihren jeweiligen Nachbarn Kontakte unterhalten, sondern den beiden großen verfeindeten Reichen auch gedient. Außerdem hatte Persien sechzig Jahre zuvor ganz Arabien erobert. Als sie also in den Gebieten von Palästina und Syrien ebenso auftauchten wie in den Flußtälern von Nil, Tigris und Euphrat, das heißt in Ägypten und Mesopotamien, wußten sie, wer ihre Feinde waren. Natürlich nutzten sie die extreme Mobilität der berittenen Beduinen gegenüber den schwer bewaffneten antiken Truppen. Überdies wichen sie der feindlichen Kriegsmaschinerie sorgfältig aus.

Der Angriff auf Mesopotamien – die Besatzer von einst – war ein durchschlagender Erfolg: 634 fiel die Stadt Hira, dann die persische Hauptstadt Ktesiphon (Madain) nach der berühmten Schlacht von Qadisiya. Nachdem die Araber 636 am Yarmuk gesiegt hatten, wurden Palästina und Syrien annektiert. Ein Jahr später fiel Jerusalem. Ägypten wurde 642 erobert. Auf der persischen Seite machte der Sieg von Nehawend die Eroberung des iranischen Hochlands endgültig. Der Feind der Byzantiner, das Sasanidenreich, war vernichtet.

Der iranisch-byzantinische Zweikampf hatte die arabische Machtübernahme erheblich erleichtert. Eine der Parteien – Persien – existierte nicht mehr, die andere – Byzanz – hatte die Herrschaft über ihre östlichen Gebiete verloren. Das Reich war tief getroffen: Die Araber hatten ihm lebenswichtige Gebiete abgeschnitten, etwa Ägypten, Palästina, Syrien und den Fuß des Taurus bis an die Pforten Kilikiens. Kulturell und religiös war es ein furchtbarer Schlag: Die alten kulturellen Zentren wie Alexandria und Antiochia waren gefallen, und Jerusalem, das Land, in dem Christus die Frohbotschaft gepredigt hatte, war in der Hand der Moslems. Aufgrund des Monophysitismus der Kopten und Syrer empfingen die von Byzanz unterdrückten Christen die Araber als Befreier.

647 war das östliche Nordafrika nicht mehr byzantinisch; 649 ergab sich Zypern und 654 Rhodos. 664 war schließlich das Jahr der großen arabischen Invasionen in Kleinasien. Die islamischen Truppen verwüsteten das Land in zahlreichen Beutezügen. Sie besetzten Melitene (Malatya) und Armenien. Als Gipfel der Kühnheit belagerten die Araber 673 Konstantinopel, doch sie konnten es nicht einnehmen: Das »griechische Feuer«, ein Explosivstoff, rettete die Byzantiner.

Ab 650 betrieb Byzanz eine neue Territorial- und Militärpolitik, um der Gefahr zu begegnen. Im Orient wurde Armenien eine gewisse Autonomie als Reichspro-

125 Die Felsenkirche Karabas Kilise oder »Kirche vom Schwarzen Kopf« im Soganli-Tal, etwa 50 km südlich von Ürgüp, hat ein Schiff mit Tonnengewölbe und eine halbkreisförmige Apsis. Im Hintergrund bilden kleine Chorschranken eine Vorform der Ikonostase.

126 Die Kubeli Kilise oder »Kuppelkirche« aus dem 10. Jahrhundert gehört zu den wenigen in den Tuff getriebenen Kirchen, bei denen die kappadokischen Baumeister den Fels zu einem runden Turm geformt haben; Lukarnen erhellen die Laterne und eine Decke, die ein konisches Dach nachahmt.

127 Eine große Felsenkirche in Zelve aus dem 9. bis 10. Jahrhundert. Ihre drei Geschosse sind sichtbar, weil ein Teil des Tuffkegels eingestürzt ist und einen Einblick in die Architektur freigibt.

128 Typisches Beispiel einer kappadokischen Kirche in einem Tuffkegel: Bei el-Nazar zwischen Avcilar und Göreme offenbart die teilweise eingestürzte Wand die innere Anlage. Das zwischen Weingärten und Aprikosenbäumen gelegene Gebäude läßt seine räumliche Organisation ahnen.

129 Die Kirche el-Nazar hat einen Grundriß in Form eines griechischen Kreuzes, drei Apsiden und eine Zentralkuppel auf Pendentifs. Ihre archaischen Malereien datieren aus dem 10. Jahrhundert. Am Ende eines Querarmes bildet eine Kreuzigungsszene den Abschluß eines ikonographischen Zyklus über das Leben Christi.

130 Von den Gemälden der Kirche el-Nazar sieht man hier die Auferstehung des Lazarus, darüber die Medaillons von Elias und Sophonius, die einen Propheten einrahmen. Rechts eine Reihe von Medaillons mit Porträts von Heiligen und Märtyrern. Die Malweise der Evangelienszenen ist häufig unbeholfen.

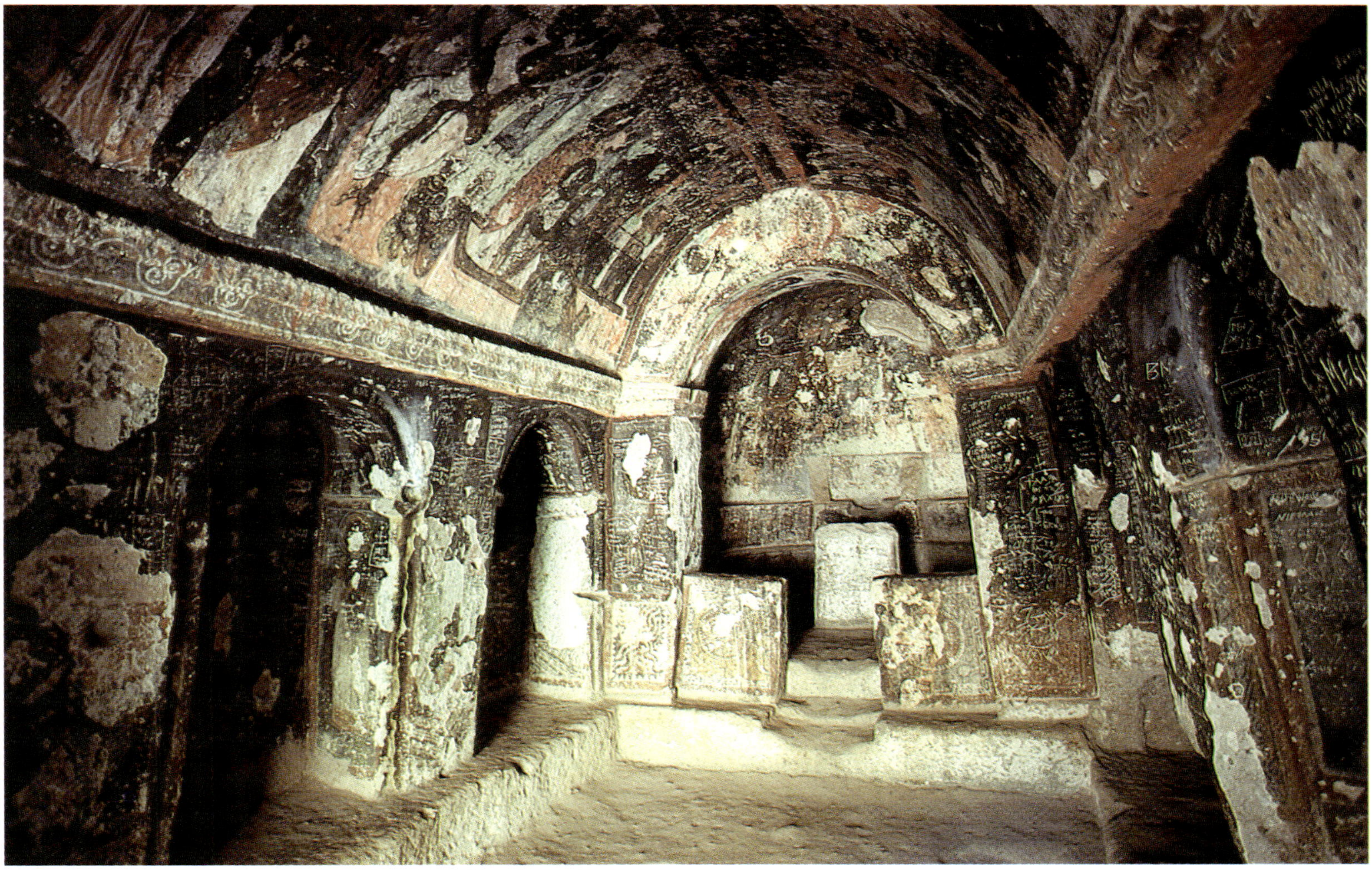

125

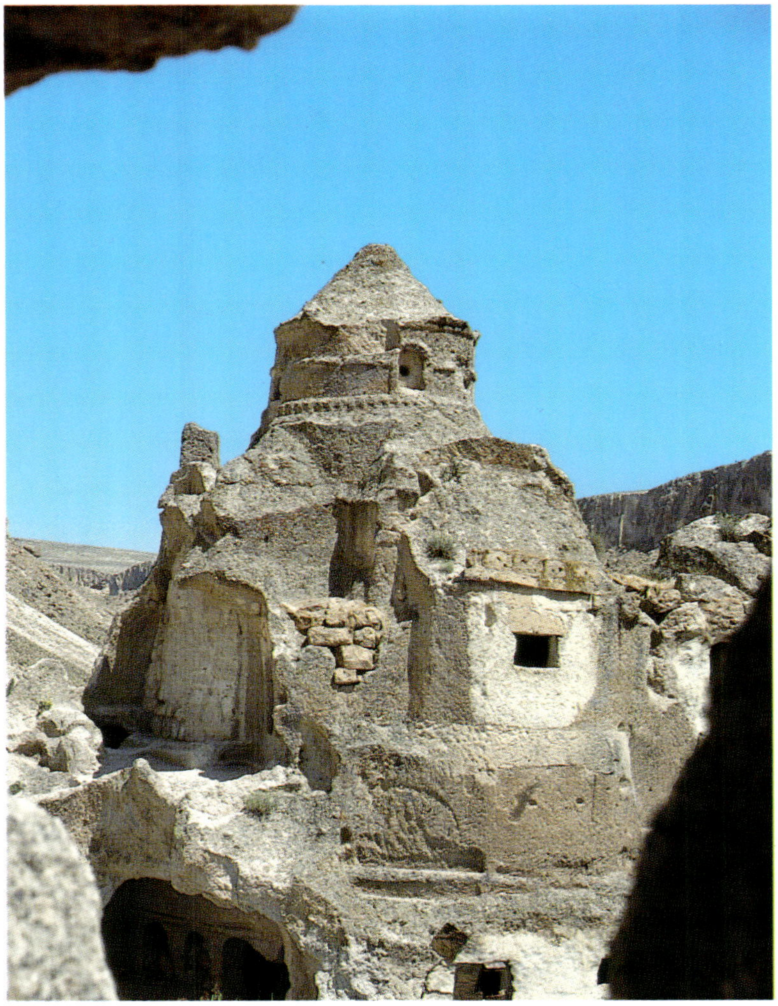

126

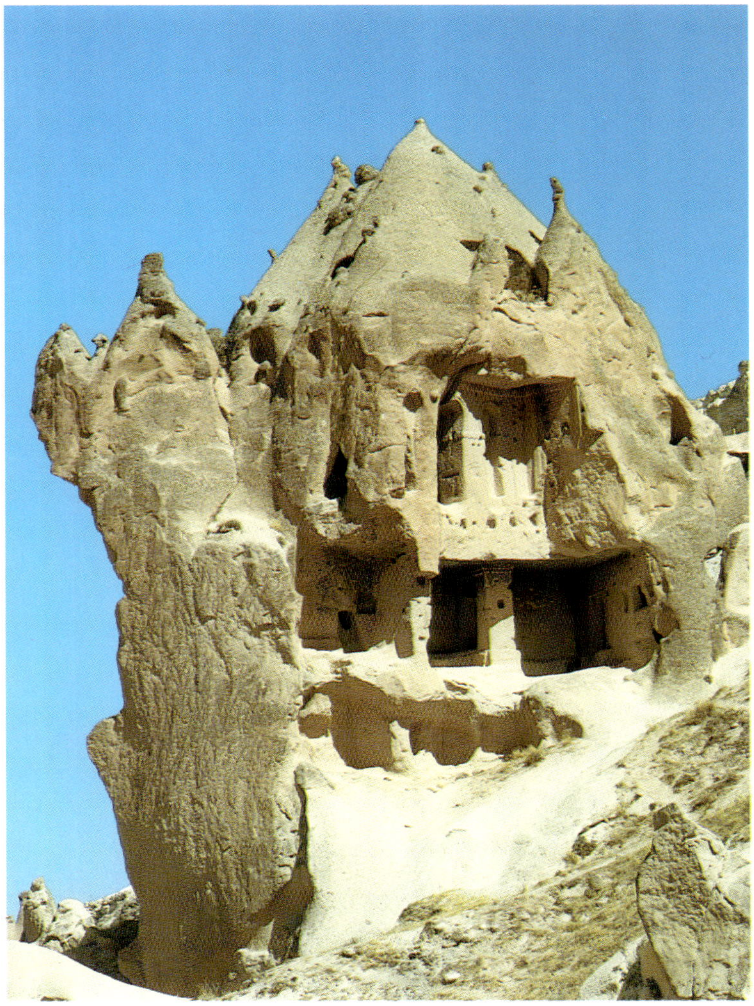

127

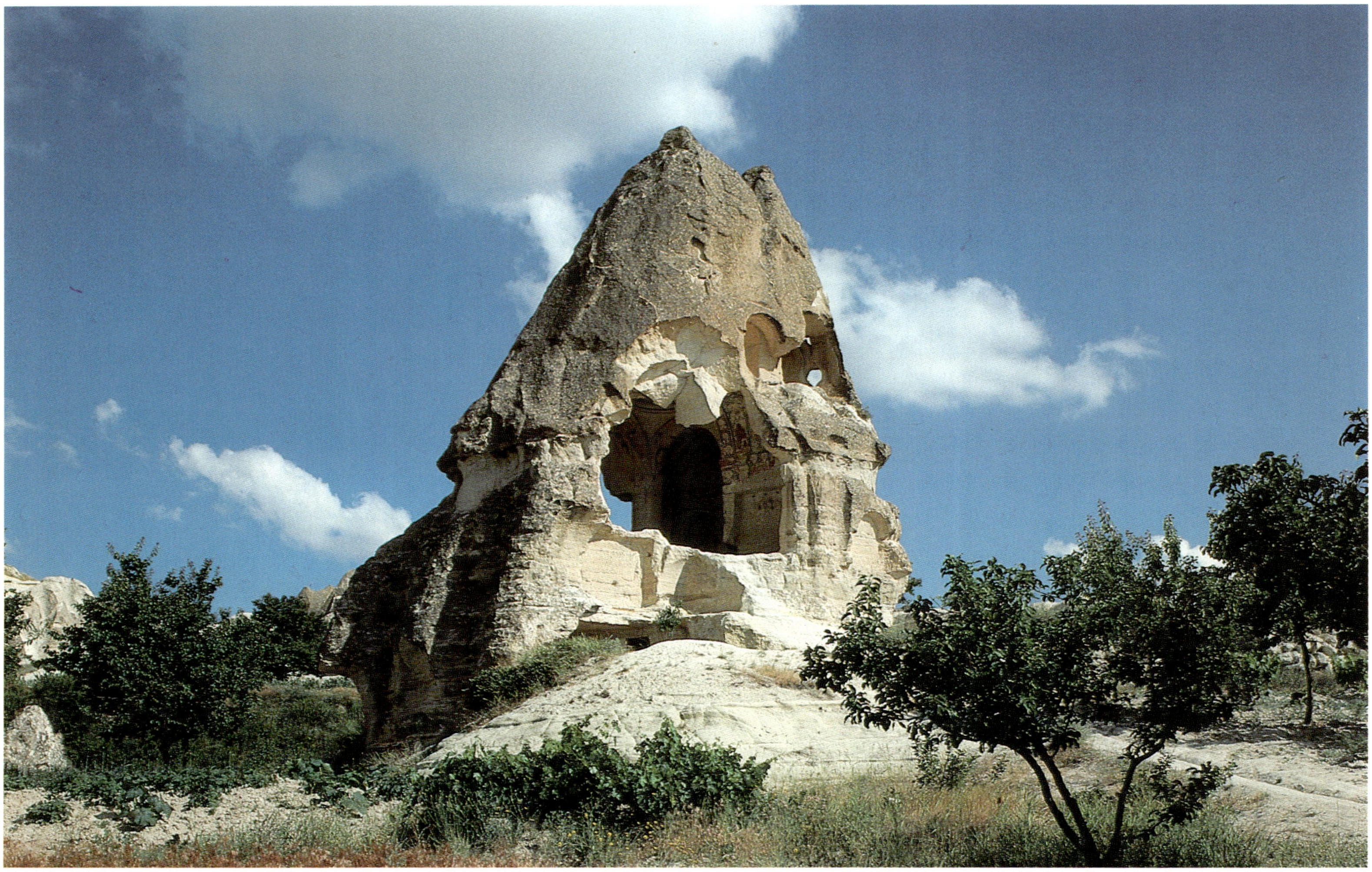

128

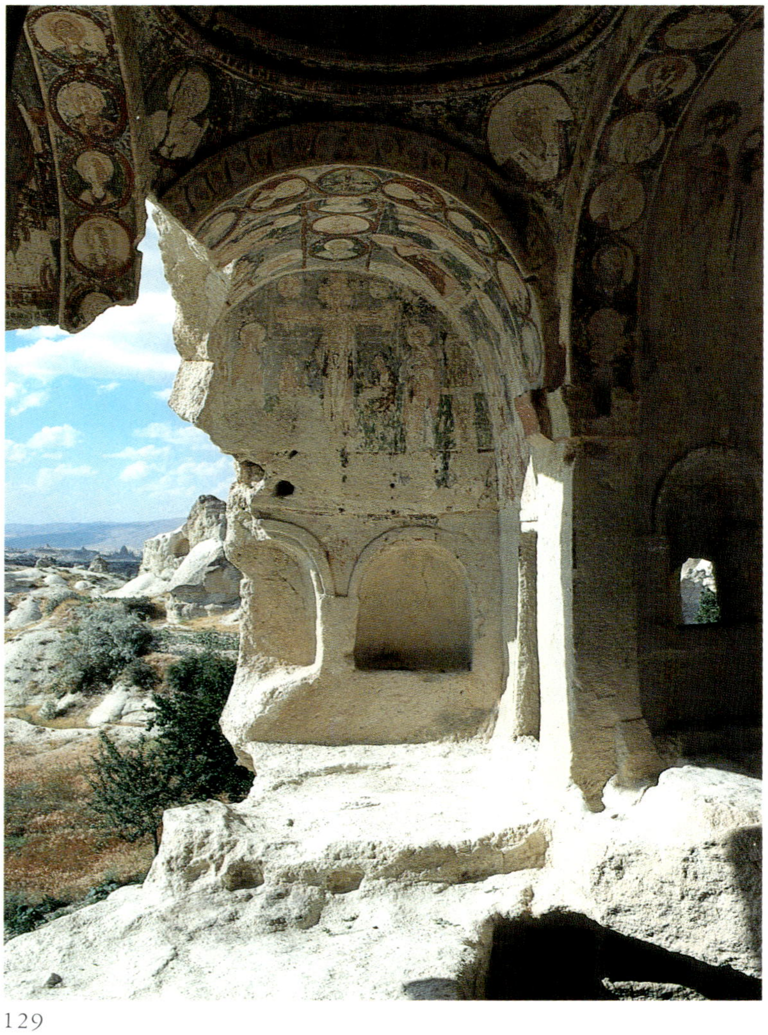

129

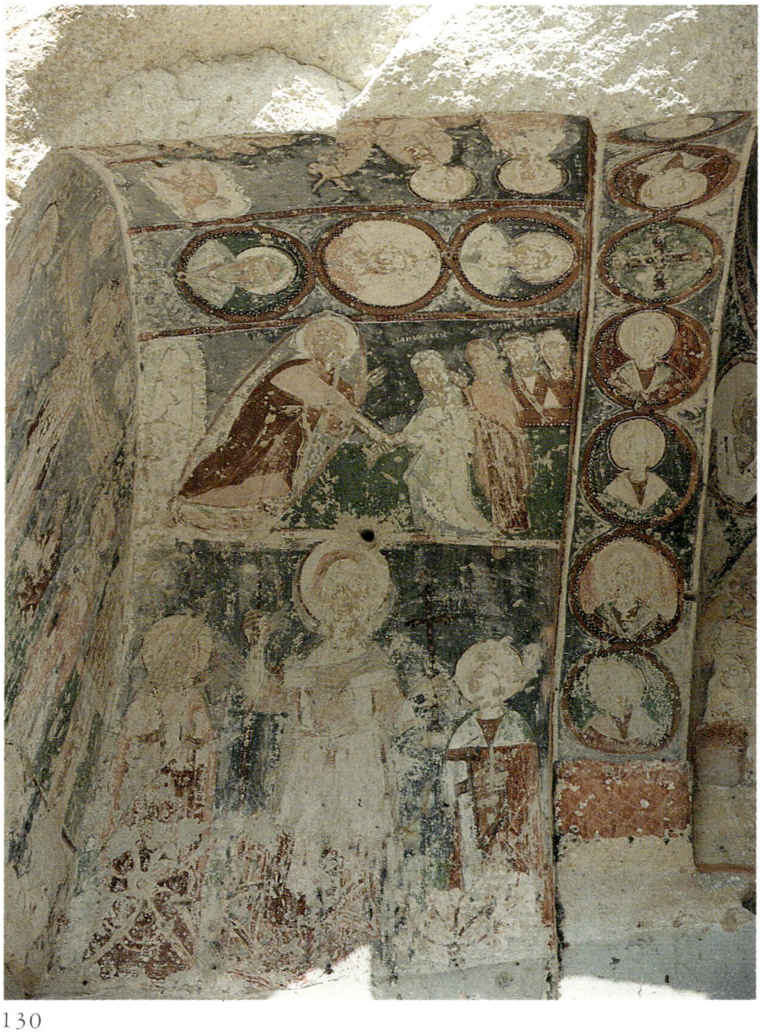

130

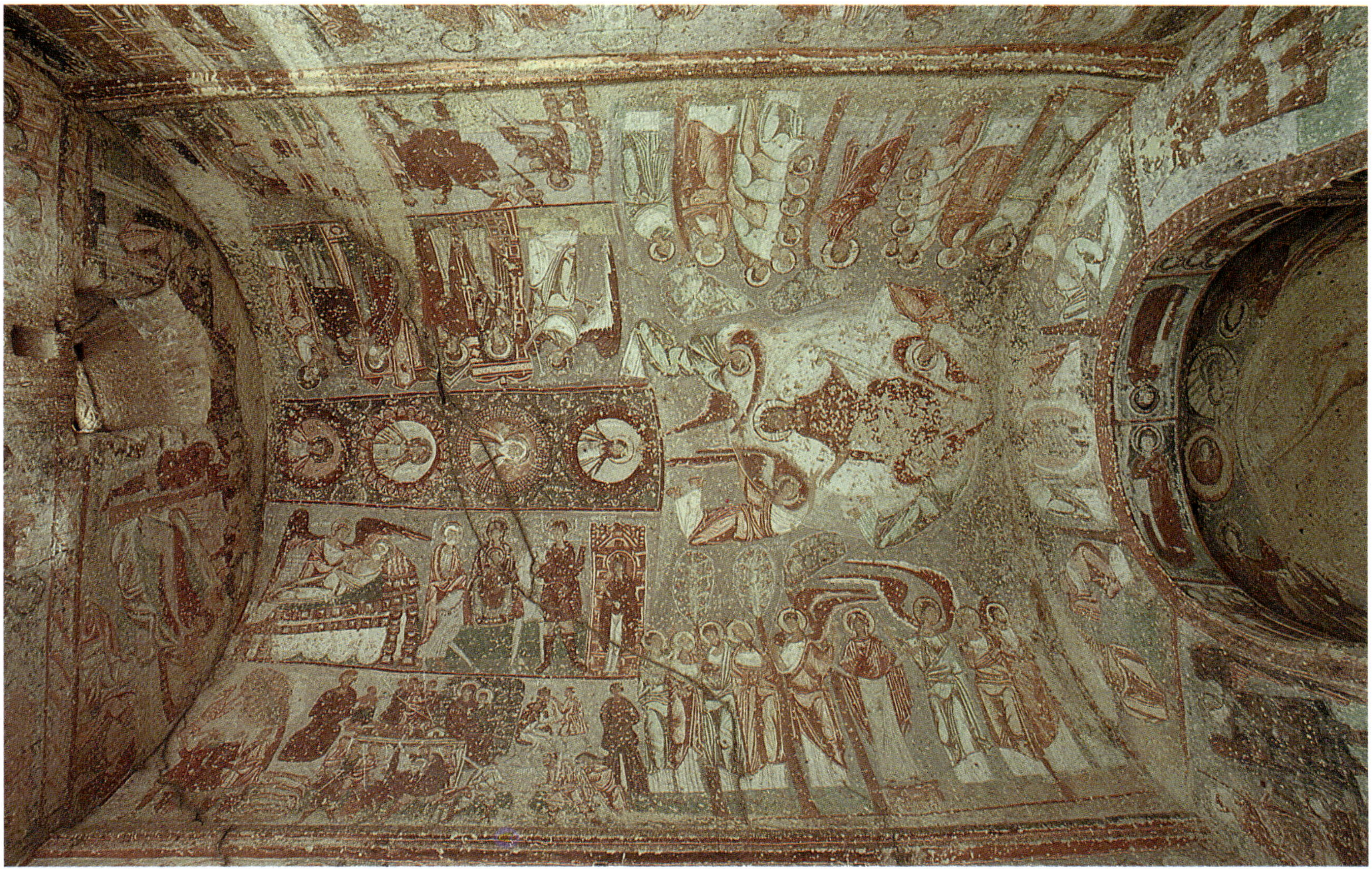
131

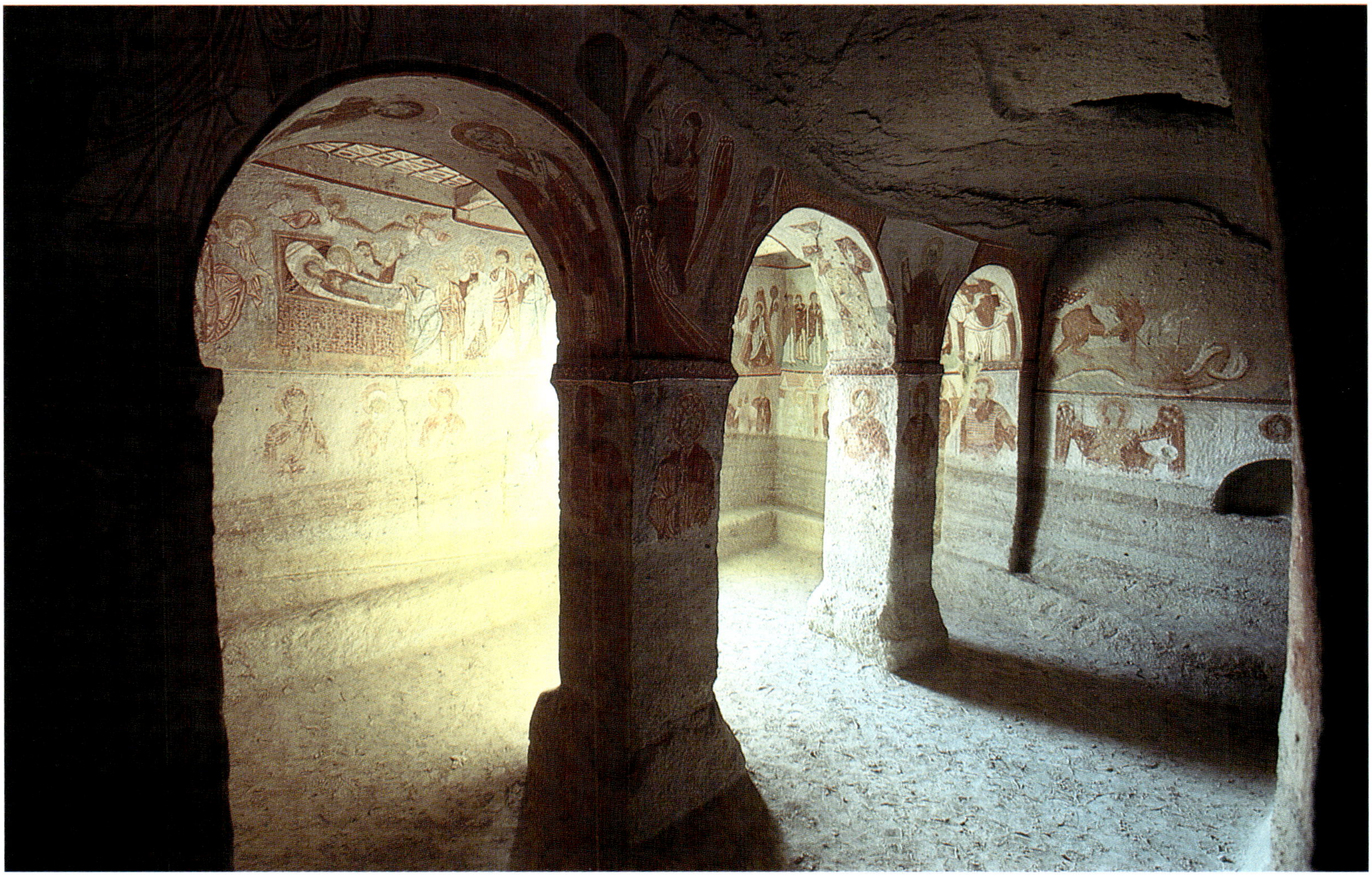
132

vinz gegeben. Es hob eigene Truppen aus, die ein einheimischer Stratege mit auch zivilen Machtbefugnissen führte. So war die Region mehr um ihre Verteidigung bemüht, und ihre Armee sicherte die Verteidigung ihres Territoriums.

Während der unglücklichen zweigeteilten Regierungszeit Justinians II. (685–695 und 705–711) brachen im ganzen Reich – das heißt in dem, was vom Reich noch übrig war – Unruhen aus. Dies erlaubte den Arabern den Ausbau ihrer Positionen in Kleinasien. Die Anarchie, die bei den Byzantinern Einzug hielt, reizte die islamischen Kräfte, 718 zum zweitenmal Konstantinopel zu belagern: wieder vergeblich.

Erst der Sieg des neuen Basileus Leo III. des Isauriers, der eine mächtige und energische Dynastie gründete, setzte diesem Abstieg ein Ende. Seine Herrschaft war eine Zeit der Rückeroberungen für die Byzantiner: 739 vernichtete er die Araber bei Akroinon. Sein Nachfolger, Konstantin V., drang nach Syrien vor und zerstörte die islamische Flotte, als er 747 Zypern zurückgewann.

Der Bilderkampf

Unter Leo III. brach die ikonoklastische Krise aus, die in einer kunstgeschichtlichen Untersuchung ihren Platz haben muß. In den ersten sieben Jahrhunderten, als die Kirche Christi Fuß faßte und zur byzantinischen Staatsreligion aufstieg, hatte sich unmerklich die Praxis eingebürgert, Bilder zu verehren. Es war soweit gekommen, daß mit dem Gebet zu den verschiedenen Personen der Trinität oder zur Jungfrau Bilder oder Ikonen assoziiert wurden, die Gott und die Heiligen, die man um Fürsprache bat, vergegenwärtigten. Nach und nach verkam die Verehrung und Andacht vor diesen als wundertätig geltenden Darstellungen zum Götzendienst. Die Objekte, an die man die Gebete richtete, wurden zu regelrechten Talismanen, die Ikonen zu Idolen.

Vor allem im 6. Jahrhundert waren Bilder und Bilderkult in der Kirche verbreitet. Doch die erste offizielle Lehrmeinung über Bilder wurde erst bei den ikonoklastischen und ikonodulen Konzilen im 8. und 9. Jahrhundert festgelegt. Bis dahin hatten die Christen unbewußt eine im Heidentum häufige Praxis fortgesetzt. Immerhin hatten sie meist die sakrale Kunst auf Malerei und Mosaik beschränkt, im Gegensatz zu den Statuen der Antike, als die Ikone im Tempel nur als im Naos aufgestelltes Idol oder Standbild denkbar war. Um die Gebote im Buch Exodus einzuhalten, die geschnitzte Bilder verbieten, zog man zweidimensionale Darstellungen den dreidimensionalen vor.

Tatsächlich hat sich der Bilderkult ausgebreitet, ohne daß die Kirche es für nötig hielt, diesbezügliche Gesetze zu erlassen. Es mußte erst zu Mißbräuchen kommen, bis man in der ikonoklastischen Krise zu einer extremen Position des Verbots fand. Eigentlich bekam die Kunst allmählich eine prophylaktische Funktion, wie Konstantins Labarum. Aus verkleinerten tragbaren Gemälden wurden Amulette, wie es in der Kunst der Pharaonen üblich gewesen war. Übrigens ging es in der ikonoklastischen Krise nicht nur im Darstellungen Gottes, sondern auch um Symbole, besonders um das Lamm für Christus und die Taube für den Heiligen Geist.

Die Reflexion über die Berechtigung dieser Gewohnheiten führte zum Ikonoklasmus, dem offiziell verhängten Verbot der Anbetung von Bildern im orthodoxen Christentum. Die Krise war das Ergebnis der Entscheidungen von Kaisern, die gegen den Ikonenkult waren. Zwar hatte es früher an verschiedenen Orten des Reiches Reformversuche gegeben, doch der Beschluß, die Verehrung sakraler Bilder als Götzenanbetung zu verurteilen, wurde durch ein 729 promulgiertes kaiserliches Edikt von Leo III. gefaßt. Das ikonoklastische Konzil von Hiera am asiatischen Ufer des Bosporus bestätigte 754 dieses Verbot. Im Westen versammelte sich 731 eine Synode in Rom unter Papst Gregor III. und beeilte sich, den Ikonoklasten des Anathema entgegenzuschleudern. Auch das von Papst Stephanus III. einberufene Konzil im Lateran sprach sich gegen die Verdammung der Bilder aus.

Die Folgen des Ikonoklasmus ließen nicht auf sich warten: Es gab Verfolgungen all derer, die sich den Beschlüssen des Kaisers und der Kirche entgegenstellten. Kunstwerke wurden versteckt, geplündert und vernichtet. Doch ein weiteres Konzil, das Kaiserin Eirene 787 nach Nizäa einberief, rehabilitierte die ikonodulen Praktiken, das heißt die Verehrung von Bildern. Die Atempause dauerte nur siebenundzwanzig Jahre. 814 trat in Konstantinopel ein neues ikonoklastisches Konzil zusammen. Es erneuerte die Verbote, doch man kennt den Wortlaut der Verbote nicht. Die Kirche schmiedete in der Tat ihre eigene Wahrheit und mani-

131 Eine der wenigen kappadokischen Kirchen, die genau datiert sind: Die Kirche Johannes des Täufers von Nikephoros II. Phokas in Kavusin zwischen Göreme und Zelve. Sie entstand in der Zeit, als der Kaiser sich in dieser Gegend aufhielt, in den Jahren 964 bis 965. Ihre Malereien sind ein schönes Beispiel klassischer byzantinischer Kunst. Die Erzählungen über die Kindheit und das Leben Christi sind im Tonnengewölbe illustriert und enden in einer herrlichen Auferstehung vor der Apsis, in der der Kaiser und die Kaiserin Theophano porträtiert sind.

132 Die Sakli Kilise oder »Verborgene Kirche« von Göreme liegt am Abschluß einer Bergwand, die Avcilar überragt. Ihr Querschiff ist der ganzen Breite nach von einer Arkade mit drei Öffnungen geteilt; dahinter liegen die drei Apsiden. Die reiche Ikonographie illustriert die klassischen Themen: Entschlafung der Jungfrau, Taufe im Jordan und der heilige Michael, der den Drachen bezwingt. Diese Malereien aus dem 11. Jahrhundert sind mit einer leichten Palette auf einem getünchten Untergrund ausgeführt, der den Fels erahnen läßt.

133 Eines der besten Beispiele der Felsenarchitektur Kappadokiens: die Kirche St. Barbara in Göreme, eine Kreuzkuppelkirche des Viersäulentyps. Die flüchtig ausgeführten Malereien mit zahlreichen Kreuzen und seltenen ikonographischen Themen sind zum Großteil an dem Repertoire orientiert, das zur Zeit des Bilderkampfes üblich war.

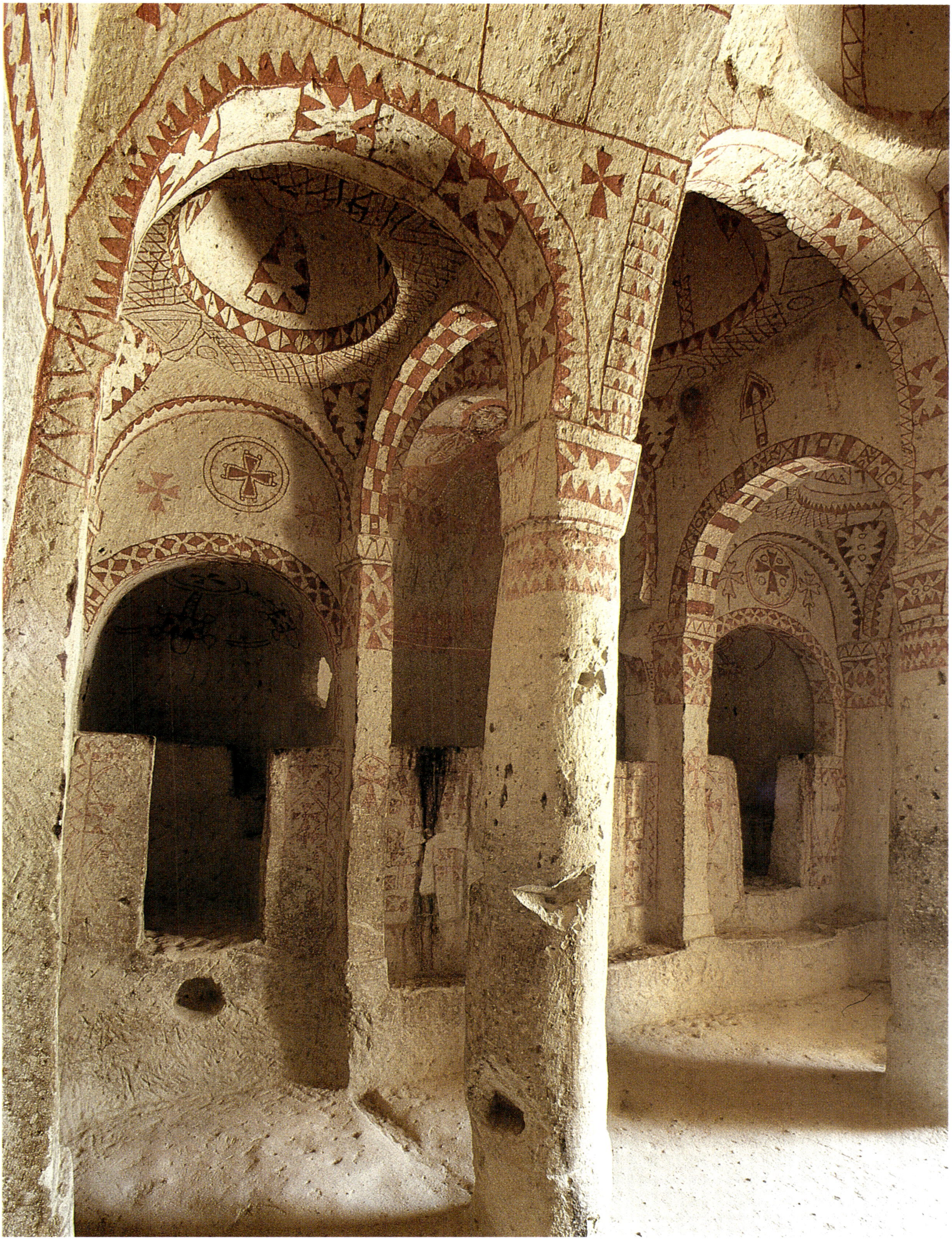

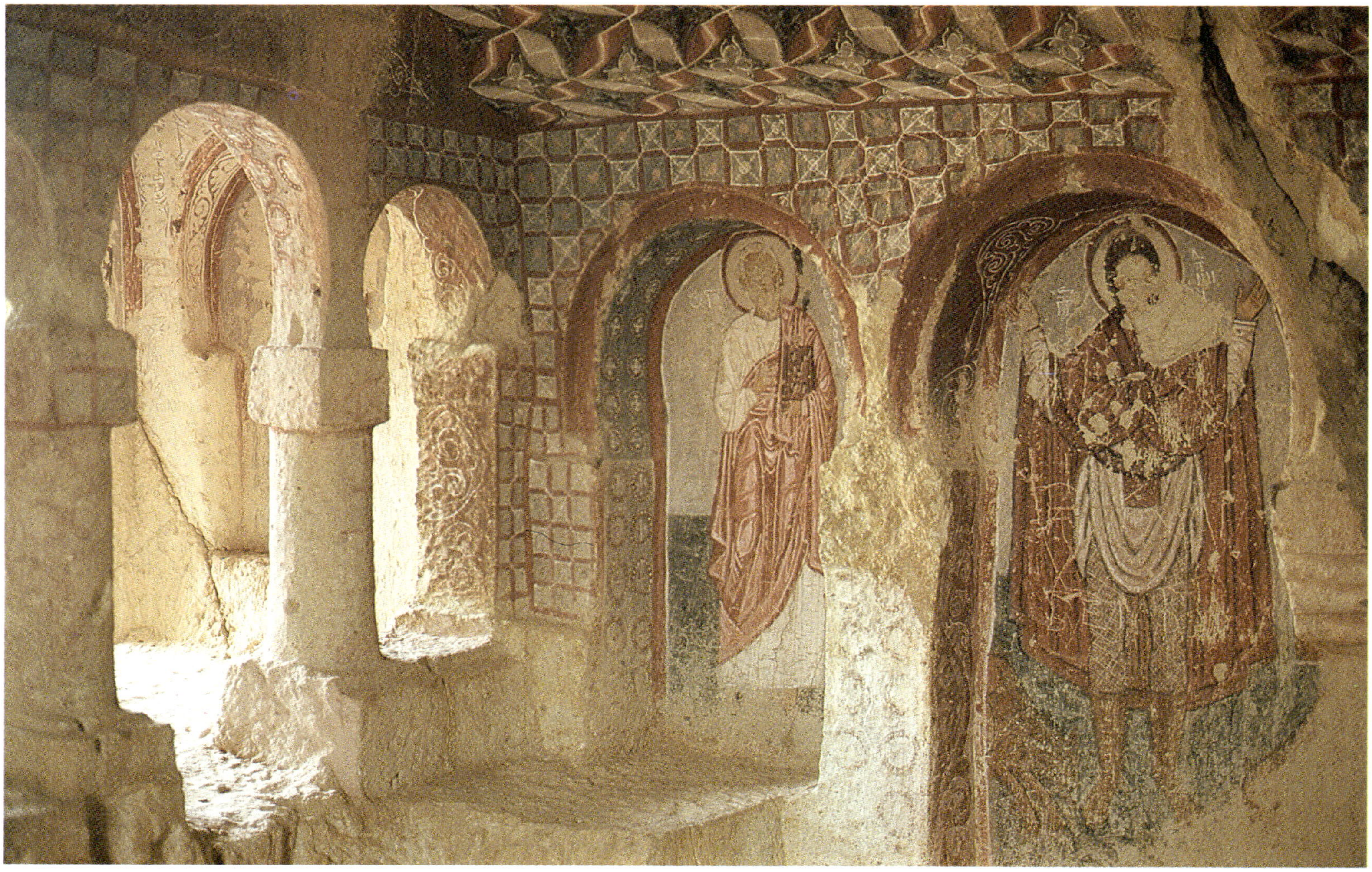

134

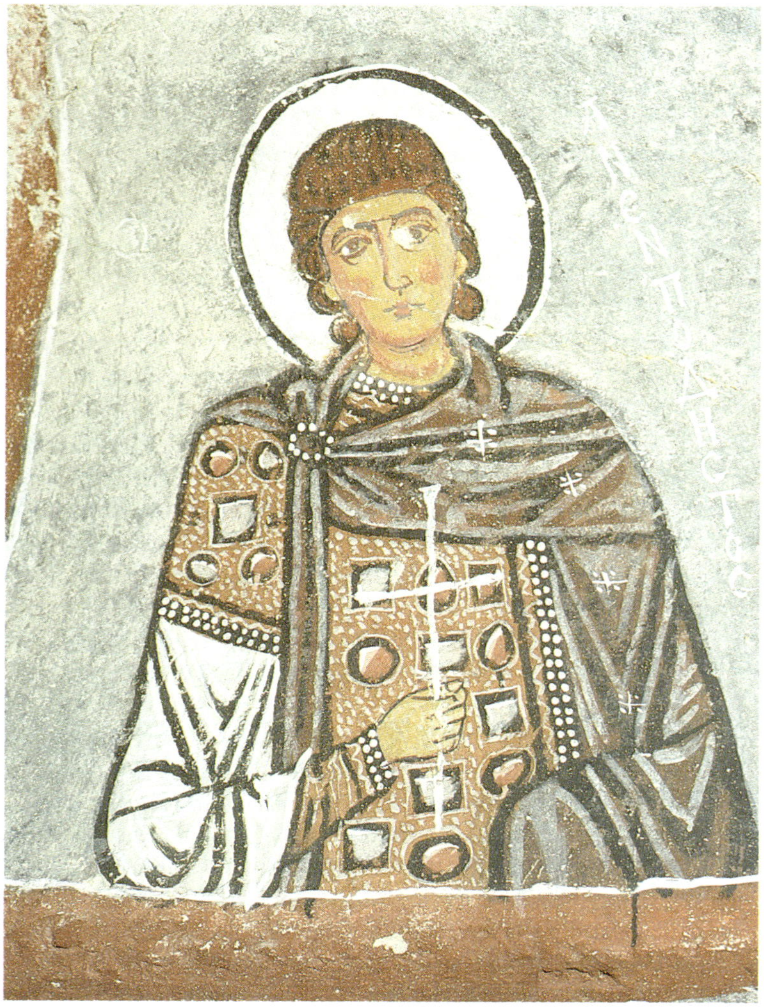

135

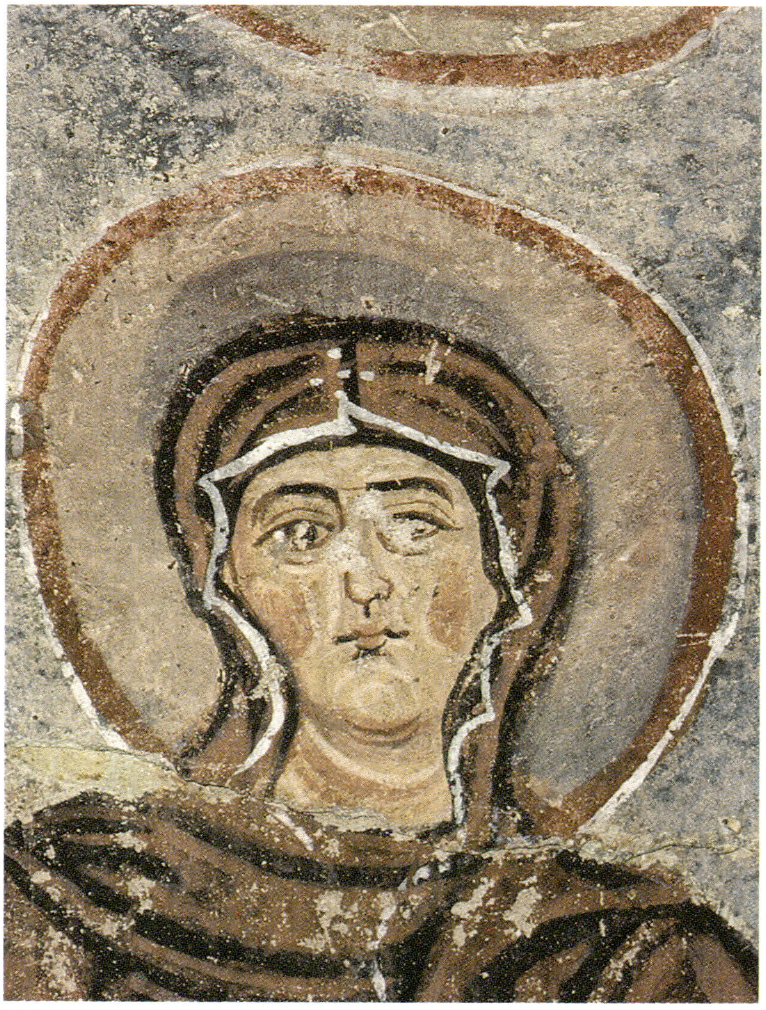

136

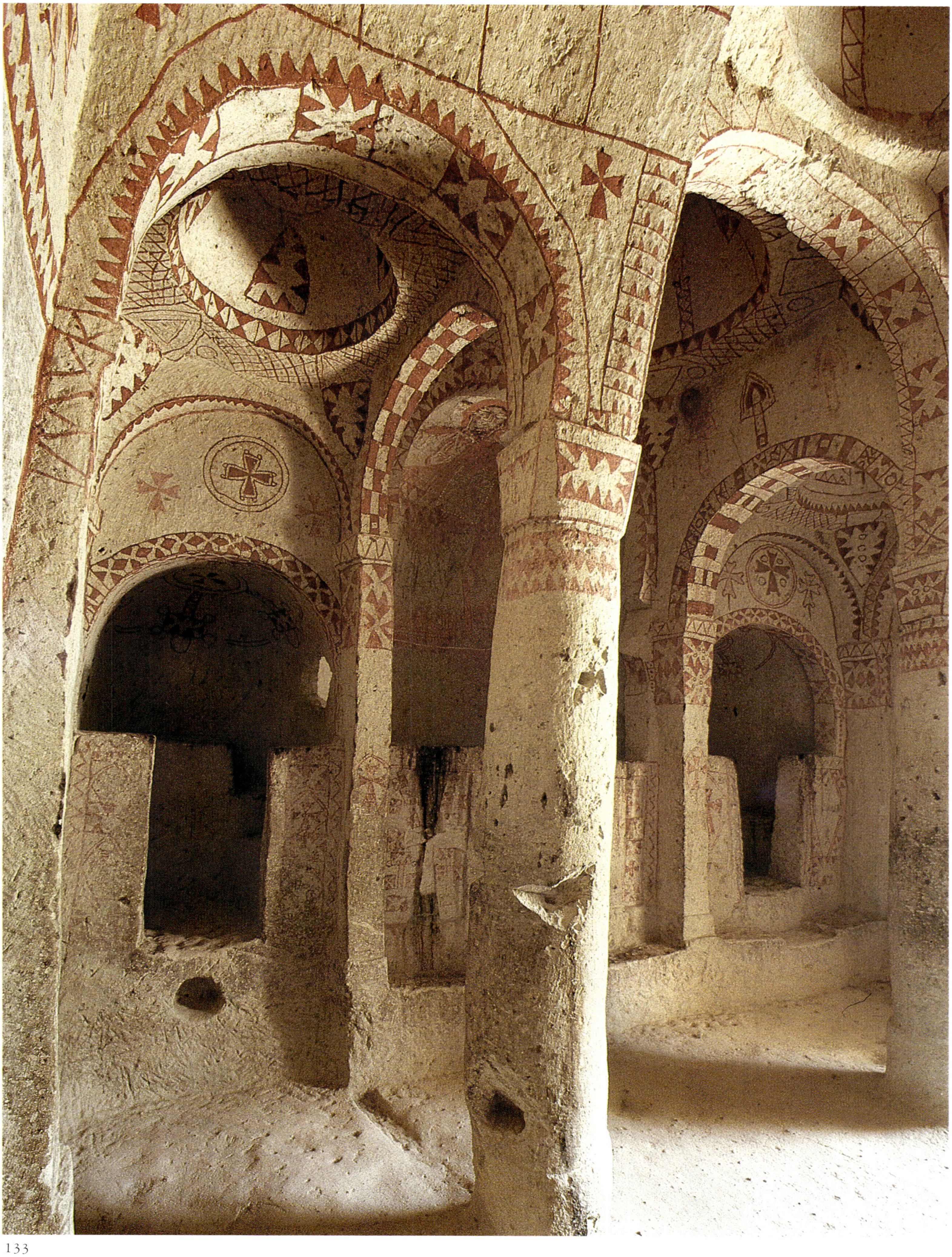

pulierte ihre Geschichte, wie totalitäre Regimes dies tun: Sie befahl, die Dokumente zu vernichten, die sie störten. So sind die Argumente der Ikonoklasten für immer untergegangen.

Es war wiederum eine Frau, die Kaiserin Theodora, Witwe des Theophilos und Regentin von Byzanz zwischen 842 und 856, die 843 ein zweites Ikonodulenkonzil einberief. Der Bilderkult wurde erneut rehabilitiert. Wie man sieht, waren amtliche Aussagen für die Christen irreführend: Was heute wahr ist, wird morgen nicht mehr wahr sein, und was ein Konzil festlegte, konnte ein anderes Konzil aufheben. Dies ist schwer zu rechtfertigen, wenn man annimmt, daß der Heilige Geist die Entscheidungen der Konzilsväter inspiriert.

Schließlich kann man sich fragen, was die ikonoklastische Krise provoziert hat, deren Kapriolen über ein Jahrhundert lang die Grundfesten der Kirche erschütterten und deren kunstfeindliche Edikte die Kunstproduktion der byzantinischen Welt dreiundneunzig Jahre hindurch lahmlegten. Was sind die Motive, wer waren die Verantwortlichen? Auf diese Fragen antwortet André Grabar: »Der byzantinische Ikonoklasmus [...] wurde von den mächtigsten christlichen Monarchen ihrer Zeit vom Thron herab ausgelöst und gesteuert.«

Die Ikonoklasten kamen oft aus den orientalischen Provinzen Anatoliens, dem Herkunftsland Leos III. Die Bewegung wurde von den mächtigen Armeen der arabischen Front und vor allem Kappadokiens unterstützt. So war der Ikonoklasmus das Werk eines ungebildeten Volkes, das wenig hellenisiert war. Er war die Sache von Männern, von Soldaten. Doch diese Truppen mit ihrem Mißtrauen gegen »Götzen« waren wohl selbst von den anikonischen Strömungen der vorderasiatischen Völker beeinflußt. Auch hier weist André Grabar auf die wichtige Rolle der Moslems hin. Wie die Juden, die oft Feinde des Kaiserreiches waren, hielten sie sich buchstabengetreu an das zweite Gebot des Dekalogs, das die Herstellung von Götzenbildern verbietet: »Du sollst dir kein geschnitztes Bild machen, kein Abbild von dem, was im Himmel droben oder unten auf der Erde oder im Wasser unter der Erde ist« (Exodus 20, 4). Es ist höchst wahrscheinlich, daß die Kritik der Ungläubigen, die Christen seien Götzenanbeter, einen nicht geringen Einfluß auf die Entscheidung Leos III. gehabt hat. Auf jeden Fall konnte der anikonische Rigorismus das Prinzip einer monotheistischen Religion ohne materielles Bild nur verstärken, dem Juden und Moslems besonders verbunden waren. In mehrfacher Hinsicht war der Ikonoklasmus mit seinen semitischen, jüdisch-arabischen Wurzeln eine Episode, in der versucht wurde, das westliche religiöse Denken noch radikaler zu orientalisieren. Doch in diesem Fall hatten die hellenistischen Wurzeln und das Erbe der antiken Kulte die geistigen Gewohnheiten und Sitten zu tief geprägt, und ein Wandel war nicht möglich. Selbst mit der Hilfe der kaiserlichen Macht gelang es dem ikonoklastischen Radikalismus nicht, bei den Gläubigen Fuß zu fassen.

Ostanatolien war zwar die Bastion des ersten Ikonoklasmus, doch bei der zweiten Verdammung der Bilder war es anders: Kappadokien verweigerte der kaiserlichen Politik seine Unterstützung. Nach 787 hatte ein Meinungsumschwung eingesetzt, und die Beschlüsse von 814 blieben toter Buchstabe. Nach 843 bedeutete der Sieg der Ikonodulen auch den Sieg der Orthodoxie. Selbst in den Augen der Kirche war er wichtiger als die Siege über alle anderen Häresien. Als erste Nutznießer ließen sich die Kaiser selbst mit Bildern Gottes assoziieren, wie ihre Vorgänger es vor der Krise getan hatten. So ließ sich Leo I. 473 mit seiner ganzen Familie und der Jungfrau Maria auf einem Werk im Blachernen-Kloster in Konstantinopel darstellen. Hier ist der Kaiser nicht nur mit dem Marienkult assoziiert, sondern er erscheint auf demselben Bild, um von dem sakralen Wert der göttlichen Ikone zu profitieren. Diese Bilder mit einem Kaiser und einer göttlichen Gestalt – Christus oder Maria – waren häufig nach der ikonoklastischen Krise, wie auch die in der Hagia Sophia freigelegten Mosaiken zeigen.

Der Verbindung des Kaisers mit göttlichen Bildern entsprach die Idee, die Eusebius ausdrückt: »Das irdische Reich ist ein Abbild des himmlischen Reiches, des Logos, seines Urbildes.« Der Kaiser wurde mit Christus identifiziert oder trat an seine Stelle: Darstellungen des Herrschers mit Untertanen, die ihm huldigen (Proskynese), sind mit den Heiligen Drei Königen zu vergleichen, die das Jesuskind anbeten. So verschmolzen beständig sakrale Bilder und Bilder der Kaiser. Wie Grabar betont, wurde diese Identifikation bis zur Idee der »Monarchie Christi« fortgeführt, bei der der Herr des Himmels auf der Erde vom Basileus repräsentiert war. Die Kunst diente von nun an als Modell, um die theokratische Lehre Byzanz' zu entwickeln. Sie wurde zum Propagandamedium der Regierung.

Göreme in Kappadokien: Grundriß der Meryemana-Kirche, einer der Jungfrau Theotokos geweihten Felskirche aus dem 11. Jahrhundert. Das Querschiff ist von den drei hufeisenförmigen Apsiden durch einen Portikus getrennt, der als Ikonostase dient.

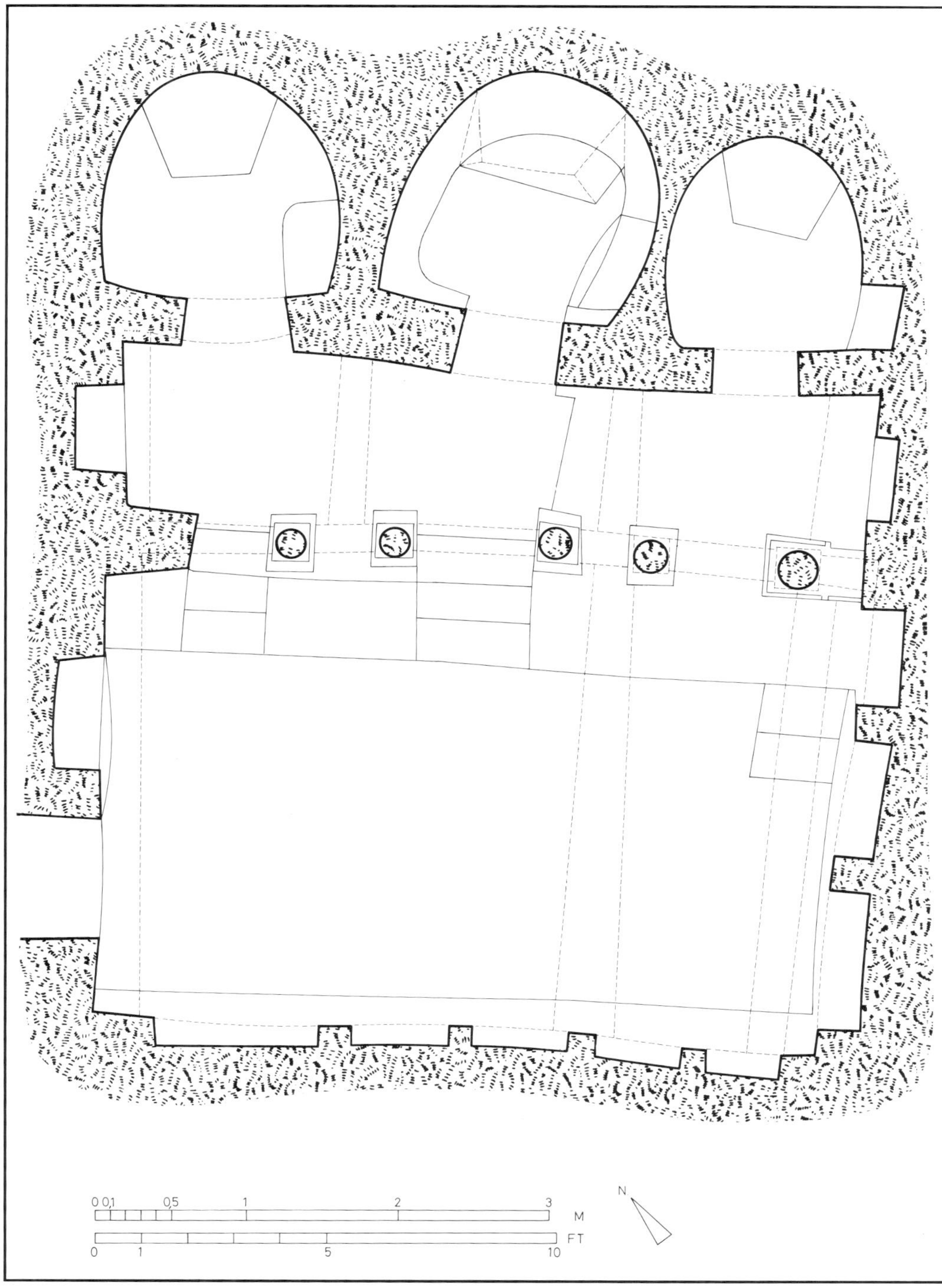

134 Die Kirche der Meryemana (Gottesmutter) in Göreme aus dem 11. Jahrhundert hat ein Querschiff, eine Formel, die aus Mesopotamien stammen soll. Mit ihrer Säulenreihe, die eine Ikonostase vor den drei Apsiden bildet, und ihrem vom Kirchenschiff zu den Altären ansteigenden Raum stellt sie einen ungewöhnlichen Bautyp dar. Bewundernswert ist eine Gruppe von Fresken mit der Gottesmutter.

135 Malerei aus der Maria geweihten Meryemana-Kirche. Das Werk ist mit trockenem Pinsel gemalt und stellt einen Märtyrer namens Anempodistos dar. Er trägt ein feines Kreuz, das sich von einem prachtvollen Gewand abhebt.

136 Bildnis der Meryemana oder Gottesmutter, die die Inschrift als Paraskeve (vom Karfreitag) bezeichnet, im Gewölbe zwischen Ikonostase und mittlerer Apsis. Ihre Darstellung hat die Milde der Marienbilder. Wie viele Malereien in dieser Kirche, die zu Maria betende Personen wiedergeben, ist dieses Werk von strenger Frontalität.

137 Die schöne Geburt Christi der Meryemana-Kirche in Göreme. Trotz der energischen und kraftvollen Züge strahlt die auf ihrem Lager liegende Jungfrau große Milde aus. Das Jesuskind ist in Binden gewickelt und weniger gelungen.

Abschließend muß man eingestehen, daß es schwierig ist, sich die Zerstörung von Kunstwerken bei der ikonoklastischen Krise vorzustellen. Die Befehle wurden im Ostteil des byzantinischen Reiches peinlich genau und oft mit Fanatismus ausgeführt. Tausende von Meisterwerken, die für das Verständnis der byzantinischen Formen am Übergang zwischen Antike und Mittelalter von höchster Bedeutung wären, sind unwiederbringlich verloren. Wunderbare Werke sind zerstört – Fresken, Mosaiken, Ikonen, Reliefs, historische Textilien –, und die Künstler des 9. Jahrhunderts mußten einen neuen Kanon von Regeln und Konventionen aufstellen.

Die Situation entsprach wahrscheinlich der in China, als im 3. Jahrhundert v. Chr. unter den Han-Dynastie der Kaiser Qin Shi Huangdi das Reich mit Gewalt einte: Er wollte die Herrschaft des Gesetzes einführen und ließ überall die klassischen Bücher verbrennen. Aus diesem schrecklichen Autodafé ging die chinesische Literatur neubelebt hervor, und es kam zu einer Periode intensiver literarischer Produktion. Vielleicht folgte das üppige Aufblühen der Malerei in den kappadokischen Kirchen auf einen ähnlichen Ausbruch, denn seltsamerweise begann diese Blütezeit der Freskomalerei mehr oder weniger unmittelbar nach den Verboten des Ikonoklasmus.

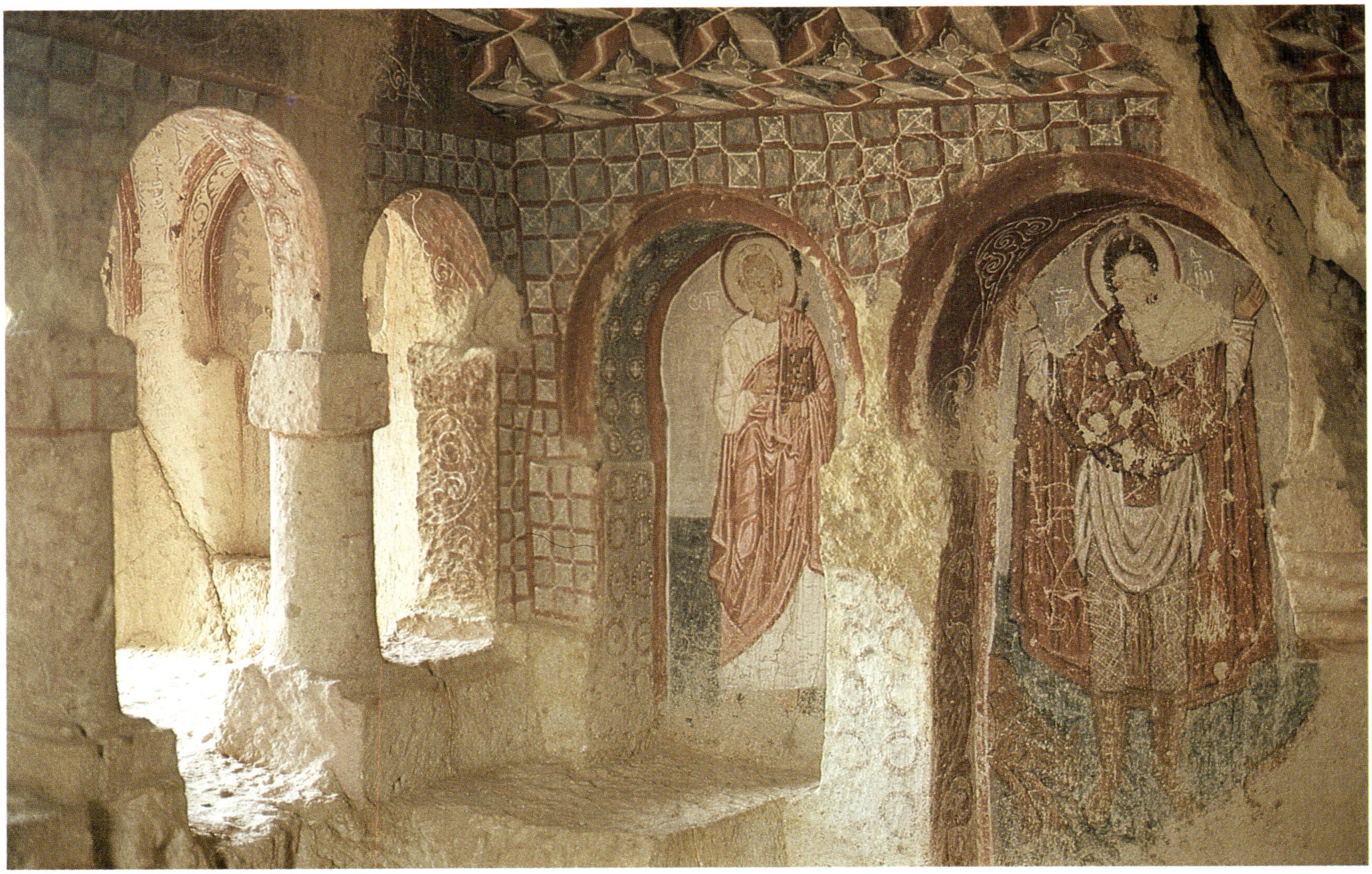
134

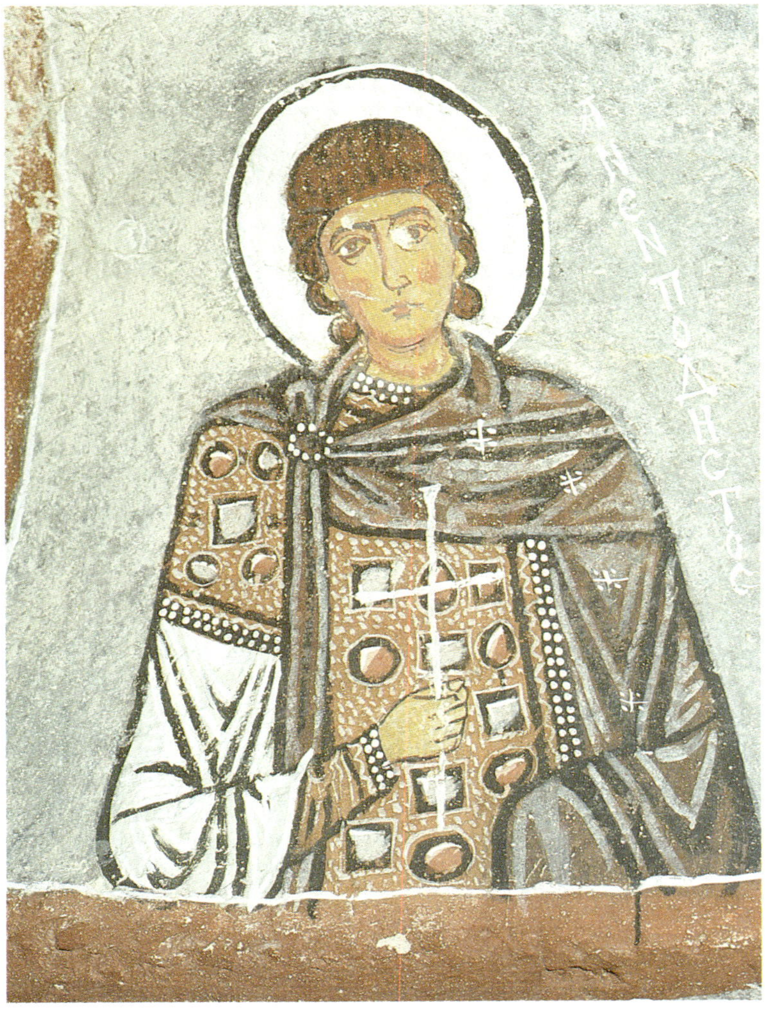
135

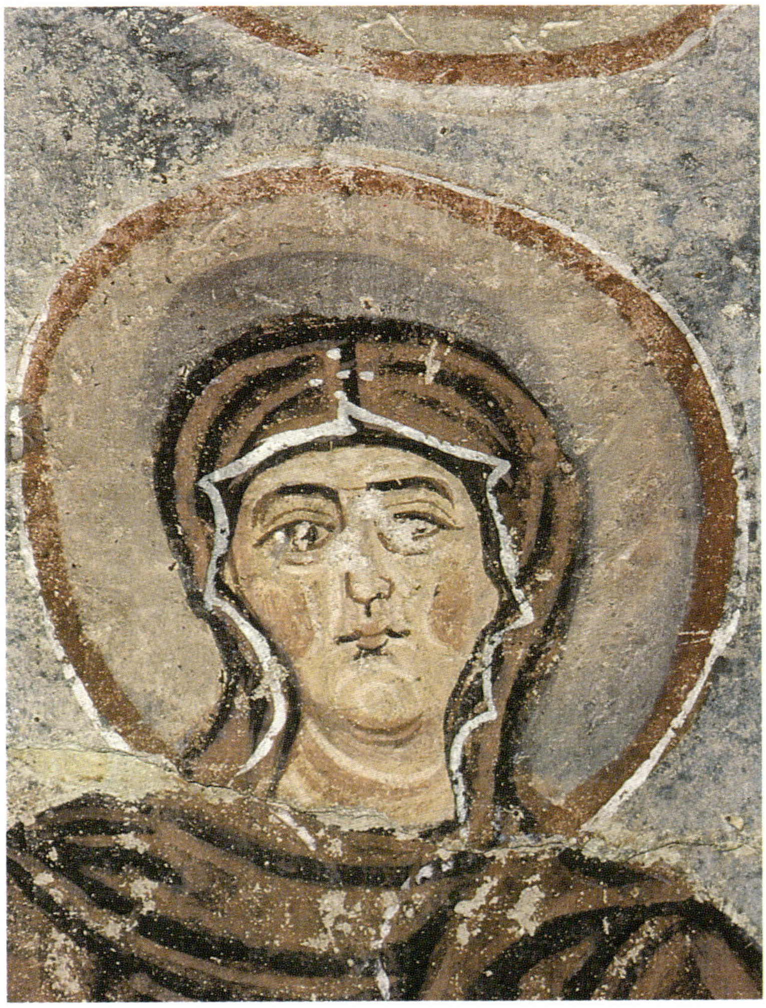
136

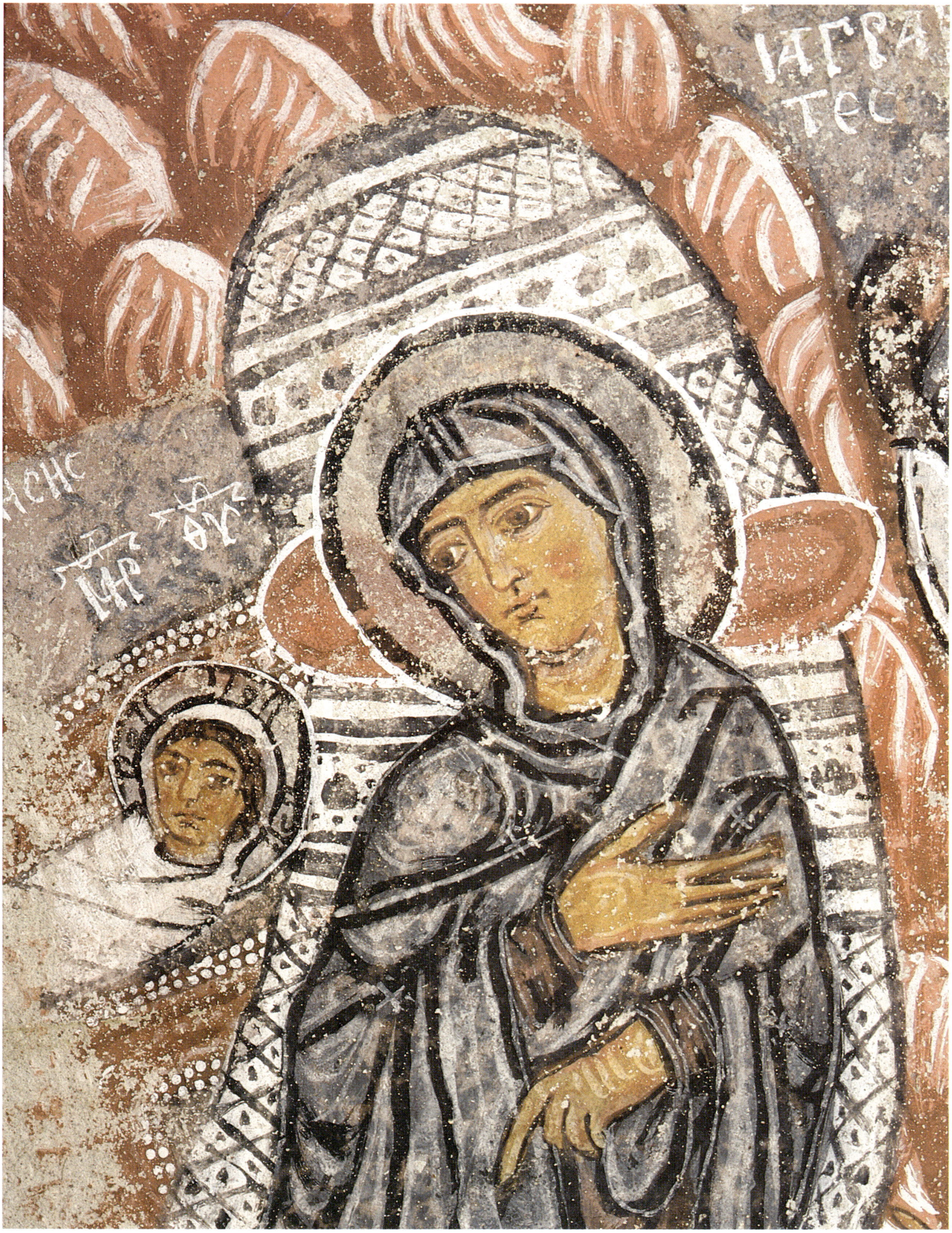
ΜΡ ΘΥ

Kappadokiens Geschichte und Geographie

Für alle, die an byzantinischer Kunst interessiert sind, bedeutet Kappadokien ein Zentrum der Malerei. Weil die Fresken Teil der Felsenarchitektur sind und in einer recht abgelegenen Region in großer Zahl vorkommen, gibt es noch viele Zeugnisse, die oft in erstaunlicher Frische erhalten sind.

Doch paradoxerweise ist diese Gegend noch wenig bekannt, und man kann die Verbreitung des Mönchtums nur schwer anhand von Texten verfolgen. So schreiben Nicole und Michel Thierry über den Westteil des byzantinischen Kappadokien: »Die Geschichte der klösterlichen Zentren des Hasan Dagh kann sich auf keinen einzigen Text stützen. Weder ein Chronist noch ein byzantinischer, arabischer oder türkischer Historiker hat diese Klostergruppen in den Bergen beschrieben oder auch nur erwähnt, obwohl sie in Kappadokien so verbreitet und so charakteristisch waren.«

Man weiß jedoch, daß Kappadokien seit dem 2. Jahrhundert ein Zentrum für Mönche und christliche Gemeinden war. Im 3. Jahrhundert trugen wichtige Bischöfe zur Herausbildung des Dogmas bei. Alexander von Caesarea zum Beispiel war ein Schüler des Clemens von Alexandria und hatte um 200 die Bischofswürde inne; ihm folgte 250 Firmilian nach, ein Freund des Origenes, mit dem er korrespondierte. Anscheinend war Kappadokien kurz vor dem Kirchenfrieden schon mehrheitlich christlich. Kappadokische Bischöfe wurden sogar bis nach Mailand entsandt.

Wie dem auch sei – bei den Verfolgungen unter Decius war die besondere geographische Beschaffenheit der Region mit ihren natürlichen Verstecken für die Christen ein Trumpf gewesen. Doch die arianische Häresie entwickelte sich hier schnell. Im 4. Jahrhundert bekämpfte Basilius, der Bischof von Caesarea, die Thesen des Arius und begünstigte die Entstehung des Mönchtums in einer neuen Form, gekennzeichnet durch kleine Gemeinschaften. Er reformierte die Liturgie der kappadokischen Kirche. Mit Gregor von Nazianz, dem Theologen, einem Zeitgenossen Theodosius' I., und mit Gregor von Nyssa, dem Bruder des Basilius, der eine Theologie des mystischen Lebens schuf, bildete er eine geistliche Elite. Diese drei großen Kappadoker haben dem trinitarischen Dogma seine Form gegeben. Gregor von Nazianz war 381 Bischof von Konstantinopel, als das Konzil gehalten wurde, das die Lehre vom Heiligen Geist definierte. Die drei Gelehrten gaben der Kirche einen wichtigen Teil ihrer theologischen und monastischen Fundamente. Die ganze Provinz war also sehr früh eine Bildungsstätte markanter Persönlichkeiten, allen voran Kirchenväter, die eine unanfechtbare Autorität genossen.

Unter Herakleios, im frühen 7. Jahrhundert, war Kappadokien Frontgebiet: Auf die Perserkriege folgten die Kämpfe gegen die Invasionen der Moslems. Diese waren in Nordsyrien fest etabliert. Seit dem Siegeszug des Islam über ganz Vorderasien suchten und fanden viele Christen und Mönche aus Mesopotamien, Syrien-Palästina und Ägypten in Kappadokien Asyl. Als Vorposten des christlichen Reiches gegenüber den Moslems, die bereits die Gebiete östlich von Caesarea (Kayseri) und Sebaste (Sivas) besetzt hielten, war die Region oft Zielscheibe arabischer Übergriffe. Die Angreifer drangen jedoch kaum in das Felsmassiv vor, das die Christen bewohnten. Außerdem verstanden sich diese darauf, in der Natur zu verschwinden, und gruben sich regelrechte unterirdische Städte in den weichen Tuff (Kaymakli und Derinkuyu).

Zwischen dem 7. und 9. Jahrhundert galt Kappadokien als Brückenkopf des byzantinischen Reiches nach Osten. Doch 863 ließ der Sieg Michaels III. über die Araber für ein Jahrhundert Ruhe in diese Region einkehren. Die Front wanderte nach Kilikien und Nordsyrien. Basileios I. der Makedonier organisierte von 871 bis 882 die östliche Verteidigung neu, indem er die Pässe des Taurus besetzte. Dadurch wurde die Entwicklung der Felsenkunst im 10. Jahrhundert begünstigt.

963 wurden Aleppo und Antiochia von den Byzantinern unter dem Kaiser Nikephoros Phokas, der selbst aus Kappadokien stammte, zurückerobert. Doch die Gewinne waren noch keineswegs gesichert, und Bardas Phokas mußte diese Städte 969 erneut in seine Gewalt bringen. Am Ende fiel ganz Nordsyrien 1084 den Seldschuken in die Hände, bis es 1098 das Machtzentrum der Kreuzfahrer wurde.

Die große Epoche, in der die Kirchenkunst in Kappadokien blühte (10.–11. Jahrhundert), war also eine Zeit der Erholung. 1067 drangen die Seldschuken ein und hielten sich eine kurze Zeit in Caesarea, 1071 wurde der byzantinische Kaiser Romanos IV. Diogenes (1068–1071) bei Mantzikert besiegt,

Tagar in Kappadokien: Grundriß der großen Kirche des heiligen Theodor, eines Dreikonchenbaus aus dem 11. Jahrhundert. Die Vierung ist von einer Pendentifkuppel überwölbt, die ein Okulus erhellt.

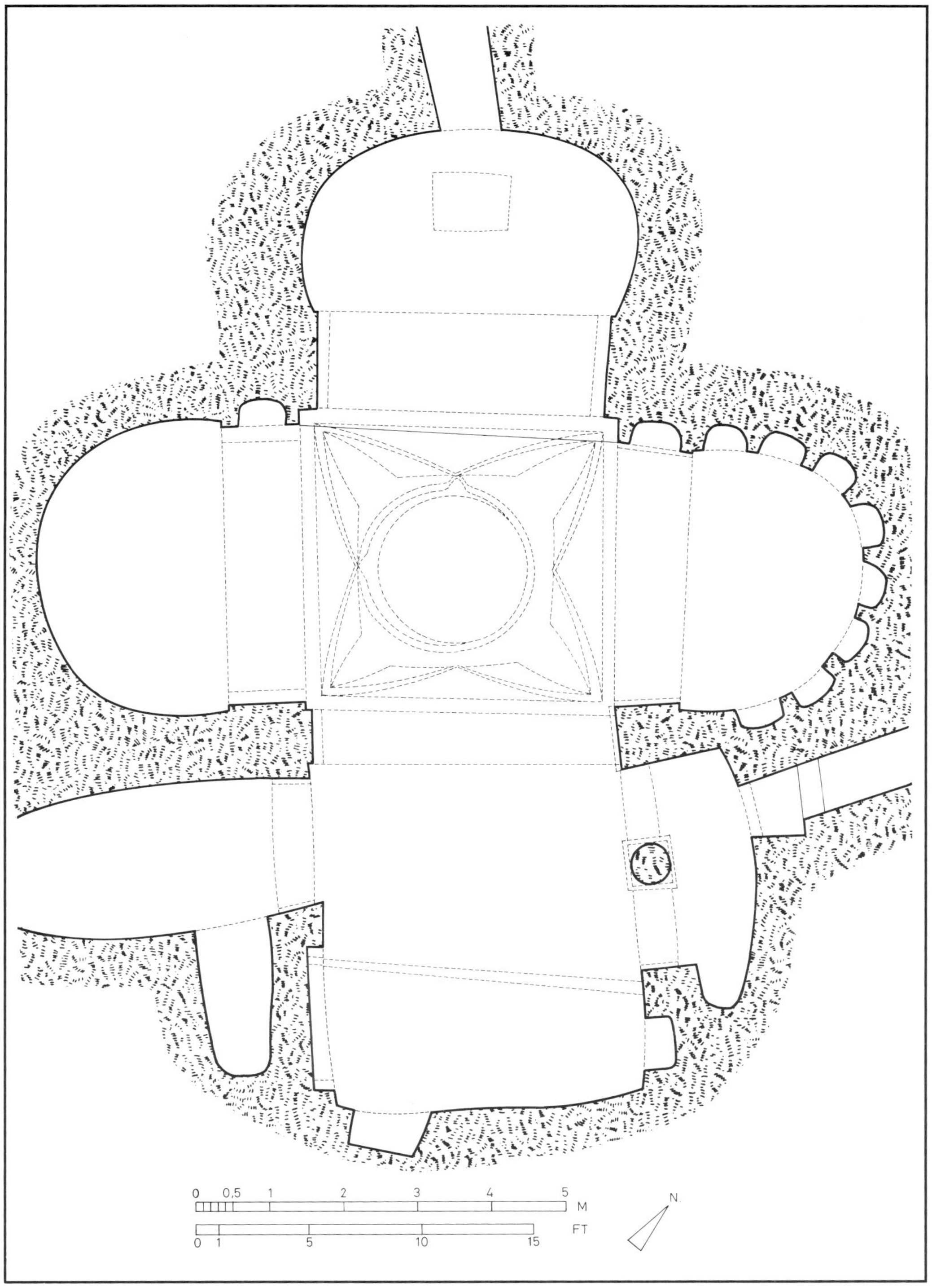

schließlich fiel Caesarea 1082 endgültig; doch all dies setzte dem Christentum in der Region kein Ende. Die abgelegenen Täler des kappadokischen Berglandes blieben dank der relativ toleranten türkischen Sultane ausgesprochen religiös.

Die Kreuzfahrer brachten weiteren Aufruhr ins Land, so daß die türkische Vorherrschaft erst Anfang des 12. Jahrhunderts richtig zum Tragen kam. Doch die Angriffe der Mongolen zwangen die Seldschuken, ihre Umklammerung zu lockern. Die Niederlage, die ihnen Dschingis Khan 1243 bei Kösedag beifügte, führte zu einer Haltung, von der die Orthodoxen profitierten. Im 13. Jahrhundert ermöglichte ein realer Wohlstand sogar die Erneuerung der byzantinischen Kunst in Kappadokien. Laut A. Frolow war dies die Zeit, »in der die Kaiser von Nizäa die Schwächung des Seldschukenreiches nutzten, um ihre Herrschaft weit nach Kleinasien auszudehnen«. Diese Feststellung erklärt das letzte Aufblühen der byzantinischen Kunst in Anatolien. Dem Aufstieg der Osmanen folgte dann der endgültige Niedergang.

Kappadokien bildet im Herz Anatoliens ein riesiges kontinentales Territorium. Für die Christen war es wegen seines bergigen Reliefs mit den Vulkanen Hasan

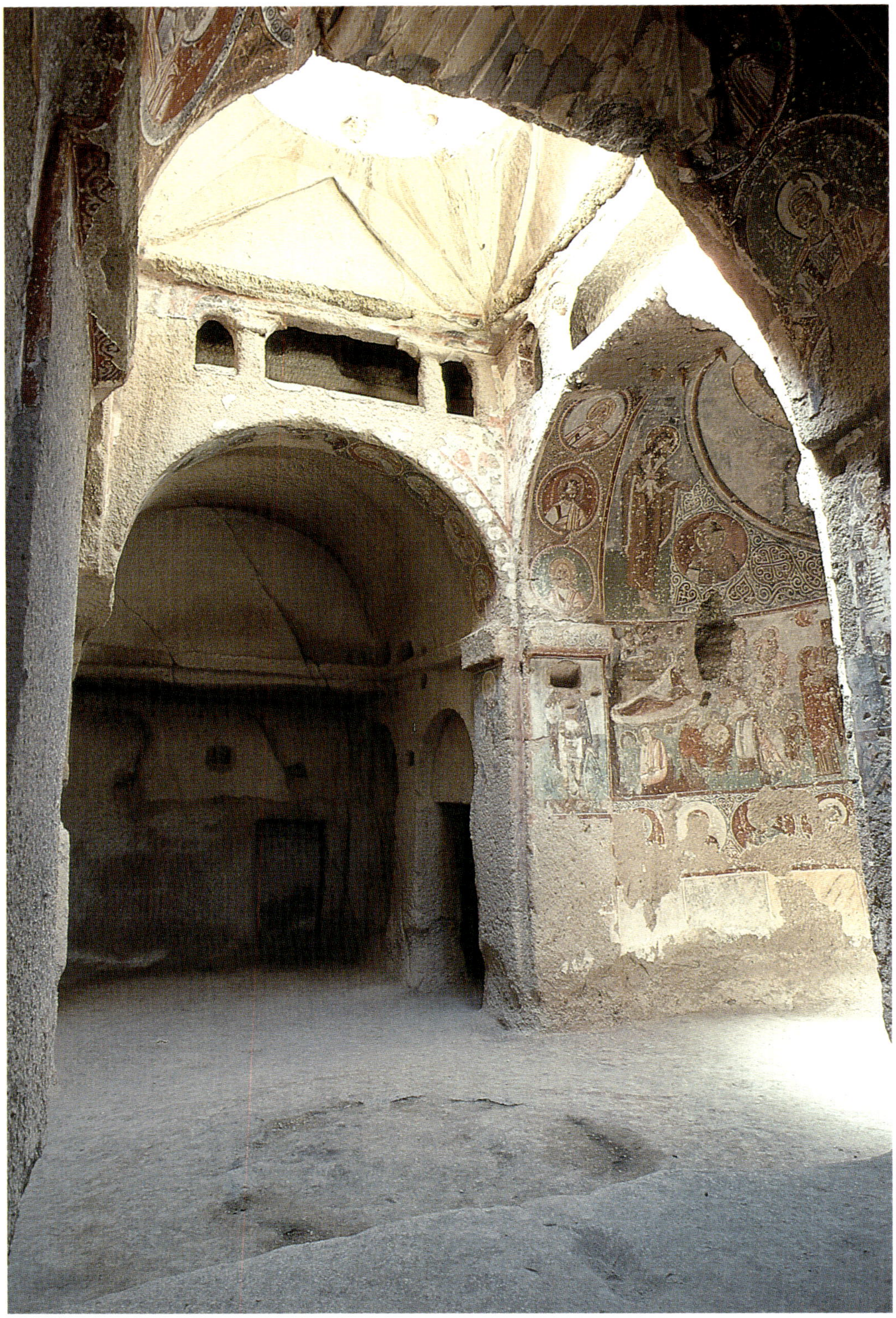

138

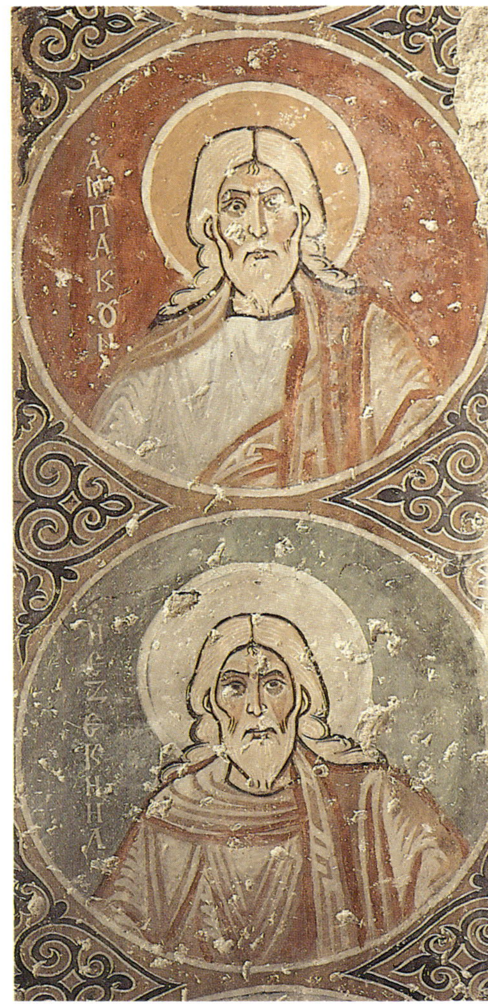

139

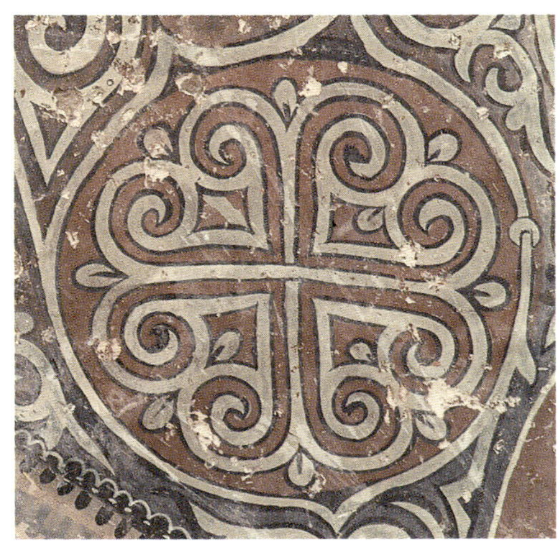

140

138 Die große Dreikonchenkirche von Tagar, die dem heiligen Theodor geweiht ist, liegt 15 km südöstlich von Ürgüp und datiert wohl aus dem späten 11. Jahrhundert. Kennzeichnend ist ihre außergewöhnliche bauliche Entwicklung. Über der Vierung ruht ein Laternenturm auf einer hohen, rein ornamentalen Empore. Die Kuppel, in die durch ein Okulus Licht eintritt, hat an den Ecken ein Faltensystem, das die »türkischen Dreiecke« der Seldschuken ankündigt.

139 Die Malereien der Theodorkirche in Tagar stellen eine Reihe alttestamentlicher Gestalten in runden Medaillons dar. Hier sind Habakuk und Ezechiel so stereotyp ausgeführt, daß sie sich kaum voneinander unterscheiden.

140 Der Wandschmuck in Tagar umfaßt bald helle, mit Schwarz umrandete, bald schwarze, mit Weiß abgesetzte Motive. Sie bilden große Rosetten oder Weinranken, die alle Flächen um die Figuren ausfüllen.

141 Eine der schönsten kappadokischen Felsenkirchen ist vermutlich die Klosterkirche Eski Gümüs (»Altes Silber«), die 9 km von Nigde entfernt ist. Durch einen Innenhof erreicht man die mit Exonarthex und Narthex ausgestattete Kirche. Der Innenraum ist quadratisch. Vier dicke zylindrische Säulen tragen eine Zentralkuppel. An den Seiten und in der Apsis entwickeln Fresken ein ungewöhnliches ikonographisches Programm. An der Nordwand sind die Geburt Christi und die Darstellung im Tempel zu sehen. Die Säulen sind mit polychromen Blumenmotiven in einem regelmäßigen, streng geometrischen Netz bedeckt.

142 An den Wänden des Hofes im Kloster Eski Gümüs sind Lisenen und Kreuze in den Felsen gemeißelt. Man beachte die Ähnlichkeit zwischen diesem kappadokischen Kreuz und dem von Philae (Abb. 81). Die Lisenen tragen florale Kapitelle mit zwei übereinanderliegenden Voluten.

143 Schöne Malereien in der Apsis von Eski Gümüs, die anscheinend aus dem 11. Jahrhundert datieren und gereinigt worden sind. Zu nennen sind besonders die Brustbilder der zwölf Apostel, Simon, links, und Jakobus, rechts, werden durch Inschriften identifiziert. Die Gesichter sind, wie die Gewänder, stereotyp.

144 Das Bild des Apostels Johannes mit segnender Geste und Evangelium im Chor der Kirche Eski Gümüs ist typisch für die etwas bäuerliche Malerei des kappadokischen Berglandes. Diese byzantinische Kunst des 11. Jahrhunderts mit ihren schwarzen Umrissen, ihren Gesichtern mit den großen Augen beschränkt sich auf eine bewußt nüchterne, doch kräftige Polychromie.

Dagh (3253 m), Melendiz Dagh und Erciyas Dagh (Berg Argaion bei den Alten, 3916 m) ein Refugium. Am Fuß dieser Berge liegt das kappadokische Hochland, eine lavabedeckte Landschaft, deren unterschiedlich harter Tuff der Erosion ein ideales Material zur Schöpfung einer phantastischen Szenerie bietet. Wasser und Wind haben ein überraschendes Relief von Mulden, Kuppen, Kegeln und Erdpfeilern geschliffen und eine Mondlandschaft mit unerwarteten und unwirklichen Formen modelliert. Die vom abfließenden Wasser angegriffene Tuffschicht hat eine Welt entstehen lassen, die den Naturgesetzen zu spotten scheint: Regelrechte Skulpturen ragen 15 oder 20 m hoch, wie Bergspitzen, wie Schwerter, wie Säulen mit einem Felsblock an Stelle eines Kapitells, wie Pyramiden mit auskragendem Oberteil, die aussehen wie Champignons. Die farbigen Felsen, bald von kreidigem Weiß, bald rosig oder ocker, manchmal sogar grün oder malvenfarben, betonen noch den malerischen Charakter dieser seltsamen Landschaft (Abb. 113–116).

Man kann sich vorstellen, daß eine solche Landschaft die Menschen sehr früh angezogen hat, vor allem die verfolgten Gemeinden, die Eremiten und Koinobiten. Diese Umgebung war für die Byzantiner, was die Wüste für die Kopten bedeutete. Es entwickelte sich eine starke monastische Bewegung, bestehend aus kleinen Gruppen, die sich in diesem isolierten und abgeschnittenen Land zerstreuten. Was fanden die Mönche in einer solchen Umgebung? Zunächst eine Natur, die wegen ihres vulkanischen Ursprungs fruchtbar ist. Weil das Hochland an der Flanke eines Bergmassivs liegt, gibt es genug Wasser. Pappelgesäumte Bäche bewässern kleine Täler oder tiefe Cañons. Die Atmosphäre ist gesammelt und friedlich.

Mit seinen Abhängen, Kegeln und Grotten gab der Tuff bequeme Refugien für die ersten Anachoreten ab. Als die Bevölkerungsdichte stieg, nahmen die Kappadoker die Gewohnheit an, das weiche Material auszuhöhlen und »Nischen« zu graben, unterirdische Wohnungen. Diese Höhlen wurden nach und nach wie Bienenwaben in der ganzen Landschaft angelegt. Überall Wände, dahinter Zimmer, Säle und geheime Wege, undurchdringliche Labyrinthe, oder mehrstöckige Kegel mit Treppen und Fluren, regelrechte »Wohnhäuser«, die sechs bis acht Stockwerke hoch sein können (Abb. 117). An anderen Stellen wurden unterirdische Siedlungen in das Plateau gegraben; ihre Labyrinthe konnten mehrere tausend Flüchtlinge aufnehmen und waren mit klug plazierten Lüftungskanälen ausgestattet.

In der wilden und oft wüstenhaften Landschaft des anatolischen Hochlands, in dem die bewohnten Zonen gleichsam Oasen in der Wüste bilden, bauten die bäuerlichen Mönche Getreide, Wein, Aprikosen und Gemüse an (der Aprikosenbaum war über Persien und Armenien aus China eingeführt worden). Die Felsenarchitektur umfaßte also Scheunen, Ställe für das Kleinvieh, Schafe und Ziegen, Getreidemühlen, Klöster mit Refektorien und Zellen, Gräber und Kirchen (Abb. 118–121). Besonders die letzteren ziehen die Aufmerksamkeit an, zum einen wegen der Formen dieser Höhlenarchitektur, die in den Fels gehauen und geschnitten ist und die Räume gebauter Konstruktionen nachahmt, und zum anderen wegen der Malereien, die auf den Kirchenwänden in dieser reizvollen Landschaft ihr wundervolles ikonographisches Repertoire entfalten.

Die Region hat kontinentales Klima mit heißen Sommern, die die durchschnittliche Höhe von 1000 bis 1200 m bei den bewohnten Zentren allerdings mildert, sowie kühlen Nächten und strengen Wintern. Es fällt viel Schnee; einst isolierte er die Dörfer drei oder vier Monate im Jahr, und in der feindlichen Kälte streunten Wolfsrudel.

Diese Tatsachen erklären, warum die Mönche, die sich in Gebet und Meditation zurückziehen wollten, ein solches Land wählten. So kann die Vielzahl von Kapellen und Klosterkirchen nicht wirklich überraschen. Wie bei den Kopten am Rand der Wüste in Saqqara, Wadi Natrun oder Abu Menas verwandelten die Mönche und Koinobiten Kleinasiens die Täler, deren Isolierung noch durch das zerfurchte Relief verstärkt wurde, in eine wahre Thebais. Hierher wagten weder die Ordnungskräfte noch die Armeen der Eindringlinge sich vor.

Die Kunst Kappadokiens

Die Kunst der kappadokischen Mönche hat sich offenbar sehr früh entwickelt: Wie in Syrien und Ägypten haben hier Gemeinschaften ihre Gotteshäuser erbaut und mit Malereien geschmückt. Freilich zeugen die frühesten erhaltenen Versuche von einer noch ungeschickten Kunst. Es war eine »volkstümliche« Kunst, aus dem

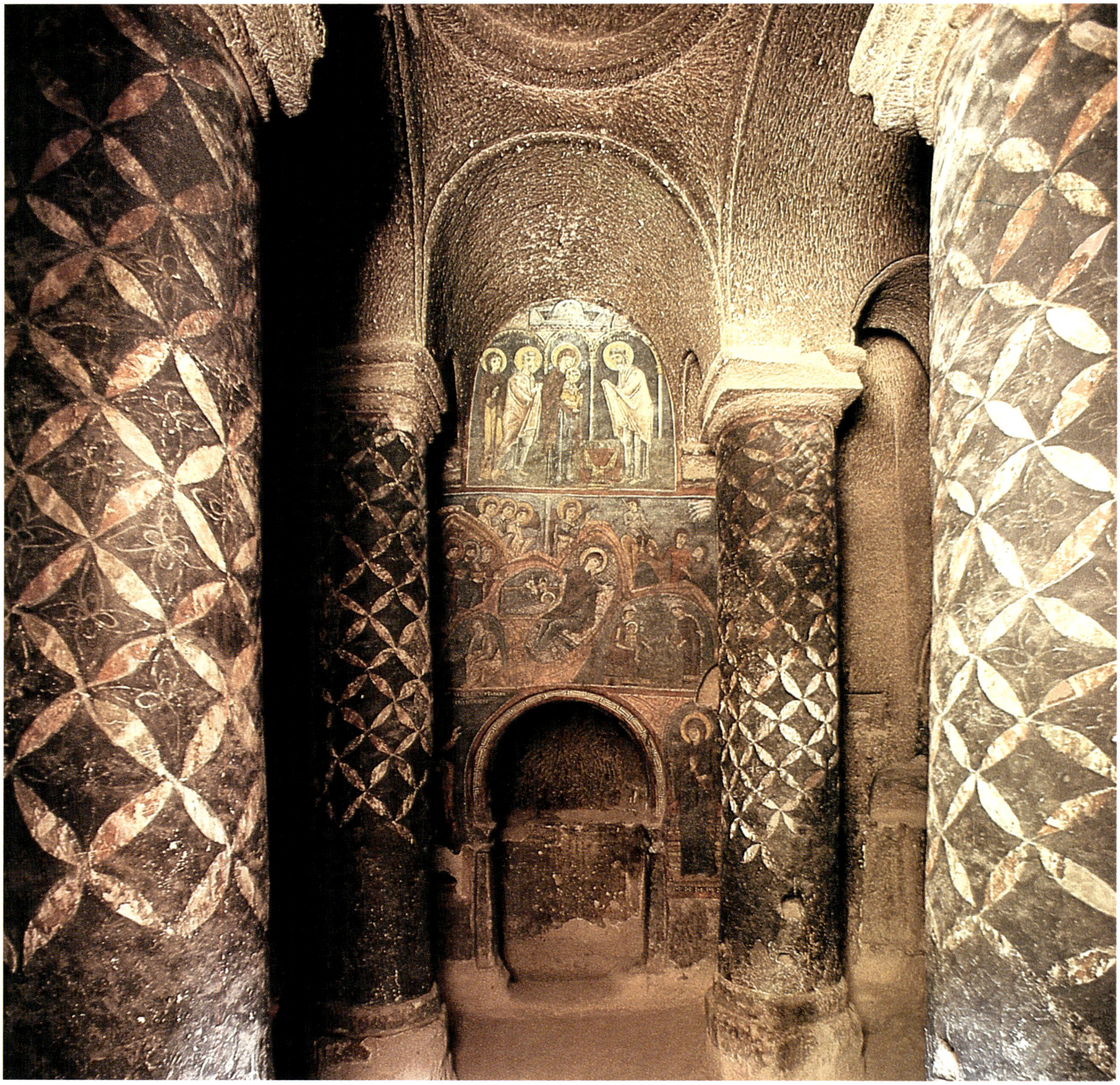
141

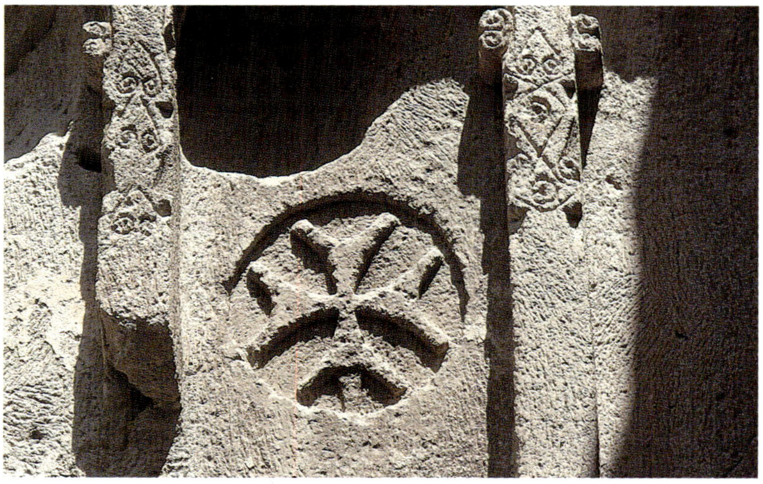
142

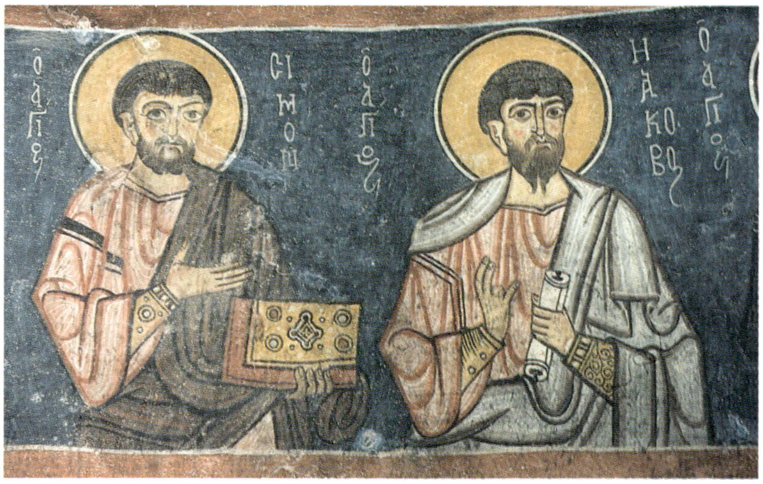
143

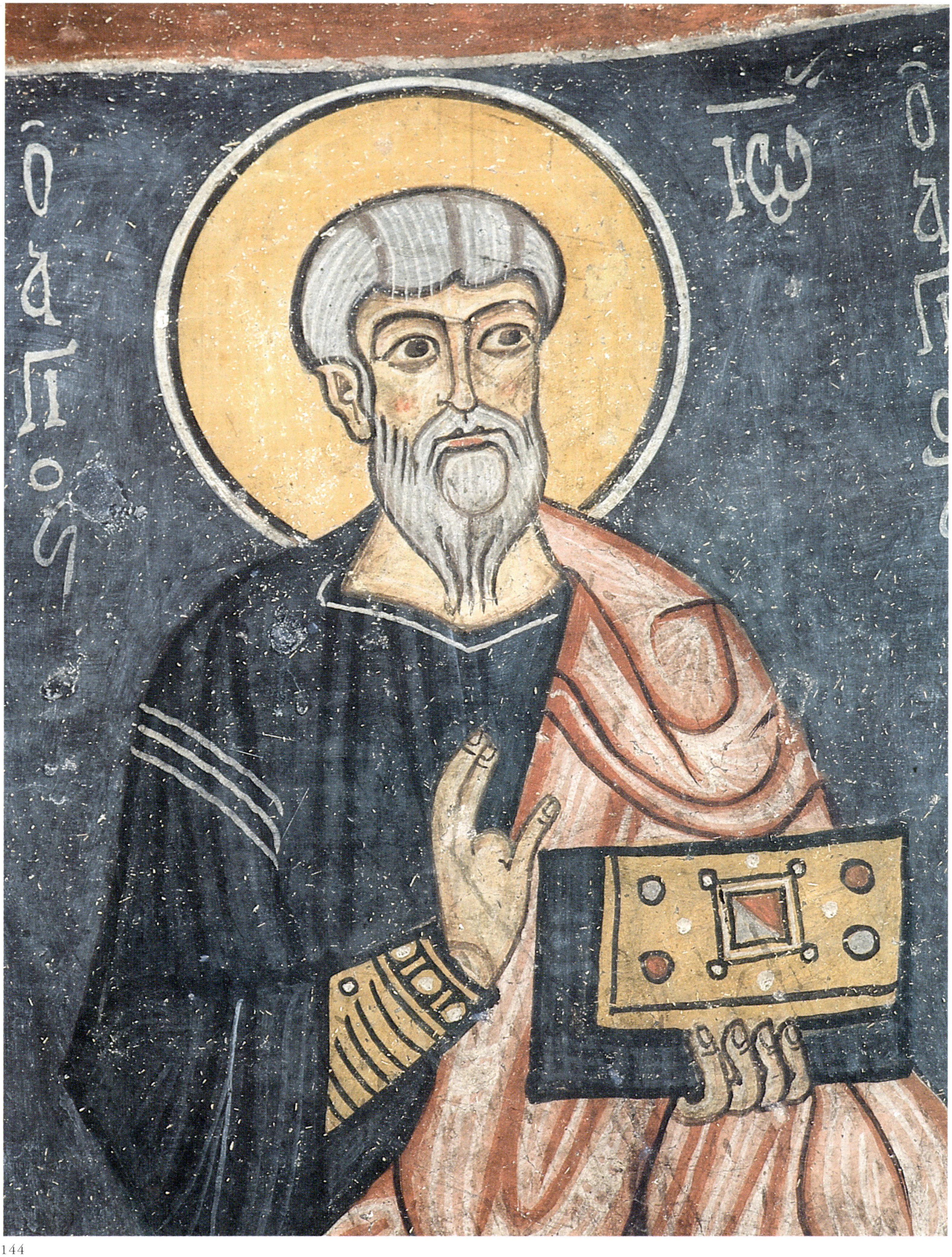

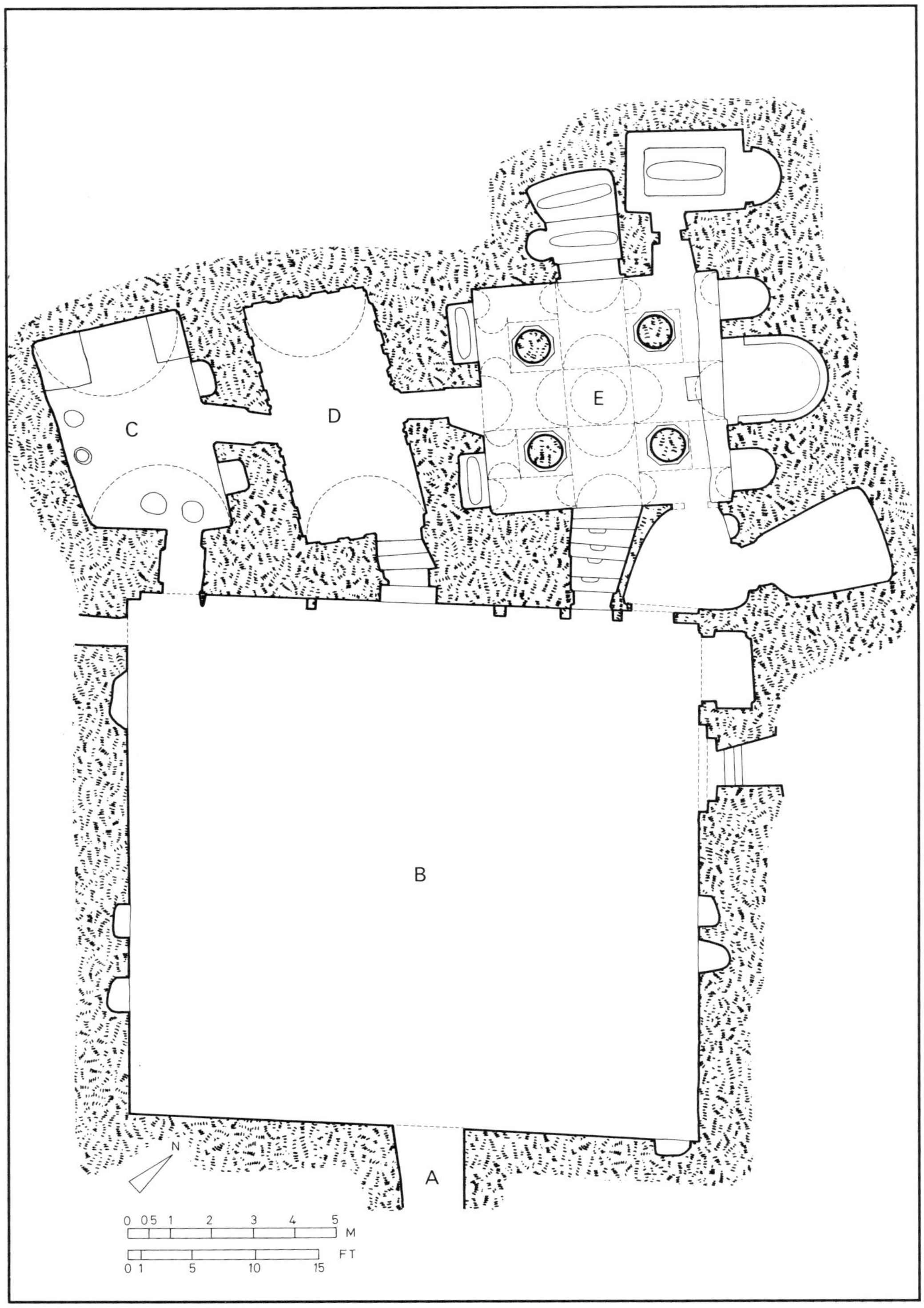

Umgebung von Nigde in Kappadokien: Lageplan des Klosters Eski Gümüs aus dem 11. Jahrhundert
A Eingang
B Quadratischer Hof
C Exonarthex
D Endonarthex
E Kreuzkuppelkirche des Viersäulentyps mit drei Apsiden

bäuerlichen Milieu hervorgegangen, fern von den großen kulturellen Zentren wie Alexandria, Antiochia oder Konstantinopel. Dennoch finden hier ästhetische Strömungen und Entwicklungen des ganzen Imperiums ein Echo, und die Wirren des Ikonoklasmus ließen die Künstler im kappadokischen Hochland nicht gleichgültig.

Wie soll man sich diese Kunst im Konzert byzantinischer Ausdrucksformen vorstellen? Zunächst ist eine deutliche Unterscheidung zwischen Architektur und Dekoration, das heißt der Malerei, zu treffen; Skulptur im eigentlichen Sinn gab es in Kappadokien nicht.

Die kappadokische Architektur – wenn man dieses Wort zu gebrauchen wagt, um die Schaffung von Innenräumen durch Entfernen statt durch Aufbauen von Material zu bezeichnen – zeigt überall, von der schlichtesten Kapelle bis zu den Klosterkirchen, ein Bestreben, »im Negativen« das innere Aussehen von Bauwerken zu imitieren, die gebaute Mauern haben. Es ist eine nachahmende Kunst, bei der die aus dem Felsen gehauenen Säulen nicht wirklich die Arkaden stützen und bei der die Gewölbe und Kuppeln nicht wirklich eine Funktion haben, sondern

Göreme in Kappadokien: Grundriß der Felskirche Elmali (der Apfel) aus dem 11. Jahrhundert. Das Kreuzkuppelschema des Viersäulentyps ist typisch für Bauten des 11. Jahrhunderts. Man beachte die drei hufeisenförmigen Apsiden mit ihrer Ausstattung: Kanzel, Altar und Kredenz.

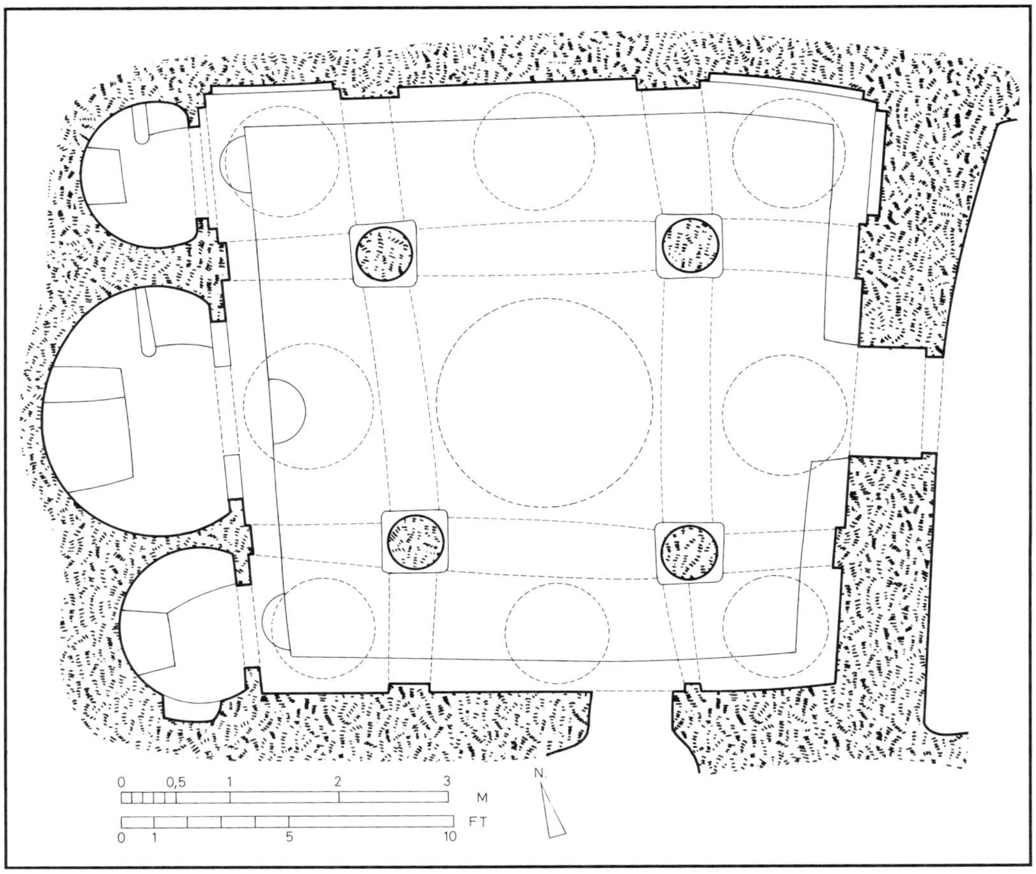

145 Eines der berühmtesten Felsengebäude von Göreme: die Elmali Kilise oder »Apfelkirche« aus dem 11. Jahrhundert. Der Kreuzkuppelbau hat neun Kuppeln, die mittlere gestützt von vier feinen Säulen. Die drei hufeisenförmigen Apsiden mit ihrem rituellen Mobiliar – dem Tisch zur Gabenbereitung und dem Altar – öffnen sich hinter einer Chorschranke, die als Ikonostase dient. Die Kuppeln sind mit Erzengeln ausgemalt; in der Mitte der Pantokrator. Ursprünglich war die Kirche ganz mit Malereien von hoher Qualität ausgeschmückt; jene des oberen Bereichs sind in der Mehrzahl erhalten.

146 Bildnis des Propheten Habakuk in der Laibung einer Arkade, die das Dach der »Apfelkirche« in Göreme stützt. Verglichen mit der noch starren Manier der Bilder von Eski Gümüs (Abb. 143 und 144) ist der Stil nun klassischer, der Faltenwurf geschmeidiger, die Hände elegant gelöst und die Gesichter nicht mehr rein frontal, sondern zu drei Vierteln wiedergegeben.

147 Die Decke der Elmali Kilise in Göreme ist durch die große Finesse der Bogen gekennzeichnet, die die Form eines einbeschriebenen griechischen Kreuzes bilden. Der Pantokrator in der Mitte, umgeben von Heiligen, Propheten und Märtyrern, scheint die Welt vom Himmel herab zu betrachten. Alle Flächen sind mit Szenen aus der Heiligen Schrift bemalt.

formales Repertoire sind. Diese Imitation byzantinischer Räume ist durch Statik und Schub nicht gerechtfertigt. Sie dient allein semiologischen Zwecken, einer symbolischen Bedeutung. Sie gibt gebaute Elemente wieder, die in einer gemauerten Kirche ganz bestimmte Funktionen haben: Apsis mit Altar, Synthronon, wo die Kleriker sitzen, Kuppel als Abbild des Himmels, Narthex oder Vorhalle für die Katechumenen, Ikonostase und Kanzeln. All diese Bauelemente sind von älteren Vorbildern kopiert. Bei den Felsenkirchen gab es keine Neuerungen in der räumlichen Anlage, obwohl das Material sich für die Schaffung neuer, kühner Räume geeignet hätte, frei von den Zwängen der gemauerten Architektur. Doch statt dessen ließ man sich nur von der gebauten Architektur inspirieren.

Dieser »zimperliche« Aspekt der Felsenkunst ist nicht nur bei den Formen zu finden, sondern auch bei den Ausmaßen, die stets weder weit noch wirklich groß sind. Die Kappadoker begnügten sich vielmehr mit Oratorien und Kapellen anstelle wirklicher Kirchen. Tatsächlich überrascht die Enge der Innenräume: keine großen Säle, keine Kirchen, die vielen Menschen Platz bieten. Wenn man einige hier illustrierte Beispiele untersucht, so stellt man fest, daß die Meryemana-Kirche in Göreme nur 7 auf 5 m mißt, einschließlich Ikonostase und drei Apsiden. Das eigentliche Schiff, in dem die Gläubigen sich versammelten, ist breiter als lang (3,2 auf 5 m) und nur 16 m^2 groß (Abb. 134).

Die »große Kirche« des heiligen Theodor in Tagar hat einen aus der Vierung abgeleiteten, dreipaßförmigen Grundriß und ein Schiff von 13 m Länge auf 4,5 m Breite. Wenn man die Kreuzarme mitrechnet, hat sie eine Bodenfläche von 80 m^2. Sie ist eine der größten Kirchen der Region. Nichts, was St. Simeon in Qalaat Seman mit seinen 3150 m^2 oder der Hagia Sophia von Konstantinopel mit ihren 10000 m^2 gleichkäme (Abb. 138).

Eine Kirche wie die Seitenkapelle der Fethiye Dschami (Parekklesion der Jungfrau Pammakaristos) in Konstantinopel, die aus dem Jahr 1292 stammt, mißt dagegen 7 m in der Länge und 6 m in der Breite; das entspricht 42 m^2. Mit ihren vier Säulen, die die Zentralkuppel stützen, hat sie einen typischen Grundriß in Form eines griechischen Kreuzes. In einer ähnlichen, aber früheren Lösung zeigt die Klosterkirche von Eski Gümüs den Rückgriff auf diesen Grundriß, wenn auch in gröberer Form. Ihr quadratischer Innenraum mit vier Säulen hat eine Seitenlänge von 6 m. Doch auf ihren 4,5 m hohen Säulen, die vier Bogen tragen, ruht ein Ciborium mit einer Kuppel, die in 7,3 m gipfelt und dem Raum einen Eindruck von Höhe vermittelt. Der leere Raum zwischen diesen vier großen Säulen, deren Abstände nur 2,8 m

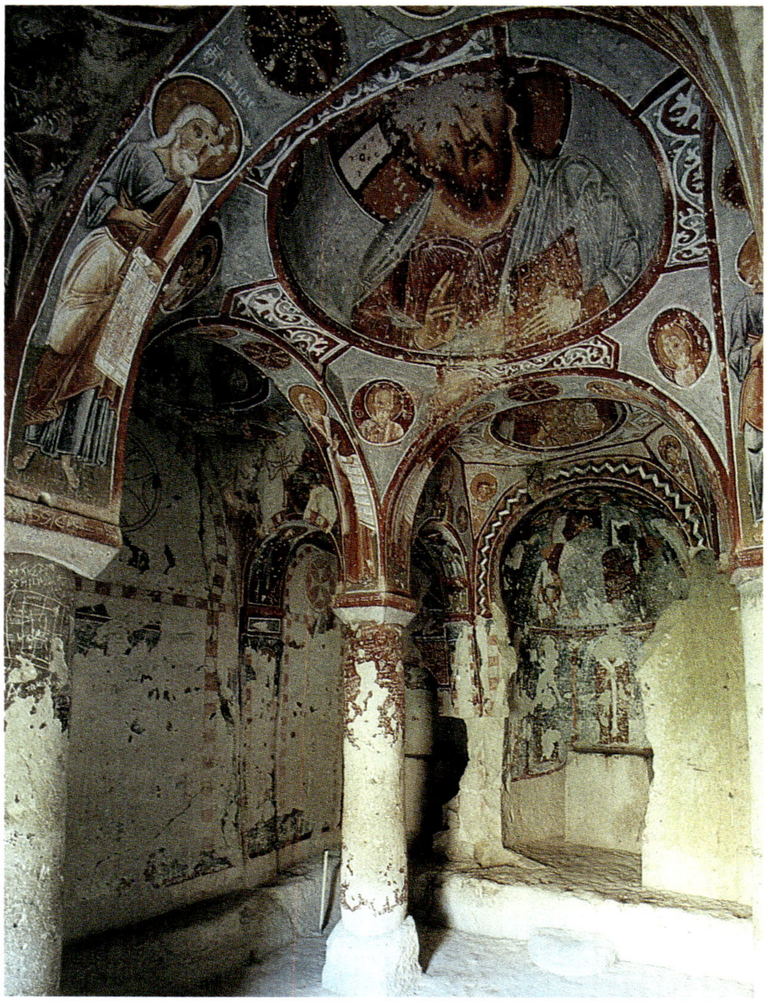
145

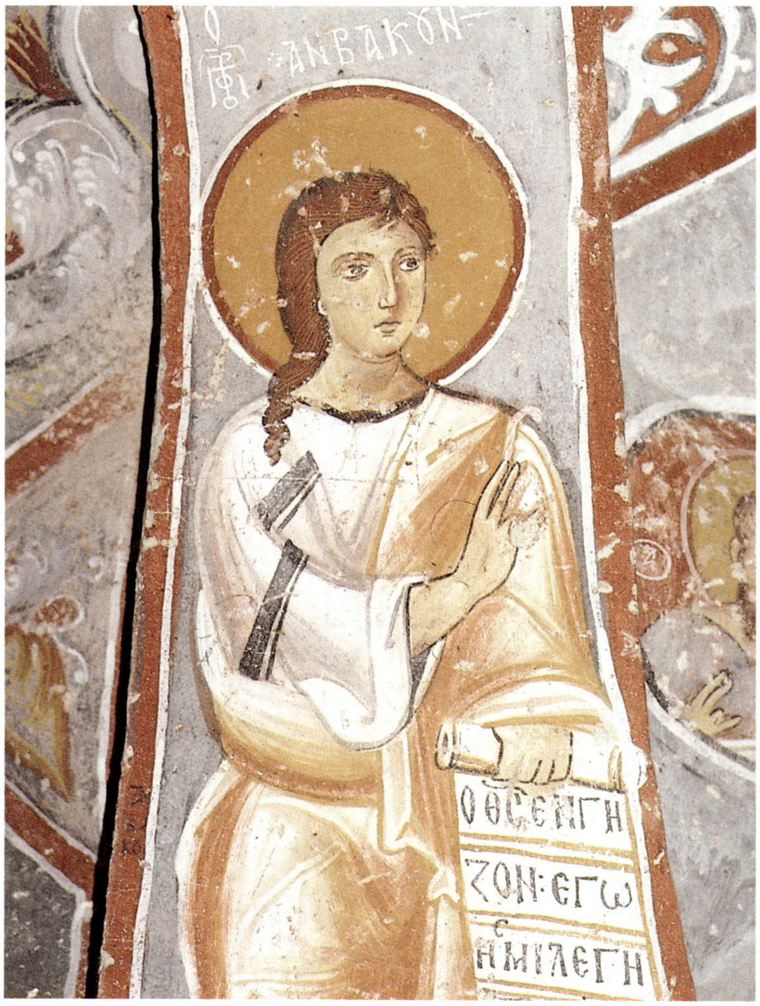

146

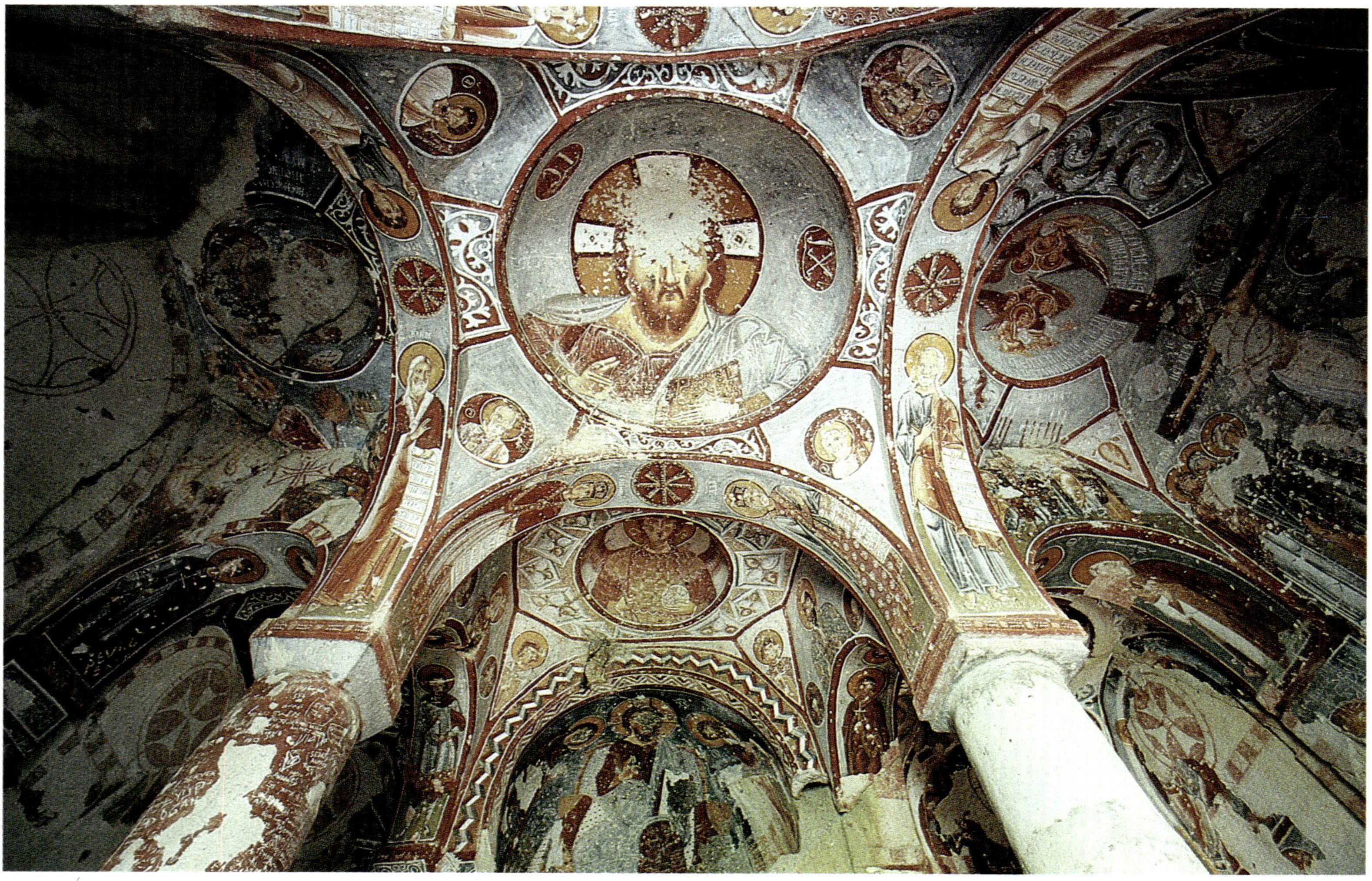
147

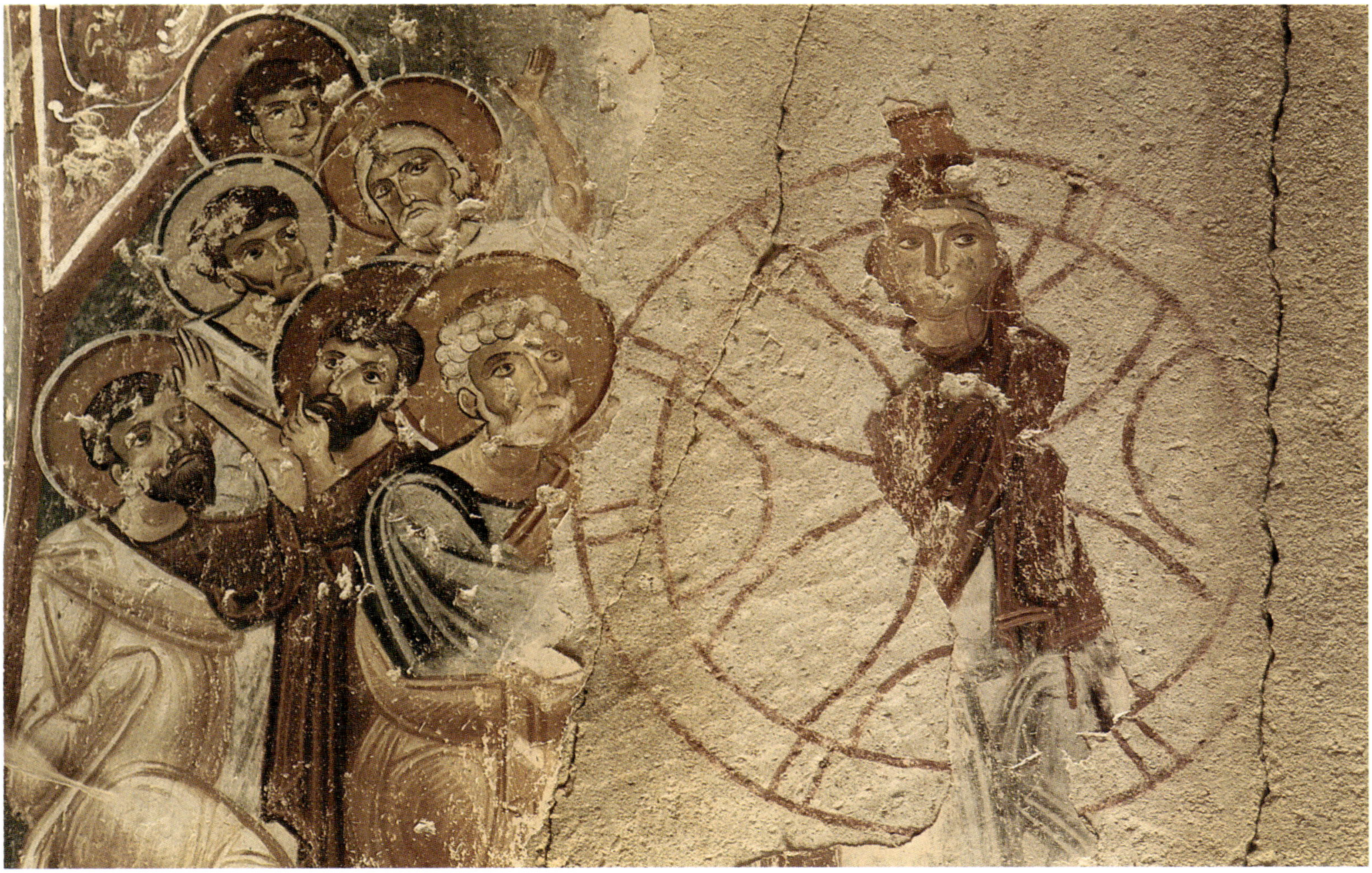

148

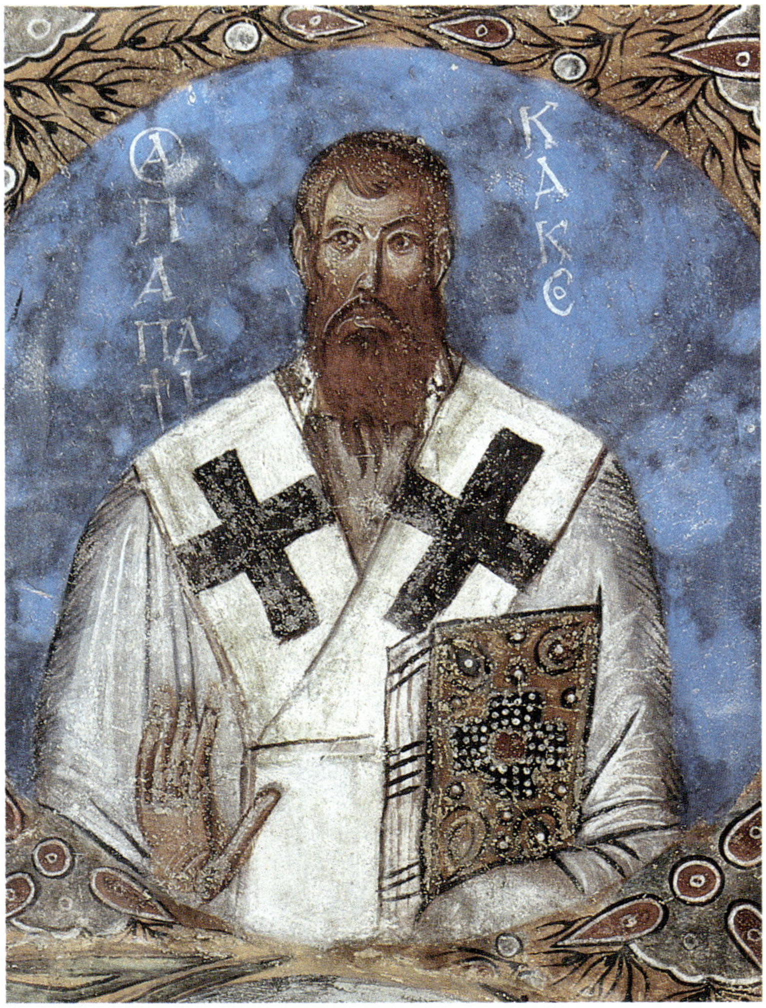

149

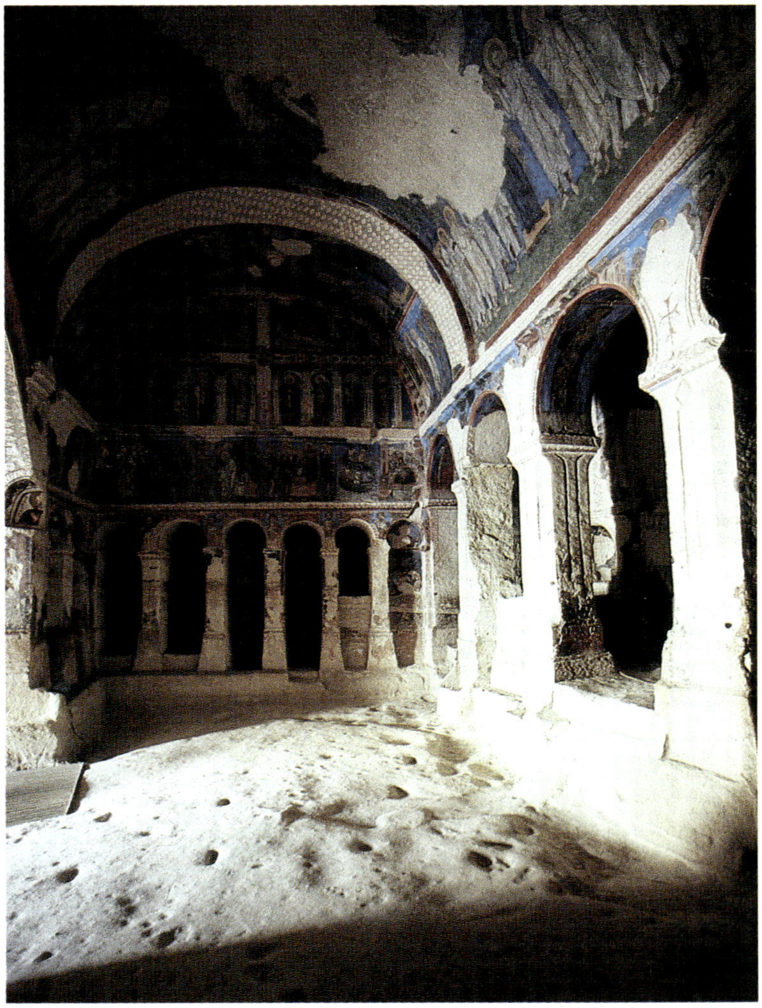

150

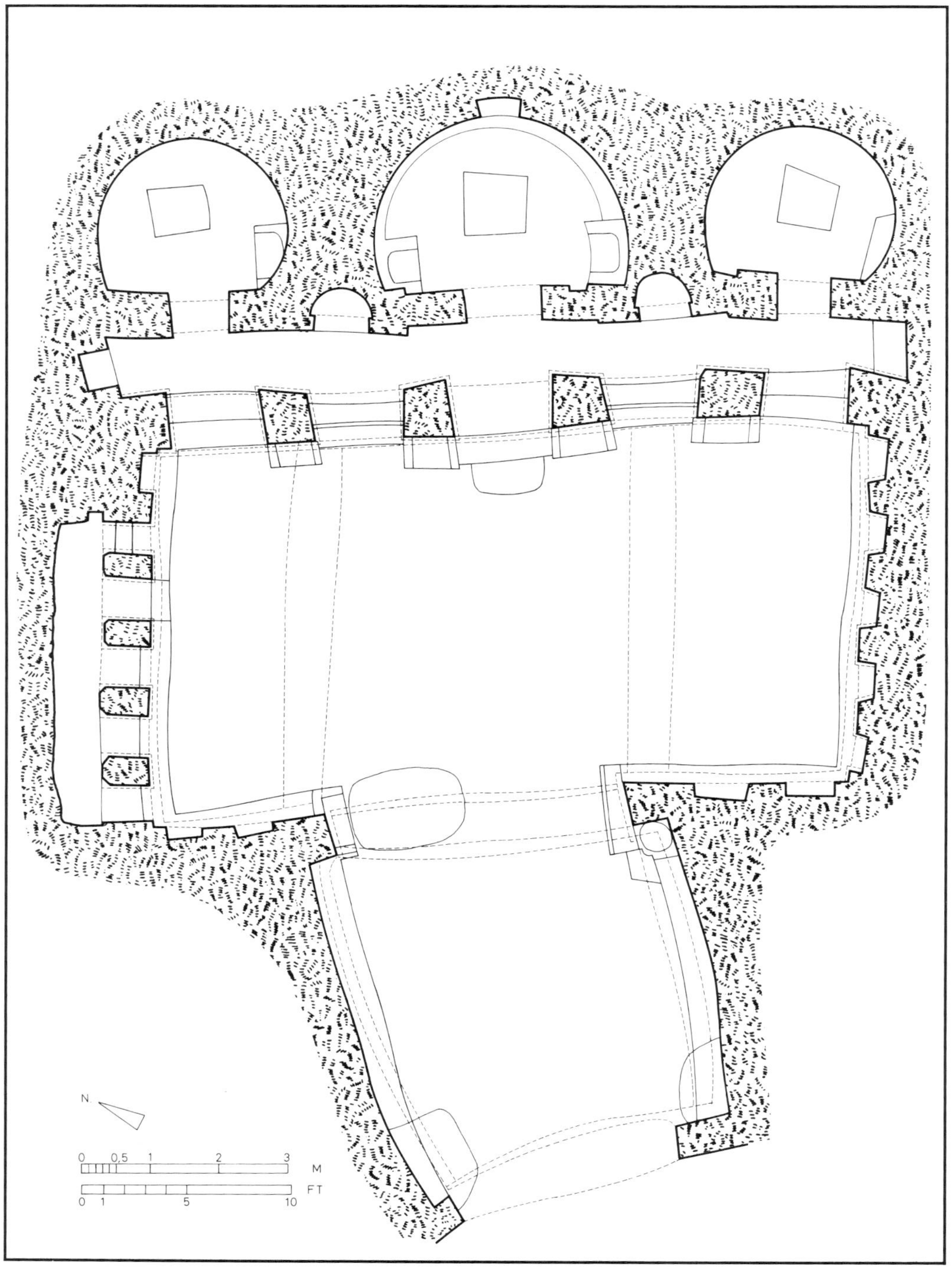

Göreme in Kappadokien: Grundriß der Tokali Kilise mit ihrem tonnengewölbten Eingang (Tokali I) und dem Querschiff (Tokali II). Die pfeilergestützte Ikonostase erhebt sich vor drei hufeisenförmigen Apsiden. Tokali I datiert aus dem Anfang, Tokali II aus dem Ende des 10. Jahrhunderts.

betragen, ist fast dreimal so hoch wie breit. Diese Tendenz zur Senkrechten spiegelt gleichzeitig den Einfluß des benachbarten Armenien und von Konstantinopel wider (Abb. 141).

Wie man sieht, beweist diese »negative« Architektur, die in Kappadokien blühte, durchaus keine Kühnheit, selbst bei den besten Beispielen. Zum Vergleich: Eine große Felsenkirche in Lalibela, wie Medahne Alam, erreichte 300 m^2 im Innern allein des Hauptschiffs. Die gleiche Aushöhlungstechnik kann also sehr viel größere Räume hervorbringen als die der kappadokischen Kirchen. Doch die Schöpfungen Zentralanatoliens hatten das gleiche Schicksal wie ihre Vorbilder in Konstantinopel. Auch die Kirchen der Hauptstadt wurden im Mittelalter stetig kleiner. Im 13. Jahrhunder glichen sie nur noch Kapellen, wie reich auch ihr Dekor sein mochte (Kahriye Dschami). Es gab damals eine Tendenz zur Miniaturisierung, im Gegensatz zu Konstantins und Justinians Gigantomanie.

In den räumlichen Variationen jedoch entfaltete die kappadokische Troglodytenarchitektur eine lebhafte Phantasie: Die Vorbilder, die sie ihrer speziellen Technik anpaßte, waren vielfältig. Sie reichten von einem einfachen Schiff mit Gewölbe (Karabas in Soganli) bis zu einer Dreikonchenvierung (Tagar) und vom trapezförmigen Raum, der mit einer Querreihe von Pfeilern und Arkaden abgestützt ist (Sakli Kilise) bis zum quadratischen Kirchenschiff, bei dem vier Säulen

148 Das Auferstehungsfresko in der Elmali Kilise von Göreme unterstreicht den Ausdruck lebhaften Erstaunens, das die Apostel erfaßt hat. Die Szene hat große bemalte Teile verloren; darunter kam ein einfacher Dekor aus Kreuzen zum Vorschein, die auf die Wände gezeichnet sind. Anscheinend war die Kirche schon einige Zeit benutzt, als sie ihren Verputz und ihre endgültige Bemalung bekam. Der erste schlichte Dekor muß dem der Kirche St. Barbara (Abb. 133) ähnlich gewesen sein.

149 Detail eines Medaillons in der Tokali Kilise, der »Kirche des Reifes«, in Göreme. Die feine, aristokratisch anmutende Malerei auf der Rückseite der Ikonostase von Tokali II dürfte im späten 10. Jahrhundert entstanden sein.

150 Die schön restaurierte Kirche Tokali II mit ihrem Querschiff und ihrer Ikonostase mit Hufeisenbogen, hinter der drei Apsiden liegen (rechts), ist eine der größten Felsenkirchen des kappadokischen Berglandes. Der Eingang (links) ist in Form eines Schiffs mit Tonnengewölbe gestaltet; er wird Tokali I genannt und datiert aus den ersten Jahren des 10. Jahrhunderts.

vier Bogen und eine Pendentifkuppel stützen (Eski Gümüs). Man findet ebenso die Grundrißform eines griechischen Kreuzes mit einer Vielzahl kleiner Kuppeln über den Nebenschiffen (Elmali oder Karanlik Kilise) wie ein einziges Schiff mit breitem Querschiff (Tokali). Kurz, die Vielgestaltigkeit der Lösungen, an denen sich die Schöpfer der kappadokischen Kirchen inspirierten, spiegelt die Mannigfaltigkeit der Einflüsse während einer Entwicklung über vierhundert Jahre (Abb. 125, 132, 133, 138, 141, 145 und 150).

Oft ist der Besucher so in die Betrachtung der Wandmalereien versunken, daß er die Vielfalt der baulichen Formen vergißt. Natürlich trägt die fehlende Außenseite, die die volumetrischen Aspekte ins rechte Licht setzen könnte, dazu bei, die Verschiedenheit dieser Bauten zu verbergen. Als Höhlenarchitektur, bei der die Arbeit der Bauleute denen von Maulwürfen ein wenig ähnelte, sind die kappadokischen Kirchen gleichsam blind geschaffen worden: Man mußte Material entfernen, bevor es irgendein Maß gab. Dieser Prozeß erforderte eine klare Vorstellung vom Projekt, selbst wenn seine Durchführung auf Schwierigkeiten mit der Markierung stieß, so daß bei Winkeln und Öffnungen die Exaktheit der Formen nicht vollkommen war.

In diesem letzten Punkt haben die Byzantiner des Mittelalters Präzision nicht für besonders wichtig gehalten. Selbst bei den kaiserlichen Bauten in Konstantinopel, die im VI. Kapitel untersucht werden, geht es nicht mehr um Perfektion. Es handelt sich also bei diesen ungenauen Linien, ungeschickten Oberflächen, unterbrochenen Verbindungen und nur angedeuteten Gliederungen, die nur allzu oft auftreten, um eine allgemeine Tendenz. Die gleichen Schwächen gibt es in der benachbarten armenischen Kunst allerdings überhaupt nicht. Die Armenier hielten an der Strenge der geometrischen Formen fest, wie sie die frühchristliche Kunst in Syrien entwickelt hatte. Als virtuose Steinschneider und Experten der Stereotomie zeigten sie eine Orientierung, in der die ganz euklidische Strenge des griechischen Rationalismus weiterlebte.

Die kappadokische Architektur hat immerhin einige typische Züge, besonders den häufigen Rückgriff auf den Hufeisenbogen. Dieser kam schon im 6. Jahrhundert in Alahan vor. Doch er wurde allgemein üblich, und das Prinzip wurde auch auf den Grundriß von Apsiden angewandt (Abb. 134). Auf der anderen Seite findet man in der Kubeli Kilise von Soganli ein seltenes Beispiel eines natürlichen Kegels, dessen oberer Teil in Form einer Laterne gemeißelt ist und die Kuppel der Kirche enthält. Auf einem von Lukarnen durchbrochenen Zylinder sitzt eine konische Bedachung mit vorspringendem Vordach, das durch eine Zierleiste betont ist; eine Perlenreihe schmückt die Basis dieses Turms, wo er in den rohen Felsen übergeht. Dies war ein Versuch, der ohne Nachfolger blieb, einer Architektur, die sonst nur aus Hohlräumen bestand, Volumetrie zu geben (Abb. 126).

Die Wandmalerei

Es ist den Forschungen und Veröffentlichungen Guillaume de Jerphanions zu danken, daß die Malereien Kappadokiens in das »Museum« byzantinischer Kunst aufgenommen worden sind. Von seinem ersten Besuch 1907 bis zum Erscheinen seines Werkes *Une nouvelle province de l'art byzantin* 1925 hat dieser Forscher die Region bereist, Dutzende von Kapellen und Kirchen entdeckt, eine beträchtliche Anzahl von Fresken in eine Liste aufgenommen, ikonographische Zyklen identifiziert und eine erste Chronologie der Werke versucht, die lange Zeit eine wesentliche Quelle für das Verständnis der kappadokischen Malerei gewesen ist. Später haben es Arbeiten von Spezialisten wie Nicole und Michel Thierry, Michael Gough und Marcell Restle ermöglicht, die Frage besser einzugrenzen und einige Probleme in Stil und Datierung zu klären. Denn diese »neue Provinz« ist nicht gerade leicht zu verstehen. Viele Aspekte sind paradox.

Wie kann es zum Beispiel sein, daß Kappadokien als Wiege des Ikonoklasmus so viele Malereien birgt? Wie hat dieses anatolische Volk, das den anikonischen Vorstellungen des benachbarten Syrien verhaftet, sogar von Juden und Moslems beeinflußt gewesen sein soll, eine solche Erneuerung nach der ikonoklastischen Krise bewerkstelligt, der sie in ihrer zweiten Phase anscheinend kaum Beachtung schenkte? Gab es einen Zustrom von »Bildermissionaren« nach der Rehabilitierung des Ikonenkults, um eine erneute Verbreitung häretischer Ideen zu verhindern? Mangels beweiskräftiger Dokumente sind diese Probleme noch größtenteils ungeklärt.

151 Die schöne Karanlik Kilise oder »Dunkle Kirche« in Göreme ist eine der vollkommensten und am besten erhaltenen ganz Kappadokiens. In ihren großen Linien greift sie wie die Elmali Kilise das Kreuzkuppelschema des Viersäulentyps auf. Die Kirche, die aus dem 11. Jahrhundert datiert, hat anstelle der Formel mit neun Kuppeln über Querschiff und Eingang Tonnengewölbe (hier oben, rechts und links), um die Vierung besser hervorzuheben. Die große, mit dem Pantokrator geschmückte Zentralkuppel liegt vor einer zweiten Kuppel; dahinter die Axialapsis, flankiert von zwei Nebenapsiden. Das hochentwickelte ikonographische Programm illustriert im wesentlichen Szenen aus dem Leben Christi.

152 Der Maler der Karanlik Kilise hat seinen Gestalten kraft seines lebhaften, gelösten Stils eine neue Dynamik verliehen, die schon die Elmali Kilise ahnen ließ. Hier die Auferstehung des Lazarus in Grau- und Rottönen, die eine bemerkenswerte Intensität erreicht. Der Weinrankendekor, der den Bogen umzieht, bezeugt den gleichen klassizistischen Einfluß wie die zeitgenössischen Manuskripte.

153 Der Verrat des Judas im Garten Gethsemane ist vielleicht das vollkommenste Beispiel für die byzantinische Kunst im Kappadokien des 11. Jahrhunderts. Der Maler der Karanlik Kilise hat es verstanden, die Atmosphäre des Komplotts um Christus wiederzugeben. Dieser ist frontal dargestellt; rechts Petrus, der ihm zu Hilfe kommen will, links verkörpert Judas im Profil die Gestalt des Verräters. Die Piken, die den Horizont versperren, erhöhen den dramatischen Charakter der Szene.

154 Der Apostel Thaddäus, auch Judas genannt, ist ein herrliches Beispiel byzantinischer Kunst im 11. Jahrhundert und bezeugt die Virtuosität des Malers der Karanlik Kilise. Das milde Gesicht, die lockeren Haare, der rechte, segnende Arm und die bemerkenswert elegante Hand zeugen von der Erneuerung der großen Kunst. Die Karanlik und die Elmali Kilise könnten vom selben Künstler aus Konstantinopel ausgemalt worden sein.

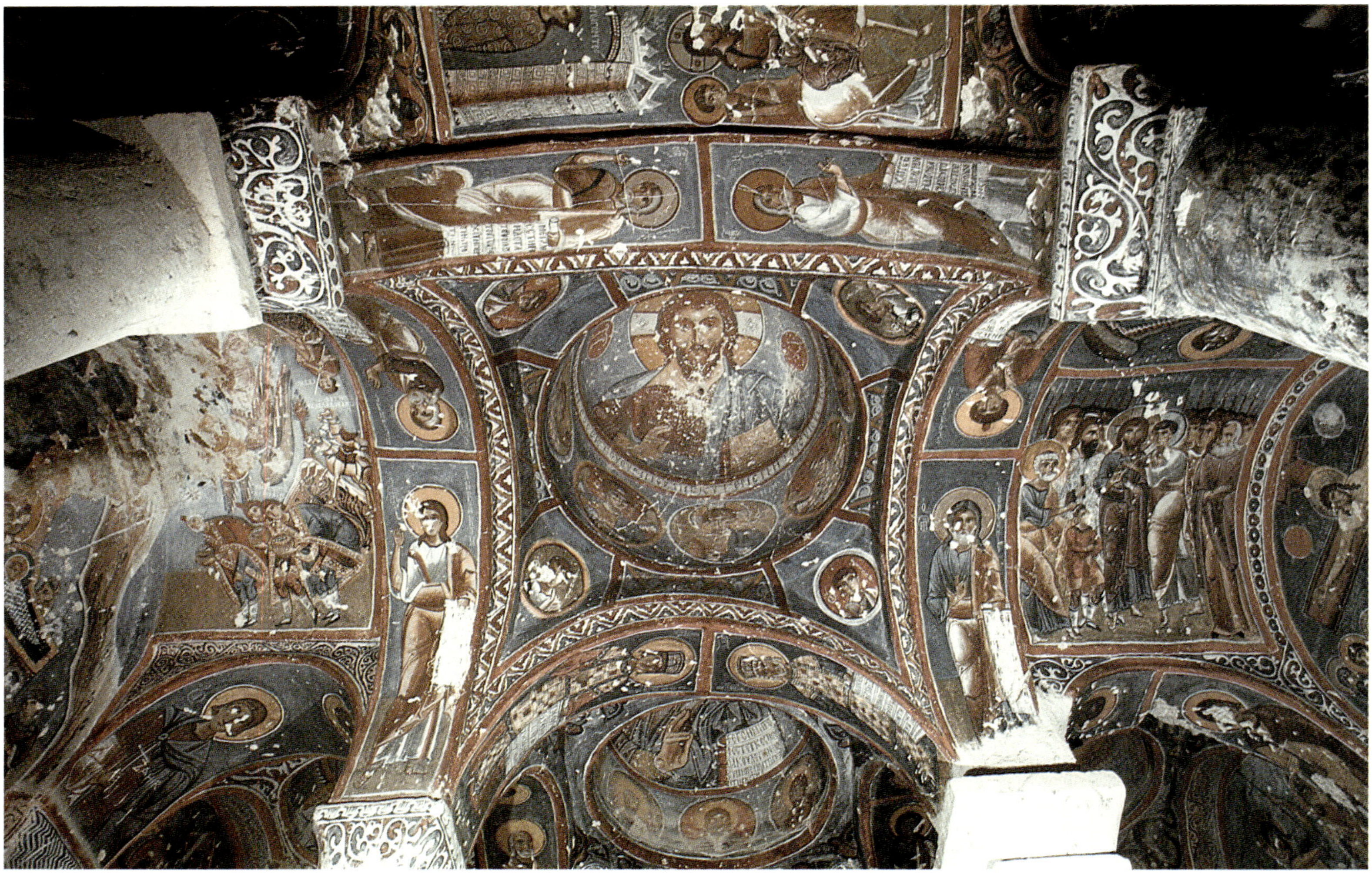

151

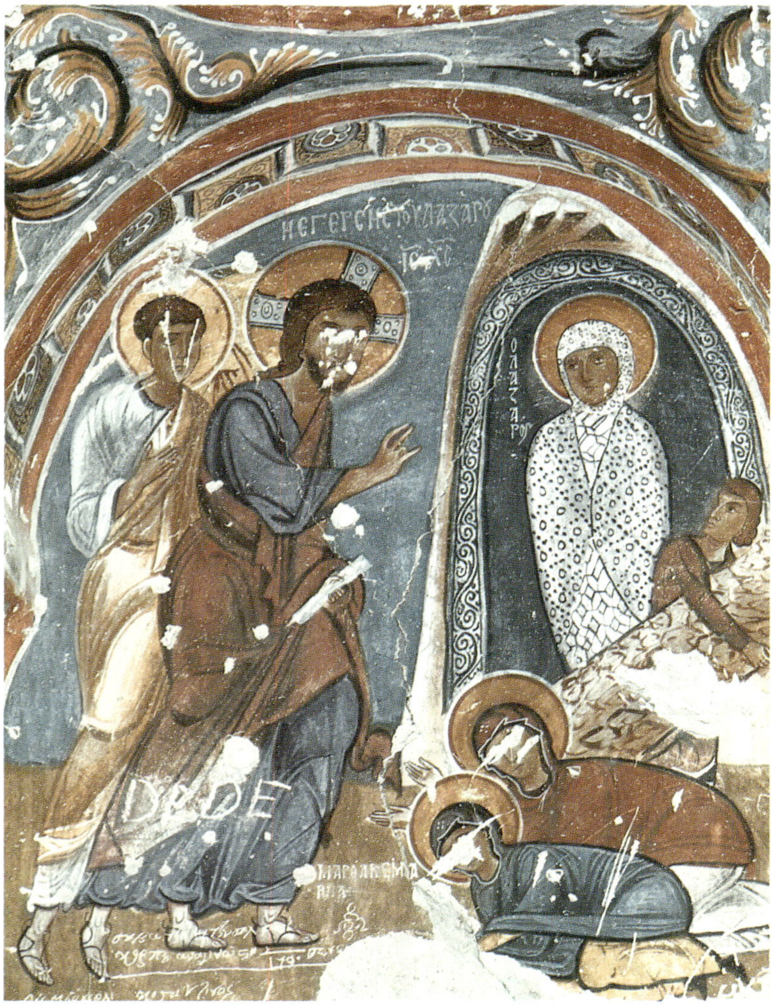

152

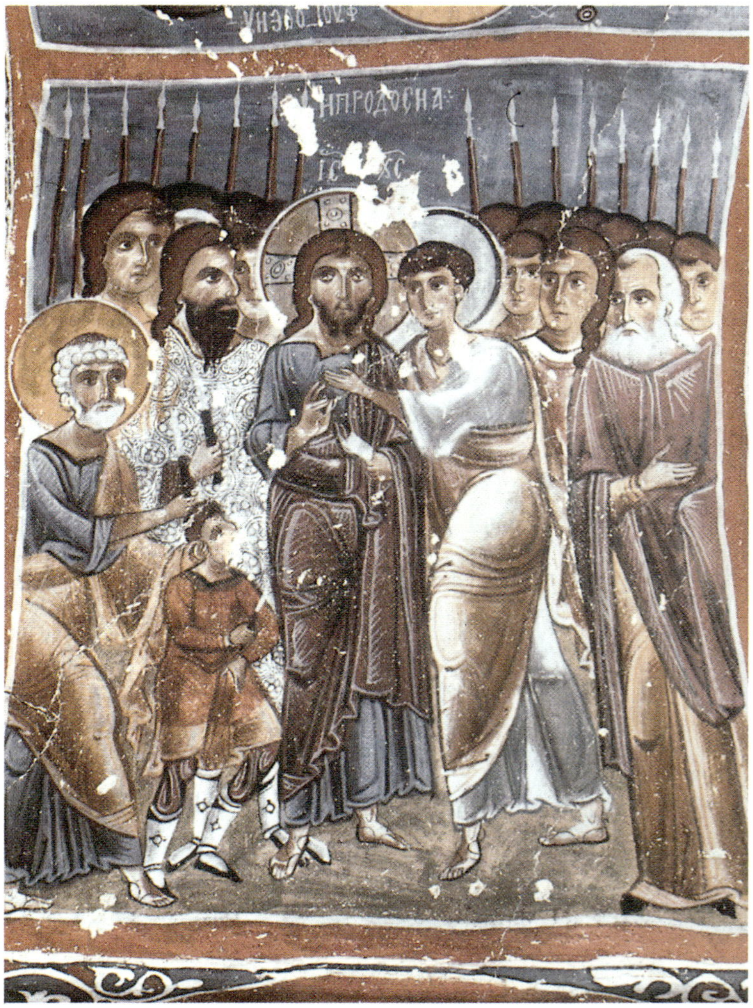

153

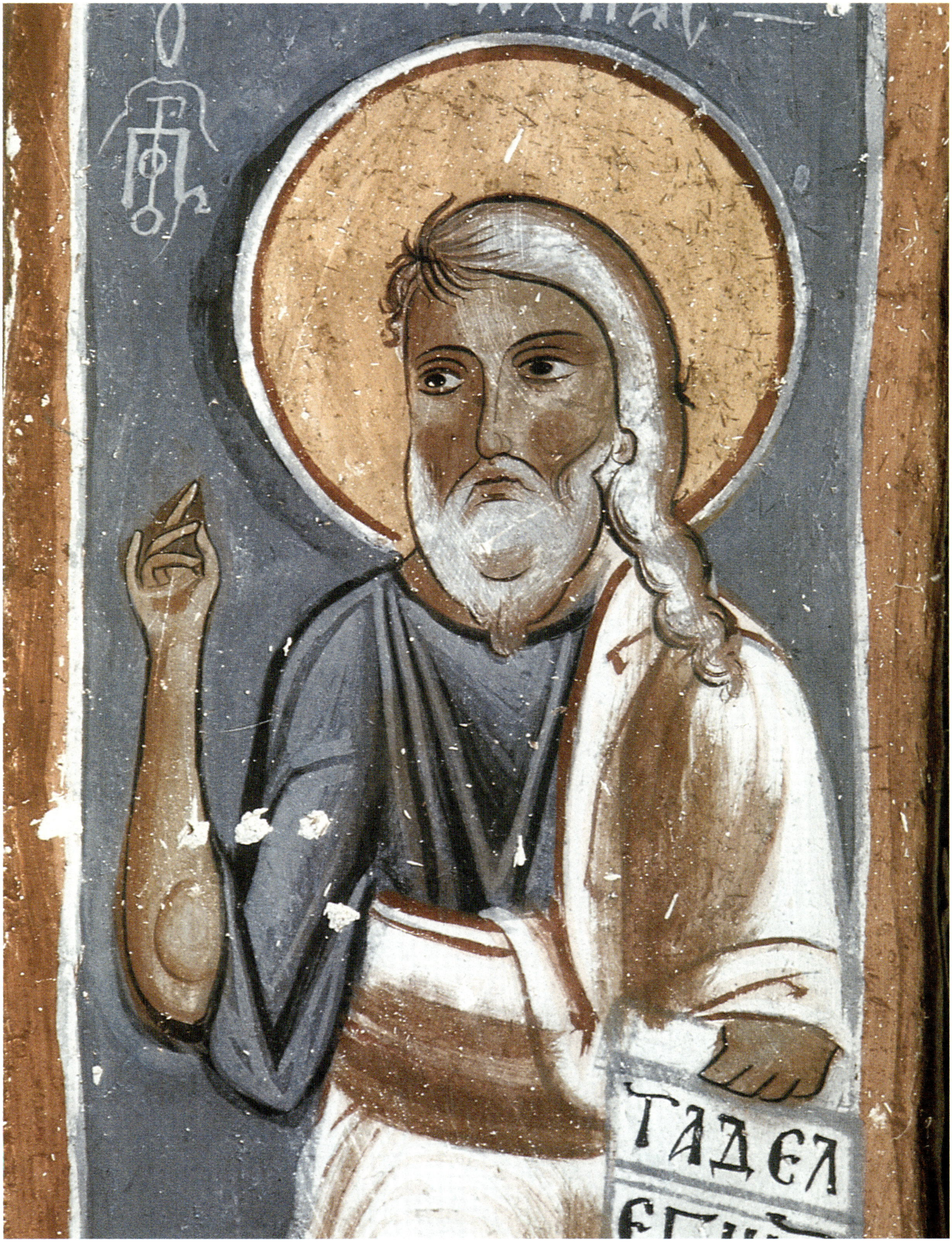
ТАДЕЛ

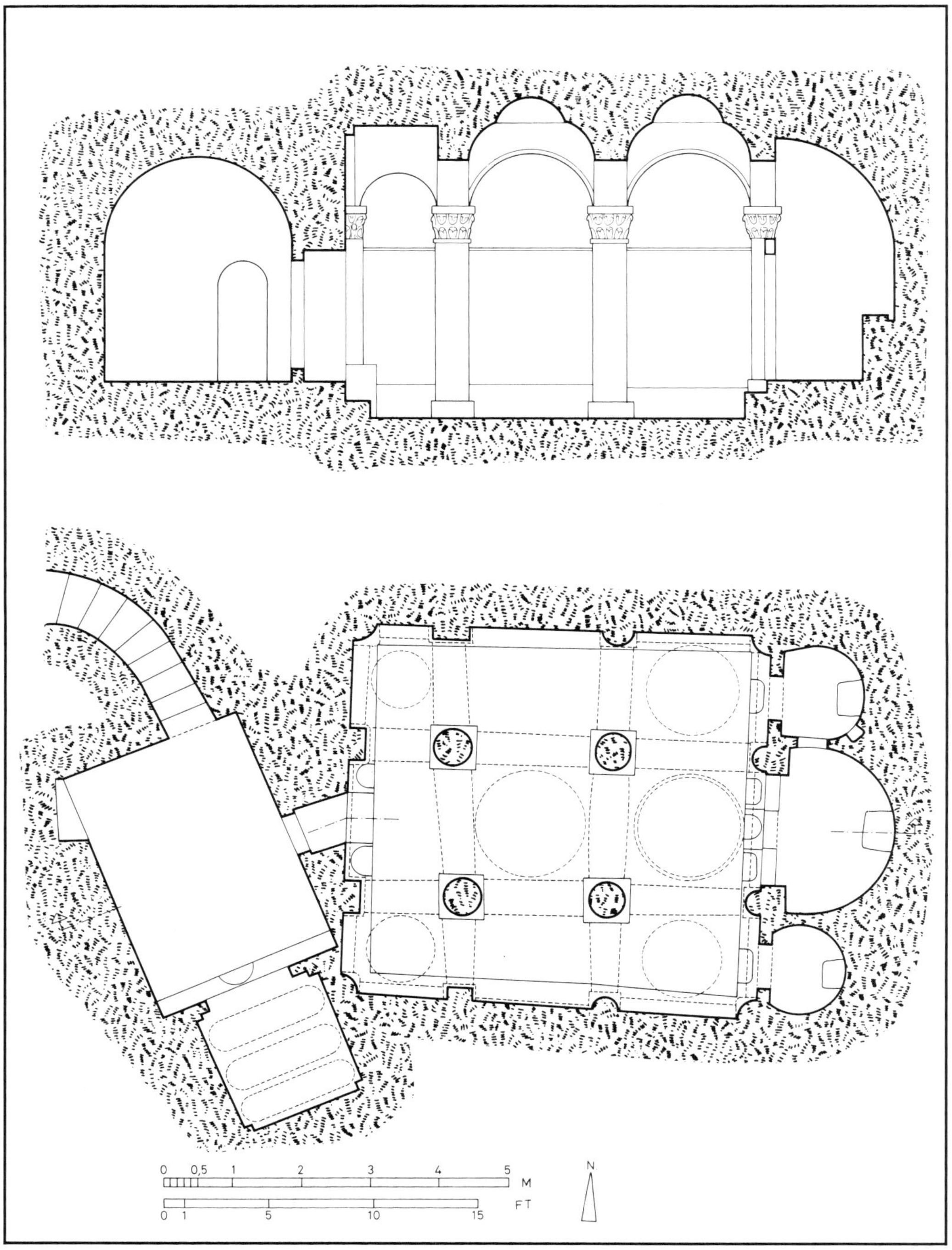

Göreme in Kappadokien: Längsschnitt und Grundriß der »Dunklen Kirche« oder Karanlik Kilise aus dem 11. Jahrhundert. Vor dem Kirchenraum in Form eines griechischen Kreuzes mit vier Säulen und drei Apsiden liegt achsenverschoben ein Narthex, zu dem drei Grabstätten gehören.

Wenige, gewöhnlich sehr schlecht erhaltene Zeugnisse der Anfänge dieser Kunst stellen eine Verbindung zu den koptischen Fresken des 6. und 7. Jahrhunderts her, obwohl sie deren kompositorische Meisterschaft nicht erreichen. Die Zeit vor dem Ikonoklasmus scheint eine grobe, manchmal flüchtige Kunst hervorgebracht zu haben, der es allerdings weder an Schwung noch an Talent fehlte. Dies ist der Fall bei der Kuppel der Verklärung in der Kirche St. Daniel von Peristrema, die aus dem 7. Jahrhundert stammen könnte (Abb. 122).

Die kappadokische Malerei verfügt über ein ornamentales Repertoire von geometrischen Mustern, Kreisen, Kreuzen, Flechtbändern und Ranken, oft aus der dekorativen Sprache der Spätantike abgeleitet. Menschliche Figuren sind, mit einer gewissen Ungeschicklichkeit, streng frontal und hieratisch behandelt. Ob stehend oder als Brustbild – die Akteure des göttlichen Handelns sind unbeweglich (Abb. 123).

Erst im 9. Jahrhundert befreite sich ihre graphische Darstellung vom starren Schema und nutzte die Wandfläche besser aus. Die Komposition nebeneinanderstehender Szenen und Heiligenbildnisse fügt sich in ein Netz von Feldern ein, die jeweils eine biblische Episode wiedergeben. Die Szenen sind in der Regel von den Evangelien inspiriert, aber auch von apokryphen Texten. Die Themen sind auf große Bilder verteilt, die von kleineren Figuren umrahmt werden. Dies zeugt vom

Streben nach einem kompositorischen Rhythmus, der eine deutliche Hierarchie zwischen den dargestellten Episoden bewirkt. Die Vielfalt der Szenen läßt an Illustrationen in Form von Miniaturen denken, die vielleicht den kappadokischen Malern als Modelle gedient haben könnten. Manuskripte mit einer derart reichen Ikonographie sind selten, aber nichts steht der Annahme entgegen, daß Kartonsammlungen für Künstler existierten und die Anbringung der ersten Umrisse erlaubten.

Man hätte es dann mit einer didaktischen Kunst zu tun, bei der das Bild dazu diente, Analphabeten zu belehren, wie dies für die romanische Malerei weithin angenommen wird. Diese Zyklen sind eine erzählende, stereotypisierte Kunst, die die Prediger in ihrer Aufgabe unterstützen und Mönche bei der Meditation leiten sollte. Sie sehen aus wie Comics – auch griechisch geschriebene Texte fehlen nicht. Die Gestalten sind gebührend identifiziert, und so war jede Verwirrung bei den einfachen Betrachtern wie bei den Predigern, die ihre Themen illustrieren wollten, ausgeschlossen. Diese »funktionelle« Auffassung der Bilder – ähnlich wie die der mittelalterlichen Malerei im Abendland – beruht auf einer graphischen Interpretation der heiligen Texte. Die großen Themen sind: die Kindheit Marias, die Verkündigung, die Geburt Christi, die Anbetung der Könige, die Darstellung im Tempel, die Taufe Jesu durch Johannes, die Wunder Jesu, der Verrat des Judas, die Verleugnung des Petrus, das Abendmahl, die Passion und Kreuzigung, die Grablegung, die Auferstehung und die Verklärung, Pfingsten und einige hagiographische Szenen. In der Apsis thront gewöhnlich Christos Pantokrator, König der Welt, manchmal umrahmt von apokalyptischen Symbolen in der Form des Tetramorphen.

Nach der Rückkehr des Bilderkultes nahmen Struktur und Ausschmückung der Kirchen die symbolische Sprache an, die im II. Kapitel in Zusammenhang mit der Kathedrale von Edessa behandelt wurde. Man sieht dort Christus im Kuppelscheitel erscheinen und sich über die Welt – die Kirche – neigen; von dort aus »sieht und lenkt er alle Dinge«. Wie der König über alles, der Pantokrator, Herr der Kirche, vom Himmel herab die Welt beherrscht (Elmali und Karanlik Kilise in Göreme, Abb. 145 und 151).

Jede Kirche stellte in den Augen der Byzantiner als Mikrokosmos die Welt und den Palast des Christkönigs dar. Die Wandmalerei diente also dazu, die Kirche mit Bildern von Gott, Engeln und Menschen zu bevölkern und die Schöpfung zu vergegenwärtigen. Wer hat nun die Bilderzyklen entwickelt? In der Kunst der Ikonodulen hatten Bischof und Klerus die Thematik zu bestimmen. Sie mußten das Programm aufstellen, das die Maler ausführen sollten. Allerdings variiert die Konzeption zwischen den einzelnen Kirchen oder Kapellen, je nachdem, wem sie geweiht waren. Doch bildeten sich um die Texte der Evangelien und die Apokryphen, vor allem das »Evangelium der Kindheit«, rasch typisierte Programme. Bei Szenen aus der Kindheit Christi hielt man sich an das »Protoevangelium des Jakobus« oder die »Geburt Mariens«, von denen schon im vorhergehenden Kapitel die Rede war.

Man findet in Kappadokien auch Darstellungen des apokalyptischen Tetramorphen, die in der byzantinischen Kunst sonst nicht vorkommen, weil die sogenannte Apokalypse des Johannes von den Theologen Konstantinopels als apokryph angesehen und abgelehnt wurde. Von allen Büchern des Neuen Testaments hat sie am meisten Kontroversen hinsichtlich ihres Ursprungs erregt. Schon in der Zeit des Urchristentums wurde sie von ganzen Provinzen nicht anerkannt – Syrien und Palästina schlossen sie vom Kanon aus. Diese Skepsis herrschte jahrhundertelang im ganzen Orient. Die griechischen Kirchenväter haben sie nur selten zitiert. Justinus (um 100 bis 155) erwähnt sie nicht einmal, und die frühbyzantinische Kunst inspirierte sich nicht an ihr.

Zahlreiche patristische Schriften zitieren die Apokalypse als ein Antilegomenon, also einen Text von zweifelhafter Autorität. Eusebius von Caesarea legt eine große Zurückhaltung an den Tag. Dionysius von Alexandria schreibt über sie: »Etliche von unseren Vorgängern haben dies Buch als ganzes abgelehnt. Sie meinen, daß es sich nicht um einen offenbarten Text handele. Sie versichern, sein Autor könne weder einer der Apostel noch ein Heiliger der Kirche sein.« Wie Caius schreibt er sie sogar dem Feind des Paulus zu, dem Heresiarchen Kerinth. Im 4. Jahrhundert zählten Kyrill von Jerusalem, Gregor von Nazianz und Johannes Chrysostomos dieses Werk nicht zu den inspirierten Büchern des Neuen Testaments. Die Apokalypse fand erst zur Zeit der Palaiologen in den östlichen Kanon Eingang. Der Kirchenhistoriker Nikephoros Kallistos (Kallistos Xanthopoulos) nahm sie etwa

1330 auf. Diese Zweifel führten zu einem fast völligen Fehlen apokalyptischer Symbole im Kunstschaffen des Ostens, mit Ausnahme Ägyptens und Kappadokiens. Vielleicht war diese späte Rehabilitierung in der byzantinischen Welt eine Folge der Verbreitung apokalyptischer Themen in der Kunst – die Ikonographie schöpfte ja aus allen Quellen, und seien sie auch apokryph, um ihren Durst nach transzendenter Darstellung zu stillen. Die fast völlige Abwesenheit von Symbolen der Apokalypse im Orient galt es zu unterstreichen, weil sie im Abendland allgegenwärtig waren und eine wesentliche Quelle der Sakralkunst bildeten. Diese Lücke ist ein Charakteristikum byzantinischer Malerei, und die wenigen kappadokischen Exemplare erschüttern diese Feststellung nicht.

In Kappadokien gibt es jedoch auch Kirchen, die den typischen Dekor der anikonischen Kunst bewahrt haben, wie es die ikonoklastische Lehre forderte. Möglicherweise handelt es sich um lokale Überreste. Ein Beispiel wie St. Barbara in Göreme, das sich fast ganz an abstrakte Motive und Symbole hält – nur sie duldete der Ikonoklasmus –, kann wegen seiner entwickelten Architektur nicht auf das 8. Jahrhundert zurückgehen. Auch die ersten Malereien auf der Felswand der Elmali Kilise, die im 11. Jahrhundert mit Fresken überdeckt wurden, sind ein fernes Echo des Kampfes gegen die Bilder, der in Kappadokien so lebhaft war (Abb. 133 und 148).

Die schönsten Darstellungen stammen aus dem 11. Jahrhundert, der großen Zeit der kappadokischen Malerei. Man findet sie in Elmali, Karanlik und Tokali Kilise, und sie zeugen von einer beachtlichen stilistischen Entwicklung. Die Zeichnung gewinnt an Eleganz und Finesse, die Regel der Frontalität wird weniger starr gehandhabt, die Gesichter sind individueller, Züge und Gesten belebter; die Hände sind von starker Ausdruckskraft, und die Drapierungen kehren zu den großen antiken Prinzipien zurück. Dieser byzantinische Stil ist in gewisser Hinsicht ein Vorläufer der italienischen Renaissance (Abb. 145–154).

Die Dichte der Figuren, die die Kuppeln, Gewölbe, Hängezwickel, Bogenlaibungen und die Wände der Kirchen bedecken, und das üppige ikonographische Programm dieser mittelalterlichen byzantinischen Malerei tragen zu dem Eindruck bei, daß von den Kappadokern eine intensive Spiritualität ausging, eine mystische Ausstrahlung, die um so deutlicher ist, als sie in schärfstem Gegensatz zur Umwelt steht. Der Besucher, der aus einem solchen Schrein heraustritt, in dem ihn die Malerei in sakralem Halbschatten umgibt, findet sich in gleißender Helle zwischen erodierten Felsblöcken wieder. Die »Wildheit« der Landschaft steigert so die Finesse einer Malerei, die den Glanz einer himmlischen Welt und einer grandiosen Ewigkeit nachbilden will.

V Der anatolische Osten von Armenien bis Trapezunt

Von Nordostanatolien aus erreicht man jenseits der Grenzen Kappadokiens armenisches Territorium, dessen Schicksal eng mit Byzanz verbunden gewesen ist. Die gegenseitigen Einflüsse in Kunst und Kultur waren zahlreich, obwohl religiöse und politische Auseinandersetzungen diese beiden christlichen Gebiete oft entzweit haben. Jedenfalls war Armenien trotz seiner Autonomie und Eigenständigkeit byzantinisches »Protektorat«. Doch alle Versuche der »Normalisierung« von seiten der Kaiser in Konstantinopel konnten dem armenischen Partikularismus kein Ende setzen. Die Eigenständigkeit der armenischen Kultur liegt auf der Hand: Man findet dort eine eigene Sprache, eine besondere Schrift, eine reichhaltige Literatur, eine Zeitrechnung, die 551 n. Chr. beginnt, ein anderes Ritual und eine andere Liturgie als in Byzanz.

Die armenische Welt

Armenien ist eine Region von Hochebenen: Zwischen Van- und Sevan-See auf beiden Seiten des Ararat liegt das bewohnte Land im Durchschnitt 1500 bis 2500 m über dem Meeresspiegel. Der Kegel des 5165 m hohen Vulkans beherrscht die Landschaft. Das Klima ist kontinental, mit langen, harten Wintern. Die Steppen eignen sich zur Viehzucht. Die Berge sind allerdings zumeist baumlos und rauh; jahrhundertelanger Kahlschlag führte zu dieser verheerenden Situation. In den Tälern und Ebenen erlaubt die Bewässerung einen spärlichen Ackerbau. Doch waren wilde Maulbeerbäume hier den Chronisten zufolge so sehr verbreitet, daß genug Seide produziert wurde, um sie zu verkaufen, vor allem nach Byzanz.

Armeniens Grenzen haben sich in der Geschichte mehrfach verschoben; seine größte Ausdehnung ging im Osten bis an den Arax und das Kaspische Meer, im Süden bis zum Tigris-Becken, im Osten zur Schleife des Obereuphrat und im Norden bis zu den Pontischen Alpen, die das Land vom Schwarzen Meer trennten.

Seine Lage an beiden Hängen des Kaukasus hat Armenien immer eine besondere Rolle zwischen den jeweiligen Großmächten beschert, zwischen dem parthisch-sasanidischen Orient und dem römisch-byzantinischen Okzident. Sie verlieh ihm eine Schlüsselrolle, die freilich nicht immer bequem war. Vom anfänglichen Erobererland wurde es bald zu einem Pufferstaat, auf den beide Seiten Druck ausübten.

Als Antiochos III. in Magnesia am Sipylos 189 v. Chr. geschlagen wurde, erlangte Armenien die Unabhängigkeit und gab sich einen König. Unter der Herrschaft von Tigranes II. (95–54 v. Chr.) nahm es sogar einen wichtigen Platz im vorderasiatischen Kräftespiel ein. Doch Pompeius eroberte das Land, und die Wirren der unaufhörlichen Kriege zwischen Persern und Römern bzw. Byzantinern ließen es zu einem ständigen Kampfplatz werden.

Nach dem tödlichen Kampf zwischen Herakleios und Chosroës II., der mit dem byzantinischen Sieg in Armenien endete, war das Land Zielscheibe der Invasionen der Araber, die es ab 640 für über zwei Jahrhunderte besetzt hielten. Kaum hatte es sich ein wenig erholt, da fielen die seldschukischen Türken ein, gefolgt von den Mongolen. Armenien konnte seine Identität nur dank eines unbeugsamen Überlebenswillens wahren, der sich zur Zeit der Kreuzzüge durch die Schaffung des Königreiches Kleinarmenien in den Bergen Kilikiens und in Kommagene äußerte.

Dort verbündeten sich die armenischen Könige mit den lateinischen Staaten im Heiligen Land.

Kulturell erklärt die Stellung des armenischen Volkes eine Reihe von Eigenheiten seines Erbes: Es liegt zwischen Georgien, Aserbeidschan, Syrien und Kappadokien, am Kreuzpunkt zwischen verschiedenen Kulturen. Armenien wurde erst hellenisiert, dann romanisiert und schließlich christianisiert, möglicherweise schon zur Zeit der Apostel, doch tiefgreifender von Gregor Illuminator (um 240–326), der aus Caesarea in Kappadokien stammte. Gregor war Minister des Königs Tiridates III., der von 287 bis 330 regierte. Weil er sich weigerte, den Göttern zu opfern, wurde er den Hagiographen zufolge gemartert und in eine Grube geworfen. Doch er überlebte, und als er dreizehn Jahre später herauskam, wirkte er Wunder und bekehrte den König, der sich von ihm am Ufer des Euphrat taufen ließ.

Nun wurde das Christentum Staatsreligion in Armenien, schon 301, vor Konstantinopel. Doch die Situation der Armenier wurde eine ganz besondere: Sie kämpften gegen den persischen Mazdaismus ebenso wie gegen die syrische Kirche und die Orthodoxie Konstantinopels. Armenien hatte sein autonomes Ritual und seine autonome Liturgie, die nur von seinem Patriarchat abhingen. Zwar war es monophysitisch wie sein syrischer Nachbar, doch es hatte seine eigenen Sitten und seine liturgische Sprache, das alte oder klassische Armenisch, während die Syrer Syrisch (bzw. Arabisch) sprachen wie die Nestorianer oder Assyrer von Mesopotamien.

Die armenische Sprache gehört zur indo-europäischen Familie, hat aber keinerlei Ähnlichkeit mit anderen Sprachen. Ab 400 n. Chr. wurde sie in einem nationalen Alphabet geschrieben, das der Gelehrte Mesrop Machtots (361–440) entwickelt hatte. Er übersetzte auch die Bibel und hinterließ ein beachtliches literarisches und apologetisches Werk auf Armenisch.

Außerdem gab es eine armenische Zeitrechnung, die 551 begann, das heißt als das Dritte Konzil von Dwin abgehalten wurde. Es lehnte 553–554 die Beschlüsse des Konzils von Chalkedon ab und erklärte offiziell den Monophysitismus zur armenischen Religion. Es gab also im 6. Jahrhundert eine sehr deutliche Trennung der griechischen und der armenischen Kirche, die sich als unabhängig erklärte.

Ab dem 5. Jahrhundert verstärkte sich das Feudalsystem, was mit einem Machtverlust des Herrschers verbunden war, im Gegensatz zur Zentralisierung in Konstantinopel unter Theodosius und Justinian. Diese Schwächung der Macht und die inneren Kämpfe, die darauf folgten, sollten sich für das Überleben des armenischen Staats als verhängnisvoll erweisen. Ein Vertrag zwischen den Sasaniden und den Byzantinern gab diesen 591 fast ganz Armenien in die Hand. Doch ab 654 fiel das Land an die Araber, die sich bis 884 hielten. Aber der Islam konnte nicht wirklich Fuß fassen. Unter Justinian II. (685–695 und 705–711) sah ein Friedensvertrag zwischen Byzanz und den Arabern sogar die Teilung der armenischen Einkünfte unter den beiden Staaten vor. Kurz darauf fiel Armenien jedoch wieder unter die alleinige Herrschaft der Kalifen. Am Ende des 9. Jahrhunderts wurde König Aschot I., der Gründer der Bagratiden-Dynastie, angesichts der Schwächung der Abbasiden sowohl vom Kalifen als auch von Kaiser Basileios I. als unabhängig anerkannt. Nach dem Tod des Königs Gagik I. im Jahr 1020 führte der byzantinische Kaiser Basileios II. Verhandlungen, die 1045 unter Konstantin IX. Monomachos bei Ani zur Annexion des armenischen Reiches führten. Kurz danach erhoben sich die seldschukischen Türken und schlugen die Armenier 1064. Ihre Anwesenheit führte nicht überall zum Niedergang der armenischen Kultur, obwohl es einen Exodus der Bevölkerung gab. 1236 fiel ein Teil des Landes für mehr als ein Jahrhundert den Mongolen in die Hände. Tatsächlich war Armenien also nicht sehr lange byzantinisch. Doch sein kultureller Einfluß, besonders in der Architektur, wirkte sich auf Konstantinopel aus, und gleichzeitig übernahm es viel von seinem mächtigen Nachbarn.

Die Anfänge der armenischen Architektur

In der Architektur hat Armenien sein Bestes gegeben. Zwar gab es dank der technischen Erfindungsgabe der armenischen Baumeister rasche Fortschritte, die früh zu bemerkenswerten Kirchenbauten führten, doch erstarrte diese sakrale Baukunst bald in einem Konservatismus, der im Mittelalter jede Weiterentwicklung der traditionellen Formeln verhinderte. Dies liegt wahrscheinlich an den historischen

155 Die armenische Heiligkreuzkirche von Achtamar wurde zwischen 915 und 921 auf einer kleinen Insel im Van-See gebaut. Ihr kreuzförmiger Grundriß schließt an den vier Enden mit Konchen ab. Der Bau trägt einen hohen Laternenturm in Form eines Sechzehnecks mit einem konischen Dach, dessen Spitze 22 m hoch ist. Der turmartige Vorbau links im Vordergrund kam erst um 1800 hinzu. Diese Kirche, das Werk eines Architekten namens Manuel, zeichnet sich durch ihren vertikalen Schwung und reiche Außenskulpturen aus. Flachreliefs umziehen das Gebäude und verbinden die Fassaden miteinander. Durch seine vieleckige Struktur erhält der Bau das Aussehen eines Bergkristalls.

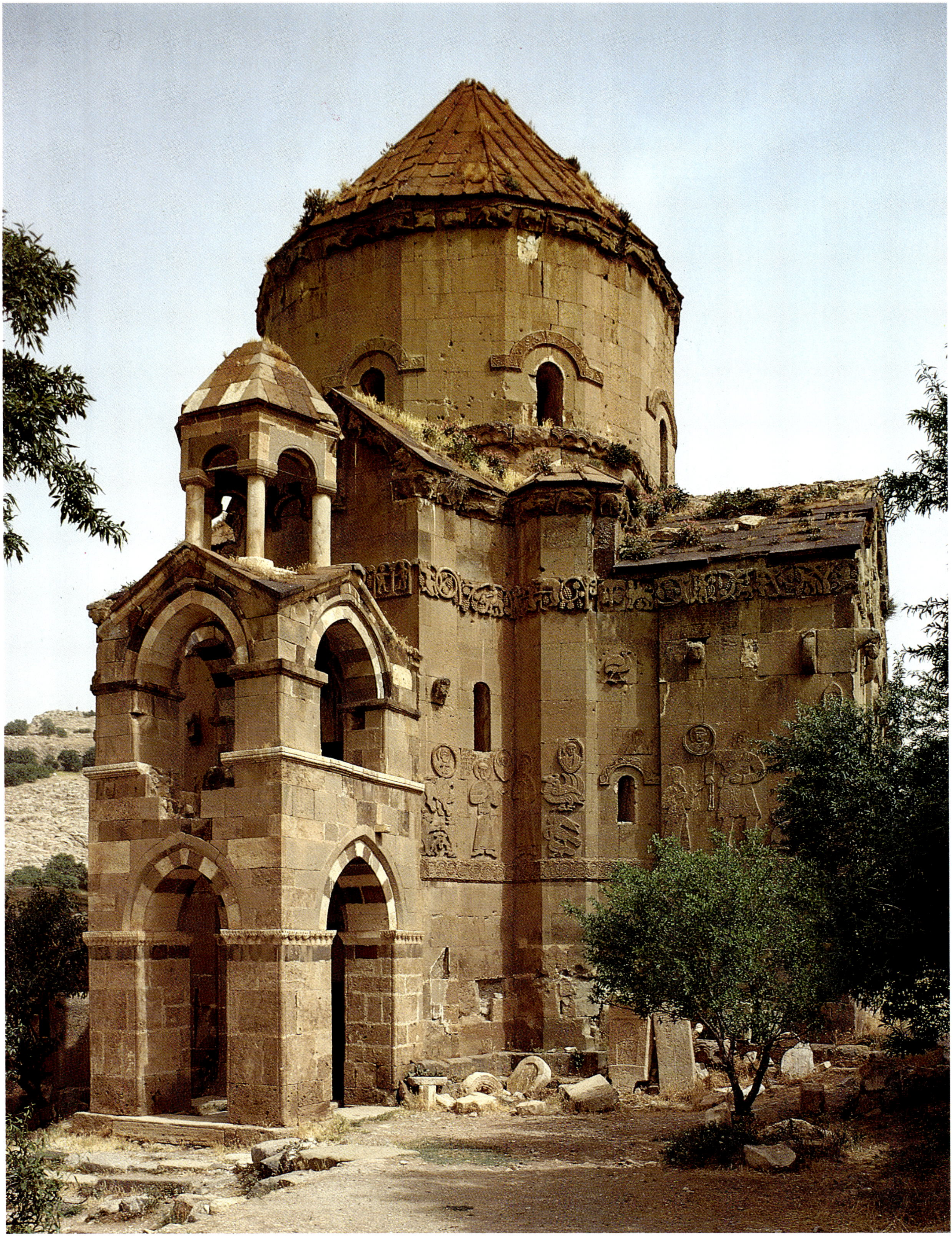

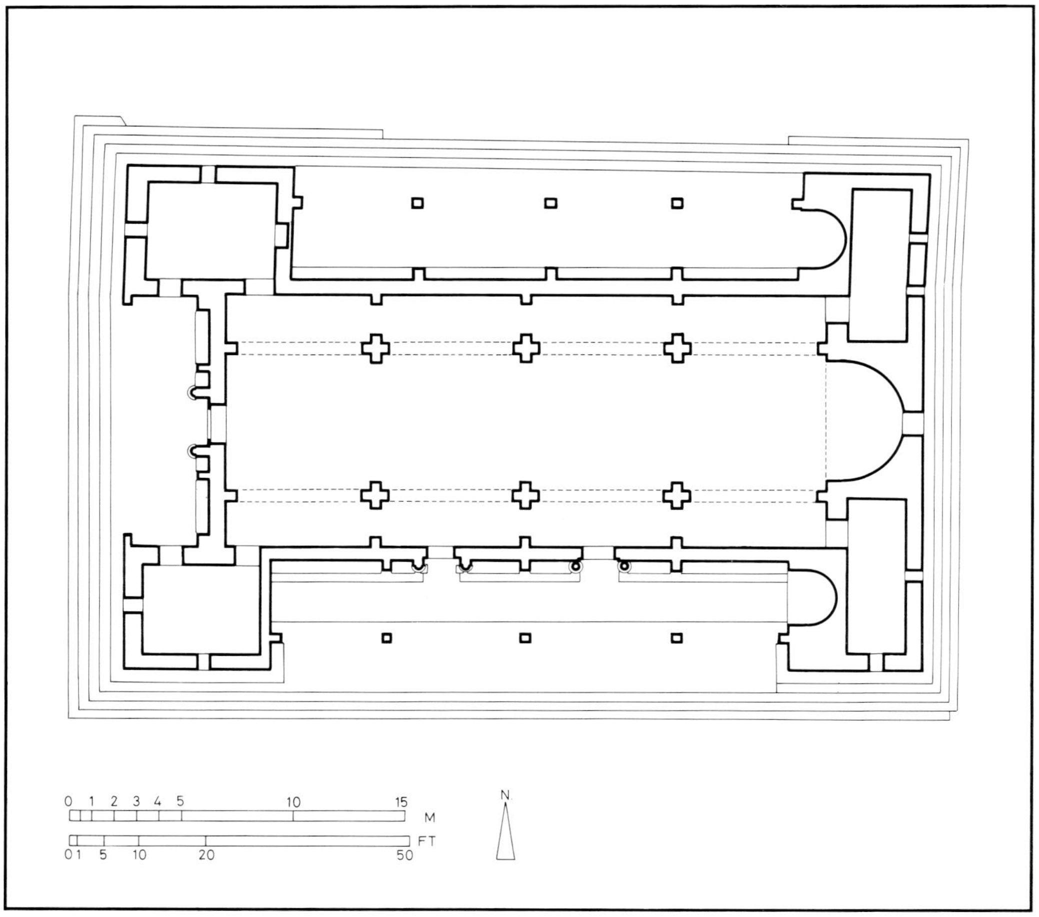

Ereruk im sowjetischen Armenien: Grundriß der frühchristlichen Basilika, deren dreischiffiger Innenraum eine Balkendecke trug. Der Bau aus dem 5. Jahrhundert verfügt über seitliche Säulengänge und Eckräume zur Versteifung der Struktur.

Umständen und den verschiedenen Besatzungszeiten, die das Land durchgemacht hat. So ahmten die Armenier die Werke aus der kreativen Zeit in den ersten christlichen Jahrhunderten nach und schöpften unablässig aus den ursprünglichen Quellen ihrer Sakralarchitektur. Allerdings hat dieser oft beschworene Konservatismus nicht verhindert, daß im 12. und 13. Jahrhundert außergewöhnliche Neuerungen in den Nebengebäuden der Kirchen aufkamen, vor allem bei den Dachkonstruktionen für den Narthex (oder Jamatun, wörtlich »Haus der Stunde«).

Die früheste armenische Klassik ist gekennzeichnet durch die Entwicklung von Gebäuden mit zentriertem Grundriß, hervorgegangen aus den frühchristlichen Formeln für Martyrien. Es sind sehr homogene Kirchen, oft von bescheidener Größe, in denen das Prinzip des Vierkonchenraumes ständig erneuert wurde. Diese Kristallisation typisch armenischer Konzepte folgte allerdings einer Zeit der tastenden Versuche, als verschiedene Einflüsse in das Land drangen.

Die stärkste Prägung hatte die frühchristliche Kunst Armeniens unbestreitbar von Syrien erhalten. Ein Beispiel, über das schon viel Tinte vergossen worden ist, illustriert die syrischen Quellen der Grundrisse, der Räume und der Volumetrie bestimmter Kirchen: die Basilika von Ereruk zwischen Kars (Türkei) und Eriwan (Armenische Sozialistische Sowjetrepublik) in der Nähe der Grenze, auf russischem Territorium. Diese Basilika stammt anscheinend aus dem 5. Jahrhundert und hat drei Schiffe; sie ist 26,50 m lang und 11,50 m breit. Im Innern hatte sie sechs möglicherweise kreuzförmige Pfeiler, die heute nicht mehr da sind, sowie außen zwei Seitenportiken mit drei Pfeilern an jeder Seite. Die Struktur wird zwischen vier massiven rechteckigen »Türmen« an den Ecken gehalten, die die Konstruktion abstützen.

Der Bau mit einer Apsis war anscheinend mit einem Dachstuhl aus Holz gedeckt. Einige Autoren haben aber Gewölbe über dem Schiff und den Seitenschiffen sowie über den offenen Portiken an beiden Seiten angenommen. Die Stützen – Mauern und Pfeiler – scheinen für die Last eines massiven Daches nicht stark genug zu sein. Tatsächlich erlaubt kein sichtbares Indiz den Schluß, es hätte Gewölbe gegeben: weder Gewölbeanfänger noch zu Boden gefallene Gewölbeteile. Zwar stünde die von Josef Strzygowski vorgebrachte These, die von mehreren Autoren aufgegriffen worden ist, in Übereinstimmung mit den gewöhnlich überwölbten armenischen Bauten, doch zu einer späteren Zeit.

Wenn man, wie die Spuren annehmen lassen, ein Gewölbe in Ereruk ausschließt, so findet man eine sehr wahrscheinliche Lösung in einem Dach mit Bindern. Sie geht direkt auf zeitgenössische syrische Vorbilder zurück, etwa die Kirche von Qalbloze aus dem 5. Jahrhundert oder die von el-Hosn aus dem 6. Jahrhundert, die auch Außenportiken, drei Schiffe und massive Eckbauten hat. Dieser syrische Stil hat ganz offensichtlich die frühchristliche Architektur in Armenien beeinflußt, trotz der Abhandlung von S. der Kevorkian mit dem Titel *Architectural Correlations between Syrian and Armenian early Christian Churches (IV–VIIth Centuries)* von 1984, die sich müht, jeden Einfluß zu leugnen und den armenischen Geist zur alleinigen Quelle der Bauten in diesem Land zu machen, wobei sie sich auf Datierungen stützt, die fast alle, in Syrien wie Armenien, mit großer Vorsicht zu genießen sind.

Wie dem auch sei, die Gemeinsamkeiten zwischen den ersten armenischen und den syrischen Basiliken sind zahlreich: die gleichen Hufeisenbogen, die gleichen korinthisch inspirierten Kapitelle, die gleichen Profilleisten um die Fenster, die gleichen Seitenvorhallen mit Ziergiebeln.

Der wesentliche Unterschied zwischen den syrischen Monumenten und den von ihnen inspirierten armenischen Bauwerken liegt in ihrer Bautechnik. Denn in Ereruk sieht zwar der schöne isodome Mauerverband mit regelmäßigen Schichten optisch aus wie das Werk der syrischen Steinmetzen, doch die Realität ist eine andere: Bei aller Schönheit der Stereotomie ist die Funktion der Blöcke, die an der Oberfläche armenischer Kirchen zu sehen sind, reine Verkleidung. Es handelt sich um eine dauerhafte Verschalung, zwischen die ein Beton aus einer groben Mischung von Kieseln und formlosen Brocken in Mörtel gegossen wurde. Dieser Mauerkern aus Bruchsteinen, wie ihn römische Bauten haben, wirkt wie eine monolithische Struktur und gibt den Bauten eine außergewöhnliche Festigkeit. In einer Gegend mit häufigen Erdbeben ist es nicht erstaunlich, daß bei aller überwölbten Architektur so gebaut wurde. Die armenische Kunst verdankt es ihrer Erdbebenfestigkeit, daß so viele tausendjährige Monumente trotz der Zerstörungen durch Zeit und Menschen erhalten geblieben sind.

156 Die flache Chorwand der Kirche von Achtamar hat auf beiden Seiten des Apsisfensters je eine tiefe Kehle; dies läßt die von einem Satteldach abgeschlossene Fassade leichter erscheinen. An der Spitze des Frontgiebels zeigen die Flachreliefs Johannes den Evangelisten über einem Pflanzenfries, von dem Abbildung 157 ein Detail wiedergibt. Auf mittlerer Höhe von links nach rechts: Gregor Illuminator, Apostel und erster Patriarch Armeniens, der von etwa 240 bis 326 lebte; Thaddäus oder Judas; Jakobus von Nisibis, ein syrischer Bischof des 4. Jahrhunderts, und schließlich der Apostel Thomas. Am Fuß ein Paradiesbild mit einem Löwen, der friedlich neben Lämmern lebt.

157 Der Fries, der auf der Höhe des Querhausdaches um den ganzen Bau läuft, besteht aus Weinlaub und Rankenwerk, die mit Winzern, Vögeln und Löwen belebt sind. In der Mitte der König Gagik, der die Provinz Vaspurakan beherrschte und die Kirche von Achtamar gründete. Unter dem Fries und den oberen Bogen der vertikalen Kehlen befindet sich ein Medaillon mit Adam, »der den Tieren Namen gibt«, eine Anspielung auf die Genesis und Schöpfungsgeschichte.

158 Detail eines schönen Reliefs in Achtamar: Über einem Blumenfries schlägt ein Falke eine Taube. Der kraftvolle, der Heraldik verwandte Stil dieses Werkes, die wirkungsvolle Schlichtheit der Einzelheiten im Federkleid und die scharfen, wie gestanzten Umrisse schließen keineswegs ein lebhaftes Gefühl für Bewegung aus. Alle Flachreliefs sind in feinkörnigem Andesit ausgeführt, der sich besonders gut für Skulpturen eignet.

Bauten mit zentriertem Grundriß

Bald entwickelte die armenische Kunst eigenständige Züge und fixierte sie in einer einzigen Formel, die allerdings viele Varianten hatte und einem außerordentlichen plastischen Erfindungsreichtum Raum gab. In Armenien wurden die Kirchen basilikalen Typs nämlich früh von Bauten mit Zentralkuppel verdrängt. Dieser Rückgriff auf den zentrierten Grundriß, der auf zwei Achsen symmetrisch ist, gibt der ersten Epoche der klassischen armenischen Architektur eine besondere Geschlossenheit. Im 7. Jahrhundert war diese Formel weit verbreitet, während die syrische Architektur immer mehr zum Erliegen kam.

Aus dieser Periode stammen die Beispiele der Hripsime von Etchmiazin und der Heiligkreuzkirche bei Mzcheta. Diese Bauten haben immer einen viereckigen Grundriß – Rechteck oder Quadrat – und in der Mitte eine Kuppel über dem Hauptraum; auf diesen öffnen sich vier Konchen in Form von Apsiden, jeweils zwei gegenüber, die eine Tetrakonche bilden. Zwischen den Armen dieser kreuzförmigen Struktur liegen vier kleine Räume an den Ecken des Gebäudes. Solche Vierkonchenkirchen sind im allgemeinen ziemlich klein: Die größten sind außen 22 auf 18 m groß und haben eine Fläche, die 400 m^2 nicht übersteigt. Die bescheidenen Maße sind wahrscheinlich die Folge eines bewußten Suchens nach einer erdbebenfesten Formel.

Der Vierkonchengrundriß findet sich bei Dutzenden von Kirchenbauten in der Region Armenien-Georgien. Gewöhnlich hat er auf den Diagonalen des Innenraums hohe Eckexedren mit hufeisenförmigem Grundriß. Diese Hohlformen bilden gleichsam ein schmales Versteifungselement, das auf der Höhe des zentralen Laternenturms mit einer Trompe endet. Sie verleihen dem Raum einen schwungvollen vertikalen Akzent und erfüllen gleichzeitig eine einleuchtende bauliche Funktion. Diese kleeblattförmige Anlage mit acht ungleichen Divertikeln ist besonders typisch für armenische Kirchen. Die Anordnung des Innenraums spiegelt sich an der Außenseite des Gebäudes in den hohen Vertiefungen von dreieckigem Schnitt, die gewissermaßen »eingezogene Widerlager« bilden. Sie trennen die Eckräume optisch vom Rest des Gebäudes und akzentuieren gleichzeitig den Aufriß der Fassaden.

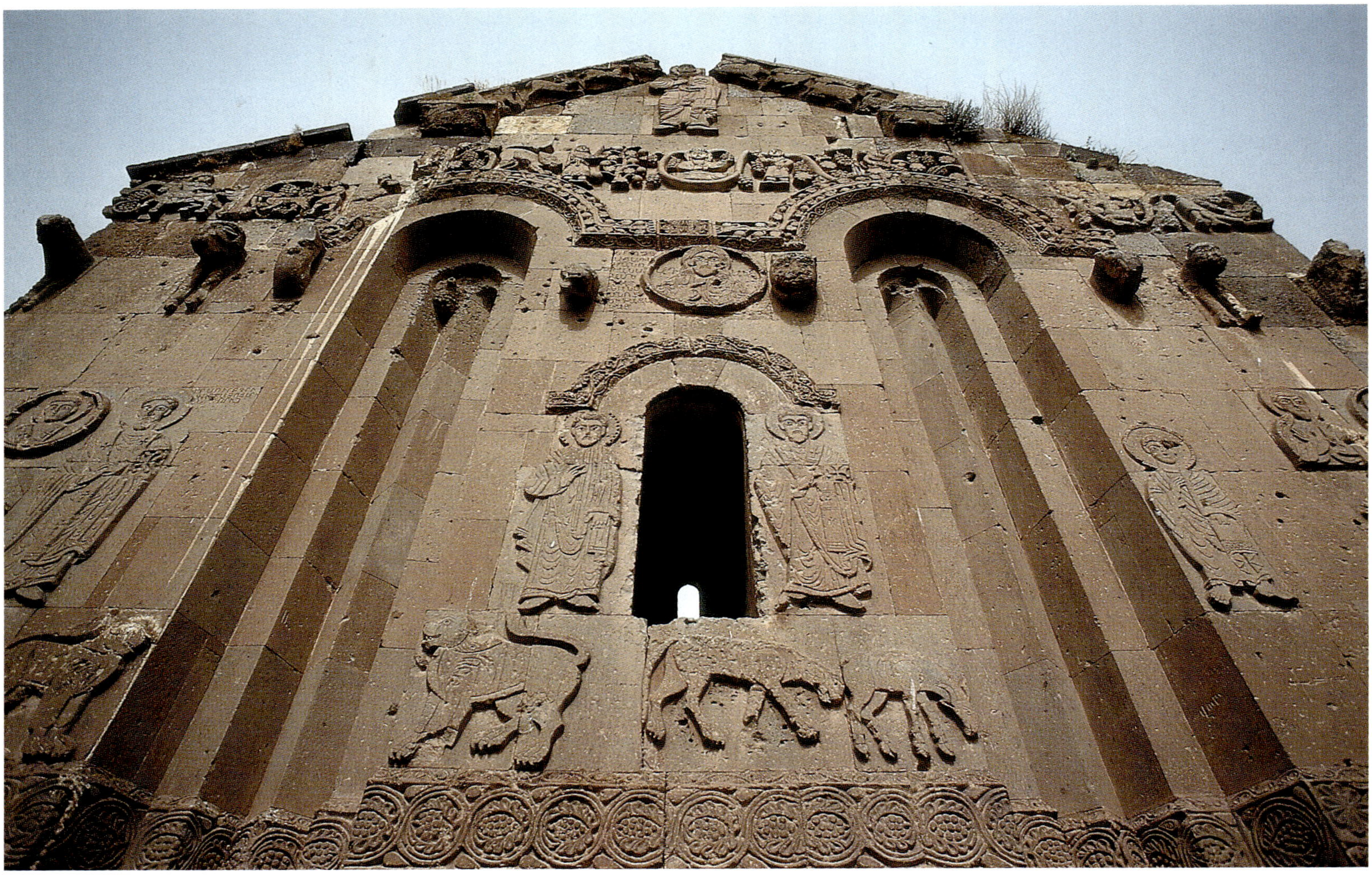

156

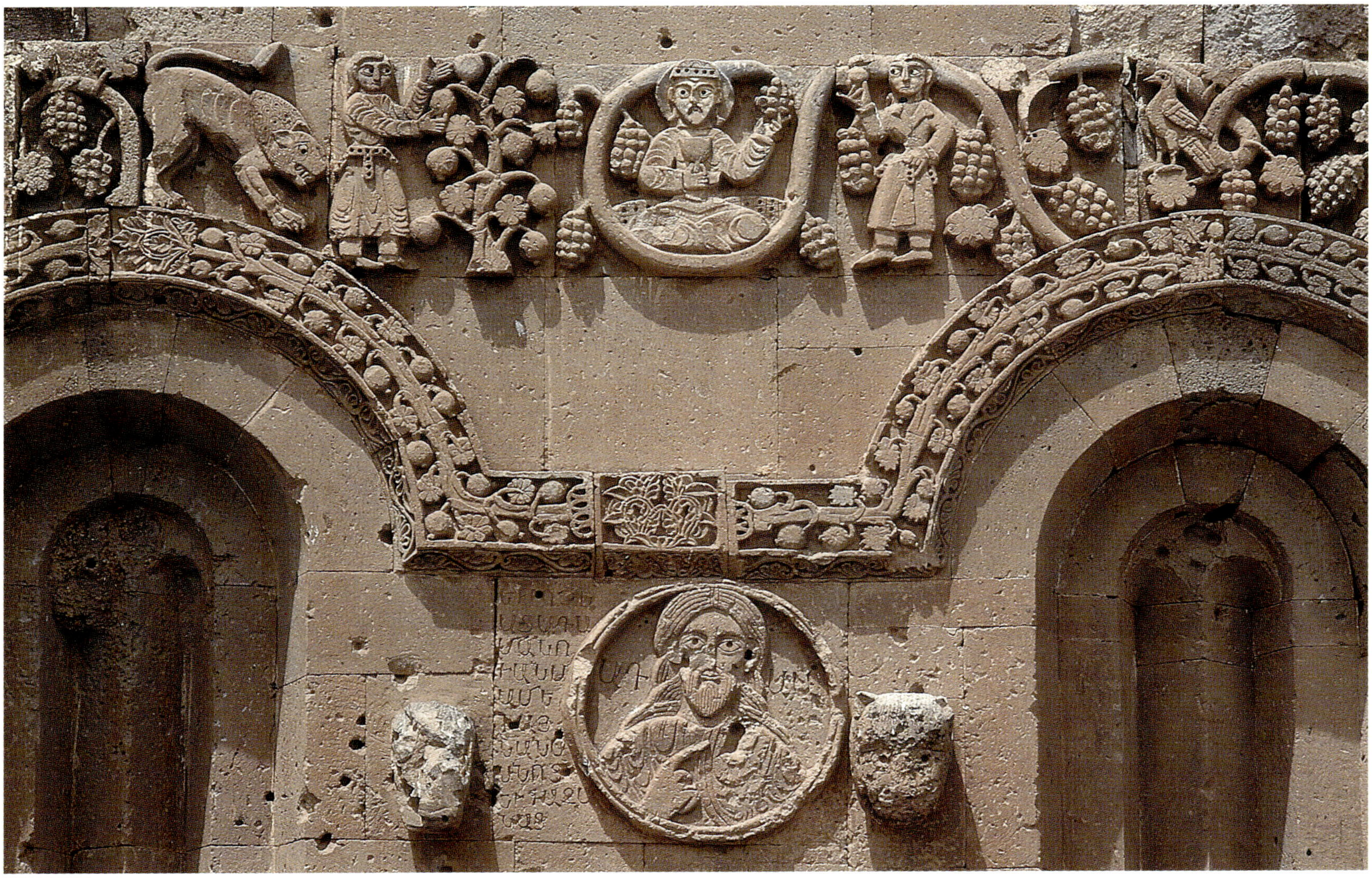

157

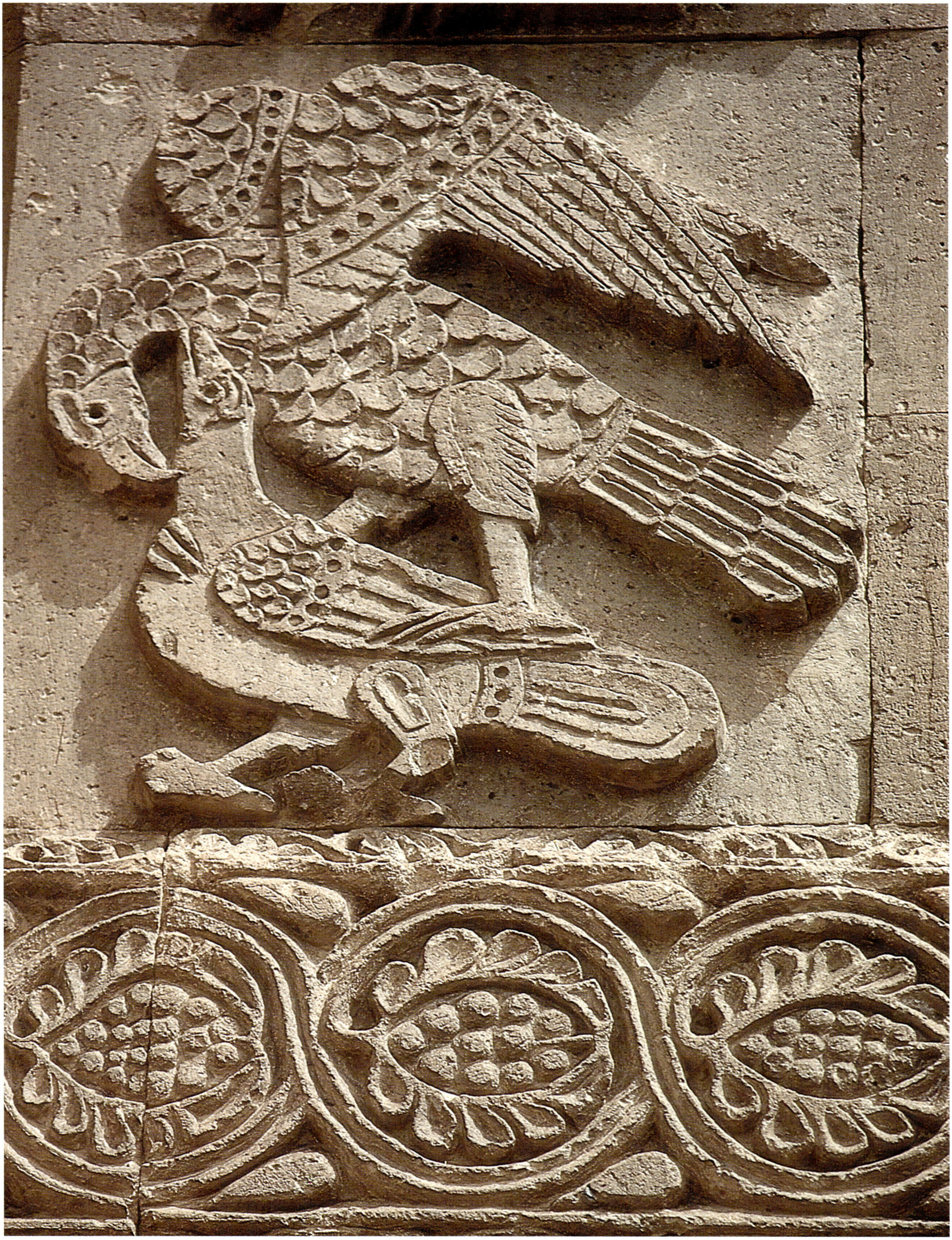

Das Risiko der Rekonstruktionen

In manchen Fällen kann um die zentrale Tetrakonche ein kreisförmiger Umgang verlaufen, der die Kirche zu einem regelrechten Martyrion für rituelle Umschreitungen macht. Dies ist der Fall bei der großen Kirche von Zwartnotz aus der Mitte des 7. Jahrhunderts, die heute dem Erdboden gleich ist. Seltsamerweise sind es immer die total zerstörten Bauten, die den Archäologen oder Historikern als Vorwand für die verrücktesten Rekonstruktionen dienen, mit gigantischen und im entsprechenden Umfeld ungebräuchlichen Dimensionen. Zudem führen die Vermutungen zu Lösungen, die nur auf dem Zeichenbrett stabil sind und kaum wirklich realisierbar gewesen wären.

Die den Engeln geweihte Kirche von Zwartnotz bei Etchmiazin, ein Werk von Narses III. Constructor, ist keine Ausnahme von der Regel. Diese Rotunde umgab einmal ein vierpaßförmiges System, in dessen Mitte ein Baldachinreliquiar die sterblichen Überreste des Gregor Illuminator der Verehrung der Gläubigen darbot. Sie ist ein typisches Beispiel für einen Vorwand zu derlei Elaboraten. Ich meine die allzu gewagte Rekonstruktion von Toromanian und Strzygowski, die 1918 eine Höhe von 45 m und eine Breite von etwa 36 m annahmen. Diese Riesenmaße sind heute der schlüssigeren und weniger monumentalen Lösung von Mnacahanyan gewichen. Seiner Hypothese von 1972 zufolge wäre die Rotunde nicht höher als 36 m gewesen. Doch selbst so verkleinert stellt sie ein phantastisches technisches Wunderwerk im Rahmen der armenischen Architektur dar, und es ist nicht ausgeschlossen, daß man noch einmal verkleinern und bescheidenere Maße annehmen muß, ähnlich wie bei den letzten Rekonstruktionen der Kathedrale von Bosra. Wie dem auch sei, die in Zwartnotz angewandte Formel hielt den Erdbeben nicht stand und stürzte im 10. Jahrhundert ein. Zuvor jedoch war sie 881 in Bana und im Jahr 1000 in der Gregorskirche von Ani nachgeahmt worden, freilich in weitaus bescheidenerer Größe.

Die armenische Renaissance

Nach zwei Jahrhunderten, in denen wegen der Araber die Bautätigkeit zurückging (Ende des 7. bis Mitte des 9. Jahrhunderts), erlebte Armenien eine beachtliche Renaissance. Trotz der Überfälle der Seldschuken, die ab 1064 die meisten Territorien besetzt hielten, dauerte sie bis ins 13. Jahrhundert an. In der armenischen Architektur gab es eine glanzvolle Erneuerung, und das Land bedeckte sich buchstäblich mit Kirchen, besonders unter den Dynastien der Bagratiden und Ardzruni, die beide im 11. Jahrhundert untergingen. Am Ende des 12. Jahrhunderts wurde Nordarmenien von den Georgiern befreit, und Bauvorhaben konnten ohne allzu große Schwierigkeiten durchgeführt werden.

In dieser zweiten armenischen Bauphase, die vom späten 11. bis zum 13. Jahrhundert dauerte, wurde die Formel der Vierkonchenkirche in vielen Varianten entwickelt. Die einen behielten das strenge Rechteck als Umriß bei, die anderen ließen die Konchen, die das Querschiff bildeten, frei und betonten so den kreuzförmigen Grundriß. Zudem wurden die Exedren an den Diagonalen manchmal durch einen quadratischen Grundriß ersetzt. Der Hauptraum hatte dann glatte Ecktrompen.

Gleichzeitig bürgerte sich der Narthex (oder Jamatun) mit vier Säulen oder Pfeilern ein; er trat zum erstenmal 911 auf. In der Folge erhielten die Räume bemerkenswerte Bedeckungen mit Kreuzrippenbogen; die frühesten Beispiele datieren vom Anfang des 13. Jahrhunderts. Die Formel könnte aus der arabischen Welt übernommen sein. Diese Kreuzrippen erinnern an eine quadratische Abwandlung der achteckigen Lösungen von Cordoba, etwa bei der Kuppel über dem Mihrab der Großen Moschee von 961. Diese technische Lösung entspricht den gotischen Spitzbogen.

Wenn bei den Basiliken das Holzdach dem Gewölbe schon gewichen ist, findet man über den großen Bauten eine Zentralkuppel. Dies ist der Fall bei der Kathedrale von Ani aus dem Jahr 1001. Hier ruht die Kuppel auf vier Pfeilern, was einen Grundriß in Form eines griechischen Kreuzes ergibt. Dieser Bau, das Werk des Architekten Tiridates (Trdat), der die 989 eingestürzte Kuppel der Hagia Sophia in Konstantinopel wieder aufbaute, machte Schule, vor allem bei der Kathedrale von Mzcheta in Georgien, die im 11. Jahrhundert entstand.

Wie man sieht, trägt die zweite Blüte der armenischen Architektur ab dem späten 9. Jahrhundert alle Züge einer intensiven Renaissance. Es war die Zeit, in der

Achtamar auf einer Insel im Van-See im türkischen Armenien: Heiligkreuzkirche von 915. Lageplan, Querschnitt und Grundriß
1 Narthex (Jamatun) von 1763
2 Kreuzkuppelkirche aus den Jahren 915–921
3 Kleiner Narthex des 14. Jahrhunderts
4 Sergios-Kapelle von 1296
5 Königsloge
6 Vorhalle mit Glockenturm aus dem Anfang des 19. Jahrhunderts

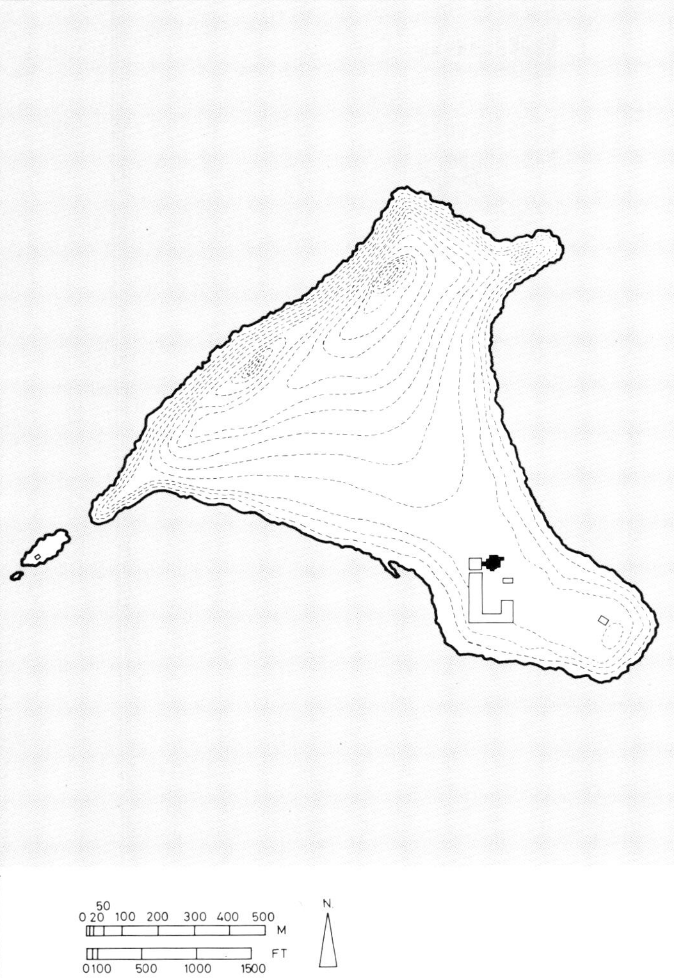
0 20 50 100 200 300 400 500 M
0 100 500 1000 1500 FT
N

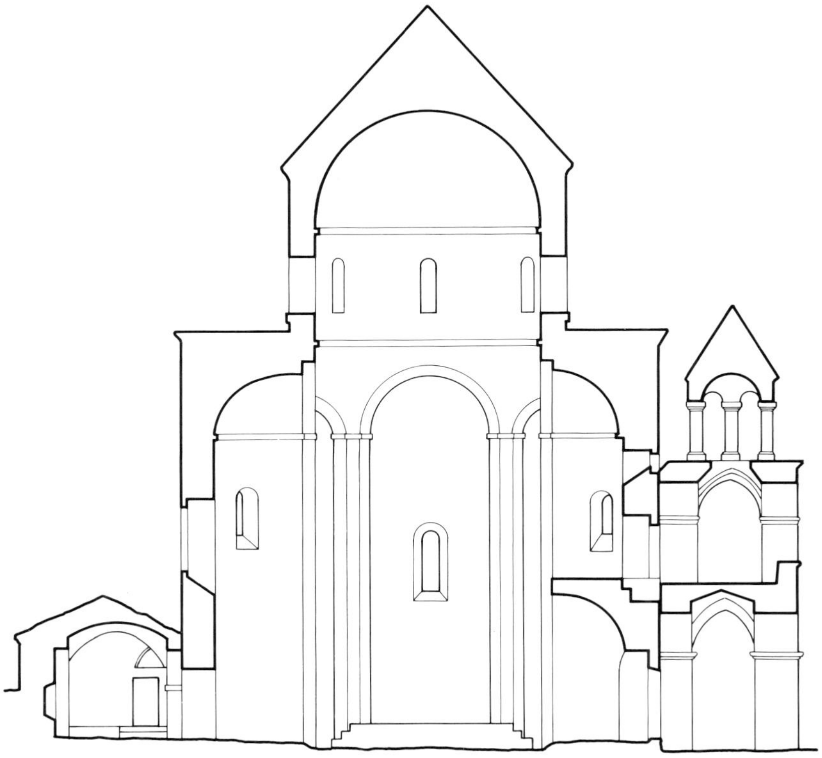

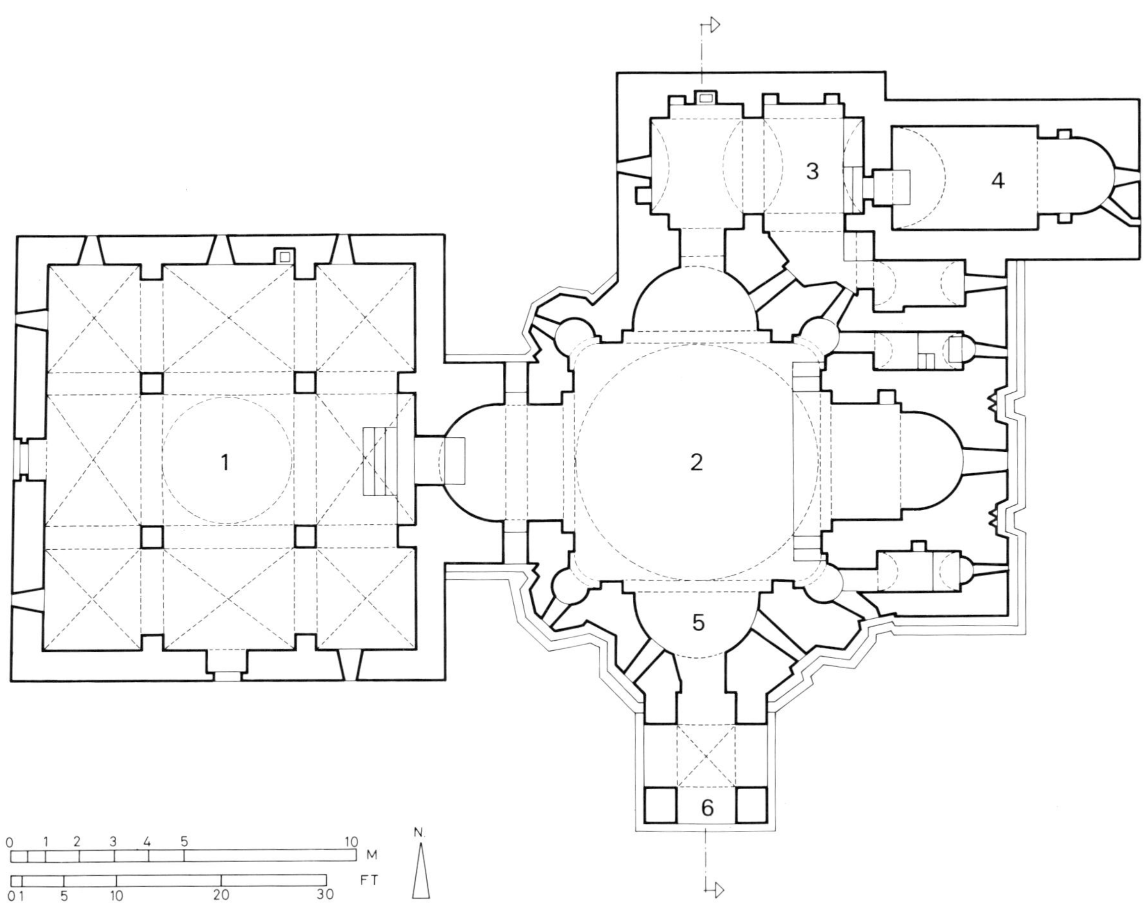
1
2
3
4
5
6
0 1 2 3 4 5 10 M
0 1 5 10 20 30 FT
N

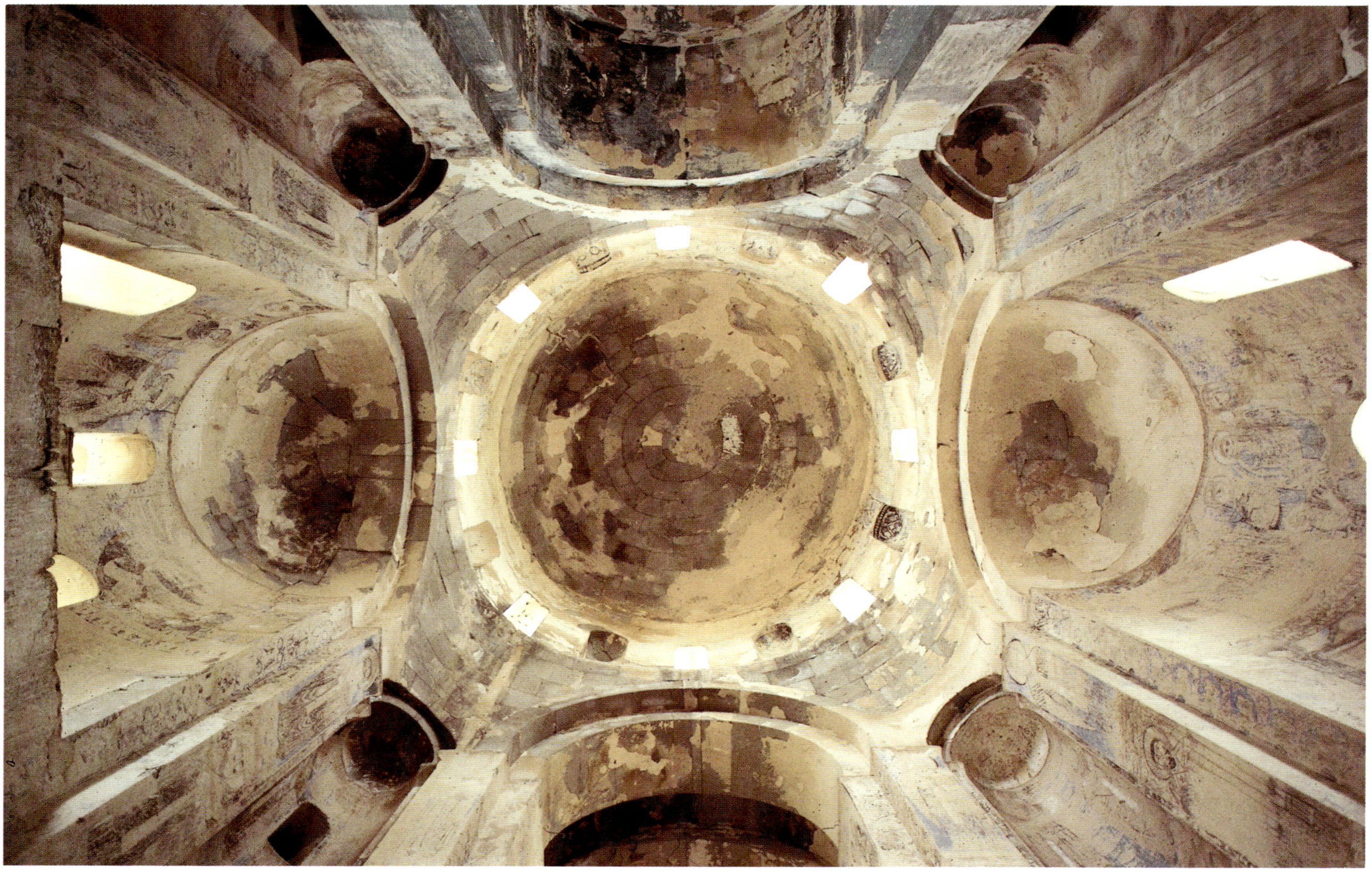

159

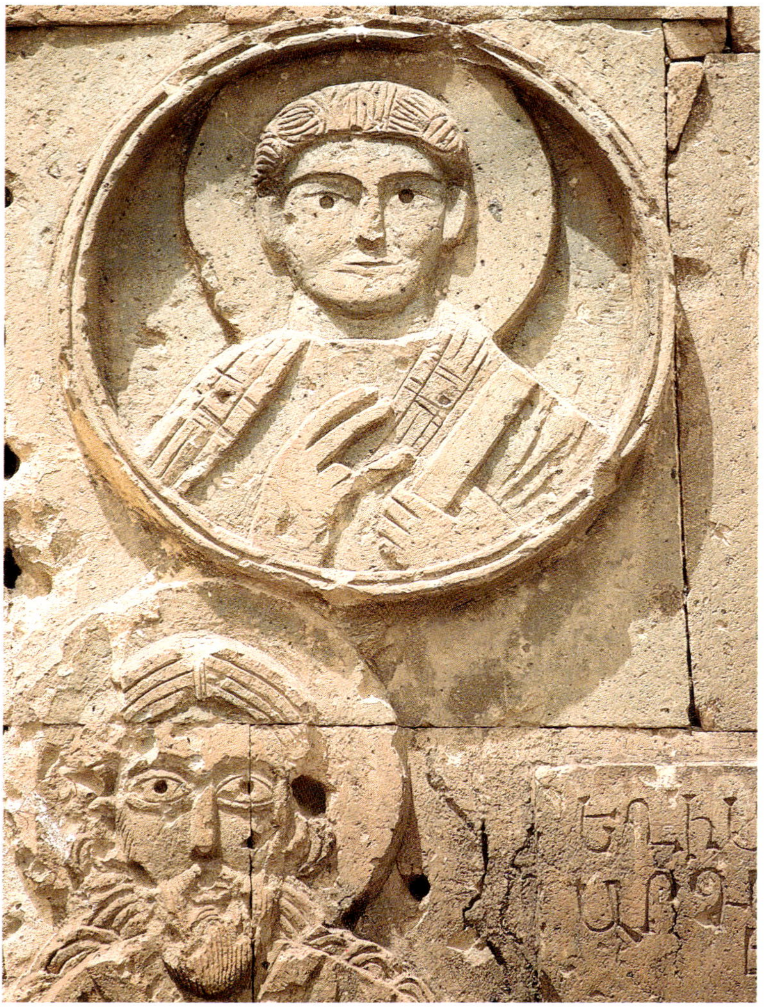

160

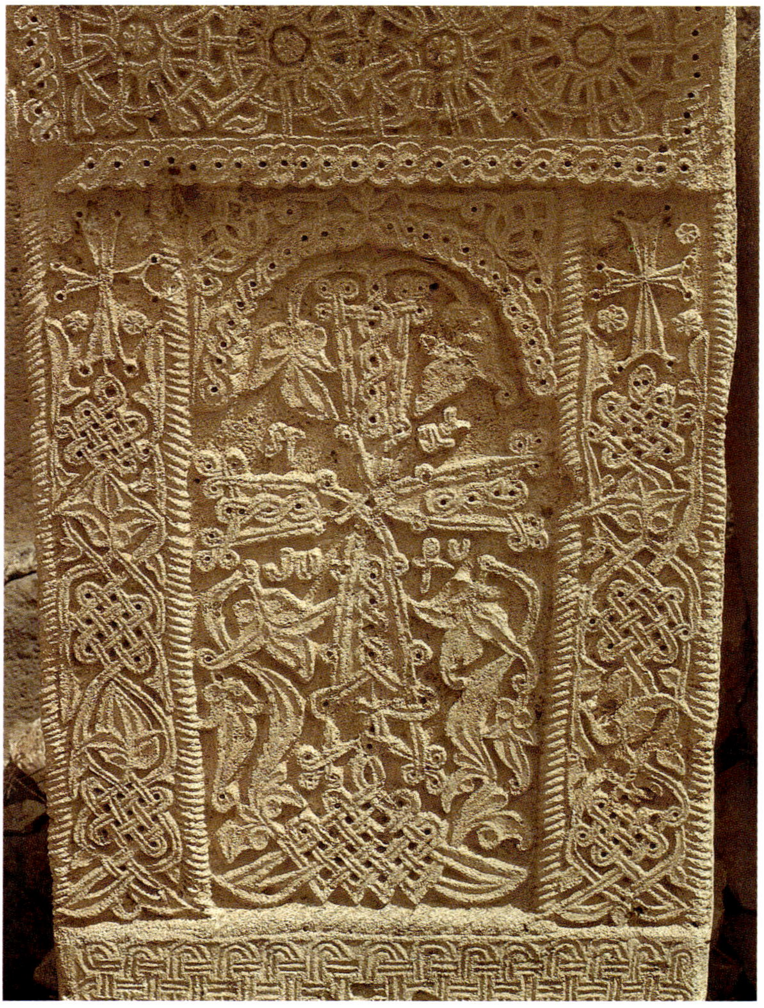

161

das Können der mittelalterlichen Baumeister Armeniens sich voll entfaltete, und in der viele glückliche technische Neuerungen entwickelt wurden. Über die Rolle der armenischen Baumeister, die nach dem Fall Anis 1064 und der schrecklichen Niederlage von Mantzikert 1071 ins Abendland geflohen waren, wurde später noch viel geschrieben. Damals mußte eine große Zahl Intellektueller nach Frankreich und nach Kleinarmenien (Kilikien) fliehen. Manche Autoren schreiben ihrem Einfluß die Entwicklung der gotischen Formeln zu, die in diesem Fall auf die armenischen Flüchtlinge zurückgingen. Nichtsdestoweniger haben die Armenier eine eigenständige Architektur geschaffen, deren Techniken in den seldschukischen Moscheen und Karawansereis direkt weiterwirkten.

Zwei Beispiele: Achtamar und Kars

Zwei Kirchen stehen symbolisch für die Erneuerung und die strukturelle Perfektion der armenischen Architektur: die Kirche von Achtamar und die Kathedrale von Kars.

Die Heiligkreuzkirche von Achtamar liegt auf einer kleinen Insel am Südufer des Van-Sees in der Osttürkei. Auf einem Vierkonchengrundriß errichtet, wurde sie 915 bis 921 gebaut, um einen sicheren Sitz des Katholikos zu gewährleisten, der zuvor in der alten Hauptstadt Dwin gewesen war. Der Architekt namens Manuel stand im Dienst König Gagiks (904–937) von Vaspurakan, aus der Dynastie der Ardzruni. Zu dem Bau gehörte ein Kloster. Eine befestigte Stadt war zur gleichen Zeit wie die Kirche gegründet worden, mit einem Hafen und einer kleinen Flotte, die den Zugang zur Insel sichern und sie versorgen sollte. Die erste Gründung umfaßte nur eine Vierkonchenkirche des klassischen Typs, mit ihren Nischen oder Eckexedren in Form von tiefen Versteifungskehlen in den Pfeilern, eine Formel, die die Fachleute als Vierkonchen-Viernischen-Lösung bezeichnen (Abb. 155–161).

Das Prinzip eingezogener senkrechter Elemente findet sich auf der Chorwand und den Fassaden wieder. Es trennt die Apsis von Diakonikon und Prothesis und hebt diese beiden Räume hervor, die östlich im Grundriß des griechischen Kreuzes liegen. Diese Vertiefungen, die die giebelgekrönte Fassade gliedern, und die Vielecke, die in den eingezogenen Ecken Facetten zeichnen, verwandeln die Kirche in eine hochstrebende geometrische Masse. Sie erhebt sich buchstäblich in einem einzigen Schwung bis zum zentralen Laternenturm (Abb. 155 und 156).

Die Kirche von Achtamar nimmt wegen ihrer Größe eine bedeutende Stellung unter den armenischen Bauten ein: Ihr Innenraum ist 15 m lang, 12,5 m breit und unter der Kuppel 19 m hoch. Diese hat einen Durchmesser von 7 m und ruht auf Pendentifs, die die Verbindung mit den Ecktrompen in den Nischen herstellen. So kommt es zu einer ungewöhnlichen Kombination von Pendentif und Trompe, die vom Erfindungsgeist der Armenier zeugt (Abb. 159).

Der Laternenturm trägt eine konische Bedachung. Er hat acht Fenster in einem sechzehnseitigen Tambour. Im Innern ist die Südkonche von einer Königsempore gekrönt, die allerdings durch spätere Umbauten ihren Zugang eingebüßt hat. Denn das Gebäude hat eine Reihe von Anbauten bekommen: zunächst eine Sergios-Kapelle, die 1296 im Norden angefügt wurde; dann im Westen einen großen Narthex (Jamatun) mit vier Pfeilern von 1763; schließlich einen Glokkenturm, der um 1800 an die Südfassade angebaut wurde (Abb. 155).

Auffallend ist der reiche skulpierte Außenschmuck in Tuff. Statt sich des örtlichen Steins zu bedienen, hat der Architekt es vorgezogen, das Material von einer Festung zu nehmen, die die Araber am Ostufer des Van-Sees errichtet hatten. Dieses helle Material eignete sich tatsächlich besonders gut für das Dekorprogramm, das er für die Heiligkreuzkirche vorgesehen hatte.

Die Wände des Gebäudes sind in den oberen zwei Driteln bis zum Tambour mit Flachreliefs bedeckt. Die Krönung des Tambours unter dem Vorsprung des konischen Daches stellt eine Aneinanderreihung von Tieren dar. Bänder mit Skulpturen umziehen die ganze Kirche auf verschiedenen Höhen. Sie setzen Szenen des Alten und Neuen Testaments übereinander: Man erkennt die verschiedensten ikonographischen Themen aus dem christlichen Repertoire, dazu Cherubim, die Evangelisten, Fabelwesen und Kreuze sowie typisch armenische Szenen mit Gregor Illuminator oder örtlichen Fürsten, die durch Araber den Märtyrertod erlitten (Abb. 156–158 und 160).

159 Der Blick nach oben im Zentrum der Heiligkreuzkirche in Achtamar zeigt den Vierkonchen-Viernischen-Grundriß: Vier hohe Nischen liegen über den Diagonalen des Raumes. Die Laterne ist von acht Fenstern durchbrochen. An den Wänden erkennt man Reste von Fresken in rot- und blautoniger Polychromie. Der ganze Bau ist in herrlichem Mauerwerk ausgeführt, dessen Stereotomie den Absichten des Architekten voll entspricht.

160 Detail eines Flachreliefs in Achtamar: oben ein Prophet in einem Medaillon, darunter Elias mit Haarmähne und Bart, beide von vorn.

161 Die Armenier verehrten Stelen mit dem Bild des Kreuzes, die man Khatschkar nennt. Sie sind generell durch ein feines Netz verschränkter geometrischer Muster gekennzeichnet, dessen Ästhetik an die Kunst des Frühmittelalters (irische Kalvarienberge) und an islamische Ornamente erinnert. Das schöne Kreuz von Achtamar muß zwischen dem 15. und dem 16. Jahrhundert entstanden sein.

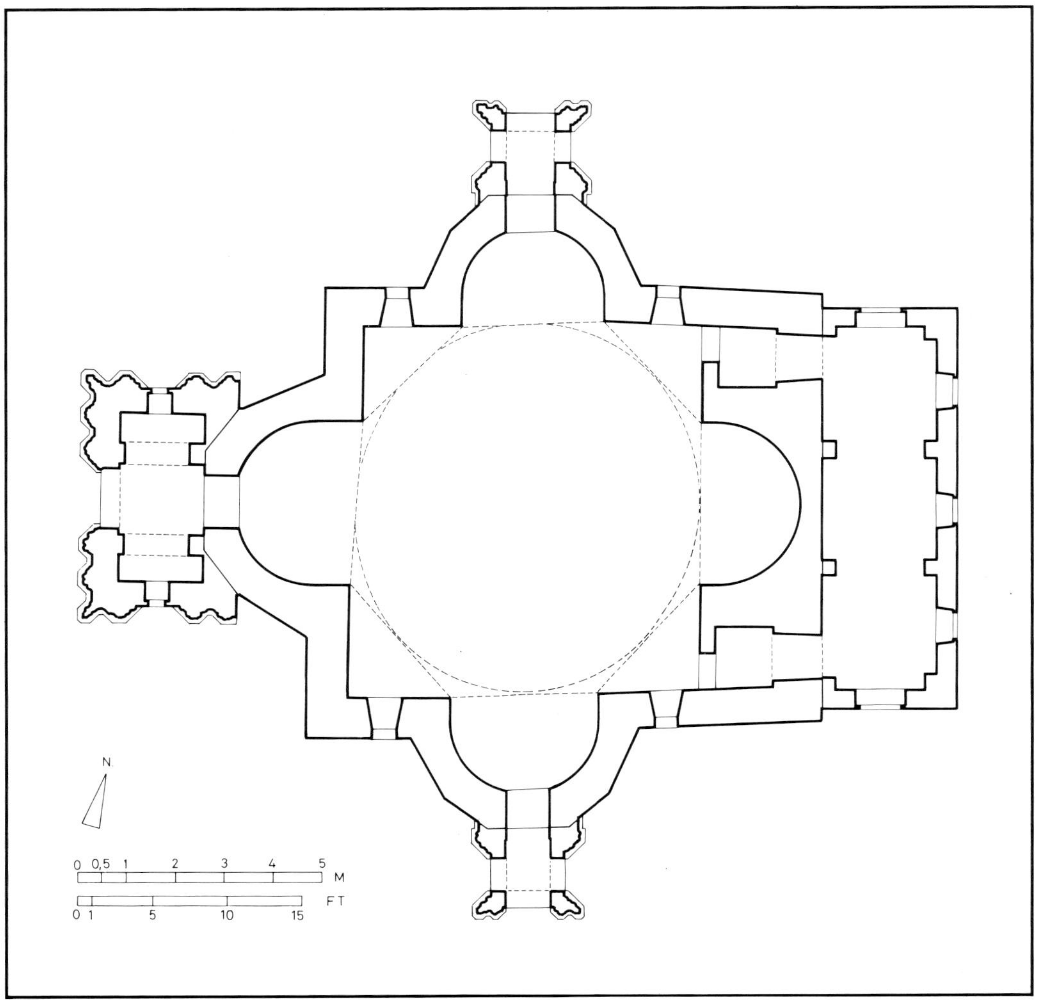

Kars in der Türkei: Grundriß der armenischen Apostelkathedrale aus den Jahren 929–943. Die Kreuzkuppelkirche hat im 19. Jahrhundert vorgelagerte Vorhallen und eine an die Chorwand angrenzende Sakristei erhalten.

Für diese Illustration, die wie ein strahlendes Manifest die christlichen Symbole ins helle Tageslicht rückte, muß es ein umfangreiches Programm gegeben haben. Es handelte sich unzweifelhaft um eine bewußte Akzentsetzung gegenüber dem anikonischen Islam der Kalifen von Bagdad, die theoretisch die Herren der armenischen Könige waren. Diese schöne Ikonographie war also ein religiöser Ausdruck mit politischen Konnotationen, gleichsam eine Herausforderung des arabischen Feindes.

Im Innern sind recht schadhafte Fresken freigelegt worden. Sie bedeckten einmal alle Wände des Raums und stellten Szenen aus der Kindheit Jesu, dem Leben Christi, seine Wunder und seine Passion in übereinanderliegenden Reihen dar. Außen wie innen stellte die Heiligkreuzkirche also ostentativ die Bilder zur Schau, von denen der Glaube der Armenier sich gegen Ende der islamischen Besatzung nährte.

Die Apostelkathedrale in Kars wurde von Abas aus der Bagratiden-Dynastie 929–943 in seiner Hauptstadt erbaut, die dann ab 963 durch die Zitadelle Ani ersetzt wurde. Dieses Gebäude scheint dem von Achtamar zu ähneln, und dennoch ist es ganz anders. Es ist von bemerkenswerter Nüchternheit und hat einen quadratischen Grundriß mit drei vorspringenden Konchen und flacher Chorwand. Die Apsis wird von zwei Kammern flankiert. Dier Innenraum wirkt streng und hat ein charakteristisches Deckensystem: Es handelt sich um eine Tetrakonche mit vier glatten Ecktrompen, die dem Raum seine große Reinheit verleihen. Durch diese Lösung ruht die Kuppel auf vier gleichmäßigen Bogen, wodurch der Wechsel zwischen den großen Konchen und den kleinen Ecknischen fortfällt. Trotz dieser achteckigen Anlage ist der hohe Kuppeltambour von zwölf Fenstern durchbrochen und außen mit vier vorspringenden Arkaden verziert, über denen die zwölf Apostel und Namengeber des Gebäudes stehen (Abb. 162).

Die strenge Wirkung der Kathedrale von Kars wird durch das Material verstärkt: einen grauschwarzen Tuff, in dem die Flachreliefs nicht zur vollen Geltung zu kommen scheinen. 1877 bekam die Kirche an den Enden der drei Kreuzarme Vorhallen, und an ihren flachen Chor wurde eine Sakristei angebaut. Die stilistische Kontinuität und die konservative Haltung der Baumeister sind an diesen späteren Erweiterungen abzulesen, die kaum als solche zu erkennen sind (Abb. 163).

162 Die armenische Kathedrale von Kars ist den heiligen Aposteln geweiht und wurde zwischen 929 und 943 von Abas, einem Herrscher aus der Bagratiden-Dynastie, gebaut. Sie hat einen Vierkonchen-Grundriß; der zwölfseitige Laternenturm ist mit Bogen verziert, zwischen denen sich die stilisierten Bildnisse der zwölf Apostel befinden.

163 Die Portale vor den Konchen (wie auch die am Chor angebaute Sakristei) sind spätere Hinzufügungen und erst 1877 entstanden. Trotzdem haben sie den Charakter der armenischen Kunst bewahrt und verschandeln das Gebäude nicht.

164 Zwischen Erzerum und Trabzon (Trapezunt) erhebt sich auf einer natürlichen Anhöhe an der Nordwestgrenze des großarmenischen Territoriums die großartige mittelalterliche Festung Bayburt. Die Bollwerke wurden von den Bagratiden-Herrschern (9. bis 11. Jahrhundert) gebaut und von den Seldschuken im 13. Jahrhundert restauriert. Die Festungsmauern nutzen das abschüssige Gelände und bilden eine uneinnehmbar wirkende Befestigung, die die armenische Festungsbaukunst gut veranschaulicht.

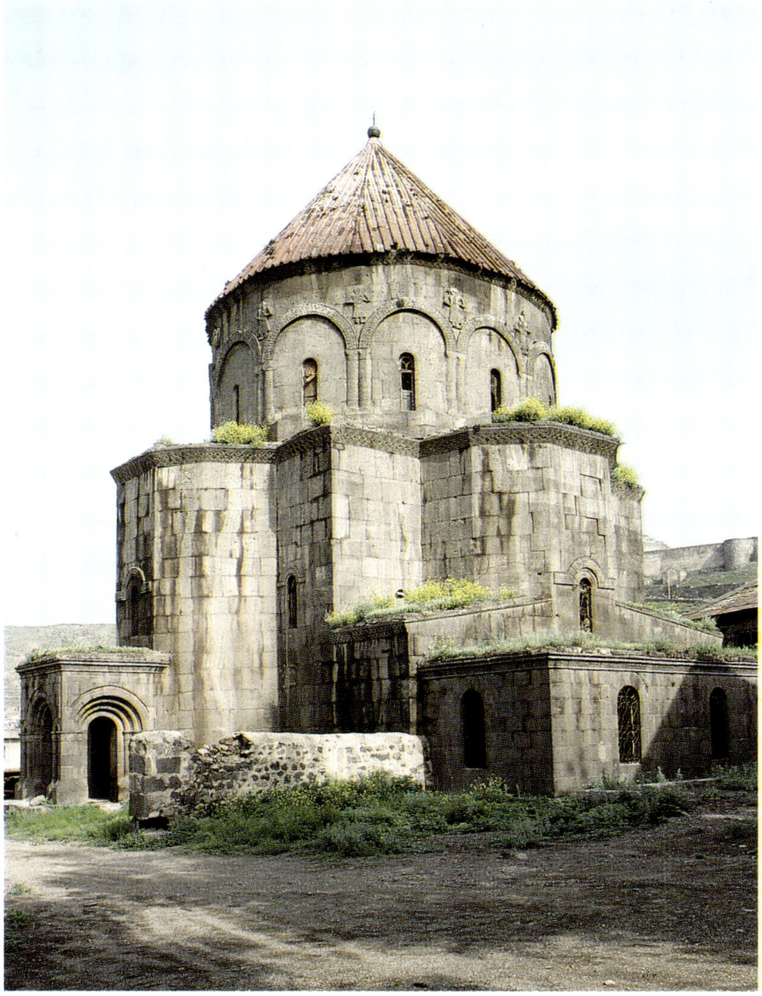

162

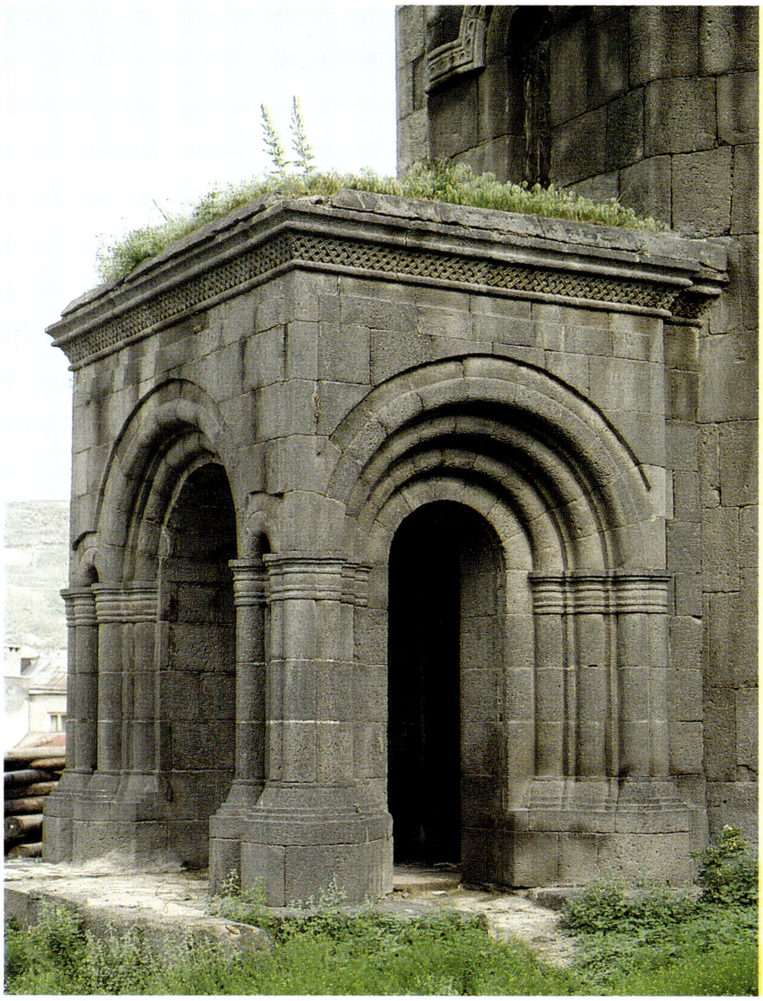

163

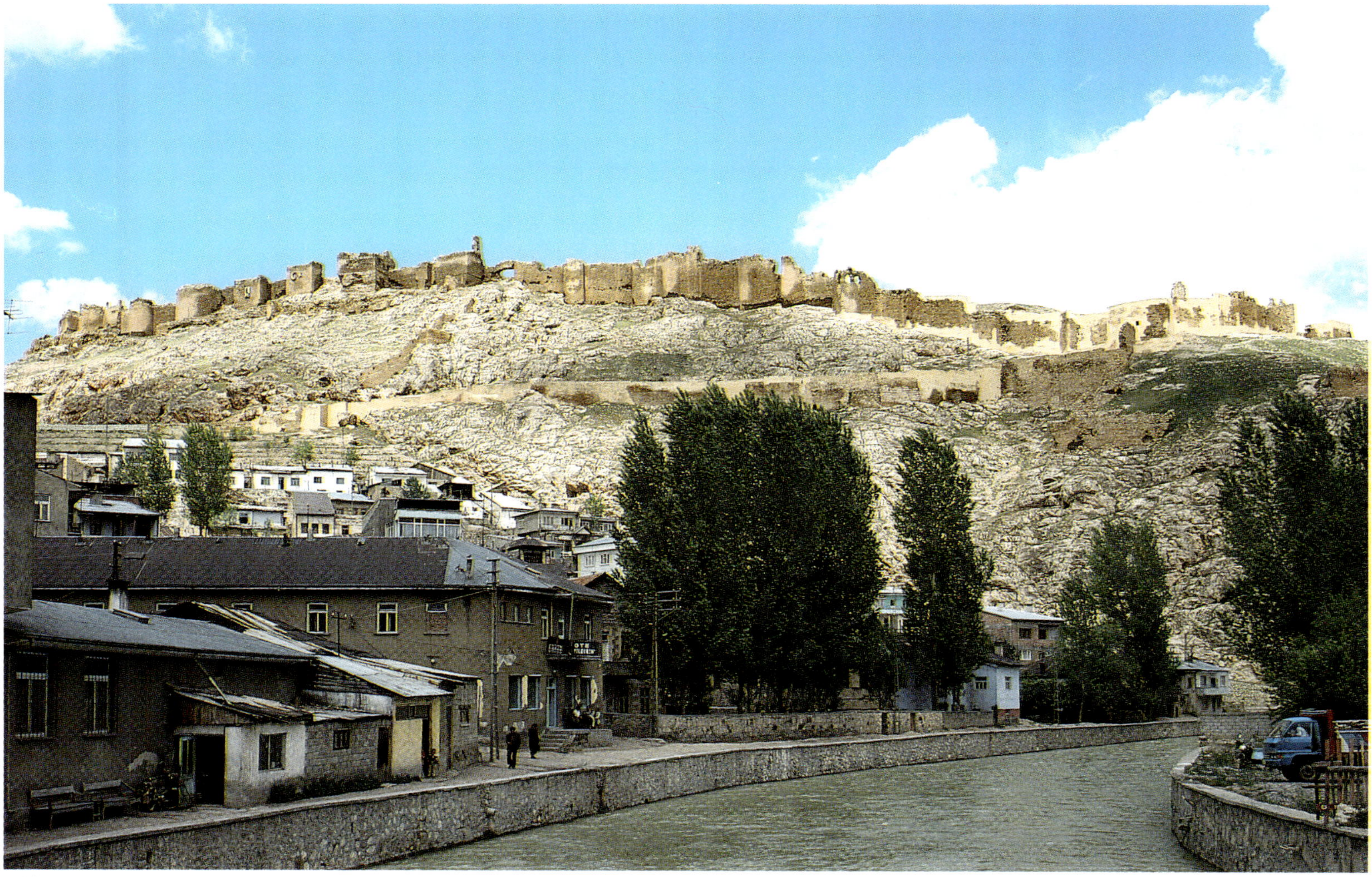

164

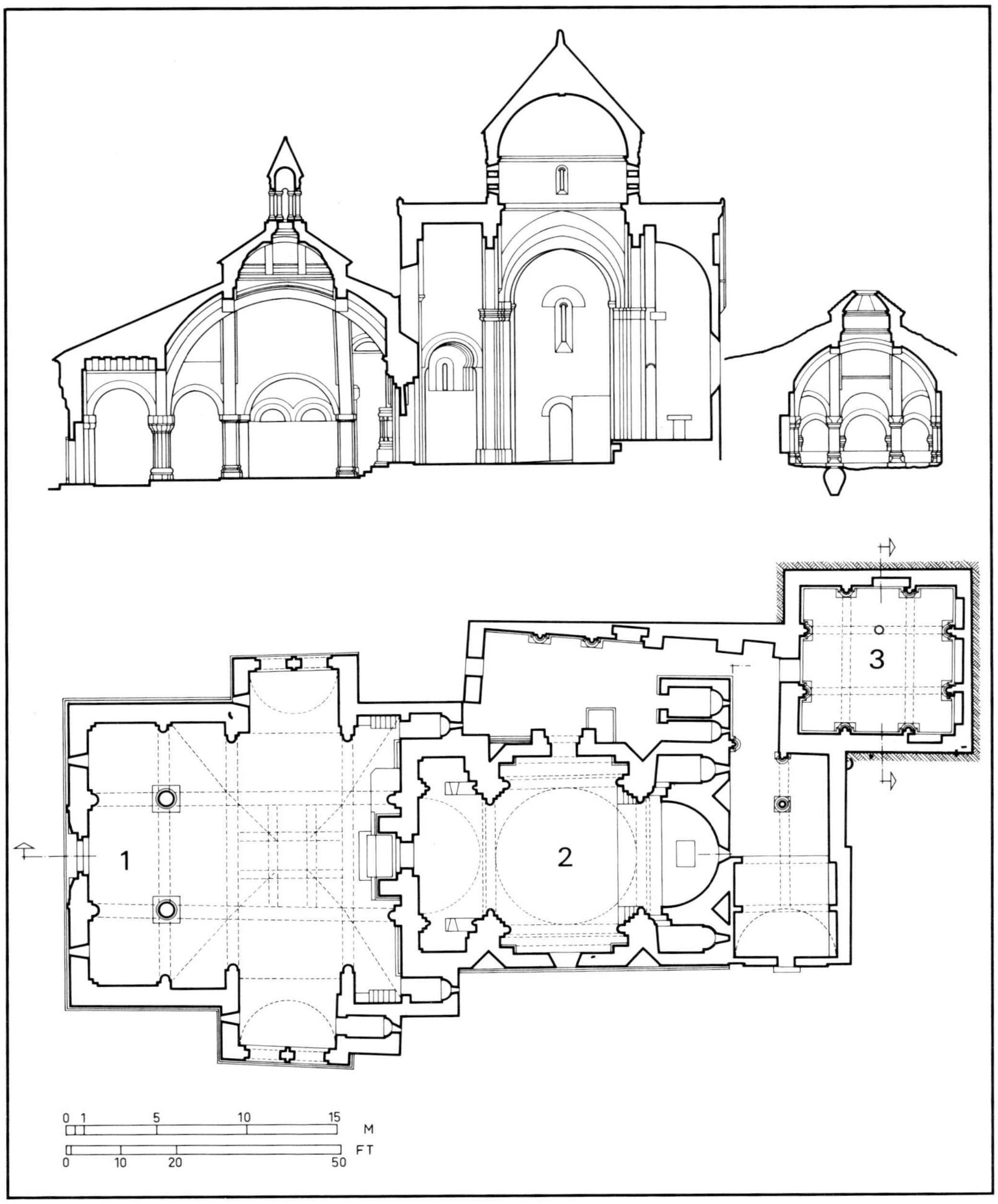

Haghbat im sowjetischen Armenien: Längsschnitt und Grundriß des vom 10. bis 13. Jahrhundert errichteten Klosters

1 Narthex (Jamatun) von 1185 mit Kreuzgurtensystem
2 Kirche des heiligen Zeichens (Surb Nshan) von 991
3 Bibliothek von 1262

Klosteranlagen

Zum Abschluß der armenischen Architektur sollen kurz die aus mehreren Gebäuden bestehenden Klosteranlagen untersucht werden. Sie sind mit hohen Mauern befestigt, die von der Unsicherheit der Zeit zeugen. Die Gebäude sind nach einem offenbar freien Prinzip organisiert. Doch der Lageplan beruht oft auf einem recht streng angewendeten rechtwinkligen System, selbst wenn die Bauten in weit auseinanderliegenden Epochen entstanden sind. Dies ist ein weiteres Beispiel für die Traditionsgebundenheit dieser Kunst.

Vor allem ist das Kloster von Sanahin im sowjetischen Armenien zu erwähnen, das zwischen dem 10. und 13. Jahrhundert erbaut wurde und trotzdem ein organisch und schlüssig wirkendes Ganzes bildet. Weitere Beispiele wie der Mittelteil des Klosters von Haghbat, das zur gleichen Zeit entstand wie Sanahin, das von Goshavank (12.–13. Jahrhundert) oder St. Stephan (Darashamb im Iran), dessen Bauten erst im 17. und 18. Jahrhundert errichtet wurden, illustrieren diesen »sakralen Städtebau«.

Die in ihrer Befestigungsmauer zusammengedrängten Anlagen umfassen eine Reihe konventioneller Gebäude: Außer der Kirche mit ihrem Narthex (Jamatun) und ihren Grabkapellen gibt es eine Bibliothek (Matenadaran), ein Refektorium, sogar eine Mühle, einen Ofen und überdies zahlreiche Wirtschaftsgebäude, die den Mönchen die Möglichkeit boten, selbst in schwierigen Zeiten ohne Hilfe von außen zu überleben.

Der Einfall der Seldschuken

Im 10. Jahrhundert lösten die türkischen Stämme die Araber bei der Eroberung neuer Gebiete für den Islam ab. Die Türken verleibten weite Gebiete des byzantinischen Reiches der islamischen Welt ein. Als Kleinasien in ihre Hände fiel, büßte Konstantinopel den größten Teil der noch christlich beherrschten orientalischen Provinzen ein. Ihre sunnitische Ausrichtung trug dazu bei, die Macht des Kalifen wieder zu stärken, denn der Vormarsch der Türken hatte damit begonnen, daß sie in die Prätorianergarde eintraten, die al-Mutasim im zweiten Drittel des 9. Jahrhunderts in Bagdad gegründet hatte.

961 wurde Alp Tagin, ein türkischer Sklave des Samanidenherrschers Abd al-Malik I., zum Gouverneur von Chorasan ernannt. Er wurde dann von den Seldschuken besiegt, einem noch nomadischen Stamm, der aus der Nähe des Aral-Sees in Zentralasien kam. Die Seldschuken waren nach Transoxianien vorgedrungen, hatten die Region von Buchara erreicht und sich dort zum Islam bekehrt. Darauf unternahmen sie eine Reihe von Raubzügen nach Persien, Mesopotamien und Armenien. 1055 brachten sie Bagdad in ihre Gewalt, nachdem sie in Isfahan ihre Hauptstadt errichtet hatten. Togrul Bej, der erste Seldschukensultan, wurde nun zum Kalifen ernannt. Sein Neffe, Alp Arslan (1063–1072), war sein Nachfolger. Er griff die Byzantiner in Kleinasien an, einer Region, die trotz der Einfälle der Araber dem Islam erfolgreich widerstanden hatte und ein Brückenkopf des Reiches

Sanahin im sowjetischen Armenien: Grundriß des vom 10. bis 13. Jahrhundert errichteten Klosters

1 Narthex (Jamatun) von 1181
2 Erlöserkirche von 966
3 Narthex
4 Marienkirche (Theotokos) aus der Mitte des 10. Jahrhunderts
5 Glockenturm des 13. Jahrhunderts
6 Bibliothek von 1063
7 Kapelle St. Gregor von 1061

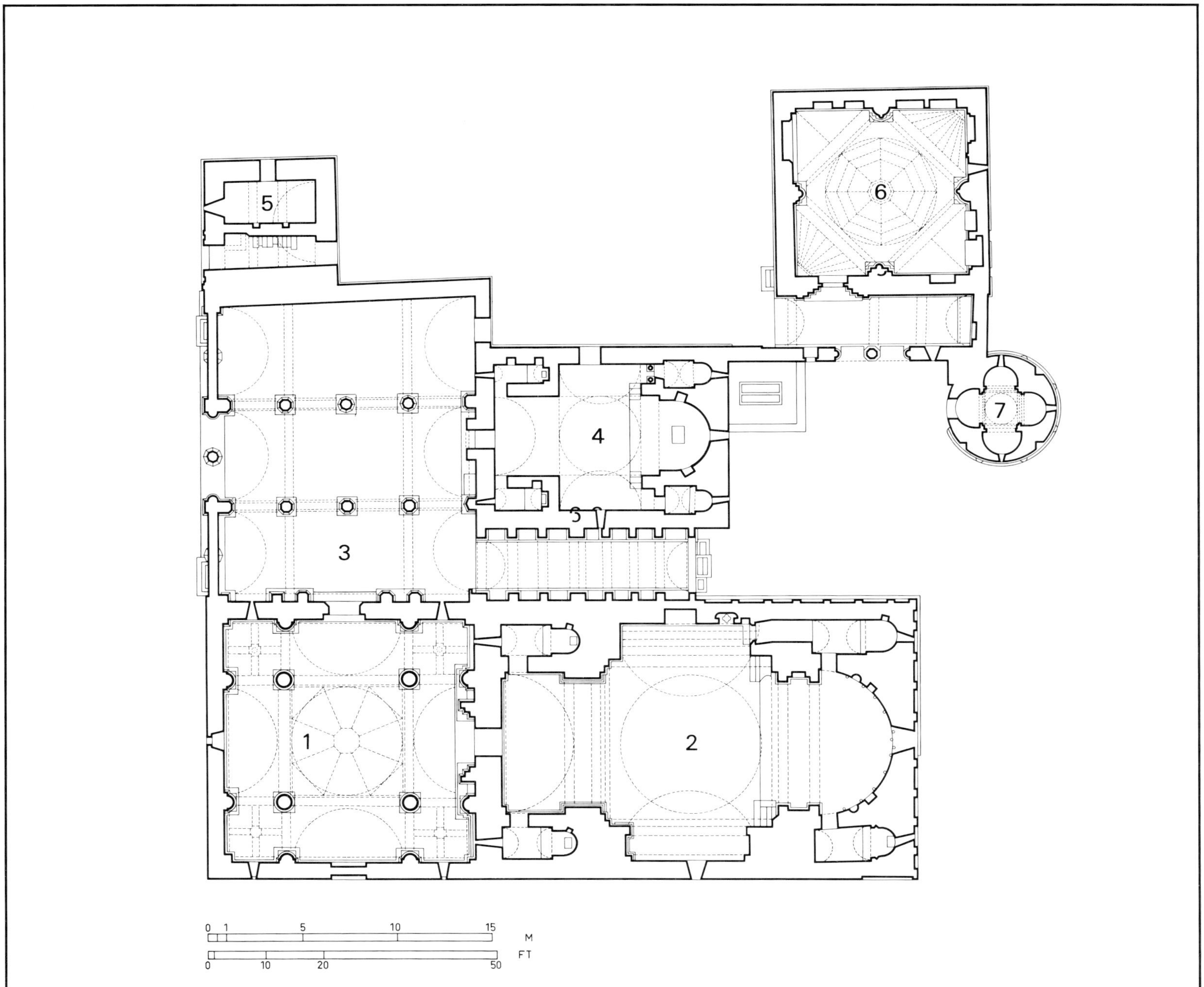

war. So überfiel er 1064 Armenien, das immer die Rolle eines Riegels zwischen Ost und West gespielt hatte. Wer Oberarmenien besaß, kontrollierte den gesamten Landverkehr zwischen Persien und Anatolien. Von nun an konnte Byzanz dem Ansturm der türkischen Reiter kein Hindernis mehr entgegensetzen.

Das byzantinische Reich hielt in jener Zeit noch die asiatischen Gebiete zwischen der Ägäis und dem Schwarzen Meer, alle Mittelmeerprovinzen bis nach Antiochia und seit kurzem wieder Armenien und die Umgebung des Van-Sees – wie konnte es unter den Horden halbnomadischer Plünderer zusammenbrechen? Tatsächlich war das Kommen der Seldschuken von drei Jahrhunderten arabischer Beutezüge und von den ersten Türkeneinfällen vorbereitet worden, die 1059 zur Entvölkerung und Aufgabe der Ortschaften geführt hatten. Hinzu kam das schreckliche Erdbeben von 1063 und die groben strategischen Fehler der Byzantiner. Die Basileis hatten ständig mit inneren Kämpfen zu schaffen und zogen Truppen von ihrer Ostfront nach Konstantinopel, um Rebellion und Aufruhr niederzuhalten. Außerdem hatten sich etliche armenische und syrische Feudalherren auf die Seite der Araber geschlagen, um demDruck der Byzantiner zu entgehen, die die »häretischen« Minderheiten, die Monophysiten und Nestorianer, verfolgten. Diese Verweigerung wiederholte sich, als die Seldschuken in Anatolien eindrangen: Die armenischen Truppen waren nur allzu froh, das byzantinische Joch abzuschütteln und den Patriarchen von Konstantinopel loszuwerden; sie desertierten. Dies war entscheidend: Bei den kaiserlichen Truppen kam es zur Panik.

Die Seldschuken stießen 1071 vor Mantzikert auf die letzte intakte Armee des Kaisers von Konstantinopel, Romanus Diogenes, der sie selbst befehligte – in einem Land, das ausgeblutet, ausgehungert, von Erdbeben verwüstet und von Konfessionskämpfen zerrissen war. Die Niederlage der Byzantiner war so katastrophal, daß fast ganz Kleinasien in die Hände der Türken fiel. Ein Jahr nach Mantzikert, wo der Basileus selbst in Gefangenschaft geraten war, herrschte Manlik Schah über ein Reich, das sich von Anatolien bis Turkestan und den Persischen Golf erstreckte. Die Bürgerkriege, die die letzten christlichen Fürstentümer zerrissen, und die Kämpfe gegen die türkischen Anführer, die sich vom feindlichen Gebiet gern ein Stückchen abgeschnitten hätten, lieferten schließlich die byzantinischen Provinzen Asiens den Türken aus. Nur wenige entgingen diesem Schicksal: die Küsten des Schwarzen Meers, der Ägäis und des Mittelmeers sowie die Regionen an den Dardanellen.

So erklärten die anatolischen Seldschuken, ein Seitenzweig der Herrscher in Persien, ihre Unabhängigkeit und gründeten 1081 das Sultanat Rum. Diese Rum-Seldschuken (eine Ableitung von Rumi oder Römer, dem Namen für die Byzantiner) erhielten von Alexios I. Komnenos (1081–1118) die Stadt Nizäa, die in der Nähe des Marmarameers und Konstantinopels auf asiatischem Territorium lag. Süleyman machte sie zu seiner Hauptstadt. Die Armenier wurden von den Danischmendiden vertrieben und siedelten ihrerseits in Kilikien, zahlten aber den Türken Tribut. Indessen hatten die Türken 1078 Damaskus erobert, dann Jerusalem – zur Verblüffung Europas, wo bald Stimmen laut wurden, man müsse das Heilige Grab befreien.

Die Kreuzzüge und Konstantinopel

So begann die Bewegung der Kreuzzüge, zunächst gepredigt von Papst Urban II. Christliche Krieger wurden in den Orient entsandt, um die Byzantiner in ihrem Kampf gegen die Ungläubigen zu unterstützen. Die Beweggründe für die Christen waren gleichzeitig die Befreiung Jerusalems und die Pilgerreise zu den Heiligen Stätten.

Der erste Kreuzzug war in zwei Gruppen geteilt: auf der einen Seite die zusammengewürfelten, schlecht bewaffneten Truppen von Petrus Eremita, die sich 1095 in Bewegung setzten und in Syrien dezimiert wurden, auf der anderen Seite der Kreuzzug der Herren, angeführt von Gottfried von Bouillon, der 1097 Nizäa den Byzantinern zurückgab, Anatolien ohne Behinderung durchquerte, 1098 in Antiochia einzog und 1099 Jerusalem eroberte. Gottfrieds Bruder Balduin nahm 1100 den Titel König an und gründete das lateinische Königreich Jerusalem, das das Fürstentum Antiochia, die Grafschaft Edessa und die Grafschaft Tripolis umfaßte.

1144 fiel Edessa an die Moslems, und nun predigte der heilige Bernhard den zweiten Kreuzzug, der dann bei Damaskus scheiterte. Als Sultan Saladin 1187 bei

165 Im Norden von Bayburt, an der Straße nach Trapezunt, liegen leicht zu verteidigende Stätten in Schluchten, in denen Mönchsgemeinschaften wohnten. Ein solcher Platz ist das Kloster von Sumela – Meryemana Monastiri –, dessen Gebäude sich gleichsam an einen schwindelnd steil abfallenden Hang eines Tals in den Pontischen Bergen klammern.

166 Die Klostergründung von Sumela geht auf das 4. Jahrhundert zurück, doch die verfallenen Bauten, die man heute sieht, stammen aus dem 14., zum Teil auch erst dem 17. und 18. Jahrhundert. Sie wurden 1923 aufgegeben und 1930 geplündert.

167 Die Hagia Sophia von Trapezunt am Schwarzen Meer wurde während der lateinischen Besatzung Konstantinopels gebaut. Manuel I. Komnenos (1238–1263) ließ sie Mitte des 13. Jahrhunderts errichten. Sie liegt außerhalb der Stadt auf einer Anhöhe über dem Meer. Diese große Klosterkirche hat einen Grundriß in Form des einbeschriebenen griechischen Kreuzes, an drei Seiten angebaute Vorhallen und einen Chor mit drei Apsiden. Die Vierung trägt einen Laternenturm mit zwölf Fenstern. 1427 wurde ein einzeln stehender Glockenturm hinzugebaut.

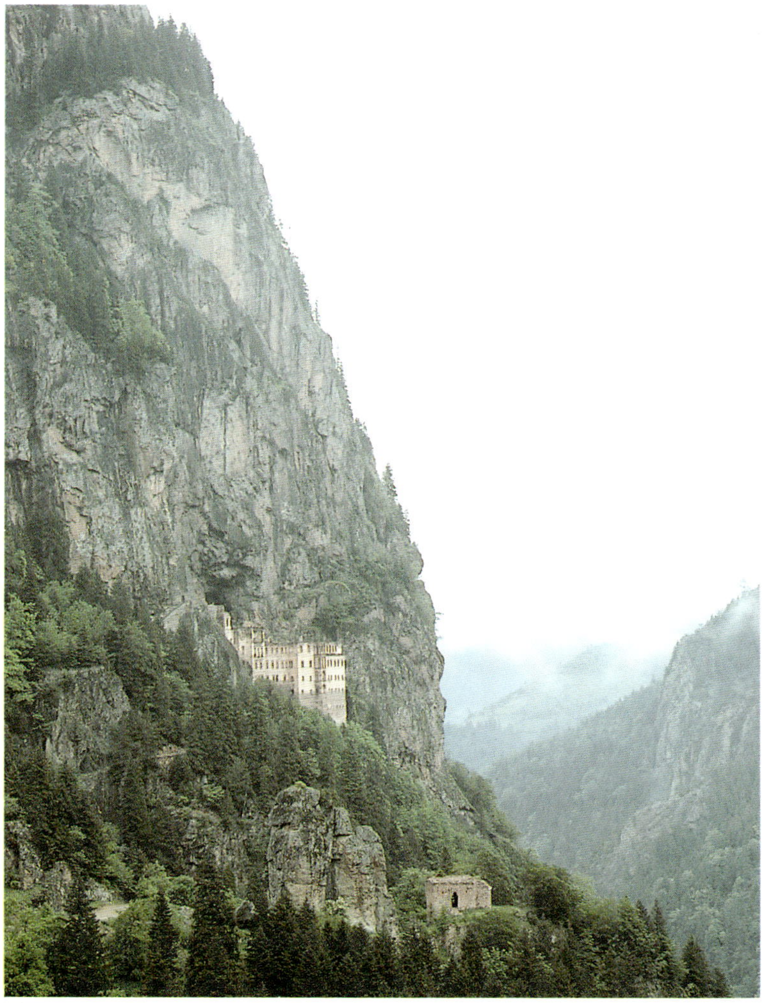
165

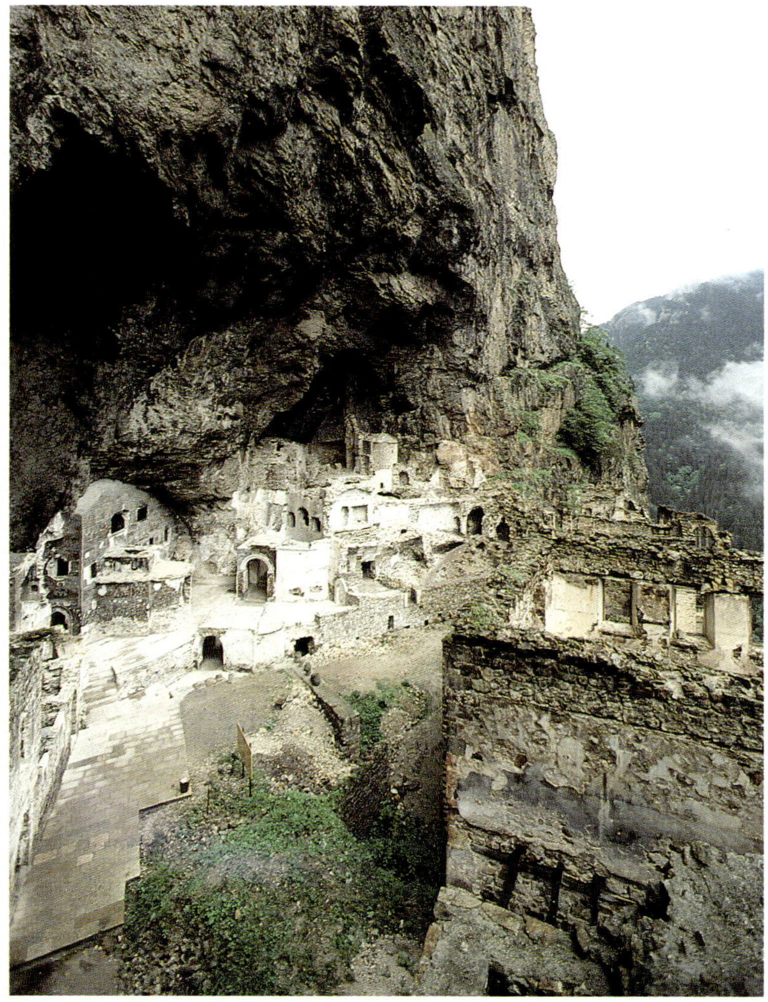
166

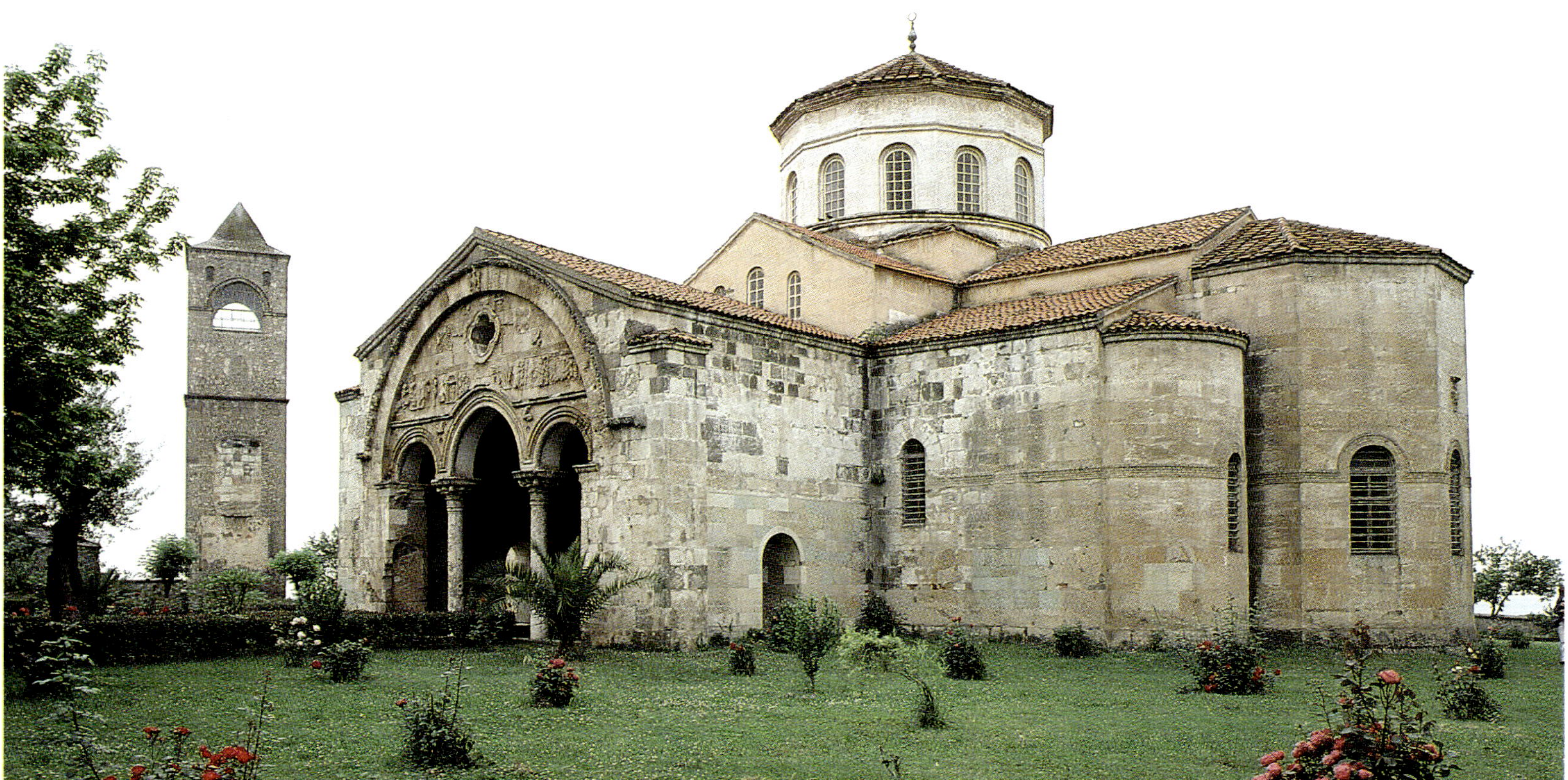
167

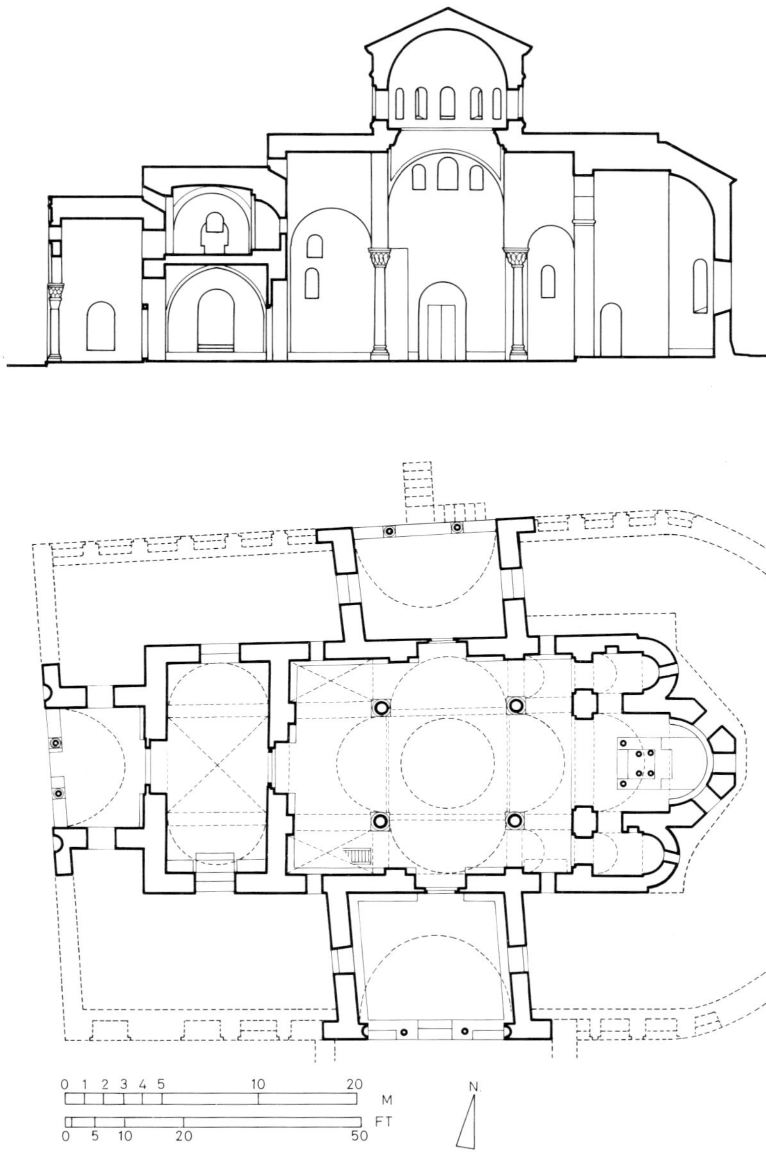

Trapezunt (Trabzon) in der Osttürkei: Längsschnitt und Grundriß der Mitte des 13. Jahrhunderts errichteten Hagia Sophia mit ihrem Umgang, der die drei vorgelagerten Vorhallen einfaßt

Hattin die Truppen des Königs von Jerusalem, Guido von Lusignano, vernichtete und die Heilige Stadt unmittelbar danach zurückeroberte, inszenierte Papst Gregor VIII. den dritten Kreuzzug, der freilich die Heiligen Stätten nicht zurückgewann.

Papst Innozenz III. organisierte den vierten Kreuzzug. Die Venezianer stellten eine Flotte zur Verfügung, auf der die Krieger sich 1201 einschifften. Als Preis für die Überfahrt willigten sie ein, einen Umweg zu machen und Konstantinopel zu erobern, wo die kaiserliche Macht wegen dynastischer Krisen ins Wanken geraten war. So wendete sich eine Unternehmung, bei der die Christen des Abendlandes den Moslems die Stadt Jerusalem hatten nehmen wollen, gegen andere Christen – ein Zeugnis für den Haß zwischen den Konfessionen, zwischen Katholiken und Orthodoxen, Lateinern und Griechen.

Dieser vierte Kreuzzug, der umgeleitet wurde, um Raublust und Beutegier zu befriedigen – zum Schaden von Mitchristen –, markiert mit der Eroberung Konstantinopels 1204 das Ende des eigentlichen byzantinischen Reiches. Die Kreuzfahrer hatten einen sich auflösenden Staat vor sich, als sie an den Mauern der kaiserlichen Hauptstadt eintrafen. Weniger als dreißig Jahre zuvor hatte der Zusammenbruch mit der Niederlage Manuels I. Komnenos bei Myriokephalon (1176) begonnen: Die Türken hatten den größten Teil Kleinasiens erobert. Seit dem 12. Jahrhundert war ein Usurpator auf den anderen gefolgt, und als Alexios III., »dieser eitle Schwächling« (G. Ostrogorsky) an die Macht kam (1195–1203), war das Reich im Niedergang.

Die innere Situation war von bitteren Kämpfen rivalisierender Faktionen belastet, und die schlechte Finanzlage hatte dazu geführt, daß die Untertanen unterdrückt und ausgeraubt wurden. Bei jeder neuen Steuer, die man ihnen auferlegte, damit die verschiedenen Tribute an die Nachbarn zur Erhaltung des Friedens gezahlt werden konnten, drohte der Aufstand. Außerdem ging der Konflikt mit den Bulgaren schlecht aus. Im Westen hatte Kaiser Heinrich VI. die Krone des Heiligen Römischen Reiches, der Normannen und Siziliens auf sich vereinigt; er stellte für Byzanz eine »tödliche Gefahr« dar. Schließlich sahen die Venezianer in ihrem Wunsch, neue Märkte zu kontrollieren, »in der Zerstörung des byzantinischen Reiches die Voraussetzung für eine dauerhafte Konsolidierung ihrer Hegemonie im Orient«. Venedig hatte in Konstantinopel bereits Privilegien erreicht. Doch um das Handelsmonopol zwischen Osten und Westen zu bekommen, mußte es dafür sorgen, daß der byzantinische Kaiser fiel. Der Kreuzzug war die ersehnte Gelegenheit, um diesen großen Plan zu verwirklichen.

Die Eroberung der Stadt durch die Lateiner geschah gleichzeitig zu Lande und zu Wasser; die venezianischen Schiffe drangen an das Goldene Horn vor. Eine kurze Zeit über ließen die Sieger den Besiegten eine gewisse Scheinautorität, doch dann beendete ein Volksaufstand in Konstantinopel die Herrschaft des Kaisers Alexios IV., der mit Hilfe der Kreuzfahrer auf den Thron gelangt war. 1204 setzten die Lateiner zum endgültigen Sturm auf die byzantinische Hauptstadt an und eroberten sie zum zweitenmal. Die Stadt, die seit neun Jahrhunderten jeder Belagerung getrotzt hatte, wurde zur Plünderung freigegeben. Nach einem grauenvollen Massaker an Männern, Frauen und Kindern gab es eine unermeßlich reiche Beute: Schätze von Palästen und Kirchen, Reliquien von Altären mit ihren kostbaren Gold- und Silbergefäßen, Seiden und kostbare Stoffe, griechische Manuskripte aus der Antike und von orientalischen Theologen, liturgische Geräte und höfische Embleme – all das wanderte in den Westen. Geoffroy de Villehardouin, der Chronist des Kreuzzuges, vermerkte: »Was heilige Reliquien angeht, genügt es zu sagen, daß hier mehr sich vorfanden als sonst in der ganzen Christenheit; nicht geschätzt mag werden die Menge Goldes, Silbers, reicher Stoffe und anderer Kostbarkeiten – die Erzeugnisse aller Klimate der Erde. Ich [...] bin dessen sicher, daß seit Erschaffung der Welt eine Plünderung ärger als diese nicht erhört worden ist.« Und der byzantinische Geschichtsschreiber Niketas Choniates klagte verzweifelt: »O meine Stadt, meine Stadt, du Augapfel aller Städte! Die du in aller Welt gepriesen warst! Nährmutter der Kirchen du und Ahnherrin des Glaubens und Weiserin der Orthodoxie! Du Pflegestätte des Geistes und Heimat alles Schönen! Getrunken hast du bis zum bitteren Ende den Becher des göttlichen Zorns, und bist heimgesucht worden mit schrecklicherem Feuer als jenes, das vorzeiten über die fünf Städte der Philister kam!«

Die materiellen und intellektuellen Reichtümer, von groben Haudegen heimgebracht, blendeten das Abendland, vor allem Venedig. Dort regten sie eine erste Renaissance des antiken Denkens und antiker Kunst an, von der das Italien des 13. Jahrhunderts ebenso profitierte wie das Werk Friedrichs II. und die französische Gotik. Bereits seit mehreren Jahrzehnten hatten byzantinische Künstler die Ästhetik des Abendlandes beeinflußt und die Wandlung der mittelalterlichen Formen beschleunigt.

Das byzantinische Reich, oder was von ihm geblieben war, wurde zerrissen und unter den Siegern verteilt, die nicht daran dachten, den Kreuzzug zum Heiligen Land weiterzuführen: Sie begnügten sich mit der erzielten Beute. Balduin wurde zum Kaiser des lateinischen Reiches ernannt und in der Hagia Sophia gekrönt. Er erhielt Thrakien und den Nordwesten Kleinasiens sowie mehrere Inseln in der Ägäis. Die Venezianer annektierten diejenigen Häfen und Inseln, die ihrem internationalen Handel zwischen Europa und Asien am dienlichsten waren, und drei Achtel von Konstantinopel, wo sie ihre Kontore einrichteten. Die alten byzantinischen Westprovinzen fielen an sie, besonders am Adriatischen Meer. Sie bildeten eine ununterbrochene Folge von Stützpunkten am Meer, einschließlich der Dardanellen.

Den Orthodoxen war die Herrschaft der Lateiner zuwider. So formierte sich der Widerstand um die beiden wichtigsten Pole. Der eine war Nizäa in Kleinasien; diese wichtige Stadt, relativ nah an der Hauptstadt, aber auf asiatischem Boden gelegen, hielt Theodoros Laskaris, der Schwiegersohn Alexios' III. Der andere war Trapezunt an der Südküste des Schwarzen Meers; hier herrschten die beiden Großen Komnenen Alexios und David, die die Unterstützung der Königin Thamar von Georgien genossen. Bald brachten sie das Gebiet vom Pontischen Gebirge und von der georgischen Grenze bis Sinope an sich, darunter auch Paphlagonien, und nannten ihre Besitzungen pompös das Reich Trapezunt.

168 Blick in das Gewölbe der Hagia Sophia von Trapezunt: Der Grundriß der Kreuzkuppelkirche wird durch querliegende Tonnengewölbe und durch vier Säulen betont, die die Zentralkuppel auf Pendentifs stützen.

169, 170 Detail von Kapitellen der Hagia Sophia in Trapezunt: Das obere, das eine Säule im Schiff krönt, bildet einen Korb mit rein ornamentalem Blumenrelief; der Marmor ist tief ziseliert und bildet ein dichtes Netz unter einem ausgestellten Abakus. Das untere, das sich in der Arkade der nördlichen Vorhalle befindet, ist ebenfalls aus Marmor und mit Reliefs von Tieren und Vögeln unter einem Abakus mit Akanthusblättern verziert. An den vier Ecken erinnern Pflanzenmotive an Lebensbäume.

171 Detail eines Freskos aus der Mitte des 13. Jahrhunderts, das das Kreuzgratgewölbe der westlichen Vorhalle der Hagia Sophia von Trapezunt ziert. Man sieht die Cherubim Ezechiels mit ihren sechs Flügeln und in der Mitte des Motivs (oben im Ausschnitt) den Tetramorphen der apokalyptischen Theophanie.

172 Die reiche Ikonographie der Fresken in der Hagia Sophia von Trapezunt enthält zahlreiche Szenen aus den Evangelien mit Wundern Christi sowie Szenen aus dem Alten Testament. Hier der Jesusknabe, der mit den Schriftgelehrten im Tempel diskutiert. Die heftig wallenden Gewänder und die Architekturelemente im Dekor sind Neuheiten, die im 13. Jahrhundert eine weite Verbreitung erfuhren.

173 Die Szene der Hochzeit von Kana in der Vorhalle der Hagia Sophia von Trapezunt: Die belebten Gestalten haben den Charakter der Frontalität der klassischen byzantinischen Kunst abgelegt. Gleichzeitig ist ein Streben nach schlüssiger Perspektive und nach Wirklichkeitsnähe sichtbar, wie der reich gedeckte Tisch und die Gruppe der großen Krüge zeigen, die ein Diener im Vordergrund füllt.

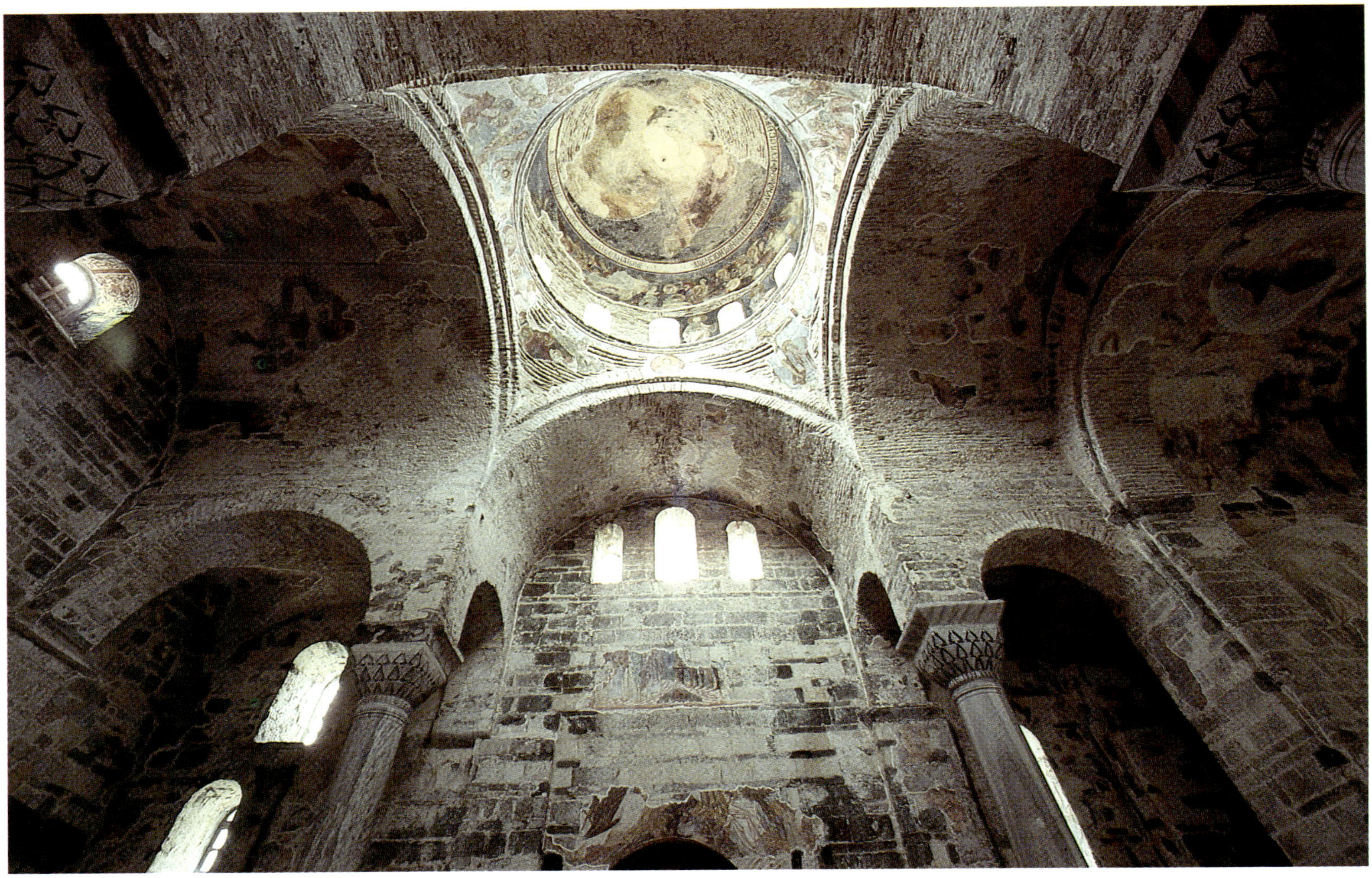

168

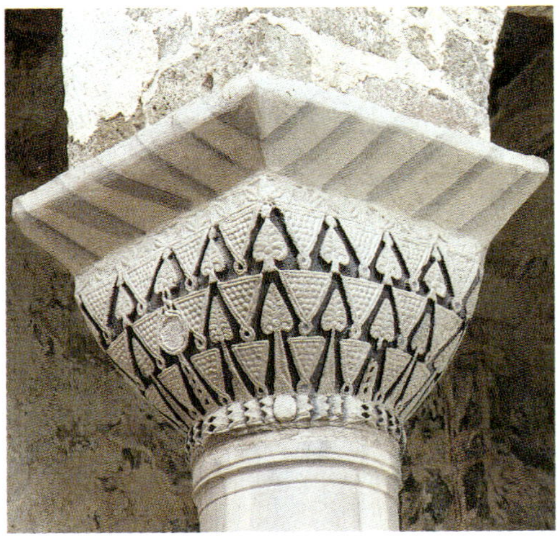

169

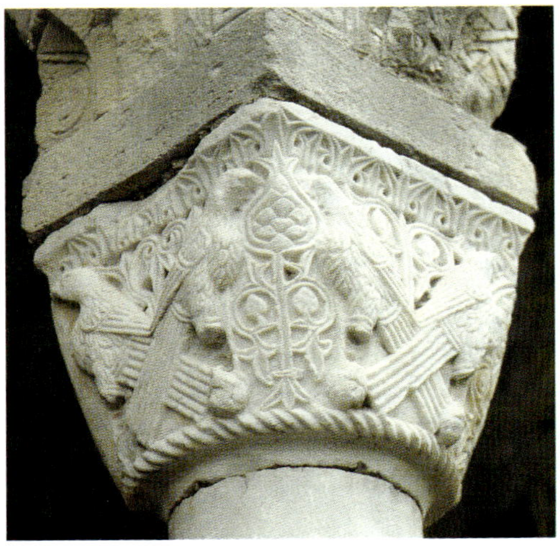

170

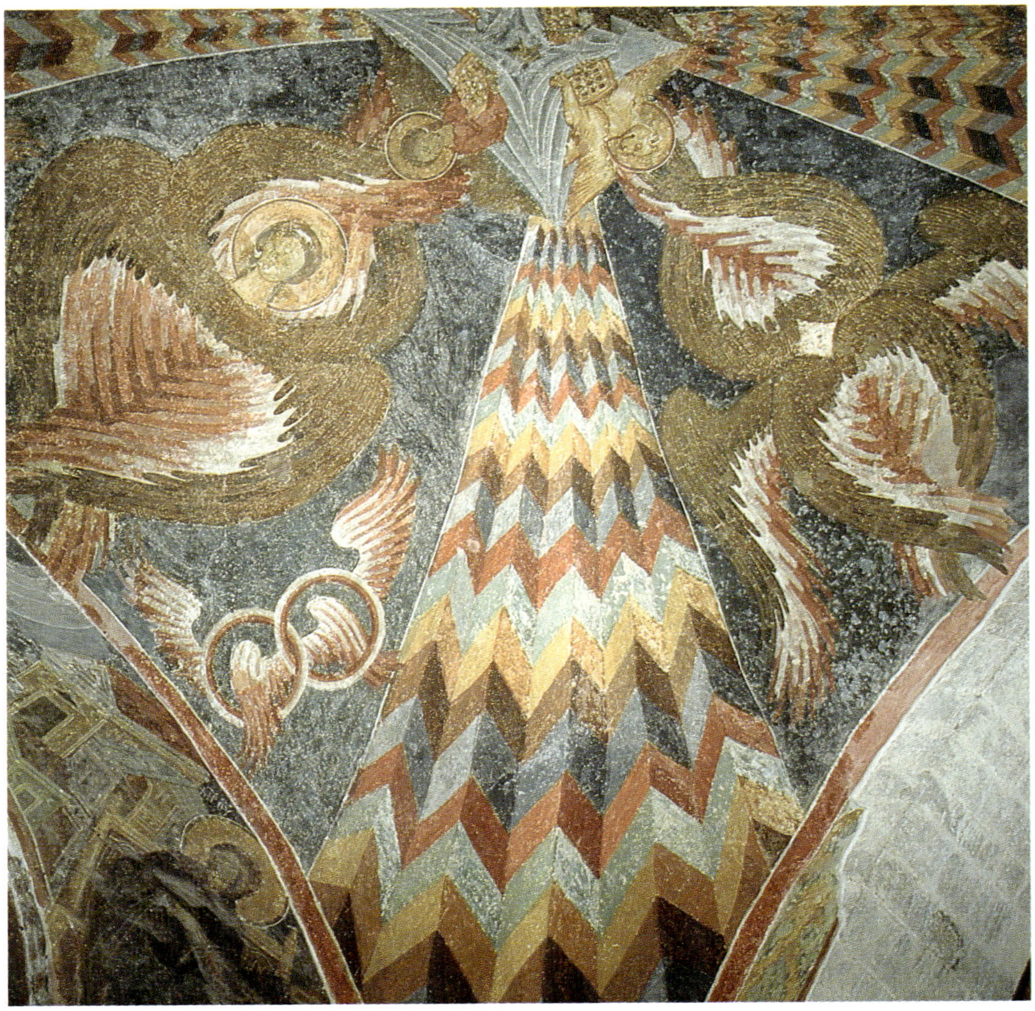

171

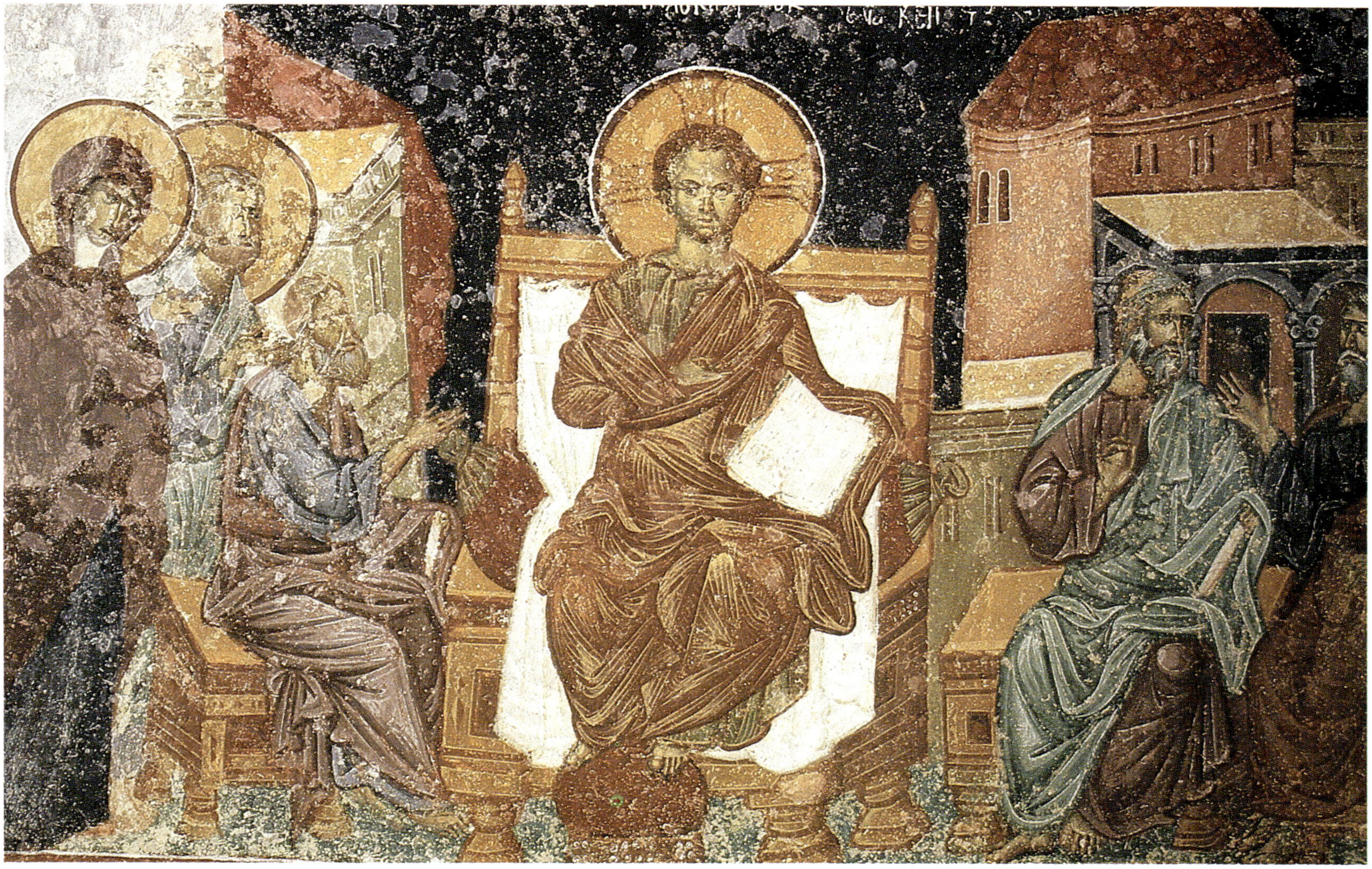

172

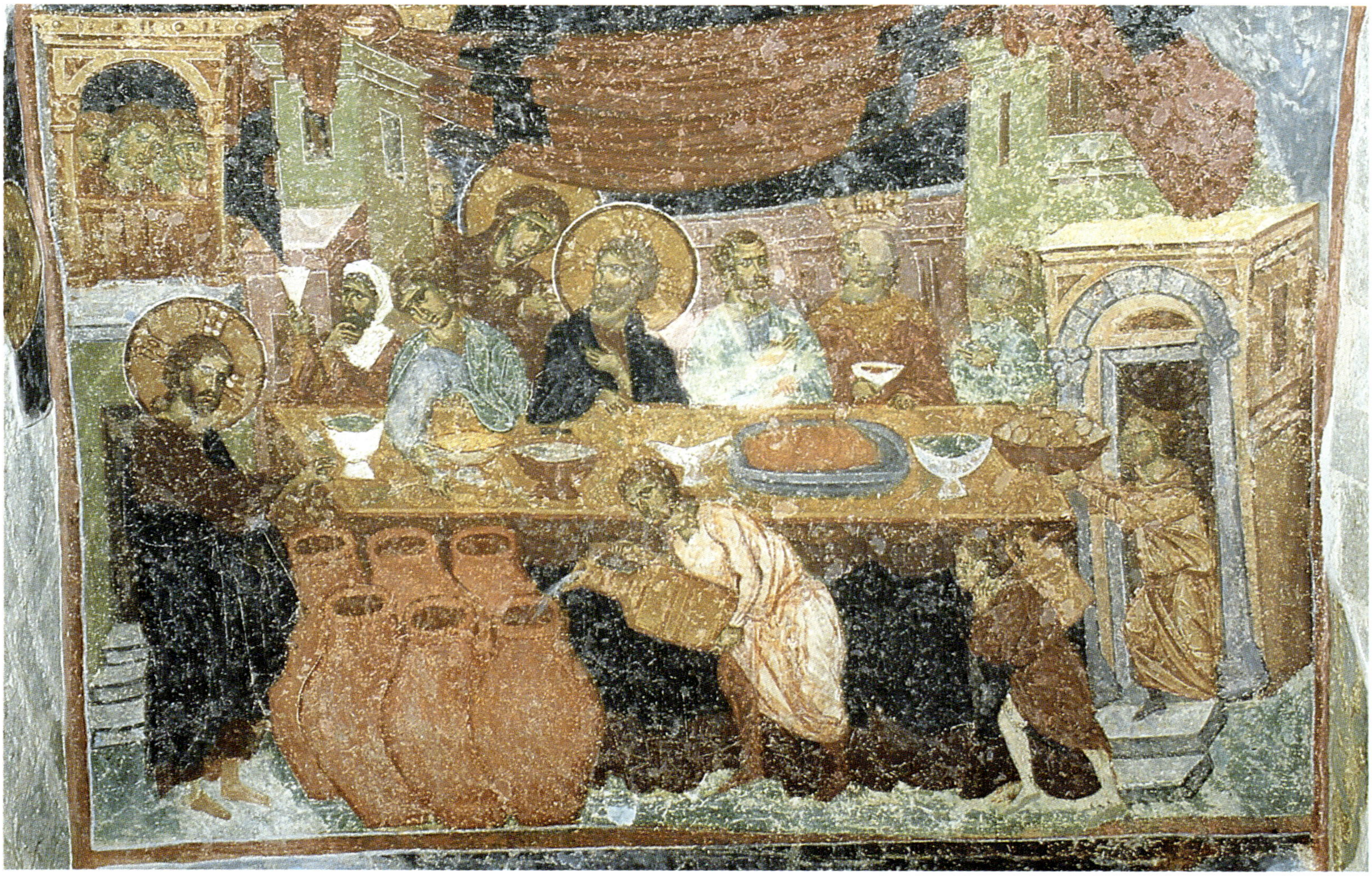

173

Überall im Westen Kleinasiens entstanden unabhängige byzantinische Fürstentümer, so daß die Lateiner ihre Eroberungen in Anatolien nach und nach evakuieren mußten. Der Kampf war lang. Er endete erst 1261 mit der Rückeroberung Konstantinopels durch die Byzantiner unter der Herrschaft des Michael VIII. Palaiologos.

Die Hagia Sophia von Trapezunt

In ihrer vorläufigen Hauptstadt von Trapezunt in der Kolchis haben die Komnenen eine Reihe von Kirchen gebaut, unter denen die Hagia Sophia am besten erhalten ist. Sie gehörte zu einem Kloster, das etwa 2 km westlich von der Stadtmauer auf einem Felsvorsprung über dem Meer lag. Die Kirche wurde von Manuel I. Komnenos (1238–1263) in Auftrag gegeben. Der Bau hat drei Apsiden, der Chor ist von Prothesis und Diakonikon flankiert, und vier Säulen tragen eine Kuppel in der Mitte des Schiffes. Das Gewölbe unterstreicht den Grundriß in Form eines griechischen Kreuzes (Kreuzkuppelkirche). Die Säulen stammen von byzantinischen Bauten aus dem 5. und 6. Jahrhundert. Drei große, ebenfalls überwölbte Vorhallen im Norden, Westen und Süden geben dieser Kirche ein ganz besonderes Aussehen. Jede hat zwei Säulen, auf denen ein Portikus mit drei Öffnungen ruht; darüber gab es ein mit Flachreliefs geschmücktes Tympanon. Nur die Reliefs des Südportikus sind erhalten, freilich stark verwittert. Sie zeigen Szenen aus der Genesis (Abb. 167–170).

Hinter der westlichen Vorhalle dieser Hagia Sophia betritt man durch einen überwölbten Narthex das Schiff. Er ist mit Fresken aus der Mitte des 13. Jahrhunderts ausgemalt, die besser erhalten sind als die in der Kirche selbst. Von einem britischen Team unter der Leitung von David-Talbot Rice restauriert, werfen sie ein interessantes Licht auf die Übergangsphase zwischen der Kunst vor dem Fall Konstantinopels und ihrer strahlenden Erneuerung im 14. Jahrhundert (Abb. 171–173). Sie illustrieren verschiedene Szenen aus dem Leben Christi, besonders seine Wunder. Im Zentrum des Kreuzrippengewölbes, das sie ganz bedecken, setzt eine Darstellung des apokalyptischen Tetramorphen und der Cherubim Ezechiels das Werk in einen eschatologischen Zusammenhang. Wie bereits gezeigt, gehörte der Text der Apokalypse vor seiner Reintegration im 14. Jahrhundert nicht zum orthodoxen Kanon. Daß eines seiner Themen in einer kaiserlichen Kirche figuriert, ist ein Vorzeichen dieser Änderung in der Lehre der byzantinischen Kirche. Vielleicht ist dies auf die Kontakte mit den Lateinern zurückzuführen, deren Anwesenheit in Konstantinopel seit einem halben Jahrhundert nicht ohne Wirkung auf das Dogma bleiben konnte.

Man bemerkt sofort, daß die Fresken von Trapezunt Zeugnisse einer Übergangskunst sind: Im Vergleich mit den strengen Kompositionen der Mosaiken aus dem 11. und 12. Jahrhundert in der Hagia Sophia von Konstantinopel oder mit den eleganten, doch oft hieratischen Malereien der kappadokischen Felsenkirchen (11. Jahrhundert) ist die Ästhetik der Fresken von Trapezunt eindeutig verfeinerter und auch umständlicher, wie die der zeitgenössischen Manuskripte. Die scharfen, geknickten Falten, die belebten Architekturkompositionen und die in voller Bewegung erfaßten Gestalten sind Zeichen einer neuen Dynamik, die in den früheren Werken der byzantinischen Kunst nicht anzutreffen war. Der Raum wird mit noch ungeordneten Versuchen der Perspektive wiedergegeben, die zur Belebung aller Szenen beitragen (Abb. 172 und 173).

Das Marienkloster von Sumela

Im Hinterland der Kolchis liegen steile Täler und wilde Gegenden, in die die Mönche sich zurückzogen. Um sich von der Welt abzusondern, und später auch, um den Überfällen der Moslems besser zu begegnen, hängten sie buchstäblich ihre großen Klöster an die schwindelerregenden Abhänge des Pontischen Gebirges. Das berühmteste Kloster ist wohl Meryemana Monastiri in Sumela, das der Panagia (Maria) geweiht ist (Abb. 165 und 166).

Die Gebäude klammern sich gleichsam an die Spalten des senkrechten Abhangs, zwischen Himmel und Erde. Sie weisen im wesentlichen nur noch Spuren aus dem 14. Jahrhundert auf, stammen also nicht von 385, dem Datum der Gründung unter Theodosius I. Das Kloster, das zu den großen Zentren des östlichen Mönchtums gehörte – ebenso wie der Berg Athos –, brannte 640 und 1366 ab und wurde jedesmal wieder aufgebaut. Die Mönche konnten sich bis 1923 halten; dann wurde es aufgegeben und dem Vandalismus überlassen. Ein neuerlicher Brand verwüstete es 1930 und ließ nur die Fassaden übrig, die traurig in den Himmel ragen, zudem einige verrauchte Bilder in einer natürlichen Höhle, die die erste Kirche aufgenommen hatte (Abb. 166).

Heute steht die Stätte unter Schutz, und man sieht dort byzantinische Malereien aus dem 18. Jahrhundert neben den ältesten Spuren. Unter diesen hat man drei byzantinische Kaiser erkannt, die Repräsentanten der letzten Wohlstandsepoche des kurzlebigen »Reiches« von Trapezunt: Andronikos III. Komnenos (1330–1332), Alexios III. Komnenos (1349–1390), der sich in Sumela hatte krönen lassen, und Manuel III. Komnenos (1390–1412).

Es ist zu bedenken, daß Trapezunt trotz der Rückkehr der Byzantiner nach Konstantinopel eine große Bedeutung behielt. Es blieb der wichtigste Hafen für den Handel mit dem Mittleren Osten. Bis Trapezunt kamen die Karawanen aus dem Iran, die wiederum an die aus Indien und China angeschlossen waren, auf der großen Handelsstraße für Luxusgüter (Seide, kostbare Stoffe, Gewürze, Porzellan, Elfenbein, Edelsteine), für die in Byzanz und dem ganzen Abendland große Nachfrage bestand. So stellte Trapezunt das wahre Tor zum reichen, geheimnisvollen Orient dar. Es überlebte selbst die Eroberung Konstantinopels durch die Türken 1453 um einige Jahre; die Stadt fiel erst 1461, als die letzte Stunde für Byzanz schlug, unter dem Ansturm von Mehmet II. Fatih.

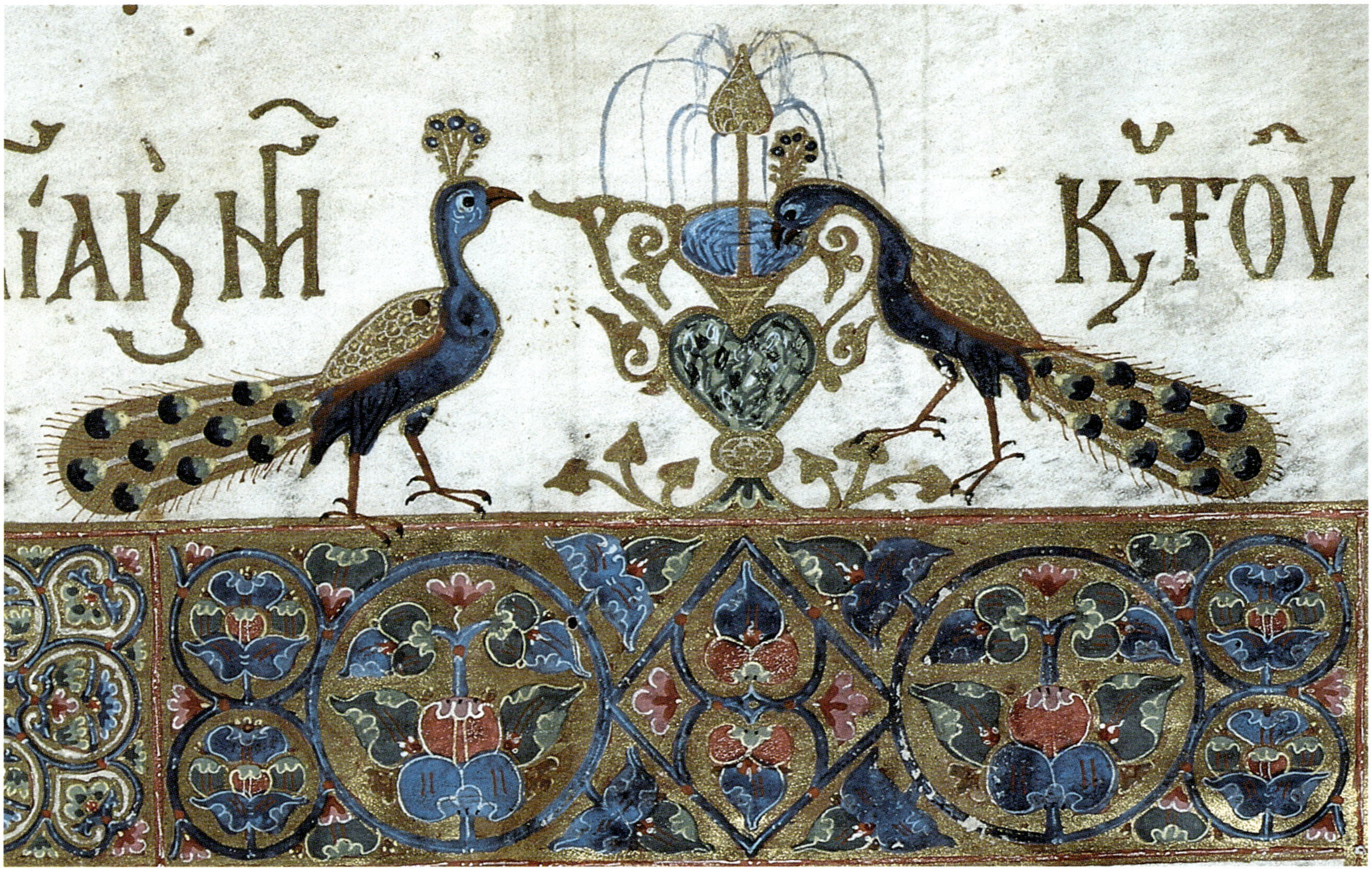

174

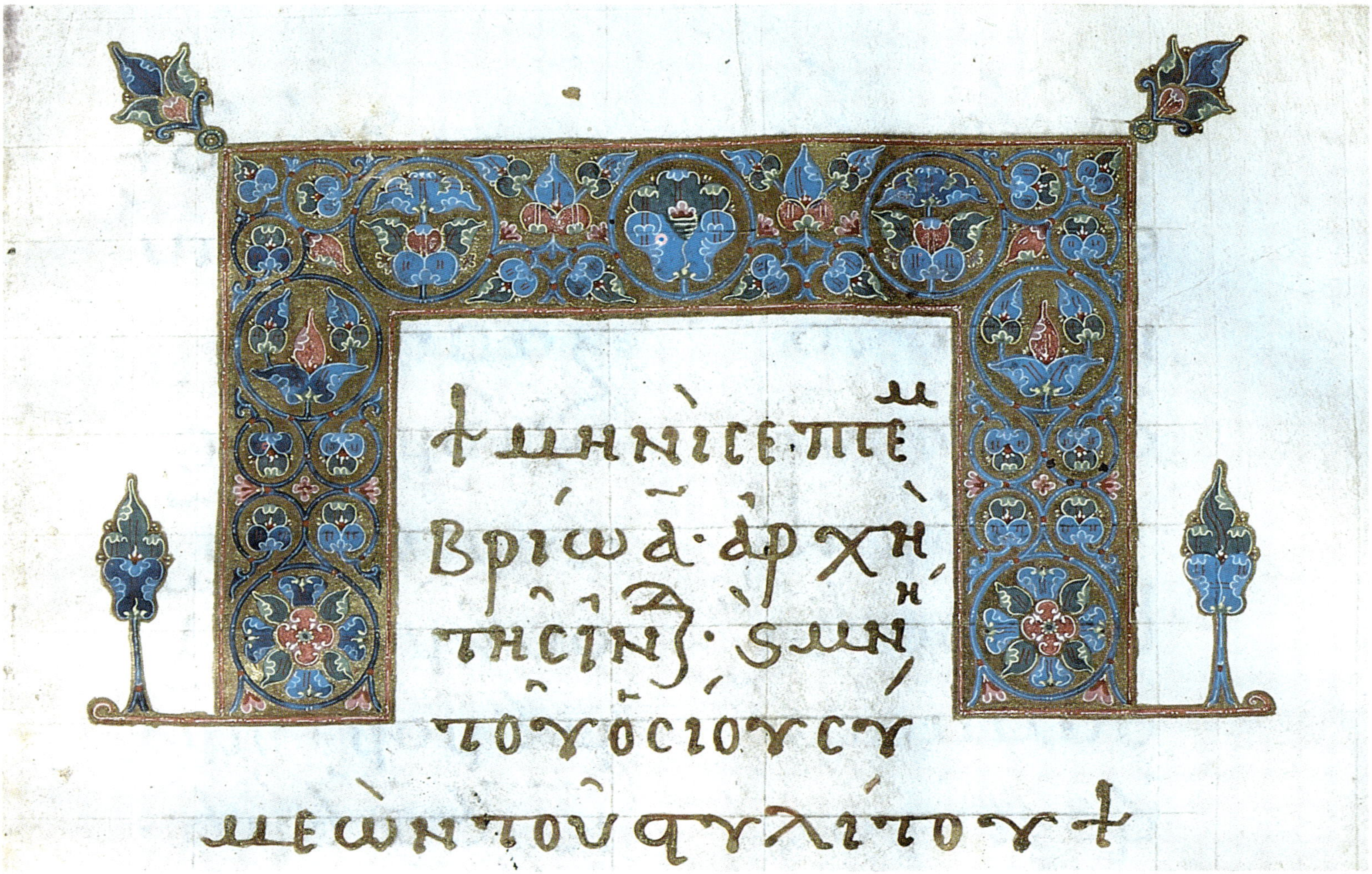

175

VI Die mittelalterliche Kunst in Konstantinopel

Nach einer langen Rundreise durch die verschiedenen Teile des byzantinischen Orients führt uns dieses letzte Kapitel wieder nach Konstantinopel zurück. Während die Provinzen ihre Ausdrucksformen – in Harmonie oder Disharmonie mit der zentralen Macht – entwickelt hatten, waren auch in der Hauptstadt neue Formen aufgekommen. Tatsächlich vollzog sich ab dem 11. Jahrhundert in Konstantinopel ein langsamer, aber tiefgreifender Wandel, der Byzanz von der Antike ins Mittelalter brachte.

Nach dem Wiederaufbau der großen Basilika Hagia Eirene, die dem Göttlichen Frieden geweiht war, unter Konstantin V. (741–773) wurden keine »römischen« imperialen Bauten mehr erstellt. Die Zeit der Großbaustellen war vorbei. Von nun an konzentrierte sich der Grundriß der Kirchen auf das griechische Kreuz, und die Sakralbauten wurden unendlich viel kleiner. Dieser Wandel ging parallel zur allmählichen Verkleinerung des Reiches, das seine Provinzen in Syrien-Palästina, Ägypten, Nordafrika, Spanien und fast ganz Italien verloren hatte und auf dem Balkan in der Defensive war.

Nach einer Periode der Wirren zwischen 802 und 820 begann eine interessante künstlerische und kulturelle Erneuerung. Konstantinopel stieß mehr und mehr die römischen Formen ab. Im religiösen Bereich trat 867 unter dem orthodoxen Patriarchen und Theologen Photios das Schisma zwischen Rom und Byzanz ein. Gelehrte Unternehmungen wurden gefördert; in Regelsammlungen fanden ästhetische Institutionen und Formeln ihren Niederschlag, um ein System der Sakralkunst zu fixieren, das heute als die byzantinische »Klassik« gilt.

In den Manuskripten setzte sich gleichzeitig eine praktischere Schreibweise durch: Im 9. Jahrhundert wich die römische Unzialschrift endgültig den Minuskeln oder Kleinbuchstaben. Der Wandel in der Schrift ging nun mit einem Geisteswandel einher. Jede Art von Kenntnissen war fortan würdig, formuliert zu werden. Man beschränkte sich nicht mehr auf allein theologische und dogmatische Texte. Im 10. Jahrhundert schrieb Kaiser Konstantin VII. Porphyrogennetos sein berühmtes *Buch der Zeremonien,* das die aulischen Gebräuche und Rituale aus dem frühen römischen Prinzipat kodifizierte und zusammenfaßte.

In dieser Periode lag die kaiserliche Macht nicht mehr allein bei den Soldatenkaisern, sondern auch in den Händen einer glanzvollen, humanistischen Aristokratie. Am Hof herrschte ein lebhaftes kulturelles Interesse. Man ließ Hunderte von antiken Manuskripten suchen und kopieren, um sie in öffentlichen Bibliotheken zu sammeln. Die intellektuelle Bewegung ist durch die vielen illuminierten Werke, die aus dieser Blütezeit stammen, bis heute sichtbar. In der Folge wurden viele Zeugnisse der Buchkunst von dem Dekorationsstil beeinflußt, der sich in dieser intensiven, lebendigen Zeit entwickelt hatte.

174 Detail des Incipit, das das griechische Evangelium in der Bibliothek des Topkapi Saray in Istanbul ziert (Codex Nr. 21); das Werk datiert aus dem 12. Jahrhundert. Zwei gegenständige Pfauen stehen und trinken aus einem Kantharos der Unsterblichkeit – ein Symbol des ewigen Lebens, von dem das Evangelium spricht.

175 Ein Tor (Pylē) markiert den Beginn eines Kapitels im griechischen Evangelium des Topkapi Saray. Die Ornamentik der polychromen und geometrisch angelegten Schmuckstreifen besteht aus Blumenmotiven in Kreisen, deren Goldbordüren an Zellenschmelz erinnern.

Handschriften und Miniaturen

Die Miniaturmalerei hatte nun ihre Reife erlangt. In den kaiserlichen Skriptorien entfaltete sich eine außergewöhnliche Blüte illustrierter oder ornamentierter Texte, auf die die byzantinische Kultur stolz sein konnte. Bei den illuminierten Manuskripten zeigen die Werke der Miniaturmaler aus dem Konstantinopel des 10. bis 13. Jahrhunderts – einer Zeit, die als Höhepunkt der Buchmalerei gilt – zwei deut-

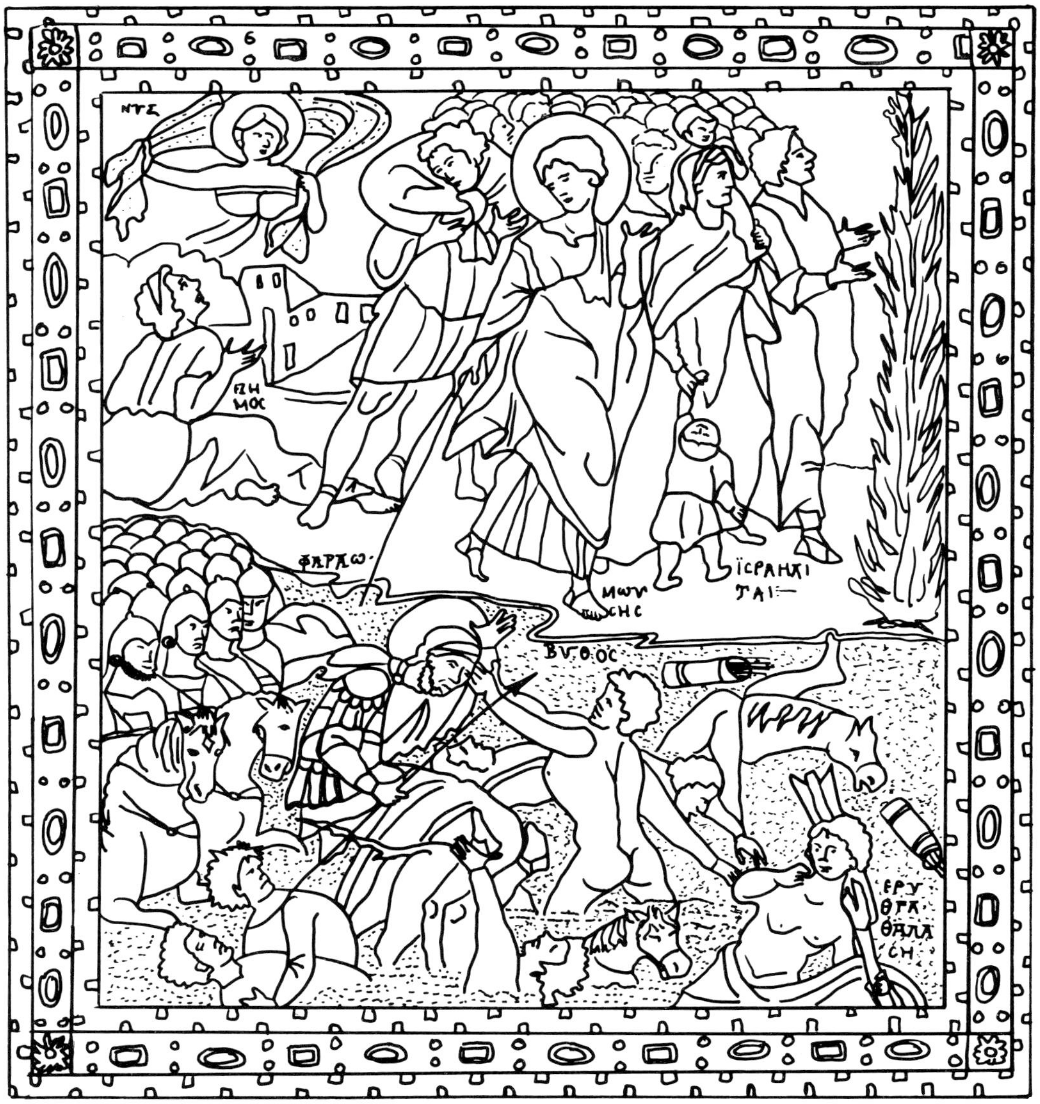

Nachzeichnung einer Miniatur aus dem griechischen Psalter 139 der Pariser Bibliothèque nationale, der aus dem Anfang des 10. Jahrhunderts datiert. Der Durchzug durch das Rote Meer – die Hebräer folgen der Feuersäule – ist über der Szene dargestellt, in der die Armee des Pharao von den Fluten verschlungen wird.

lich unterschiedene Tendenzen. Diese beiden Hauptströmungen, in die die Produktion der Schreiber in Palästen und Klöstern sich teilte, sind einerseits die anikonische Dekoration und andererseits die eigentlichen Illustrationen, die sich auf den Text beziehen.

Es scheint angebracht, sich hier zwar auf das Wesentliche zu beschränken, doch beide Stile mit Beispielen aus zwei Werken zu belegen, die der Bibliothek des Topkapi Saray in Istanbul gehören. Das erste dieser kostbaren Manuskripte ist ein rein ornamentales griechisches Evangelium (Codex Nr. 21). Es mißt 30 auf 25 cm und enthält 210 gut erhaltene Pergamentblätter. Das Werk datiert aus dem 12. Jahrhundert, das heißt aus der Zeit der Komnenen oder Angeloi. Die Illustrationen beschränken sich auf verzierte »Tore« (Pylē) am Beginn der Kapitel, einige Vignetten und Initialen sowie ein Incipit mit einer kleinen Szene über dem Schmuckband mit geometrischen Motiven: Zwei gegenständige Pfauen – die persischen Vögel der Unsterblichkeit – rahmen einen Kantharos ein; das Gefäß symbolisiert die Quelle des Lebens, aus der die Pfauen trinken. Dieses Symbol am Anfang des Evangeliums bezieht sich natürlich auf das Wort der Frohbotschaft, das Wasser des Lebens, die Verheißung der Auferstehung (Abb. 174 und 175).

Die Verzierung der Schmuckbänder besteht aus streng konstruierten Kompositionen: Kreise, Weinranken und Blumen in üppigen, kontrastreichen Farben – Gold, Blau und Rot. Dieser Typ der »abstrakten« Dekoration ist bei Evangelien häufig. Er entstand im 10. Jahrhundert und blieb bis zum Ende des byzantinischen Reiches fast unverändert weiterbestehen.

Der Codex Nr. 21 ist mit anderen berühmten Werken zu vergleichen, etwa den griechischen Handschriften 64, 74 oder 543 in der Pariser Bibliothèque nationale, die alle aus dem 11. Jahrhundert datieren. Eine Reihe vergleichbarer Manuskripte aus dem 10. bis 17. Jahrhundert wird in den Klöstern auf dem Berg Athos bewahrt. Die polychromen Motive ahmen emaillierten Goldschmuck nach. Ihr deutlich

176 Eine Illustration im Oktateuch der Septuaginta in der Bibliothek des Topkapi Saray (Codex Nr. 8), der aus dem frühen 12. Jahrhundert datiert. Die Miniatur stellt den Durchzug des Volkes Israel durch das Rote Meer (unten) dar, verfolgt von den Heerscharen des Pharao (oben), nach Exodus 14, 6 und 10.

177 Zweite Illustration im Oktateuch der Septuaginta im Topkapi Saray: Man sieht die Heerscharen des Pharao, die von der Flut verschlungen werden, während die Kinder Israel, geführt von Mose, der Feuersäule folgen (Exodus 14, 21–29). Diese Miniaturen sind von einem spätrömischen Vorbild inspiriert, vielleicht über die Zwischenstation einer Kopie wie des griechischen Psalters 139 der Bibliothèque nationale in Paris, der aus dem 10. Jahrhundert datiert. In ihm findet man alle Charakteristika der Miniatur des 5. bis 6. Jahrhunderts.

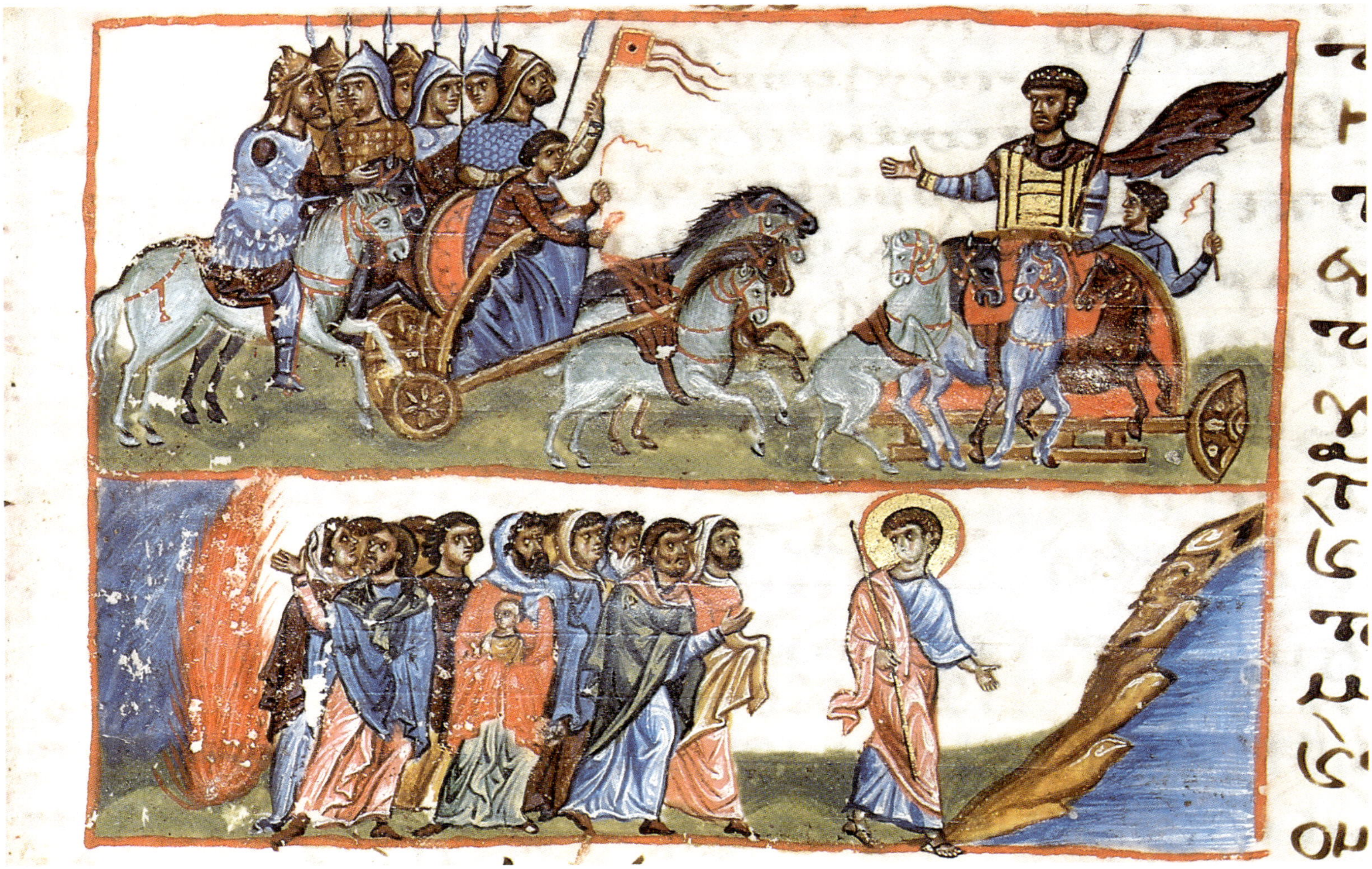

176

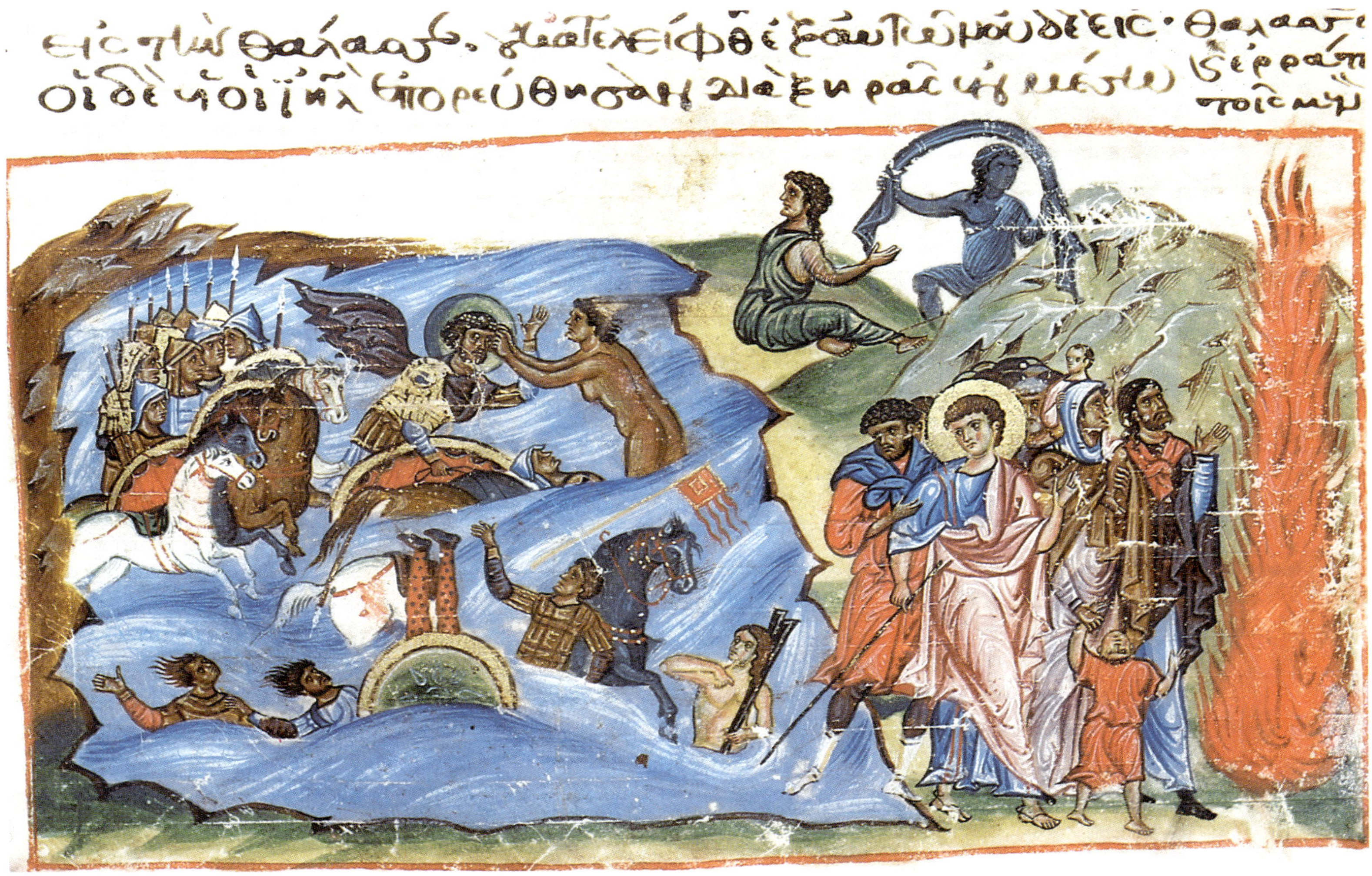

177

orientalisierender Charakter war in Konstantinopel beliebt. Sie scheinen dem Islam abgeschaut zu sein. Die an Teppichbordüren erinnernden Ornamente haben nur in ganz seltenen Fällen, meistens im Incipit, figurative Elemente, die gewissermaßen eine prophylaktische Rolle spielen.

Bei Manuskripten dieses Typs findet man als Frontispiz jedes Buches die stereotypisierten Bildnisse der Evangelisten. Da jedoch das dekorative Repertoire keinerlei Bezug zu den Szenen der Schrift hat, handelt es sich nicht um Illustrationen. Dazu im Gegensatz steht der andere Typ, bei dem jede Miniatur sich auf eine bestimmte Passage des Alten oder Neuen Testaments bezieht. So ist das zweite Werk, das ich analysieren möchte, dem ersten in jeder Hinsicht entgegengesetzt. Es ist ein Oktateuch, ein Werk, das die ersten acht Bücher des Alten Testaments umfaßt (Genesis, Exodus, Leviticus, Numeri, Deuteronomium, Josua, Richter und Ruth), in der griechischen Übersetzung der Septuaginta, die Mitte des 3. bis 1. Jahrhundert v. Chr. in Alexandria entstanden ist.

Der Oktateuch der Septuaginta (Codex Nr. 8) in der Bibliothek des Topkapi Saray ist ein sehr umfangreiches Werk, das auf 570 Pergamentblättern über 300 Miniaturen enthält. Das 42,5 auf 32 cm große Manuskript wurde unter der Herrschaft Alexios' I. Komnenos (1081–1118), also Anfang des 12. Jahrhunderts, in den Werkstätten des Palasts hergestellt. Wie das vorige Beispiel ist es ganz in Minuskeln geschrieben (Abb. 176–179).

Als Einführung zu den biblischen Texten dient eine Version des »Aristeus-Briefes«, einer apokryphen Schrift aus der Zeit um 100 v. Chr. Sie stammt wahrscheinlich von einem jüdischen Schreiber, der die Vorzüge des Judentums preist und den legendären Ursprung der Septuaginta erzählt. Die Übertragung des hellenistisch-griechischen Textes in mittelalterliches Griechisch ist das Werk von Alexios Komnenos' Sohn Isaak.

Das Interessante an diesem Manuskript sind die herrlichen figürlichen Miniaturen, die den Text illustrieren, in den sie eingefügt sind, meist in horizontalen Kompositionen. Die Miniaturen haben einen charakteristisch lebhaften, freien Stil – ganz anders als die hieratischen Mosaiken der Hagia Sophia von Konstantinopel aus dem 11. und 12. Jahrhundert – und kräftige, tiefe Farben. Vorherrschend sind Rot, Blau, Braun und Grün, dazwischen wenige Spuren von Gold, die an die byzantinische Manier erinnern. Allerdings ist von vornherein festzustellen, daß diese Buchkunst nichts gemein hat mit der zeitgenössischen sakralen Malerei in Byzanz. Woher kommt das Besondere an dieser biblischen Ikonographie?

Wie bei zahlreichen byzantinischen Miniaturen ist die Quelle eine Serie von antiken Illustrationen aus den ersten Jahrhunderten des christlichen Reiches. Die Kopien aus dem 12. Jahrhundert beziehen sich also auf die Buchkunst Roms und gehen auf Vorbilder aus dem 5. oder 6. Jahrhundert zurück. In dieser Malerei voller Bewegung und Leben, die sich an den Flachreliefs der Spätantike inspirierte, kontrastiert die »Entspanntheit« der Komposition mit der Unbeweglichkeit der byzantinischen Sakralkunst. Deshalb ist es interessant, diese Illustrationen und ihre »Genealogie« zu untersuchen.

Der Oktateuch der Septuaginta (Codex Nr. 8) bringt eine Interpretation von Prototypen aus der Antike, die ein Licht auf das künstlerische Denken der Byzantiner wirft. Ein deutliches Beispiel ist die Illustration des Durchzugs durch das Rote Meer, kombiniert mit der Szene, in der das Wasser die Heerscharen des Pharao verschlingt. Die Miniatur aus dem 12. Jahrhundert ist indirekt von einem frühchristlichen Vorbild abgeleitet und stützt sich auf eine jüngere Tradition, die wiederum von antiken Formen lebt. Dies kann man anhand bestimmter Einzelheiten in der Komposition feststellen. Der Maler des Oktateuch der Septuaginta hat zwei Szenen nebeneinandergestellt, die in dem herrlichen, aus dem 10. Jahrhundert datierenden griechischen Psalter 139 in der Pariser Bibliothèque nationale übereinander angeordnet sind (Abb. 177). André Grabar schreibt über diesen Psalter, er sei »mit Sicherheit das berühmteste unter allen griechischen Manuskripten«. Seine Malereien nehmen jeweils eine volle Seite ein und sind mit einem reich verzierten Rahmen umgeben; sie wurden nach einem Vorbild aus den ersten christlichen Jahrhunderten angefertigt. Es handelt sich ganz ohne Zweifel um Imitationen antiker Werke. Diese Miniaturen waren nun wiederum Vorbilder für den Oktateuch aus dem 12. Jahrhundert.

Ein Vergleich zwischen den gleichen Szenen (Abb. 177) im Psalter und im Oktateuch ist faszinierend. Alle Elemente der älteren Miniatur finden sich in der jüngeren wieder, bis in die kleinsten Details: Position der Figuren, Anlage der beiden Teile, die einmal übereinander, einmal nebeneinander angeordnet sind. Der

178 Diese Szene, die ebenfalls dem Oktateuch der Septuaginta im Topkapi Saray entnommen ist, zeigt Mose, wie er im Fels die Quelle entspringen läßt, die das Volk Israel in der Wüste tränken wird (Exodus 17, 6). Man beachte die Ähnlichkeit in der Darstellung Moses bei allen diesen Miniaturen; sie bestätigt die Existenz von Stereotypen für jede wichtige Gestalt der Heiligen Schrift.

179 Die letzte Illustration aus dem Oktateuch der Septuaginta des Topkapi Saray zeigt Jethro, Moses Schwiegervater, beim Opfer, nachdem er vom Durchzug durch das Rote Meer gehört hat (Exodus 18, 12). Der Tempel ist ganz rechts als Zikkurat dargestellt, vor der sich ein Ciborium (oder Baldachin) erhebt; es steht wie die der frühen Kirche auf vier Säulen und hat eine Kuppel.

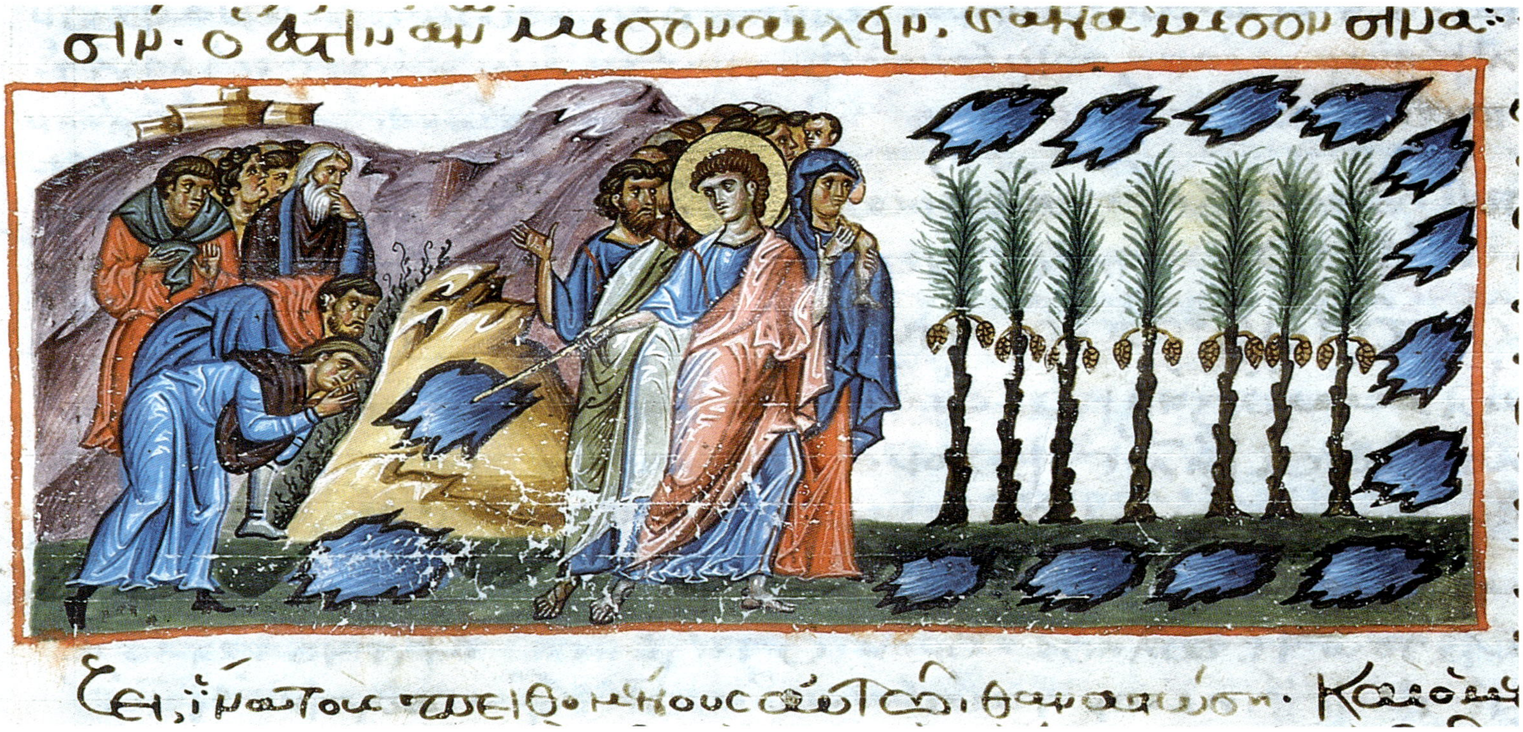

178

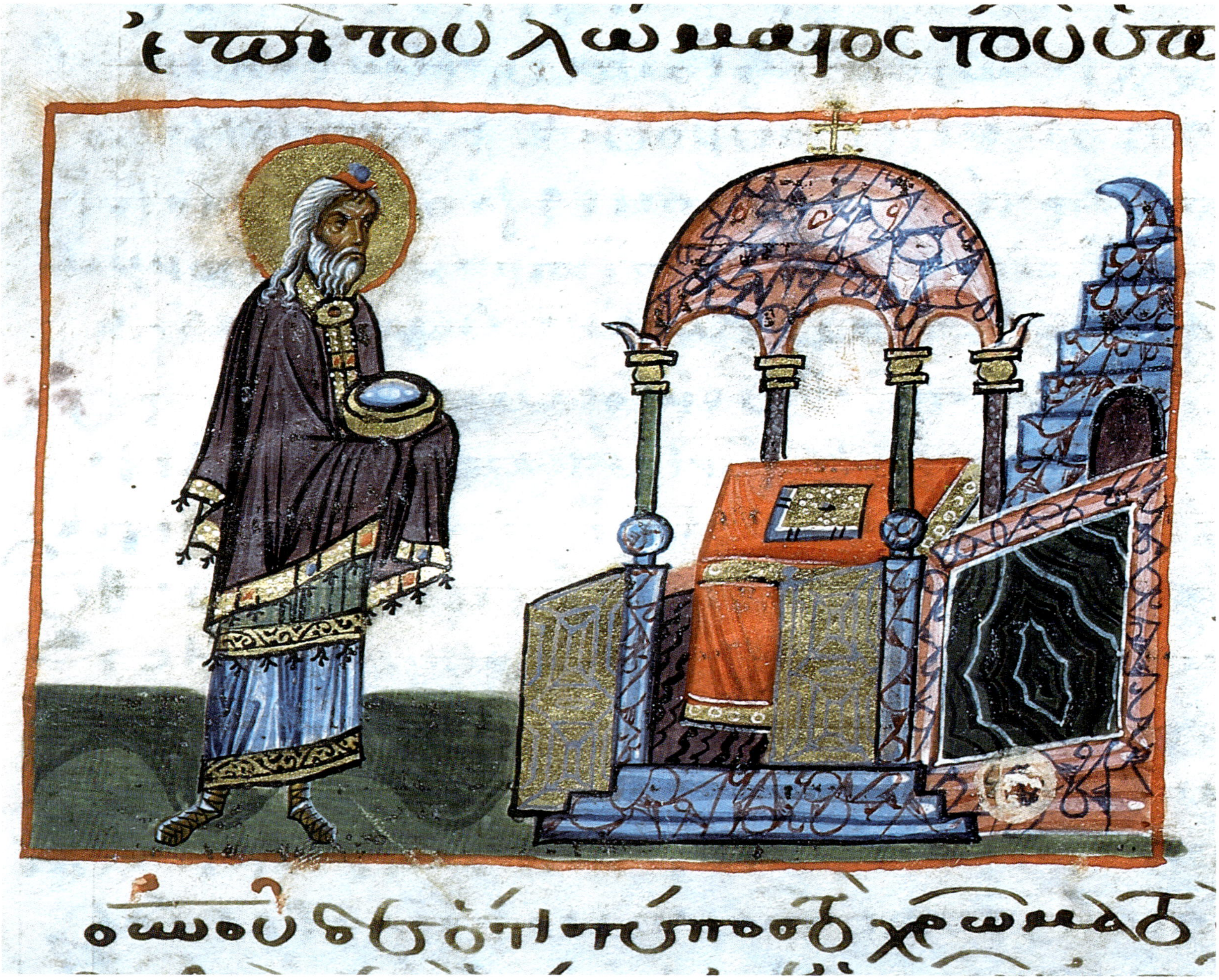

179

Maler des 12. Jahrhunderts hat das Vorbild offenbar vereinfacht. Möglicherweise hatte er außer der Version aus dem 10. Jahrhundert noch einen antiken Prototyp mit nebeneinanderstehenden Szenen vor Augen, denn seine Anordnung scheint einleuchtender als die des Psalters. Vielleicht gehörte die Illustration in ihrer ersten Form zu einem Manuskript, das seitlich aufzurollen war. Bei der Übertragung in einen Codex (ein Buch mit gebundenen Blättern) mußte man dann die Komposition zweiteilen, um sie dem neuen Format der Seite anzupassen. In diesem Fall hätte also die Illumination des Oktateuch die ursprüngliche Anordnung des Werkes wiedergefunden.

Dieser Vergleich unterrichtet uns auch über die Arbeitsmethoden der Kopisten in den Skriptorien: Treue zu einer altehrwürdigen Tradition und gleichzeitig freies Spiel bei der Anordnung auf der Seite und der Gestaltung gewisser Details. Im Psalter haben kurioserweise sowohl Mose als auch der Pharao goldene Aureolen, in der Interpretation des Oktateuch hingegen wird dieser Widerspruch korrigiert: Nur Mose hat noch eine goldene Aureole, der Pharao hingegen einen grünen, schweflig oder gar diabolisch aussehenden Nimbus. Außerdem ist der Mantel des Pharao, der nach einer in der römischen Plastik verbreiteten Tradition in der Bewegung flattert, im Werk des 12. Jahrhunderts behandelt wie ein Fledermaus- oder Dämonenflügel: Die Falten sind starr und kantig geworden. Obwohl die jüngere Miniatur von weniger Können zeugt als ihr Vorbild aus dem 10. Jahrhundert, das seinerseits ein uns leider unbekanntes antikes Paradigma wiederholt, zeugt sie doch von Überlegenheit und einem kritischen Geist, die sie über die servile Kopie herausragen lassen. Der mittelalterliche Künstler hat es vermocht, das Thema neu zu durchdenken, ohne sich von dem antiken Vorbild hypnotisieren zu lassen, auf dem er aufbaut und das auf die altehrwürdigen Quellen der byzantinischen Frühzeit zurückgeht.

Konstantinopel und sein Palast

Im 6. und 7. Jahrhundert war Konstantinopel eine riesige Stadt. In den ersten drei Jahrhunderten seiner Existenz war es stetig gewachsen, dann hatte es sich stabilisiert, und als das Imperium zusammenschmolz, war auch die Stadt immer kleiner geworden. So ist es schwierig, sich Konstantinopel im Mittelalter vorzustellen. Man wird vielleicht an eine wimmelnde, bunte, lärmige Stadt des Mittleren Orients denken. Wohnviertel waren oft ungeordnet in öffentliche Räume hineingewachsen, die, von den ersten byzantinischen Herrschern verschönert, sich mit Anbauten und Buden zu füllen begannen. Hier mischten sich Wohnungen und Werkstätten, Verwaltungsgebäude und Lagerhäuser, Märkte und Kasernen. Denn Konstantinopel, der wichtigste Mittelmeerhafen, führte Luxusgüter aus allen möglichen Gebieten ein und kontrollierte den Handel zwischen dem Westen und dem Schwarzen Meer, von wo die Karawanen in Richtung China und Indien aufbrachen. Unter Justinian hatte es 400 000 Einwohner erreicht. Es war eine antike Großstadt mit zahlreichen Foren, Regierungsgebäuden, Palästen, Klöstern, Bibliotheken, Hippodrom und Zisternen, nicht zu vergessen die vielen Kirchen. Im 8. Jahrhundert hingegen lebte die Bevölkerung insgesamt innerhalb der Theodosianischen Stadtmauer; Cyril Mango zufolge dürfte sie 40 000 Seelen kaum überschritten haben – nur ein Zehntel –, nachdem die große Pest von 747 »so viele Menschen getötet hatte, daß die Stadt praktisch verlassen war«. Zwischen den verschiedenen Vierteln der »Stadt der Sieben Hügel«, wie man die Hauptstadt nach dem Vorbild Roms gern nannte, gab es also unüberbaute Grundstücke, selbst Obstgärten und Weiden.

Im 7. und im 8. Jahrhundert folgte eine Katastrophe der anderen, angefangen mit der Zerstörung des Aquädukts von Valens durch die Goten im Jahr 629 und mit der fortschreitenden Verwahrlosung aller öffentlichen Gebäude: Theater, Kapitol, Senat, Nymphäen und große Thermen wurden dem Verfall überlassen. »Seit Beginn des 8. Jahrhunderts«, schreibt Mango, »verstanden die Byzantiner die Bedeutung der banalsten Monumente der antiken Stadtkultur nicht mehr. [...] Die alten Bauwerke riefen Furcht hervor; sie riefen auch Erstaunen hervor, denn man konnte sich nicht vorstellen, wie sie ohne die Hilfe geheimer Kräfte errichtet worden waren.«

Erst gegen 850 begann der Wiederaufbau Konstantinopels. Doch es ging nicht mehr um öffentliche Gebäude für profane Zwecke. Man stellte zahlreiche verfallene oder teilweise eingestürzte Kirchen wieder her. Die Stadtbevölkerung wuchs erneut, und man wurde wieder aktiver. Das System der Wasserversorgung wurde

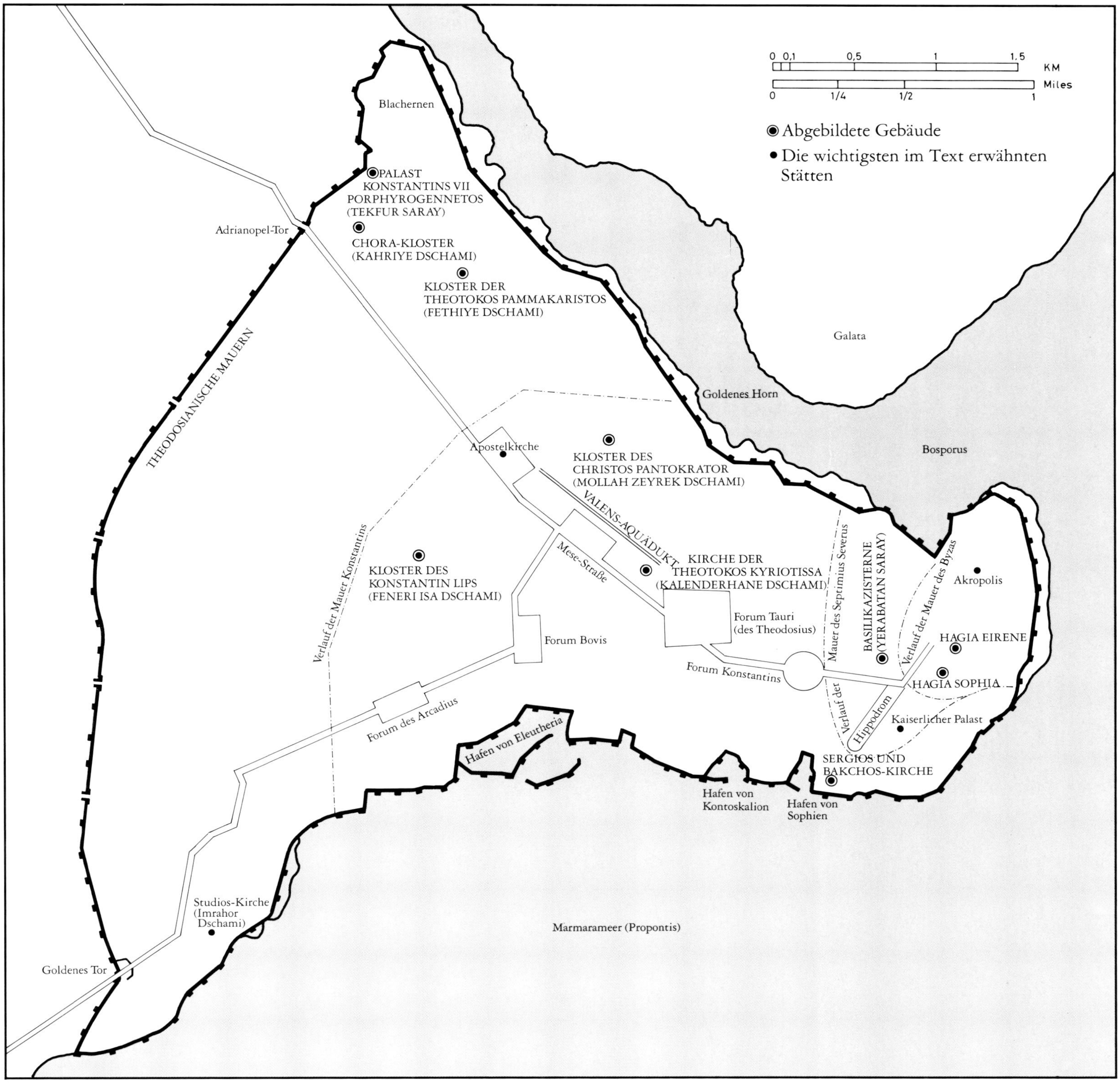

Konstantinopel: Rekonstruierter Plan der Stadt am Ende der byzantinischen Zeit (vgl. auch den Lageplan der Paläste auf Seite 61)

restauriert. Das Handwerk erlebte einen neuen Aufschwung. In diesen Zusammenhang des Wiederaufbaus gehören die mittelalterlichen Kirchen, die im 9. und 10. Jahrhundert errichtet wurden. Doch leider führte die sechzigjährige Besatzung durch die Kreuzfahrer dazu, daß Konstantinopels Bedeutung auf das Niveau des 8. Jahrhunderts zurückfiel, als es im Weichbild der Stadt mehr leere als gefüllte Flächen gegeben hatte.

Der Große Palast, der neben Hippodrom und Hagia Sophia lag – das politische und das religiöse Zentrum der Stadt –, war von Konstantin selbst gegründet und bis zu Nikephoros Phokas im 10. Jahrhundert je nach Bedarf ständig erweitert oder umgebaut worden. Danach wurde er im Mittelalter nach und nach zugunsten des Palasts von Konstantin VII. Porphyrogennetos aufgegeben. Dieser Palast (Tekfur Saray) war wesentlich kleiner; seine schönen Ruinen erheben sich noch immer im äußersten Norden der Umwallung, auf der Kuppe eines Hügels über dem Goldenen Horn (Abb. 187). Trotz seines neuen Palasts feierte der Autor des *Buches der*

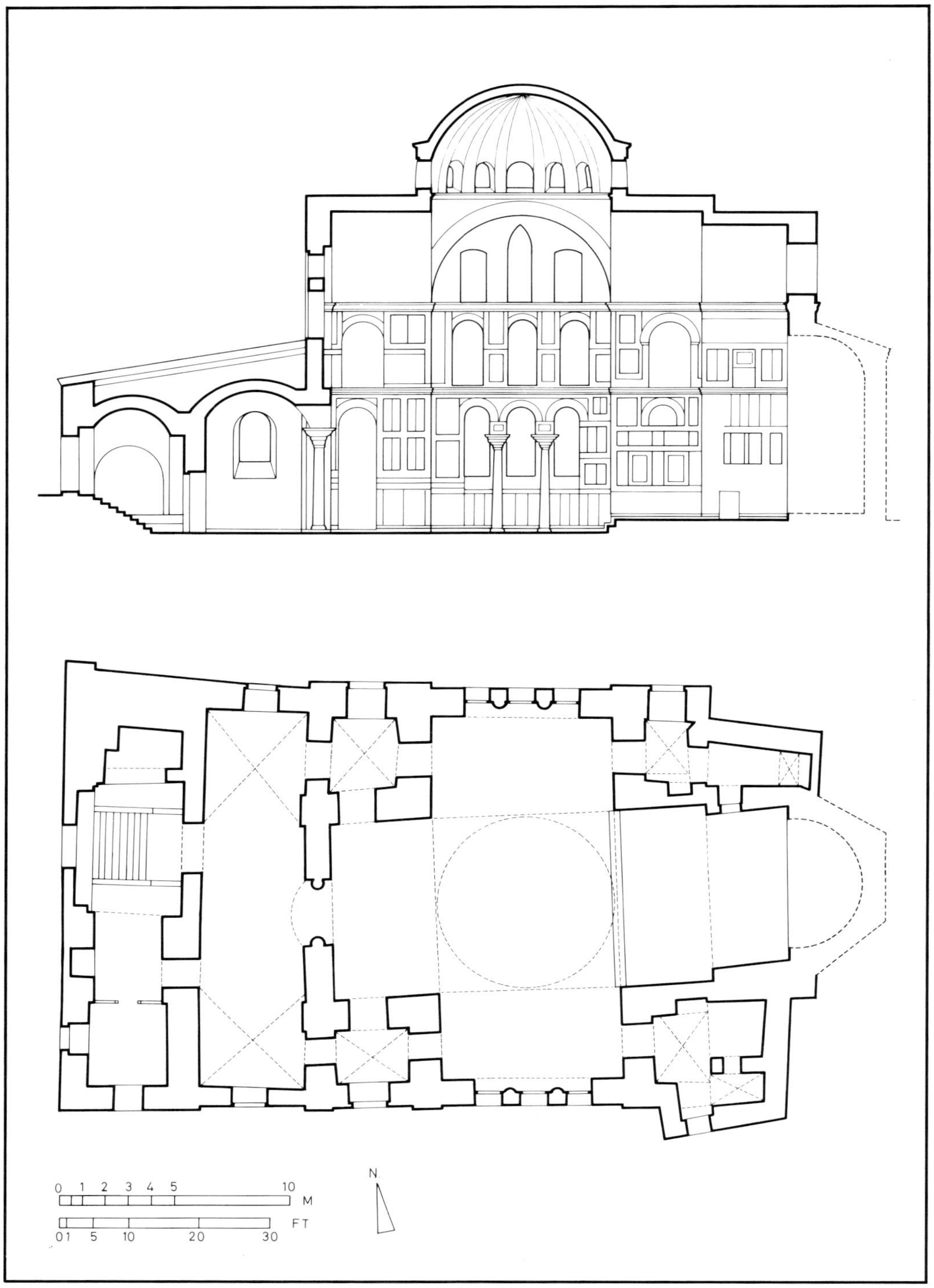

Konstantinopel: Kirche der Theotokos Kyriotissa (Kalenderhane Dschami) aus dem 12. Jahrhundert. Längsschnitt und Grundriß der Kreuzkuppelkirche; die Apsiden und die beiden Narthizes sind rekonstruiert.

180 Die kürzlich restaurierte Kalenderhane Dschami in Istanbul ist eines der besten Beispiele einer Kreuzkuppelkirche, die auf das 12. Jahrhundert zurückgeht. Man hat früher angenommen, daß der Bau ursprünglich dem Christos Akataleptos (dem Unergründlichen) geweiht sei und aus dem 9. Jahrhundert datiere, doch haben die Arbeiten der Harvard University ergeben, daß die Kirche 300 Jahre später entstand und der Theotokos Kyriotissa geweiht war.

181 Blick in das Querschiff der Kalenderhane Dschami, deren hochwachsende Struktur mit drei übereinanderliegenden Fensterreihen die neuen Tendenzen zur Vertikalität ausdrückt. Schöne Marmorverkleidungen bedecken die Wände, die abwechselnd aus Stein- und Ziegellagen gemauert sind. Die Bedeckung – Bogen und Kuppel – besteht ganz aus Ziegeln, um das Gewicht niedrig zu halten.

182 Der Blick nach oben in die Bedeckung der Kalenderhane Dschami läßt die Kreuzform des Grundrisses erkennen. Die Kuppel auf Pendentifs wird von Eckpfeilern getragen, die durch die Bogen leichter gemacht werden. Diese Formel liegt in der Mitte zwischen dem Schema mit massiven, eingezogenen Ecken und der Lösung mit vier Säulen als Eckpunkten des zentralen Quadrats.

183 Das Kloster des Christos Pantokrator – die heutige Mollah Zeyrek Dschami – in Istanbul ist ein großer Komplex aus drei aneinandergebauten Kirchen. Die älteste von ihnen liegt im Norden und datiert aus dem 12. Jahrhundert. Diese Nordkirche, die man hier sieht, hat einen Laternenturm mit acht Fenstern und besteht, abgesehen von wenigen Steinlagen, zum Großteil aus Ziegeln.

184 Die Kirche der Theotokos Eleousa (Gottesmutter der Barmherzigkeit) bildet den Südteil des Pantokrator-Komplexes in Istanbul. Sie wurde von Kaiserin Eirene gebaut, der ersten Frau Johannes' II. Komnenos. Die schöne Tür zwischen Exonarthex und Endonarthex besteht wahrscheinlich aus antiken Spolien. Die dreifache Öffnung in Marmor ist von drei Ziegelbogen gekrönt.

185 Zwischen der Pantokrator- und der Theotokoskirche steht eine schmale Grabkirche, die dem Erzengel Michael geweiht ist und ebenfalls aus dem 12. Jahrhundert datiert. Sie hat ein interessantes Bedeckungssystem mit einer längs über dem Schiff liegenden ovalen Kuppel und einer kleinen ellipsenförmigen Kuppel, die quer über dem Chor liegt. Hier wurde Manuel I. Komnenos 1180 begraben.

Zeremonien jedoch weiterhin seine Feste in bestimmten Gebäuden des Großen Palasts, die nicht verfallen waren.

Dieser Große Palast konnte nur zum Teil ausgegraben und nur teilweise hypothetisch rekonstruiert werden. Der Bereich ist von modernen Gebäuden und von der riesigen Moschee des Sultans Achmed besetzt und hat deshalb kaum eine Chance, einmal Gegenstand systematischer Grabungen zu werden, selbst wenn jüngste Arbeiten schöne Elemente von Bodenmosaiken aus dem Spätreich zutage gefördert haben. Zahlreiche Texte weisen jedoch auf seine Nebengebäude hin, die eine Fläche von 650 auf 450 m bedeckten, also etwa 30 ha. Das *Buch der Zeremonien* erwähnt eine ganze Reihe von Bauten mit aufschlußreichen Namen: das Augusteion, das Tribunal der 19 Liegen, die Dreikonchen-Phiale, das Chrysotriklinon, nicht zu vergessen das Kathisma des Hippodroms und die Hagia Sophia mit ihrer Uhr. Man muß sich den riesigen Komplex von terrassenförmig über dem Bosporus angelegten Gebäuden wie ein regelrechtes Stadtviertel vorstellen, festlich und grandios, doch nicht so streng geordnet, wie die modernen Rekonstruktionen es darstellen. In Wirklichkeit war das Ensemble heterogen und muß ein unentwirrbares Labyrinth von Kuppeln, Höfen, Thermen, Straßen mit Portiken und Wirtschaftsgebäuden gebildet haben, wahrscheinlich überall unterbrochen von Gärten,

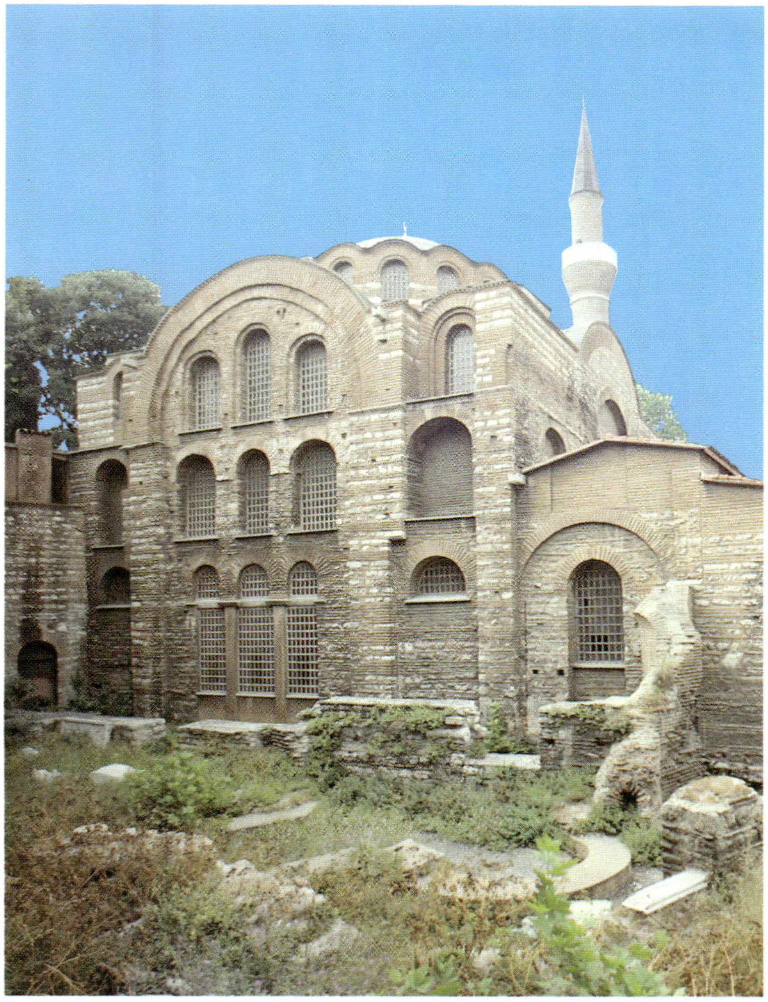
180

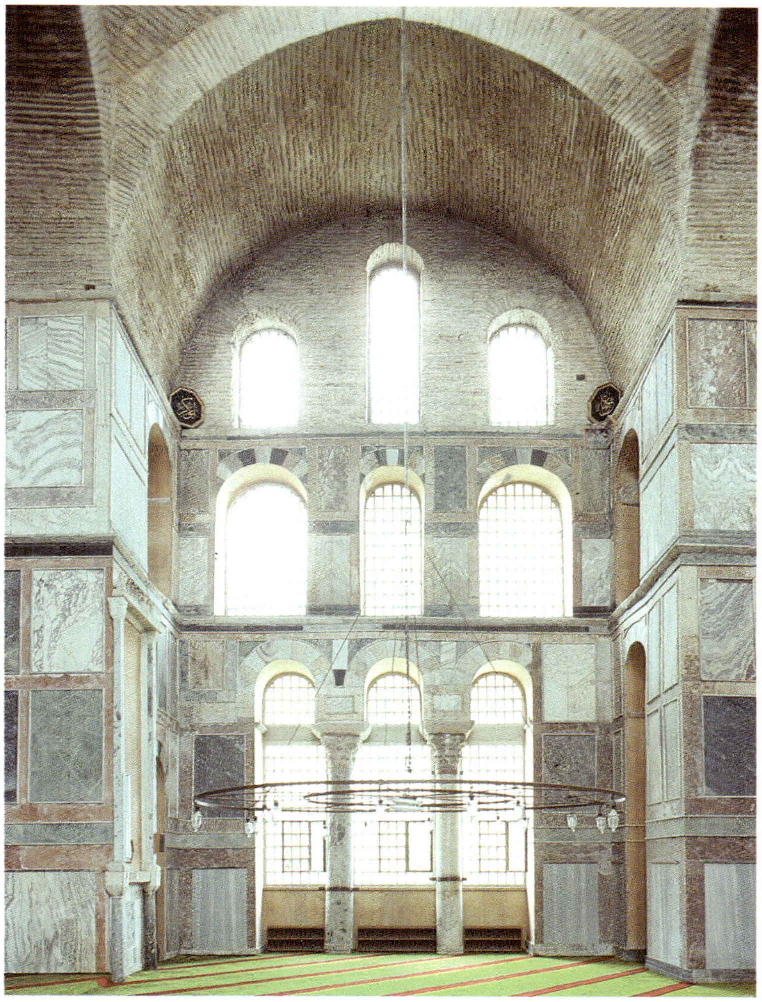
181

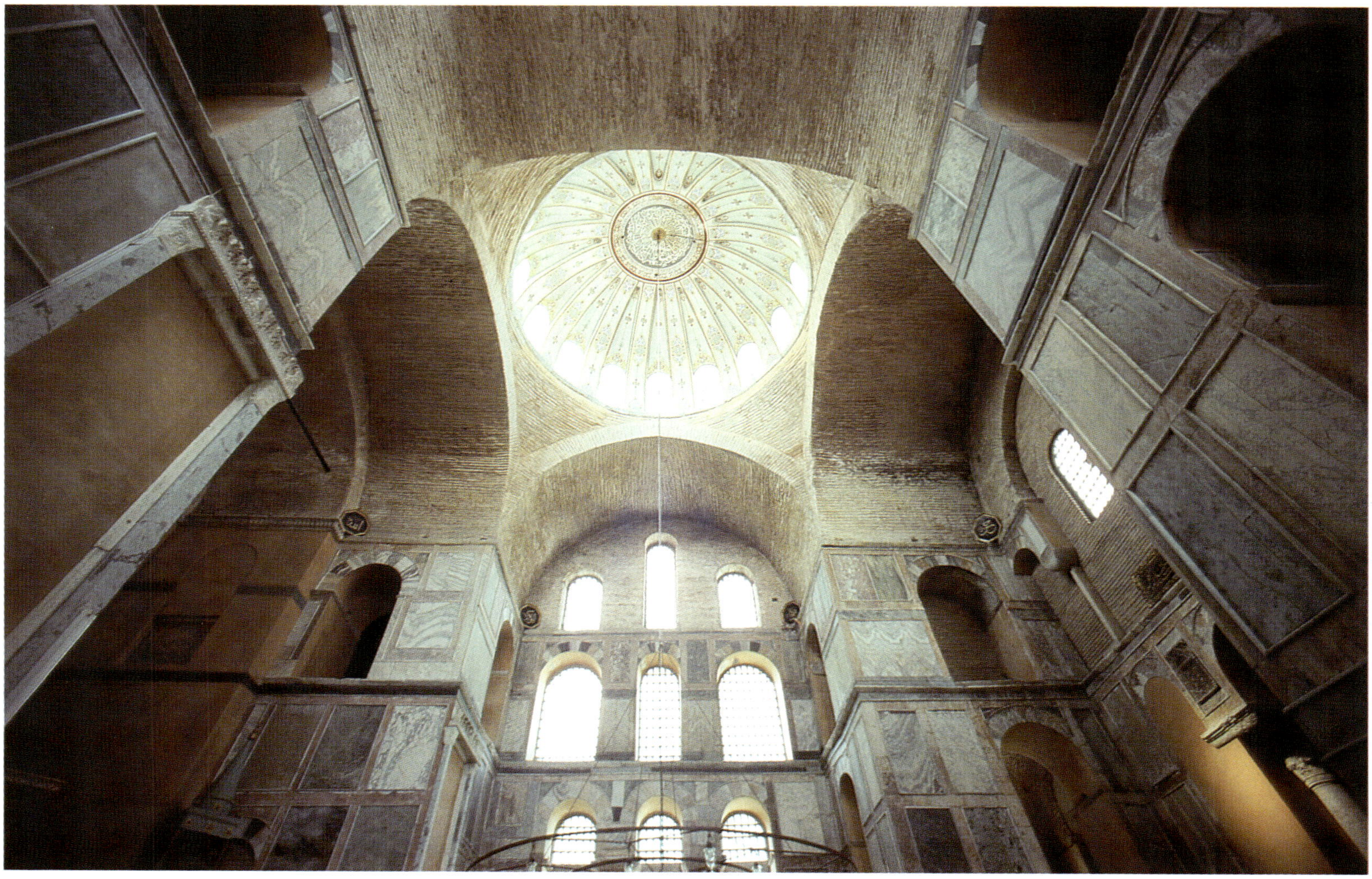
182

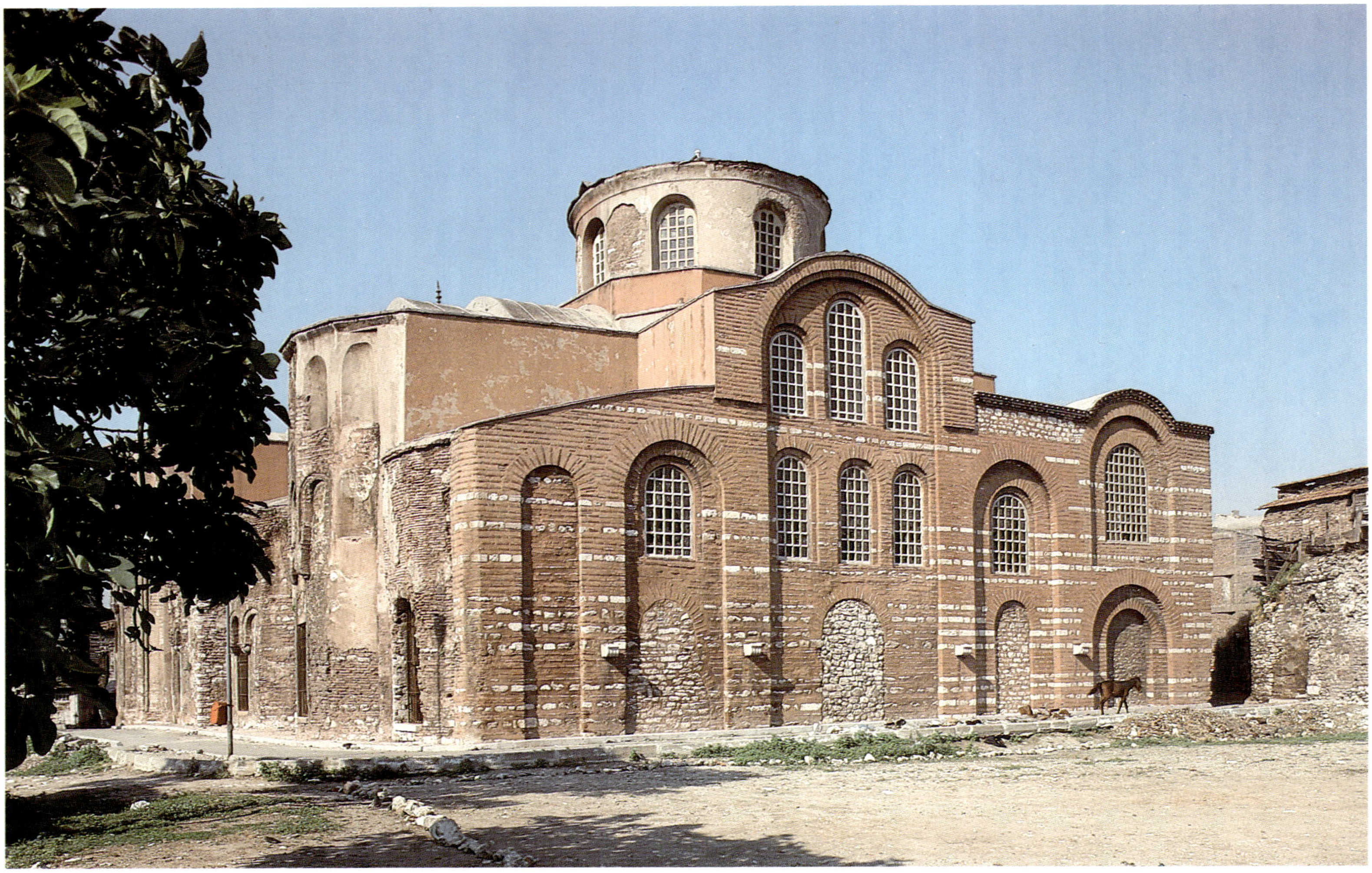
183

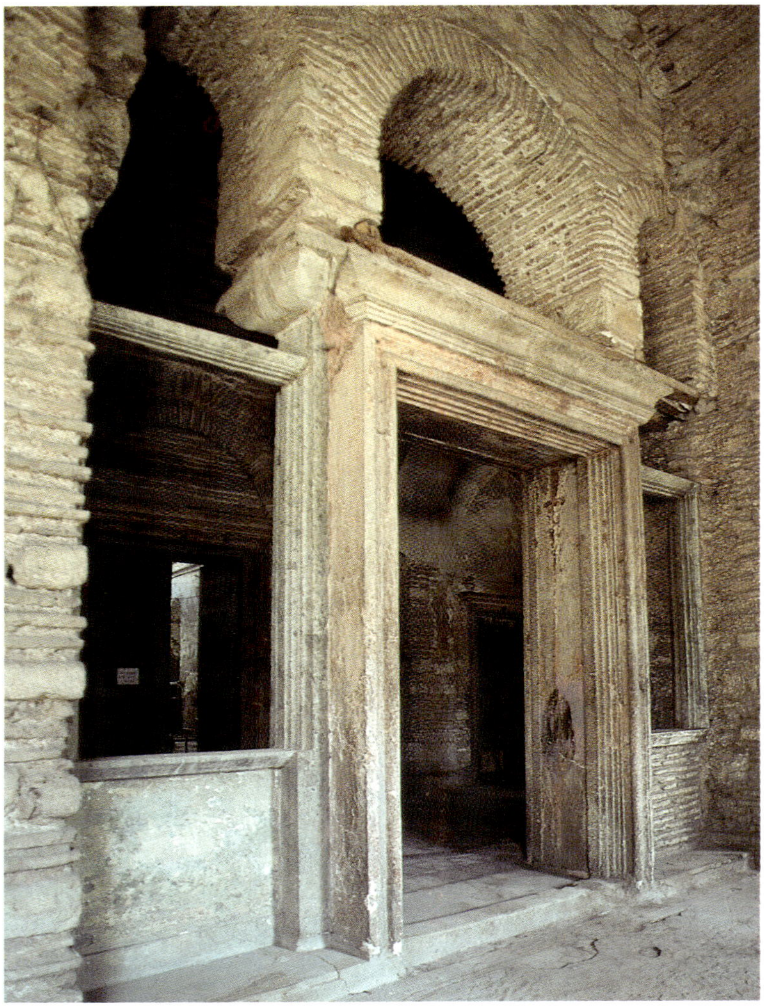
184

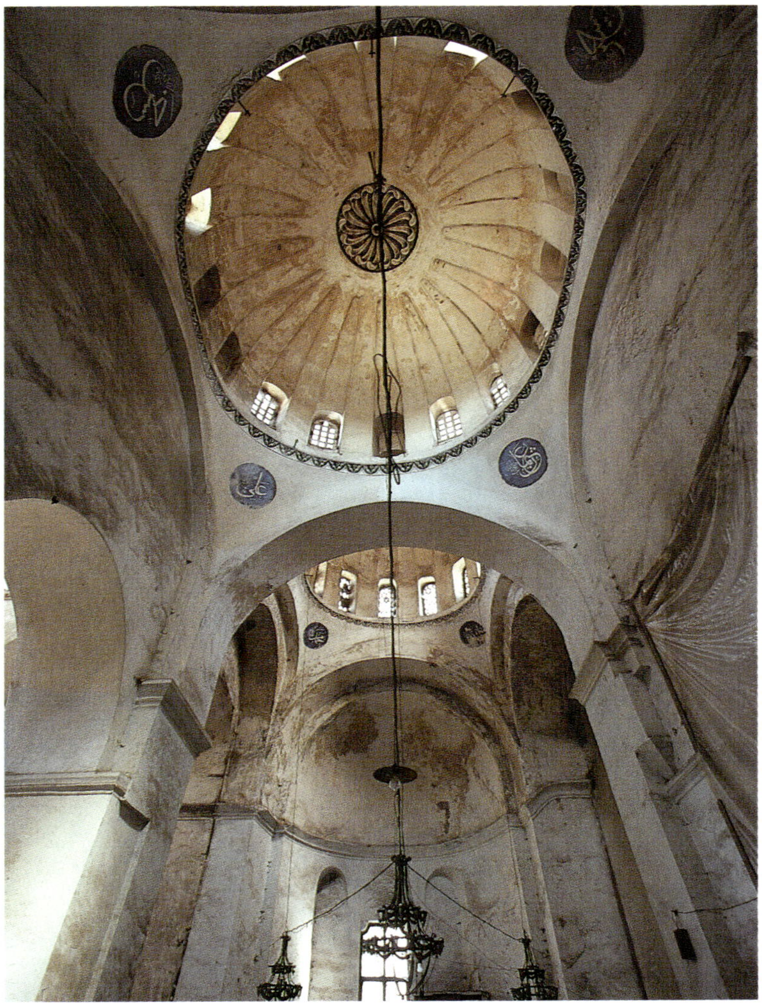
185

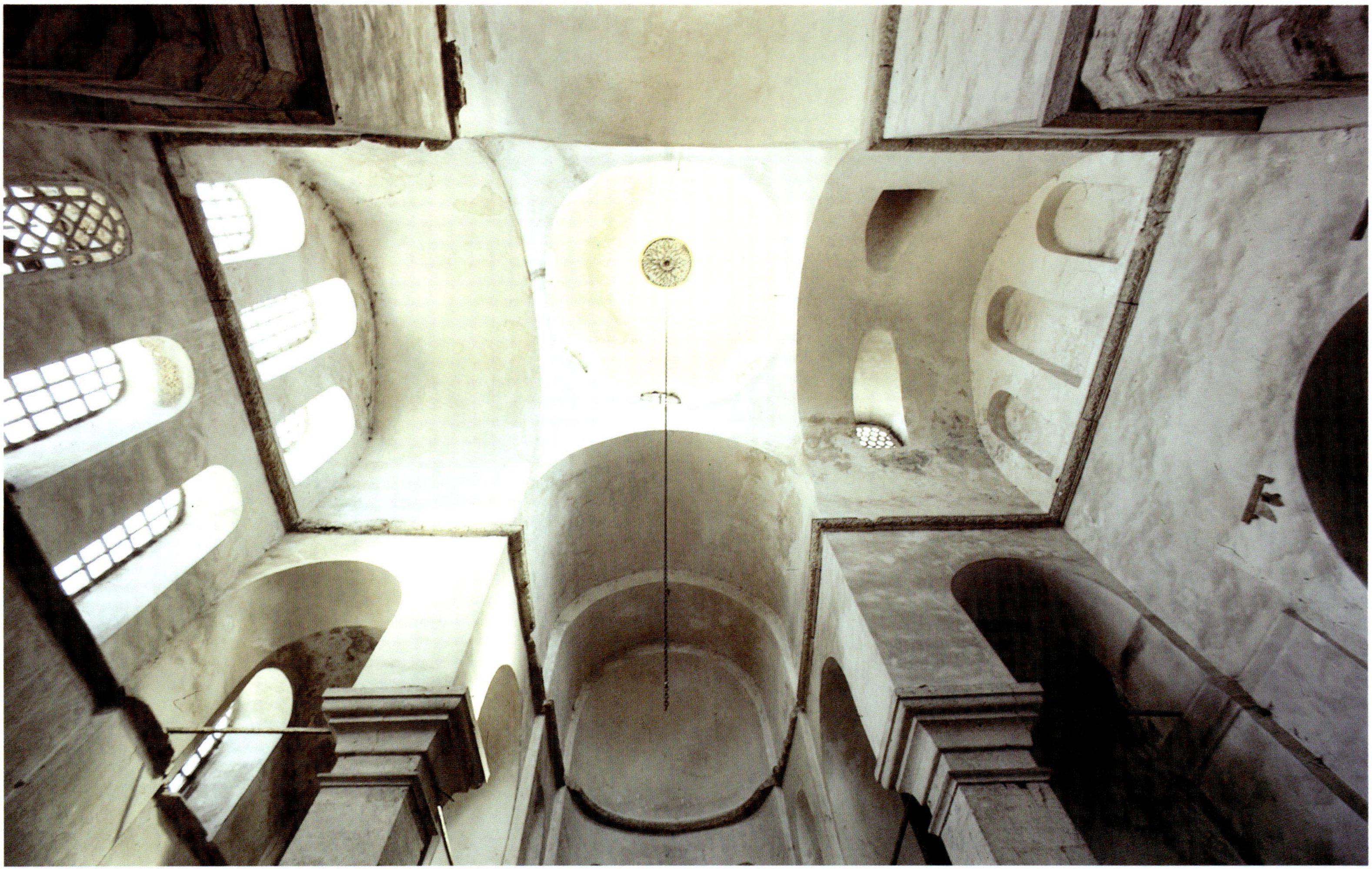

186

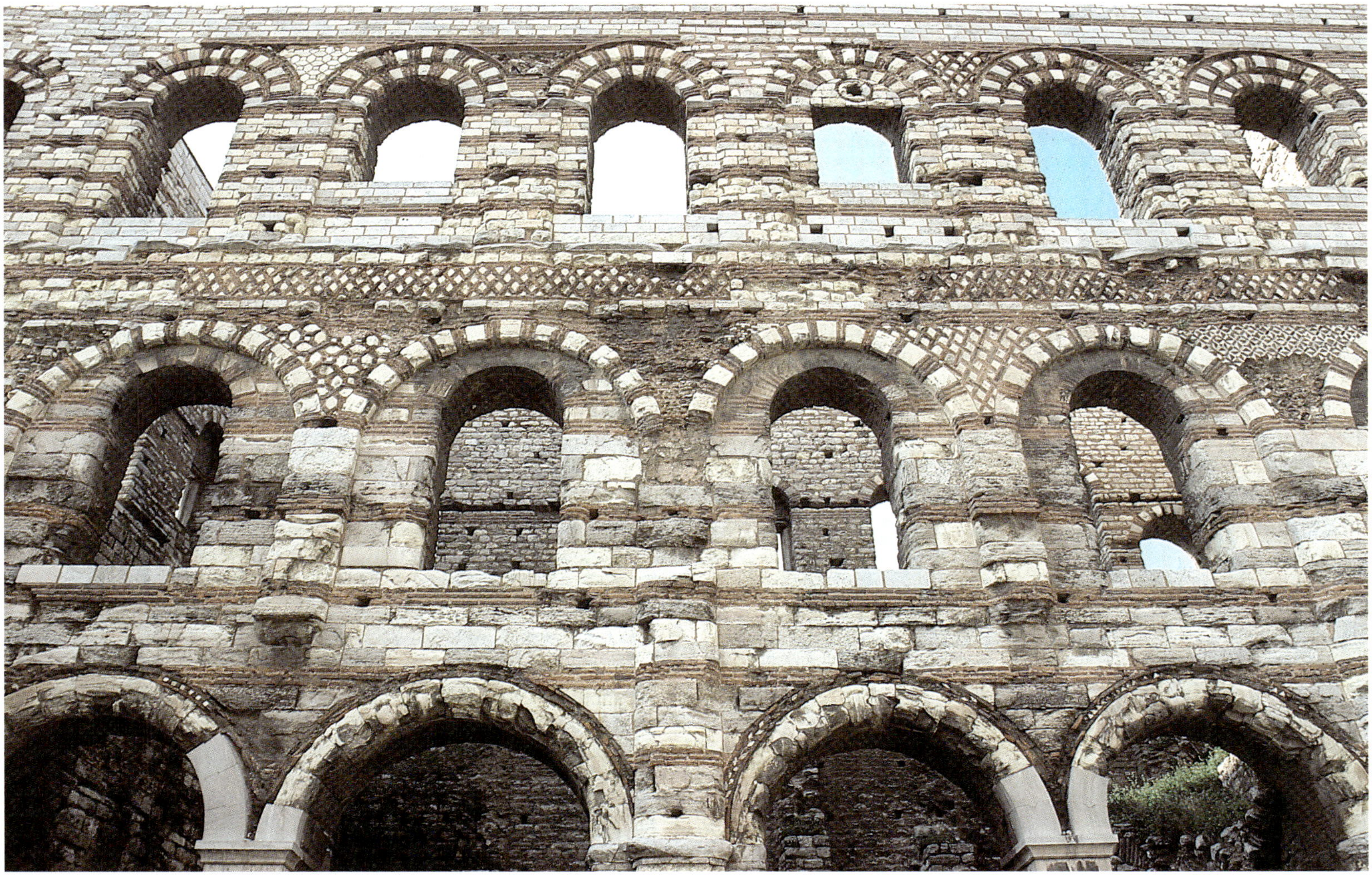

187

Bäumen und freien Grasflächen wie dem Tzikanisterion, dem Platz für das von den Sasaniden übernommene Polospiel.

Die Maschinerie des kaiserlichen Pomps

Ein unschätzbares Zeugnis über die Empfänge bei Hof stammt von einem westlichen Reisenden namens Liutprand, Bischof von Cremona und Freund Konstantins VII., der von dem italienischen König Berengar und von Otto I. dem Großen als Botschafter zu Konstantin gesandt wurde. Er beschreibt einen seltsamen Saal im Magnaura-Palast (den er Megaura schreibt), in dem ausländische Gesandte empfangen wurden, um dort für Audienzen beim Basileus zugelassen zu werden.

»Am 16. August [946] stachen wir von Venedig aus in See, und am 18. September erreichten wir Konstantinopel. Wie wir dort empfangen wurden, will ich ohne Umschweife berichten. In der Nähe des Palasts in dieser großartigen Stadt liegt ein weiterer Palast von wunderbarer Größe und Schönheit, den man Megaura nennt, was Großer Hof heißt. Konstantin [VII.] hatte ihn großartig ausstatten lassen, um dort die Botschafter zu empfangen, die vor kurzem aus Spanien gekommen waren, und für Liutfroi und mich. Es gab unter anderen Dekorationen einen Baum aus vergoldetem Kupfer. Auf seinen Zweigen waren Vögel aus dem gleichen Metall, die den Gesang wirklicher Vögel künstlich nachahmten. Doch nichts war so wunderbar wie der Thron. Es war eine neu erfundene Maschine, die sich auf geheimnisvolle Weise sehr hoch erhob. Der Sitz des Kaisers war von Löwen aus Holz und vergoldetem Kupfer umgeben. Als der Kaiser sich dort gesetzt hatte, wurde ich zwischen zwei Eunuchen zur Audienz geführt. Bei meinem Eintreffen stießen die Löwen ein schreckliches Gebrüll aus, und die Vögel sangen, jeder nach seiner Art. Doch ich empfand davor weder Furcht noch Bewunderung, denn ich hatte mich sehr genau erkundigt, was auf mich zukam. Ich verneigte mich dreimal sehr tief, um den Kaiser zu grüßen, und in einem Augenblick sah ich ihn zur Decke erhoben, angetan mit einem neuen Gewand, obwohl er kurz zuvor nur wenig über dem Boden gewesen war. Ich weiß nicht, worauf ich diesen Wechsel zurückführen soll, wenn nicht auf eine Maschine, ähnlich wie die, die Bäume aus der Presse heben.«

Dies ist der Text der *Antapodosis* von Liutprand. Die merkwürdige Beschreibung ist ein unschätzbares Zeugnis der raffinierten Formen kosmologischer Szenerie beim Kult der byzantinischen Herrscher, der den Kaiser zur Entsprechung Gottes auf Erden machte, begabt mit höherer, geheimnisvoller Macht, Gebieter der Kräfte des Universums, ein Ebenbild Salomos, dessen Thron im ersten Buch der Könige beschrieben ist. Dieser mechanische Thron machte ihn zum Kosmokrator. Ich habe in *L'Astrologie et le Pouvoir* darauf hingewiesen, daß der beeindruckende Mechanismus das letzte Überbleibsel eines kosmologischen Planetariums gewesen sein muß, das den Himmel in Bewegung dargestellt hatte. Etwas Ähnliches beschreiben die arabischen Dichter, wenn sie den durch Herakleios zerstörten Chosroës-Thron schildern.

Eine komplizierte Maschinerie muß den Automaten gesteuert haben, mit Sonne, Mond und Planeten, die auf ihren Bahnen bewegt wurden, und den Sternen, angeordnet in homozentrischen Sphären, der klassischen antiken Anordnung der Himmelswelt. Ebenso war es bei der anaphorischen Uhr der Hagia Sophia. Sie war ähnlich wie die, die der byzantinische Autor Prokop von Gaza im 6. Jahrhundert unvollständig, al-Gazari im frühen 13. Jahrhundert vollständig beschrieben hat. Solche Mechanismen legen ein langes Überleben klassischer Schriften über Mathematik, Pneumatik und Mechanik nahe. Die Uhr der Hagia Sophia konnte übrigens identisch sein mit dem Mechanismus am »Turm des Hippodroms«, den der arabische Schriftsteller Qazwini erwähnt: einer Wasseruhr mit zwölf Öffnungen, die jeweils die Stunde anzeigten, oder auch mit der Uhr des Pseudo-Archimedes, die von einem anderen arabischen Autor in der Übersetzung eines verschollenen griechischen Manuskripts zitiert wird.

Nicht alle wissenschaftlichen Kenntnisse der Griechen waren also unter dem Gewicht theologischer Schriften und dogmatischer Verbote versunken. Es gab im Konstantinopel des 10. Jahrhunderts noch technische Bildung. Diese Wissenschaft, die von der Kirche wegen ihrer Anwendung in der verbotenen Astrologie unterdrückt wurde, überlieferte die theoretischen Kenntnisse aus den Schriften Herons von Alexandria und anderer »Mechaniker« wie Archimedes oder Apollonios von Perge. Solche Behauptungen könnten allzu kühn erscheinen, wenn man nicht vor kurzem einen byzantinischen Mechanismus aus dem 6. Jahrhundert

Konstantinopel: Kloster des Christos Pantokrator (Mollah Zeyrek Dschami) aus dem 12. Jahrhundert. Längsschnitt durch die Kirche der Theotokos Eleousa und Grundriß des Komplexes
A Pantokratorkirche
B Grabkapelle St. Michael
C Kirche der Theotokos Eleousa
D Narthex der Pantokratorkirche
E Endonarthex
F Exonarthex

186 Die Nordkirche des Pantokratorklosters in Istanbul hat einen zentrierten Grundriß in Form eines einbeschriebenen griechischen Kreuzes. Die Säulen aus rotem Granit, die ursprünglich die Kuppel trugen, sind in der osmanischen Zeit durch schwere quadratische Pfeiler ersetzt worden. An diesem Gebäude sind der Schwung und die Leichtigkeit der Strukturen der mittelalterlichen byzantinischen Architektur abzulesen.

187 Die Fassade des Tekfur Saray, des Palasts im Quartier der Blachernen im Norden von Konstantinopel. Der Bau steht auf Grundmauern, die wahrscheinlich im 10. Jahrhundert unter Konstantin VII. Porphyrogennetos gelegt wurden. Im 11. Jahrhundert wurde er von Alexios I. wieder aufgebaut, und die Komnenen residierten dort im ganzen 12. Jahrhundert. Dort empfing Kaiser Isaak II. Angelos 1204 die Kreuzfahrer. Die Palaiologen restaurierten ihn nach dem Abzug der Lateiner Ende des 13. Jahrhunderts. Die Fassade ist aus abwechselnden Schichten in Ziegel und Stein gemauert und zeigt auf ihren drei Geschossen eine interessante Polychromie: Die hellen und dunklen Bogensteine schaffen Rhythmen, die an den romanischen Stil im Abendland erinnern. Ornamentale Motive in »opus reticulatum« (Netzwerk) vervollständigen den Schmuck dieses Baus, der höchst prunkvoll gewesen sein muß.

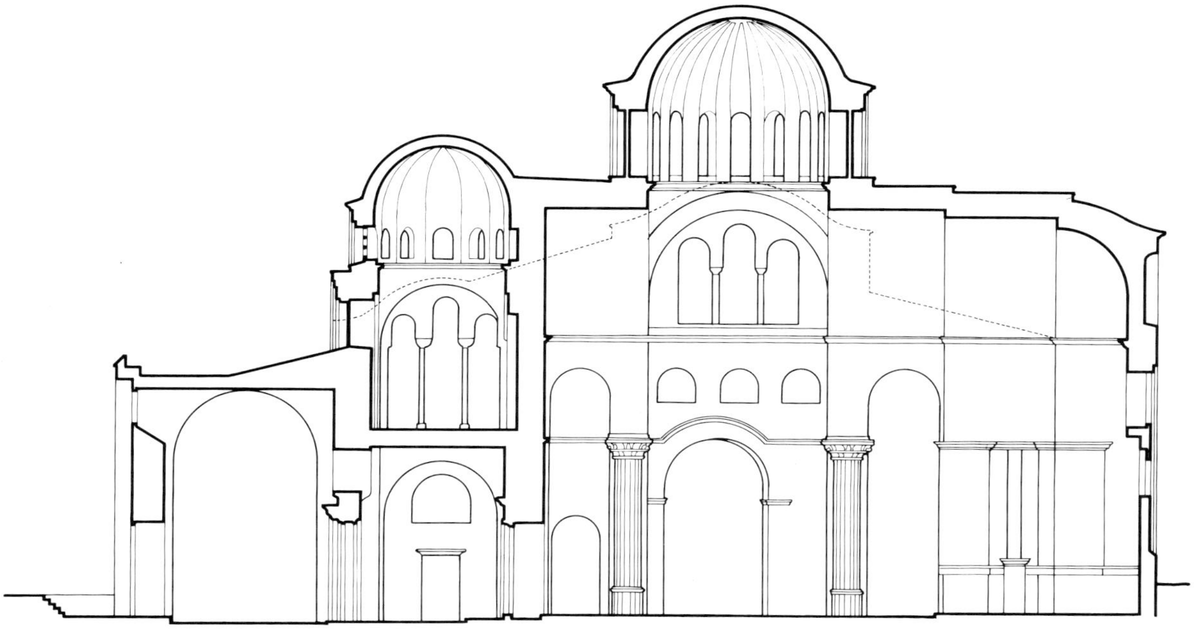

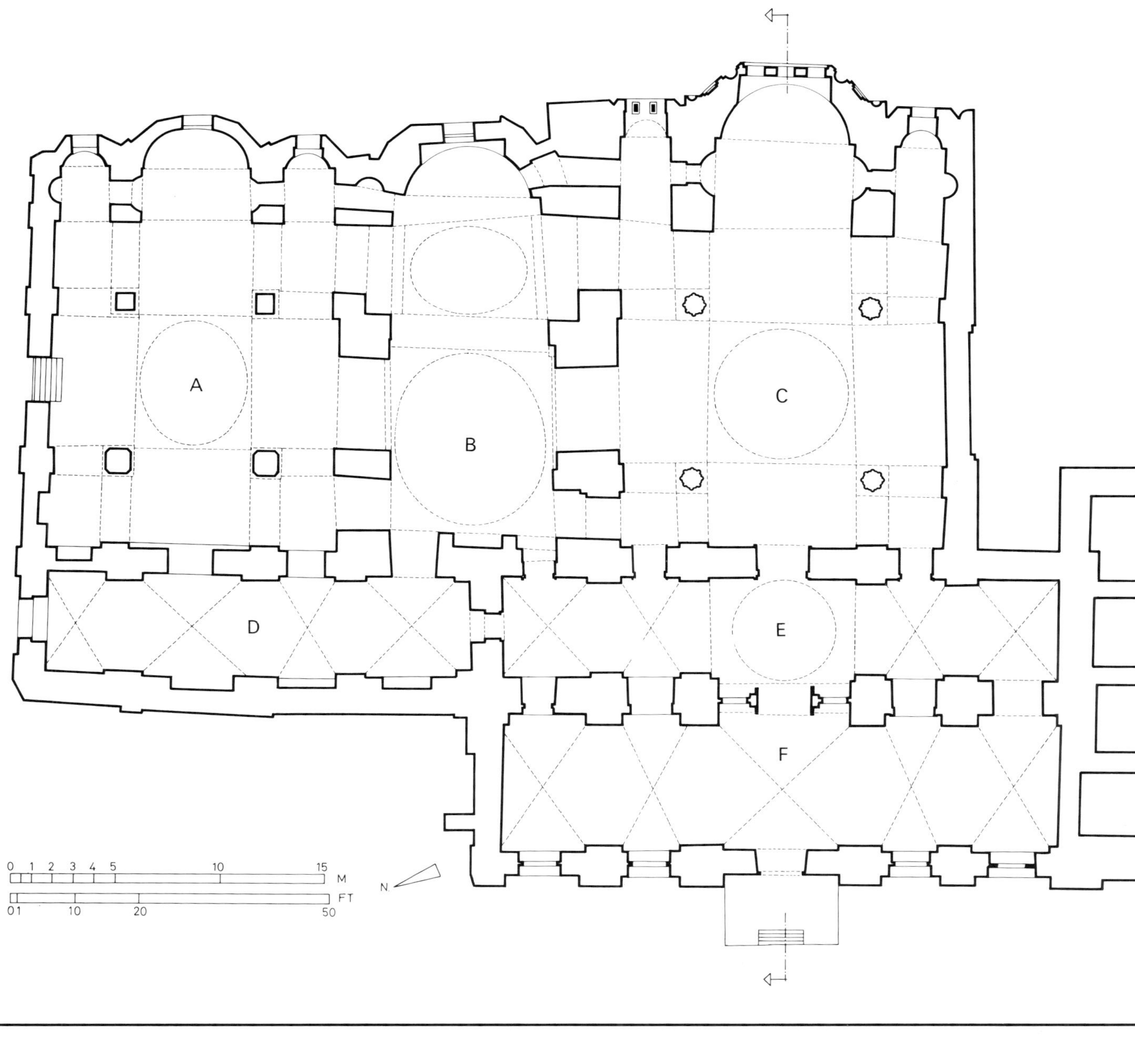

A
B
C
D
E
F
0 1 2 3 4 5 10 15 M
01 10 20 50 FT
N

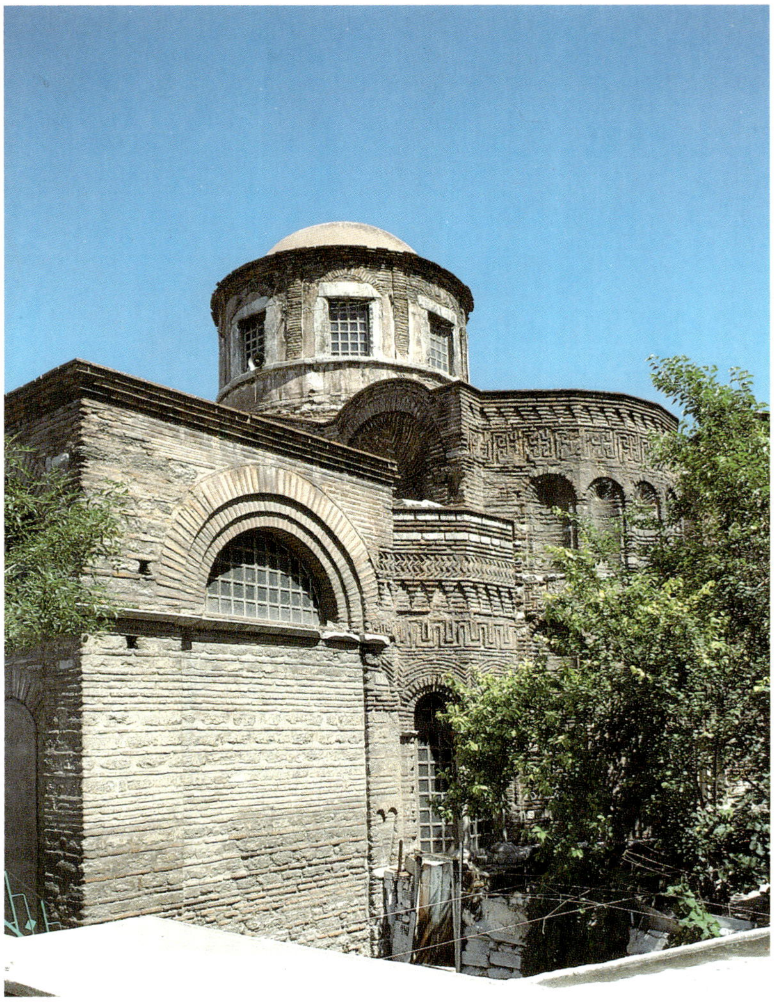

188

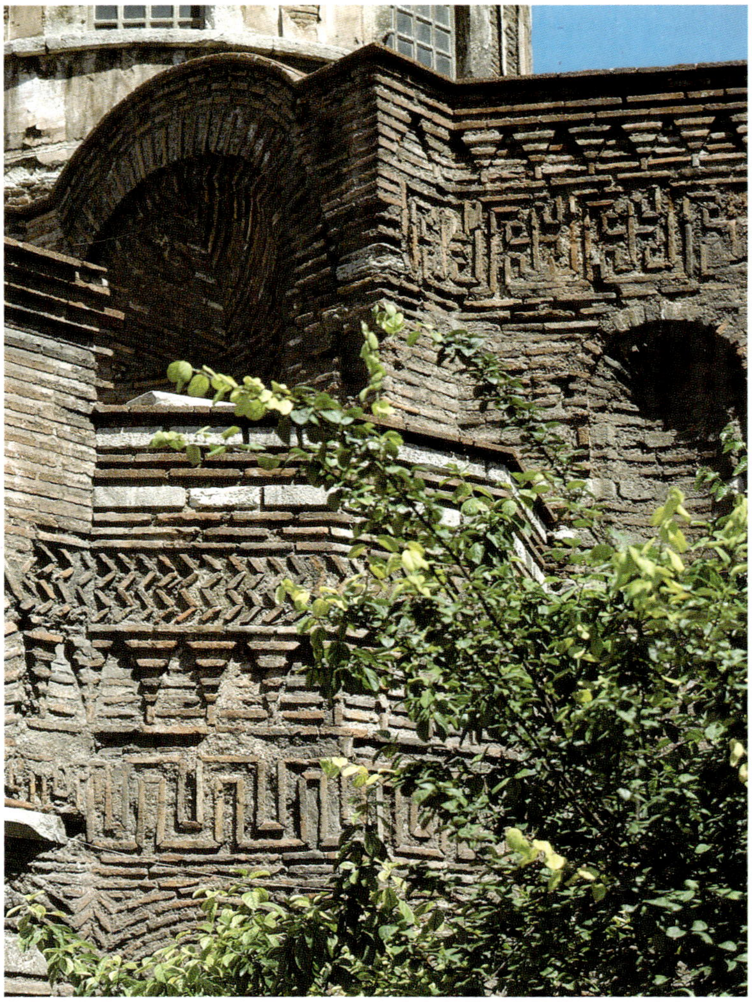

189

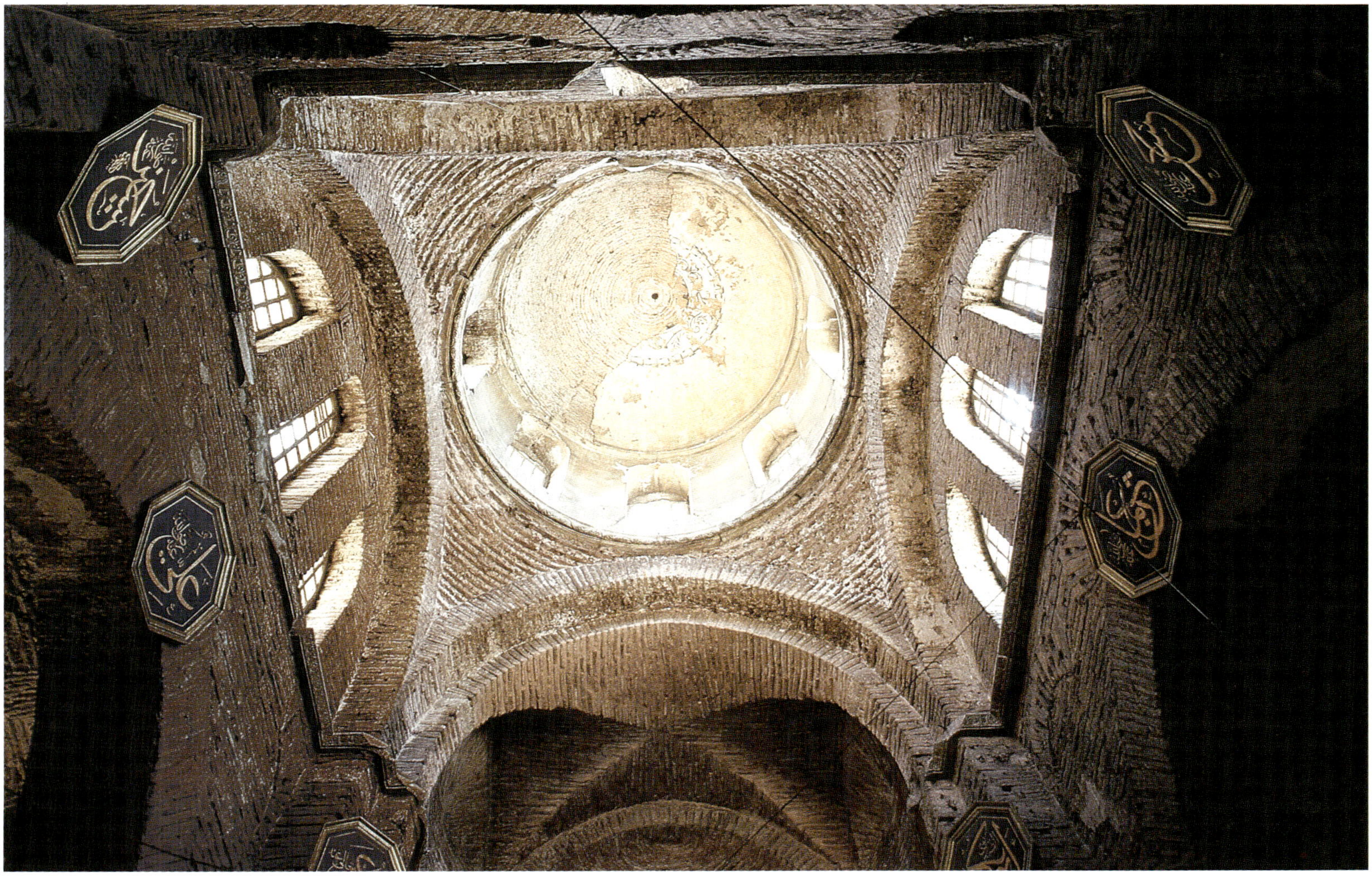

190

188, 189 Das Kloster des Konstantin Lips (Feneri Isa Dschami) in Istanbul aus dem 10. Jahrhundert ist im Süden um eine Kirche erweitert worden, die Johannes dem Täufer geweiht ist und den Namen Panakrantos (Allrein) getragen hat. Sie wurde im späten 13. Jahrhundert von Kaiserin Theodora, der Witwe des Kaisers Michael VIII. Palaiologos, errichtet. Unter einer Laterne, die 1636 vom Großwesir Bayram Pascha wieder aufgebaut wurde, liegt ein schönes Chorhaupt, dessen Ziegelmauern mit Mäandern, Fischgrätenmustern und einem Sägezahnfries verziert sind. Die Galerie links am Chor wurde im 14. Jahrhundert angebaut. Sie bildet ein Parekklesion, eine Grabkapelle, in der Mitglieder der Familie der Palaiologen bestattet wurden.

190 Blick auf die Ziegelstruktur, die die Kuppel der Johanneskirche (Feneri Isa Dschami) trägt. Große Bogen haben 1636 die Säulen ersetzt, die die seitlichen Schildwände stützten.

191 Die Kirche der Theotokos Pammakaristos (Allerseligste Gottesgebärerin) in Istanbul heißt heute Fethiye Dschami. Der komplexe Bau ist von großem Interesse. An der Südseite eines Schiffs von 1292 wurde 1315 von Michael IX. Palaiologos eine kleine Grabkapelle angebaut, die man hier von der Seite sieht. Die bauliche Qualität und die Anordnung der Öffnungen in diesem kompakten Baudenkmal zeugen von der Erneuerung der Architektur in der letzten Phase des byzantinischen Reiches.

192 Im hohen Innenraum der Grabkapelle der Fethiye Dschami tragen vier feine Marmorsäulen das Gewicht der Zentralkuppel (Abb. 195). Auf mittlerer Höhe umziehen Emporen den Raum, und Ehrenbogen zeigen die Grabstätten an.

193, 194 Zwei Kapitelle der Säulen in der Südkapelle der Fethiye Dschami: Das eine, ein großer Korb, ist mit Füllhörnern verziert, aus denen Ranken quellen; das andere ist mit flachen Akanthusblättern bedeckt, die jeden antiken Charakter verloren haben.

195 Blick nach oben in die Grabkapelle der Fethiye Dschami von 1315. In der Mitte der Kreuzkuppelanlage ziert ein herrliches Mosaik den obersten Abschluß. Es zeigt Christos Pantokrator, umgeben von zwölf Propheten.

gefunden hätte, der die Position von Sternen auf verschiedenen Längengraden in den Städten des Reiches bestimmt: Konstantinopel, Antiochia, Rhodos, Caesarea, Alexandria oder Athen. Dieser erst 1985 veröffentlichte Fund sowie der Mechanismus von Antikythera aus dem 1. Jahrhundert v. Chr. bestätigen die Existenz einer antiken Technologie. Sie stützen die Hypothesen über eine fast heimliche Weitergabe eines ganzen wissenschaftlichen Erbes in Byzanz, das im 13. Jahrhundert wieder ans Licht kam und Europas Wissenschaften zu Beginn der Renaissance bereicherte.

Nach diesem kurzen Einblick in bestimmte Aspekte, die die Bedeutung des technischen Erbes und des Denkens der Byzantiner in Physik und Astronomie offenbaren, wollen wir zu den Monumenten zurückkommen, die vor der Eroberung Konstantinopels durch die Kreuzfahrer und vor der letzten literarischen künstlerischen Blüte entstanden sind.

Die Kreuzkuppelkirchen

Die Entwicklung der byzantinischen Architektur in den letzten Jahrhunderten der kulturellen Hochblüte ist sehr interessant, denn im Gegensatz zu vielen Kulturen, in denen die Bauwerke immer größer wurden – bis zu einem Punkt des Bruchs –, ist der Vorgang hier umgekehrt: Mit der Zeit werden die Kirchen immer kleiner, gleichzeitig aber immer reicher verziert. Schließlich werden sie zu winzigen Schreinen aus kostbaren Materialien, Reliquiare mit strahlenden Goldmosaiken und polychromen Malereien auf engstem Raum, in den sich einige Dutzend Gläubige, die zu den Mönchen und Nonnen hinzukamen, drängen mußten. Vermutlich haben die Entvölkerung Konstantinopels und die Vielzahl der Kirchen zu diesem Phänomen der Verkleinerung beigetragen.

Die heute Kalenderhane Dschami genannte Kirche war nicht, wie man ursprünglich annahm, dem Christos Akataleptos (dem Unergründlichen) geweiht, sondern der Jungfrau Theotokos Kyriotissa; gemäß den Forschungsergebnissen der Harvard University wurde sie im 12. Jahrhundert errichtet (Abb. 180–182). Das Bauwerk ist ein gutes Beispiel für das Schema einer Kreuzkuppelkirche. »Dieser Typus verdankt seinen Namen der Tatsache, daß die Zentralkuppel von vier Tonnengewölben gestützt wird, die die Arme eines Kreuzes darstellen« (Charles Delvoye).

Das Gebäude hat einen rechteckigen Gesamtgrundriß, ein Erbe der Basilika, und die Räume in den Ecken, die den Schub der Gewölbe auffangen, sind auf beiden Seiten der Apsis von Prothesis und Diakonikon besetzt, an den Seiten des Eingangs von zwei Sakristeien. Die Zentralkuppel, die immer das Himmelsgewölbe (wie in der Hymne auf die Kathedrale von Edessa) symbolisiert, ruht auf Pendentifs, die die Verbindung zu den vier Bogen am Ansatz der vier Kreuzarme herstellen.

Bei der Kalenderhane Dschami ist die Formel des griechischen Kreuzes dahingehend verfeinert, daß die Eckpfeiler beginnen, sich zu lösen und unabhängig zu werden, im unteren wie im oberen Geschoß. Sie werden zu freistehenden Pfeilern, und die Weiterentwicklung zu leichteren Strukturen führt bei späteren Bauten dazu, daß diese Stützen von quadratischem Schnitt durch vier Säulen mit gestauchten Kapitellen ersetzt werden.

Die Kirche hat an den Seiten drei übereinanderliegende Reihen von je drei Fenstern, die die Seitenwände und das Schiff erhellen. Der Innenraum hat seine schöne Marmorverkleidung, die die beiden ersten Geschosse bedeckt, zum größten Teil behalten, nach Art der Gebäude der justinianischen Zeit, die ihrerseits Erben der Kunst des Römischen Reiches waren (Abb. 181).

Das Schiff hat seine ursprüngliche Apsis verloren, an deren Stelle ein flacher Chor getreten ist. Es muß insgesamt 24 m lang und 18 m breit gewesen sein; das Quadrat in der Mitte hat eine Seitenlänge von 7,5 m, und die Kuppel war etwa 20 m hoch. Die Senkrechte ist also deutlich betont. Diese Formel steht im Gegensatz zu den antiken basilikalen Räumen und auch zu der Kirche Hagia Eirene. Die Verengung des Raumes und die Proportionen verleihen dem zentralen Quadrat eine Höhe, die das Dreifache seiner Breite beträgt – ein Merkmal der neuen byzantinischen Sakralarchitektur ab dem 9. Jahrhundert.

Im 12. Jahrhundert war das Modell der Kreuzkuppelkirche fest etabliert. Davon zeugt die große, Christos Pantokrator geweihte Klosteranlage. Sie liegt über der Senke, die der Aquädukt des Valens überquert, und besteht aus drei Kirchen. Die eine, im Norden, ist dem Pantokrator geweiht und wurde von Johannes II. Kom-

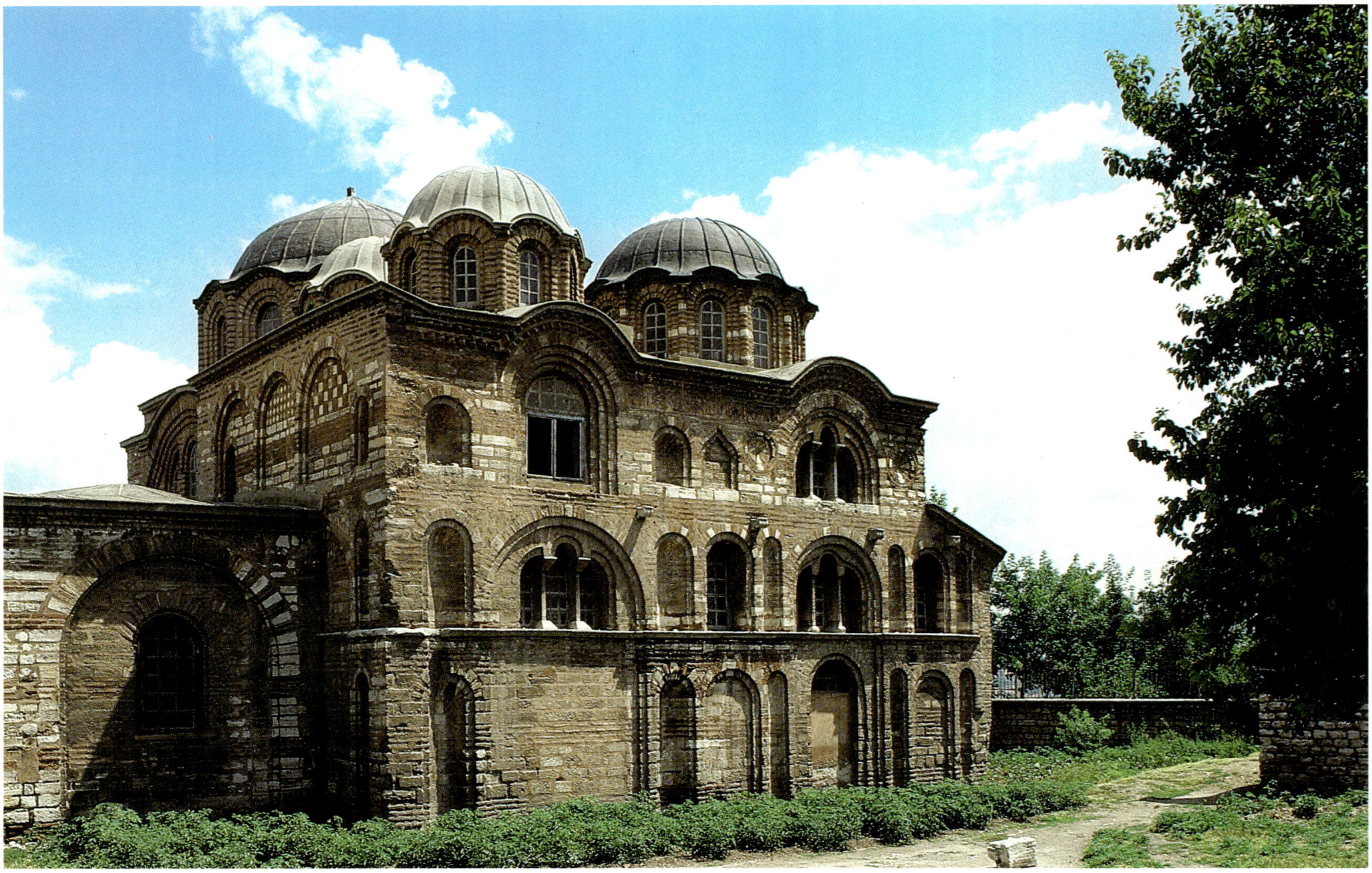
191

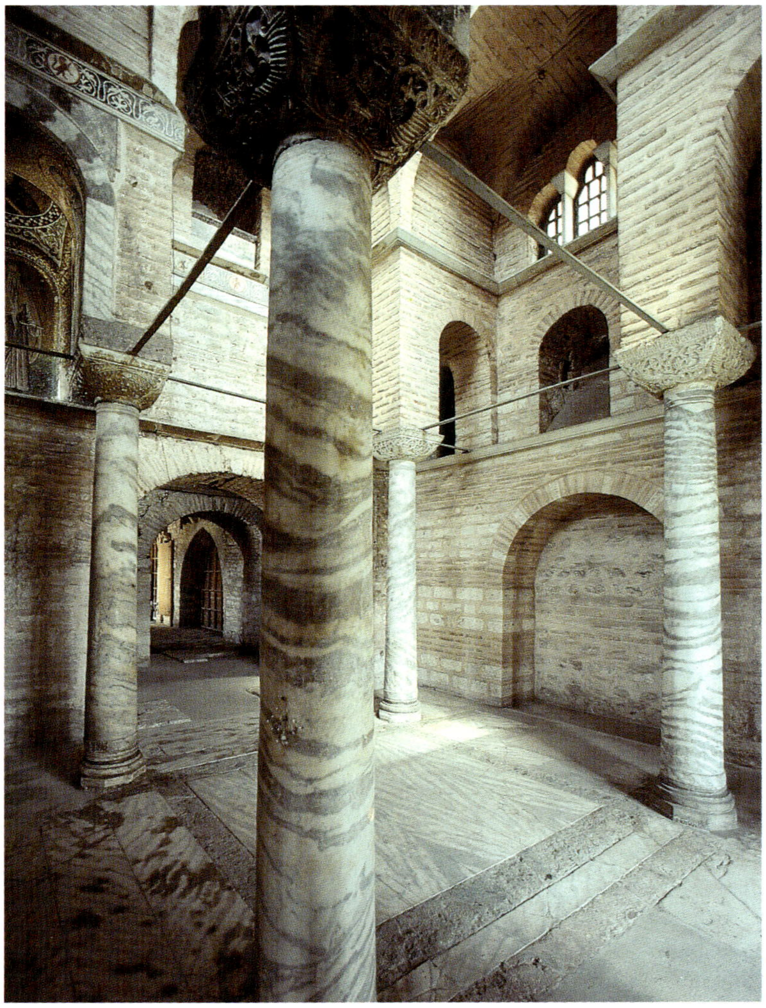
192

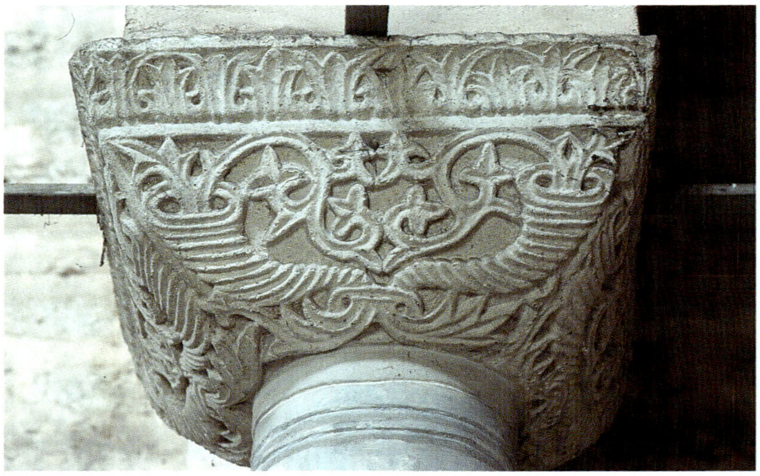
193

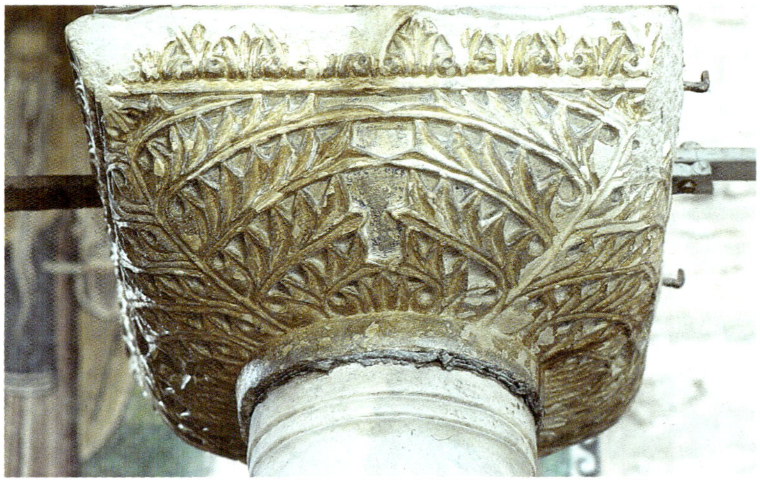
194

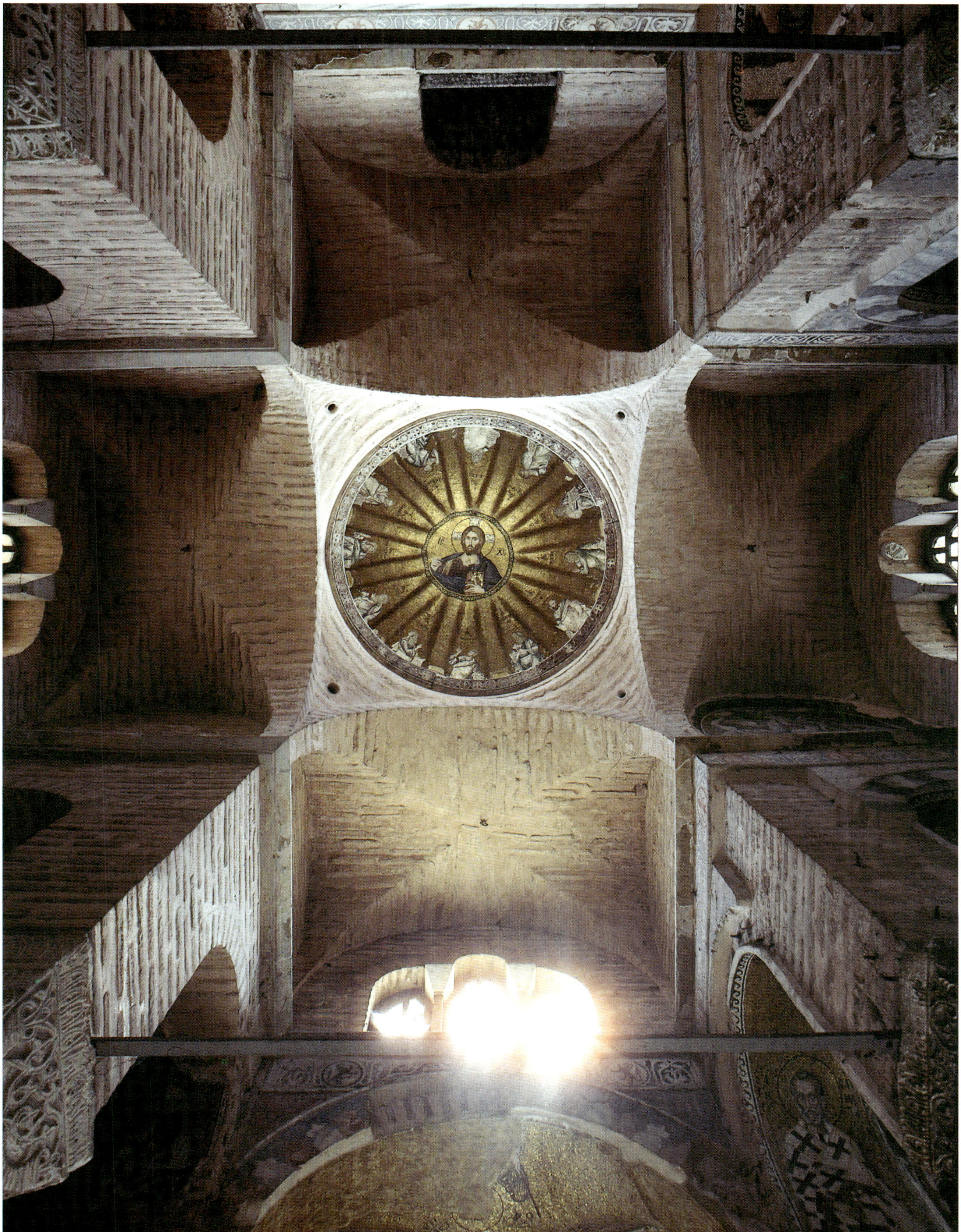

nenos (1118–1143) gebaut (Abb. 183); die andere, im Süden, wurde von seiner Frau Eirene errichtet und ist der Theotokos Eleousa (Gottesmutter der Barmherzigkeit) geweiht. Zwischen diesen beiden 20 bis 25 m langen und etwa 15 m breiten Kirchen steht als Bindeglied eine enge Grabkirche, deren Schiff mit zwei ellipsenförmigen Kuppeln gedeckt ist – eine in Längs-, die andere in Querrichtung (Abb. 185). Vor der Südkirche liegen Narthex und Exonarthex, die Nordkirche hingegen hat nur einen Narthex. Die Grabkapelle ist dem Erzengel Michael geweiht und sollte die sterblichen Hüllen der Herrscher der Dynastie aufnehmen. Die zunächst dafür bestimmte Apostelkirche war damals bereits verfallen.

Diese kaiserliche Gründung, die heutige Mollah Zeyrek Dschami, bedeckt eine Fläche von an die 1800 m^2. Die Südkirche hat eine Zentralkuppel, die 25 m hoch ist und von einer Laterne mit sechzehn Fenstern gekrönt wird. Der Innenraum der Pantokratorkirche hat einen sehr reinen Grundriß, der den kreuzförmigen Teil klar erkennen läßt. Als die Türken Konstantinopel besetzten, wurden die Kirchen im Norden und Süden ihrer ursprünglichen Säulen beraubt. Im Norden wurden die vier Säulen aus rotem Granit durch vier häßliche Pfeiler ersetzt (Abb. 186).

Die beiden letzten byzantinischen Jahrhunderte

Während der Zeit des lateinischen Reiches in Konstantinopel verstanden es die Basileis von Nizäa, die Region fruchtbar zu machen. Sie eroberten Thrakien schließlich zurück. Dennoch unterminierte die Feindseligkeit unter den Adligen das angebliche »Reich« von Nizäa. Michael VIII. Palaiologos (1259–1282) eroberte 1261 Konstantinopel von Balduin II. zurück, allerdings mit Hilfe des Zaren der Bulgaren. Doch die Zeit der Rivalitäten war deshalb nicht vorbei für die Byzantiner, die nun auf ihren fast tausend Jahre alten Thron zurückgekehrt waren. Das Reich – ein reichlich großes Wort für das, was davon noch übrig war – war sehr zusammengeschmolzen: Vor der Mitte des 14. Jahrhunderts umfaßte es nur noch Thrakien mit Adrianopel, die Meerengen, ein paar Inseln, darunter Rhodos und Lemnos, die Region von Mistra oder Morea auf der Peloponnes sowie Thessaloniki. Ein schwacher Abglanz der imperialen Größe unter Justinian...

Dennoch gab es wirkliche Versuche der Restauration. Unter Andronikos II. Palaiologos (1282–1328) führten die kulturellen und religiösen Bemühungen zu einem beachtlichen Aufschwung des Humanismus in Konstantinopel. Diese Bewegung der Rückgewinnung des byzantinischen Erbes wurde von den tiefen Lücken ausgelöst, die die Plünderungen der Kreuzfahrer gerissen hatten. Es galt, die Bibliothek wiederherzustellen, die gebrandschatzten Kirchen aus den Ruinen erstehen zu lassen und den verschiedenen Sakralbauten der Hauptstadt ihren Glanz wiederzugeben. Seit langem hatten die Basileis selbst die kaiserlichen Gräber in der Apostelkirche geplündert, um aus ihnen die Schätze und Reichtümer zu nehmen, die sie den streitlustigsten Nachbarn als Tribut für den Frieden zahlen mußten.

Nach der Befreiung von den Franken verbündete sich Konstantinopel 1272 mit dem mongolischen Khan von Rußland zur Goldenen Horde. Dann wandte es sich 1281 an den mamelukischen Sultan von Ägypten. Um die Venezianer aufzuhalten, die nun in ihrem Handel mit dem Orient behindert waren, gewährte Michael VIII. 1261 und 1272 den Genuesern Privilegien; im Austausch gegen einträgliche Kontore schützte deren Flotte seine Hauptstadt. Doch der Kampf zwischen Venedig und Genua war gnadenlos. Die Genueser von Pera (am Goldenen Horn gegenüber Konstantinopel) mischten sich in die Machtkämpfe zwischen den verschiedenen Thronprätendenten ein. Beim Meerengenkrieg löste sich Johannes VI. Kantakuzenos 1352 von den Allianzen, die seine Vorgänger geschlossen hatten, und stellte sich zusammen mit Venedig gegen Genua und einen ihm verbündeten Neuankömmling: das osmanische Fürstentum. Doch er erreichte die erhofften Resultate nicht. »Ab 1350 wurde der Abstieg des Reiches, das die Türken Stück für Stück eroberten, zu einem unaufhaltsamen Sturz« (Charles Delvoye).

Der Aufstieg der Osmanen

Byzanz wurde vor allem durch die dynastischen Kriege zwischen Palaiologen und Kantakuzenen geschwächt, die das Hinterland ruinierten und die Staatskasse leerten. Die Unvernunft dieses selbstmörderischen Verhaltens war um so größer, als vor den Toren Konstantinopels selbst, am asiatischen Ufer und vor allem an der

196 Detail eines Mosaiks aus dem 14. Jahrhundert in der Fethiye Dschami: der Erzengel Raphael mit Diadem. Der klassische Charakter dieser Figur mit ihrem regelmäßigen Gesicht und die technische Qualität der Arbeit der Mosaikkünstler, die an die Reinheit der klassisch antiken Arbeiten anknüpfen wollen, illustrieren den Aufschwung der Kunst unter den Palaiologen.

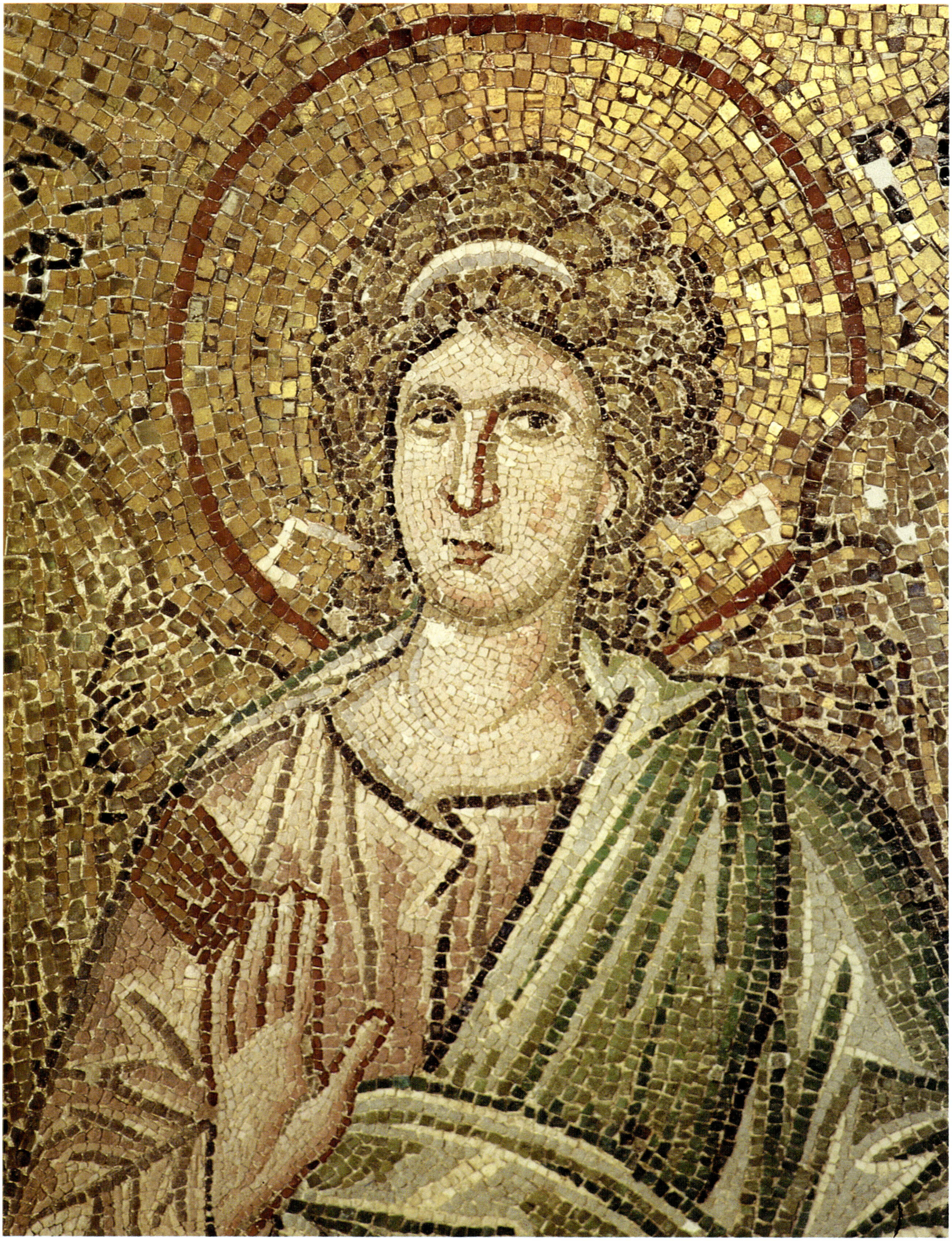

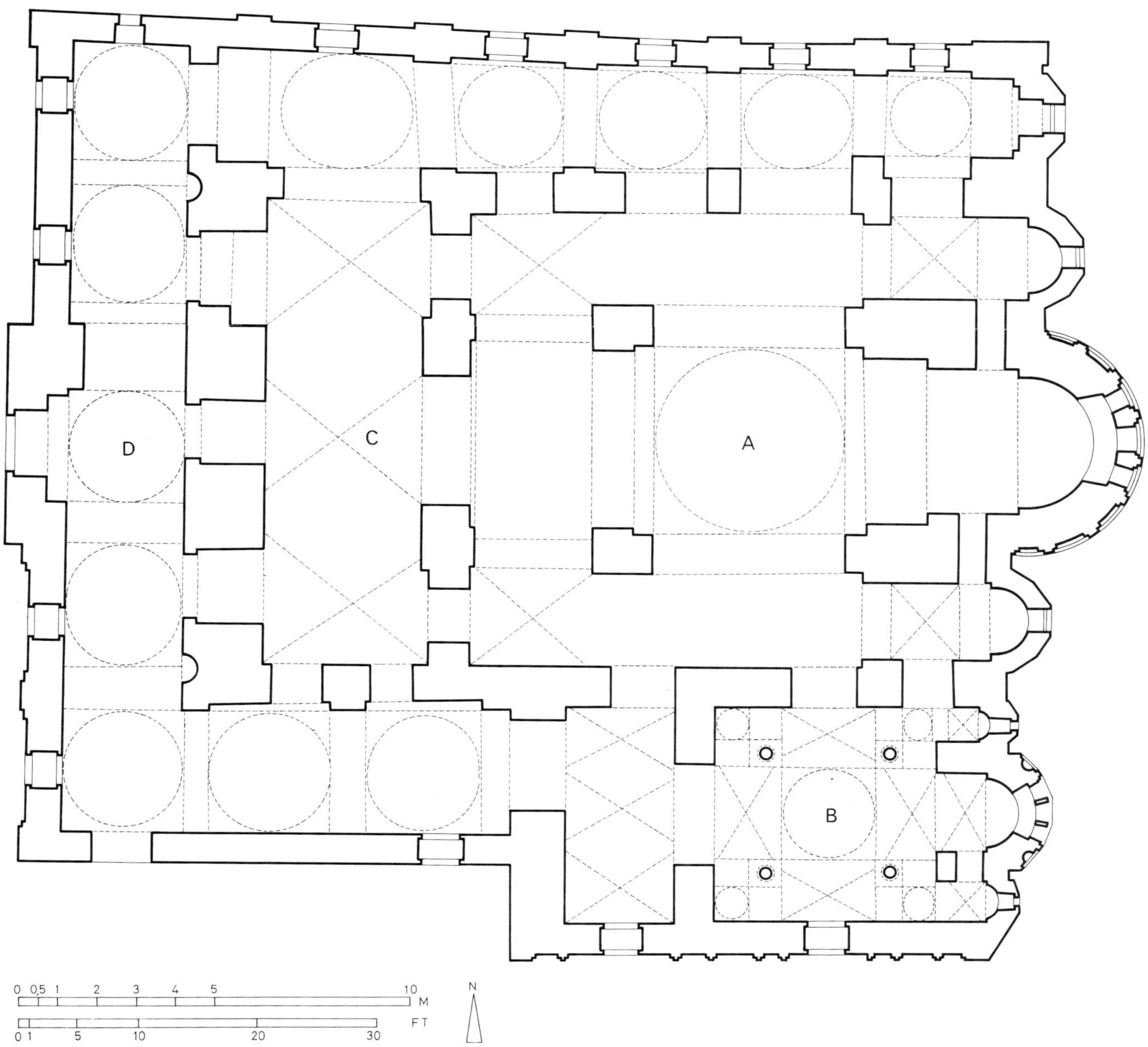

Konstantinopel: Kloster der Theotokos Pammakaristos (Fethiye Dschami) von 1292, seitlich daran anschließend das Parekklesion (Grabkapelle) von 1315
A Hauptkirche
B Grabkapelle
C Endonarthex
D Überkuppelter Exonarthex, der sich um das Gebäude zieht

Südküste des Marmarameers und bei Nizäa, die Osmanen, die sich schon zuvor in die byzantinischen Streitigkeiten eingemischt hatten, zu einer bedrohlichen Macht geworden waren.

Der Aufschwung der Osmanen gegenüber Byzanz war Teil einer großen Völkerwanderung, die Anatolien im 13. Jahrhundert erreichte. 1243 fiel der Staat der Seldschuken von Konya in der Schlacht von Kösedag bei Sivas unter dem Ansturm der Mongolen. Darauf folgte eine allgemeine Abwanderung türkischer Stämme nach Westen, um der mongolischen Herrschaft zu entgehen. Im frühen 14. Jahrhundert fiel ganz Westanatolien, das nach den Kreuzzügen und der Eroberung Konstantinopels durch fränkische Barone und Venezianer ab 1206 an Byzanz zurückgegangen war, wie nach Mantzikert in die Hände der Türken.

Doch das türkische Anatolien hatte seine Einheit verloren und war in eine Reihe von Fürstentümern zersplittert. Eines von ihnen war das osmanische Fürstentum. Die Ursprünge dieses Stammes gehen auf einen Osman zurück, dessen Vater Ertogrul an der türkisch-byzantinischen Grenze als Ghazi gekämpft hatte, das heißt als Ritter des islamischen Glaubens, um »die Erde von der Beschmutzung des Polytheismus zu befreien« – so sehen die Moslems die Vorstellung der Trinität und den

197 Die Kirche des Erlösers in Chora (in den Feldern), die heutige Kahriye Dschami, hat ein schönes Chorhaupt mit einer hohen Hauptapsis, die von der großen Kuppel mit zwölf Fenstern überragt wird. In der Achse sind moderne Strebebogen angebracht worden, um den Bau zu stützen. Links die Apsis des Parekklesion, der Grabkapelle. Insgesamt datiert die Kirche aus dem 11. und 12. Jahrhundert, obwohl noch Spuren aus dem 7. Jahrhundert erhalten sind. Parekklesion und Exonarthex sind das Werk von Theodoros Metochites und wurden erst im frühen 14. Jahrhundert errichtet.

198 Über der Tür des Endonarthex stellt ein herrliches Mosaik aus dem Ende des 11. Jahrhunderts Christos Pantokrator mit dem Evangelium dar. Die weitere Ausstattung der Kirche stammt jedoch aus den ersten Jahren des 14. Jahrhunderts. Wie beim großen Christus der Deësis in der Hagia Sophia (Abb. 66) stellt man fest, daß für das Gesicht besonders feine Mosaiksteine verwendet worden sind.

199 Der Hauptraum der Kahriye Dschami in Istanbul hat einen quadratischen Grundriß mit halbkreisförmiger Apsis. Der relativ gedrungene Raum könnte in seiner Gesamtanlage auf die Zeit vor dem Bilderstreit zurückgehen. Für das 7. Jahrhundert kennzeichnend sind die nicht sehr hohen Proportionen und der geometrische Charakter der Anlage. Die Wände sind ganz mit polychromem Marmor verkleidet; Kuppel und Apsis haben die Mosaiken verloren, die einst die Ziegelmauern bedeckten.

200 Südliche Rippenkuppel des Endonarthex der Kahriye Dschami. Die herrlichen Mosaiken aus dem 14. Jahrhundert, die diese kleine Kuppel mit nur 4,5 m Durchmesser auskleiden, zeigen in der Mitte den Pantokrator in einem Medaillon. Er ist umgeben von seinen Voreltern. Die Figuren stehen in den vertieften Feldern, zwischen denen die in Blau und Grün gehaltenen Rippen die Goldhintergründe einrahmen. Darunter erkennt man eine Deësis, von der schöne Fragmente erhalten sind.

201 Detail der Pantokratorkuppel im Endonarthex der Kahriye Dschami. Man erkennt die Gestalten der Voreltern Christi, die mit griechischen Inschriften identifiziert sind. Von links nach rechts: Methusalem, Enoch, Enosch, Abel und Adam. Die ausdrucksvollen Gesichter, die Perfektion der antikisierenden Gewänder und die Feinheit der Ausführung machen diese Mosaiken zu einer Gipfelleistung der spätbyzantinischen Kunst.

202 Detail der nördlichen Kuppel des Endonarthex in der Kahriye Dschami: Das zentrale Medaillon zeigt die Jungfrau Maria mit dem Jesusknaben, umgeben von den Königen Israels, die jeweils eins der sechzehn mit roten Rippen begrenzten Kuppelfelder einnehmen.

Marienkult. Die Ghazis bildeten eine Art islamisches Soldatenkorps, wie die Malteser oder die Deutschordensritter auf christlicher Seite.

Die Krieger des osmanischen Fürstentums, die Westanatolien besetzt hielten, waren an vorderster Front, denn sie hatten die Byzantiner vor sich. Sie waren die islamische Armee, die Konstantinopel am nächsten war. So nahmen sie die Pläne der Araber auf und bemühten sich ihrerseits, Byzanz in ihre Gewalt zu bekommen. Freilich waren zur Durchführung eines solchen Plans erhebliche Mittel notwendig. Zunächst mußte Anatolien geeint und die Stadt Bursa erobert werden (1326), die die erste osmanische Hauptstadt wurde. 1331 fiel Nizäa, und dies hatte Symbolwert, weil es das wichtigste byzantinische Zentrum in der Frankenzeit gewesen war.

1345 gewährten die Byzantiner aufgrund ihrer inneren Rivalitäten den Türken Zugang nach Thrakien am europäischen Ufer des Marmarameers. Sie hatten nicht gemerkt, daß der Wolf im Schafspelz daherkam. Adrianopel fiel sofort an die Osmanen, die es 1362 zu ihrer neuen Hauptstadt machten. Nun beschleunigte sich die türkische Expansion in Europa: 1374 besetzte Sultan Murat das westliche Thrakien; 1389 annektierte Beyazit I. Bulgarien, schlug darauf die Kreuzfahrer unter Johannes dem Furchtlosen 1396 bei Nikopolis und belagerte Konstantinopel sieben Jahre lang mit seinen Truppen.

Dann trat eine außergewöhnliche Wende ein, die den Byzantinern neue Hoffnung gab. Auf ihrem Vormarsch, der sich gleichzeitig in Europa und Anatolien vollzog, stießen die Osmanen im Osten auf die mongolischen Truppen Tamerlans. 1402 kam es zur Schlacht bei Ankara. Die Türken erlitten eine vernichtende Niederlage, der Sultan wurde gefangengenommen und nahm sich acht Monate später das Leben. Die Osmanen hatten ihre kleinasiatischen Territorien verloren und konzentrierten sich nun auf Osteuropa. Allerdings wurden sie auf wunderbare Weise vor der Katastrophe gerettet, einerseits aufgrund der unerklärlichen Passivität des Westens, der die Gelegenheit zum Aufstand nicht nutzte, und andererseits durch Tamerlans Tod im Jahr 1405, der den Abstieg des zweiten mongolischen Reiches einleitete.

Nach einer zehnjährigen Zeit der Unsicherheit erneuerte Mehmet I. die türkische Macht. Und Murat II., der ihm 1421 nachfolgte, unternahm sogar eine neue Belagerung Konstantinopels, der Manuel II. siegreich widerstand.

Ein neuer Humanismus, eine neue Kunst

Wie war in diesem Chaos historischer Umwälzungen, angesichts des Überlebenskampfes eines sterbenden Imperiums, eine so strahlende Renaissance in Kultur und Kunst möglich, wie im 14. Jahrhundert die Fethiye Dschami – die Kirche der Theotokos Pammakaristos – und die Kahriye Dschami – die Kirche des Erlösers in Chora (in den Feldern) – in Konstantinopel sie bezeugen?

Der Ausdruck »Renaissance« ist hier keineswegs fehl am Platz. Als die Byzantiner nach der lateinischen Herrschaft ihre Unabhängigkeit wiedererlangt hatten, ergriff die Elite ein regelrechter Wissensdurst. Dies war nun eine humanistische Bewegung: Die Religion monopolisierte die Bemühungen der Intellektuellen nicht länger. Die Wissenschaften erlebten eine Erneuerung, die unter den Komnenen und den Angeloi schon begonnen hatte, und dies betraf Mathematik und Medizin ebenso wie Astronomie und Geographie. Außerdem waren Literatur, Geschichte und Recht an diesem erstaunlichen Aufschwung beteiligt, der einem Schwanengesang gleichkam. Auch am Ende der ägyptischen Kultur hatten die ptolemäischen Künste und die Architektur unter den griechischen Herrschern eine strahlende Hochblüte erlebt. In gleicher Weise förderten die byzantinischen Kaiser in Konstantinopel trotz geschrumpfter Territorien und begrenzter Mittel eine großartige Blüte. Dieses letzte Aufflammen war von der künstlerischen Erneuerung vorbereitet, die seit dem 9. Jahrhundert in allen Bereichen, besonders in der Architektur, eingesetzt hatte.

Die makedonische Dynastie (867–1057) hatte bereits die Konzeption des Kirchenbaus eingeführt, die in der ganzen Endphase des byzantinischen Reiches vorherrschte. Sie besteht, wie gesagt, in der Verkleinerung der Monumente, im Grundriß in Form eines griechischen Kreuzes, gewöhnlich mit einer Kuppel auf vier Säulen (Kreuzkuppelkirche des Viersäulentyps) und in der Betonung der vertikalen Linien, wie in Armenien. In den Innenräumen kündigte ein großer Aufschwung in gewisser Hinsicht die emporstrebende Räumlichkeit romanischer

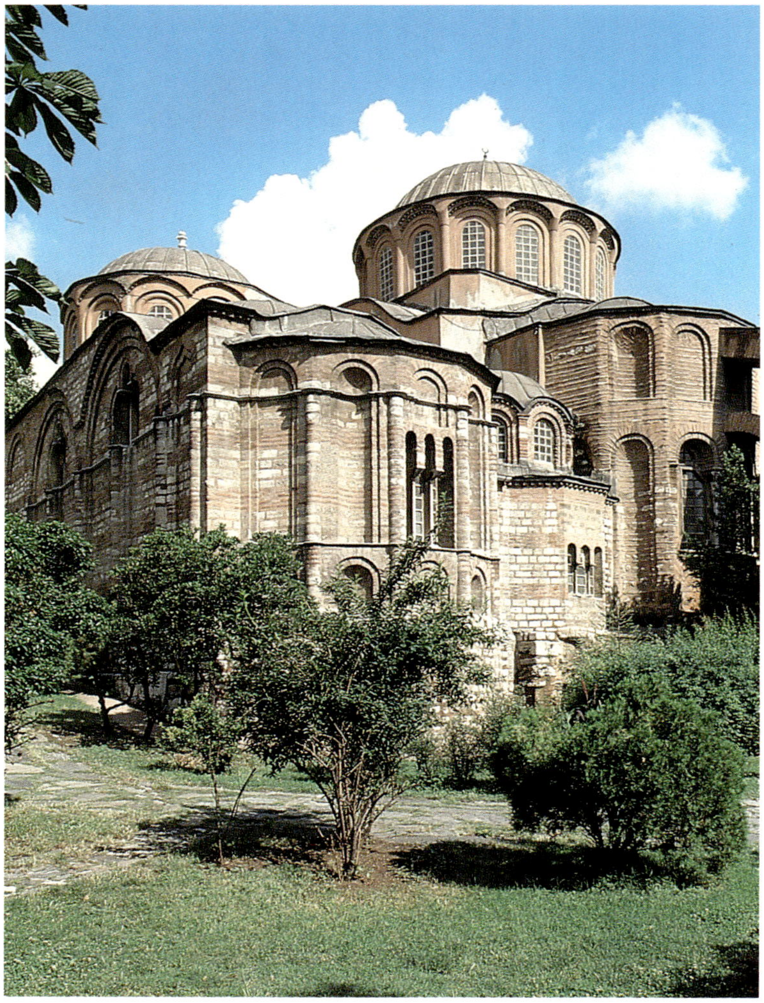
197

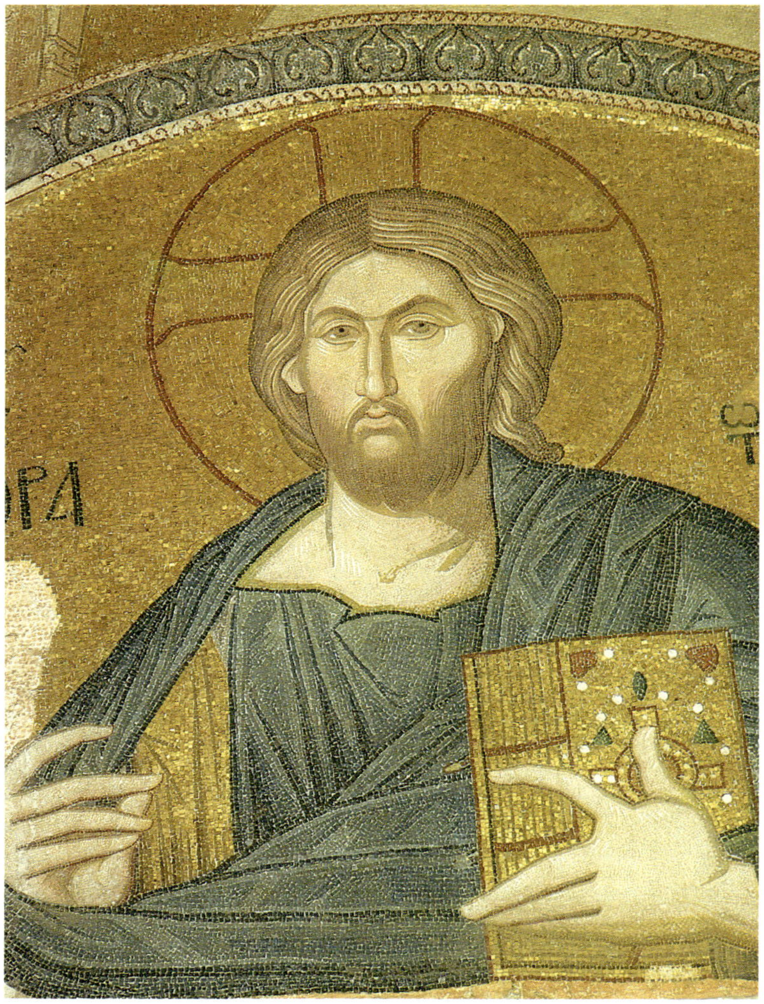
198

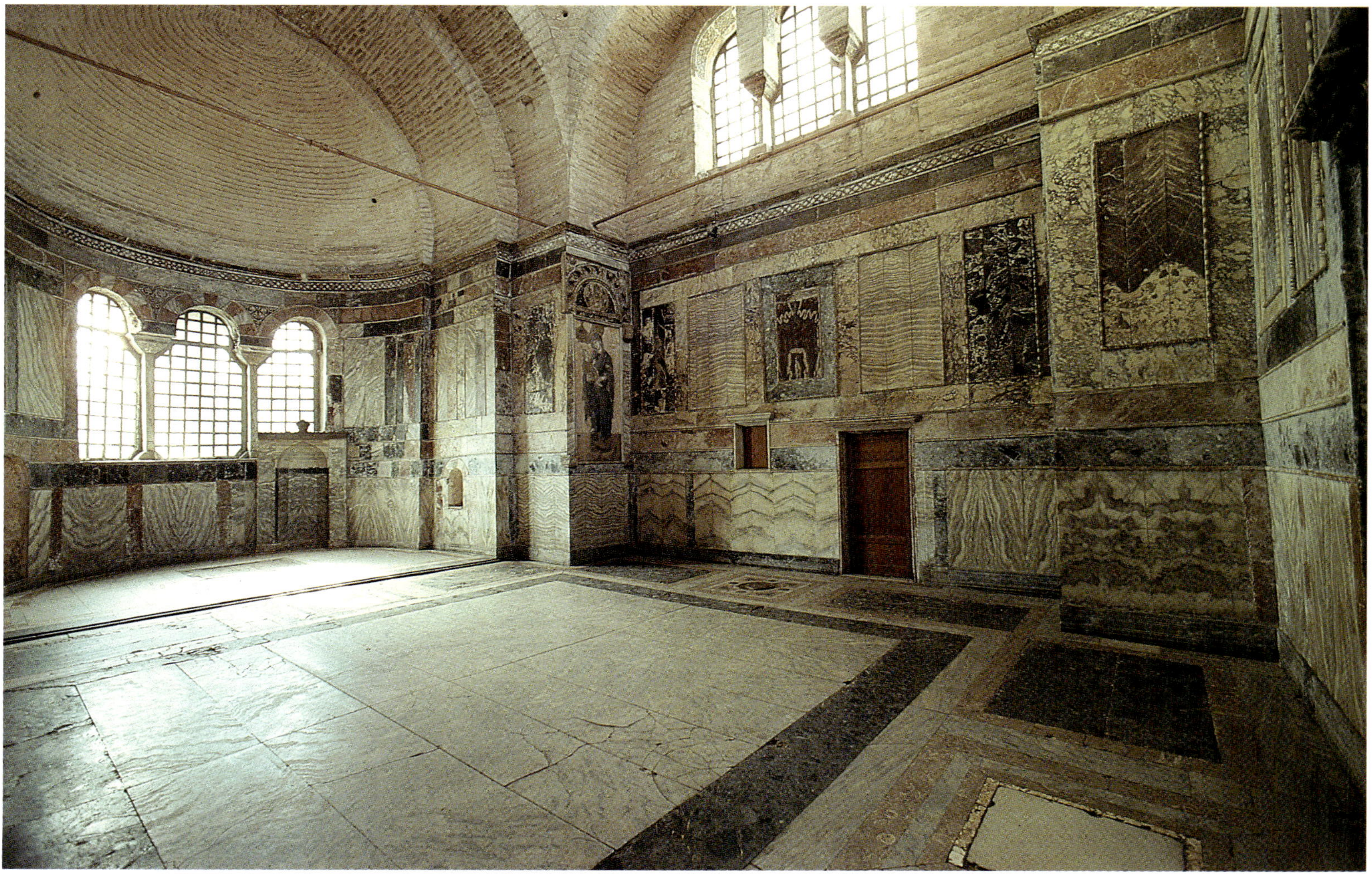
199

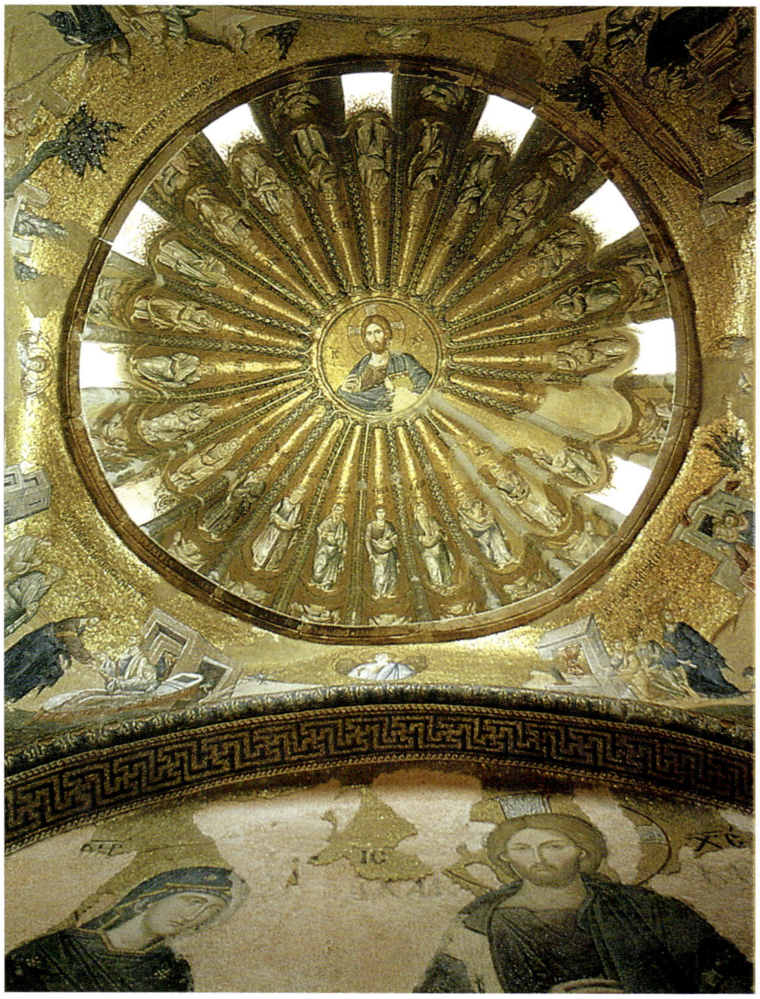

200

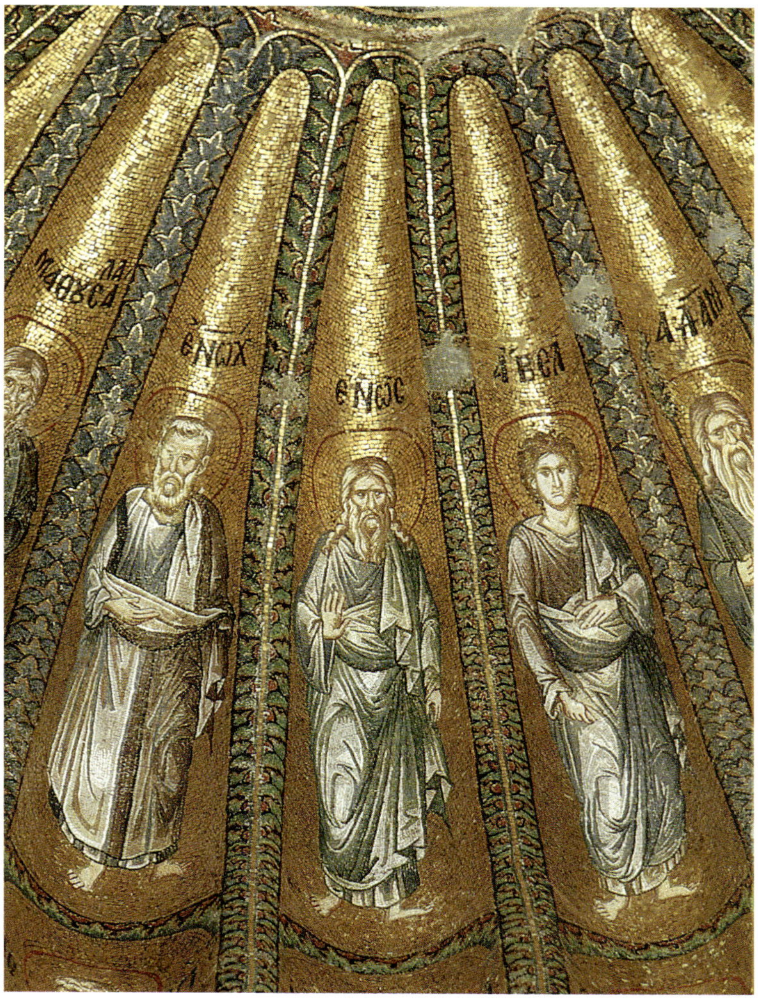

201

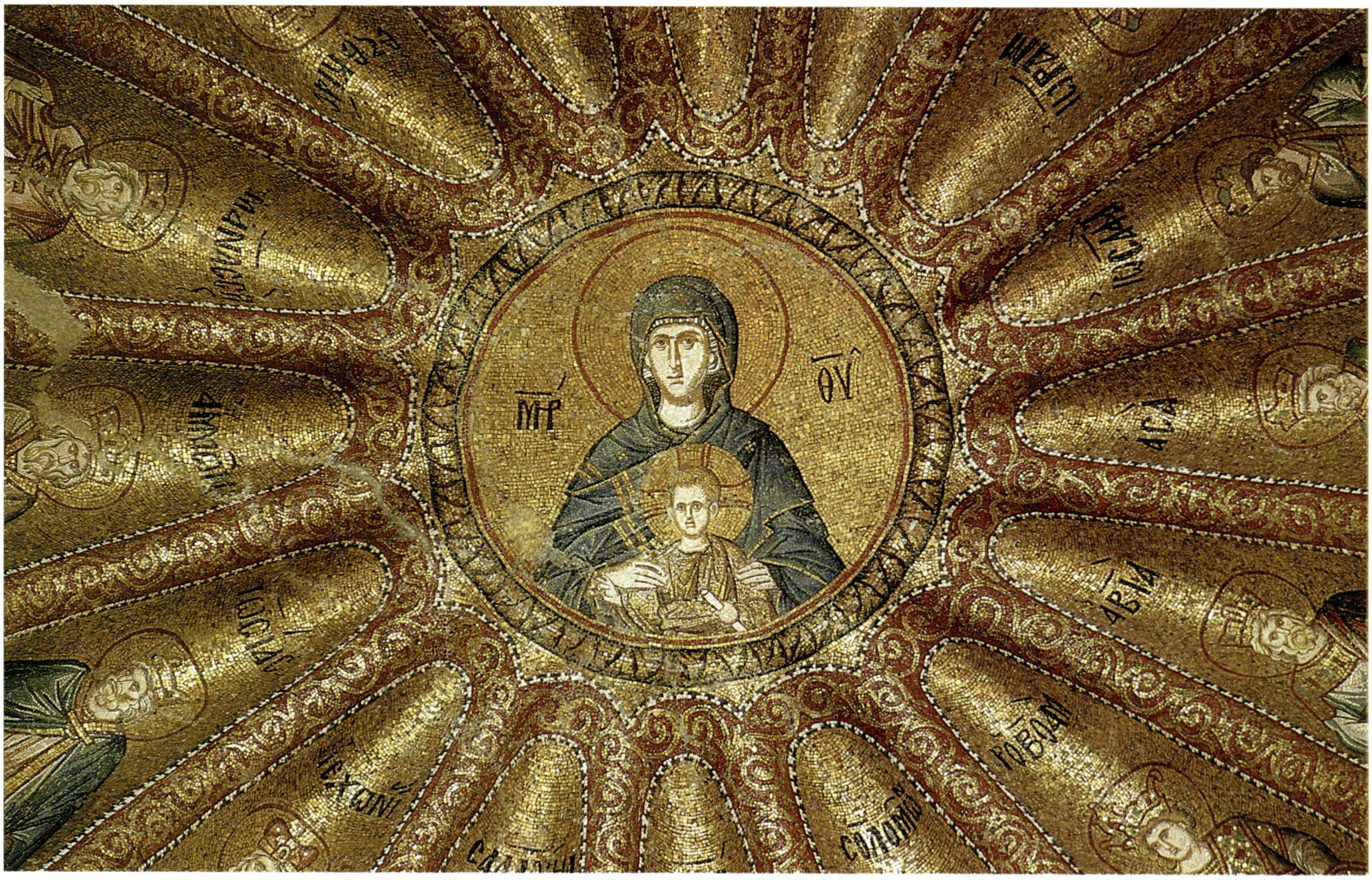

202

(Tournus: Ende 10.–11. Jahrhundert) und gotischer Kirchen (Saint-Denis: 1135) im Westen an.

Der Komplex, der heute unter dem Namen Feneri Isa Dschami bekannt ist, wurde zur Zeit Leos VI. (886–912) vom Admiral der Flotte Konstantin Lips als Kloster gegründet. Zunächst umfaßte er nur eine Kirche; dann baute die Kaiserin Theodora, die Witwe von Michael VIII. Palaiologos, Ende des 13. Jahrhunderts an der Südseite des bestehenden Gebäudes eine Johannes dem Täufer geweihte Kirche für die Gräber der kaiserlichen Familie. Im 14. Jahrhundert ergänzte eine Galerie diesen Komplex im Westen und Süden (Abb. 188–190).

Die Kirche Johannes des Täufers ist so klein, daß man eher an eine Kapelle denkt. Dies entspricht ihrem Zweck als Grabkirche gut. Sie hatte ein bewegtes Schicksal: Nach der türkischen Eroberung wurde sie zur Moschee umgebaut und der drei Arkaden beraubt, die das zentrale Quadrat mit jeweils zwei antiken Säulen im Norden, Westen und Süden abstützten. Der Raub dieser begehrten Säulen wurde mit dem Bau großer Ziegelbogen kompensiert, die den Laternenturm stützten. Dieser wurde nach einem Brand 1636 durch den Großwesir Bayram Pascha ebenfalls neu gebaut.

Dennoch bleibt das Gebäude aus dem späten 13. Jahrhundert wegen der ungewöhnlichen Verarbeitung der Ziegelsteine interessant: Sie bilden dekorative Motive im Chor (Hauptapsis und südliche Nebenapsis): Mäander, Fischgrätenmuster und ein Sägezahnfries beleben die Wände. Diese Formen sind in der byzantinischen Architektur sonst nicht zu finden. Der Backstein, aus dem das ganze Gebäude besteht, setzt einen kräftigen Akzent, der von den eingezogenen Fugen noch verstärkt wird. So wurde dieses Baumaterial, das seit den Römern eine wichtige Rolle gespielt hatte und das die Byzantiner gewöhnlich in abwechselnden Schichten mit ihrem Steinmauerwerk mischten, zum vorherrschenden Material. Es entstanden Prestigebauten aus Ziegeln, etwa das schöne Beispiel der Mollah Zeyrek-Moschee aus der ersten Hälfte des 12. Jahrhunderts, während bei der Kalenderhane Dschami nur die Gewölbe aus Backstein waren, wie in den Anfängen der byzantinischen Baukunst.

Man findet das klassisch byzantinische Mauerwerk aus alternierenden Schichten – Stein und Ziegel – in den Fassaden der Fethiye Dschami wieder, der Klosterkirche der Theotokos Pammakaristos oder »Allerseligsten Gottesgebärerin«. Der herrliche Bau, dessen räumliche Organisation in der belebten Sprache der in drei Ebenen gegliederten Fassaden durchscheint, besteht aus einer Kirche über dem Goldenen Horn, die um 1292 von einem Neffen des Kaisers Michael VIII. Palaiologos gebaut wurde. Um das zentrale Quadrat, das mit Pfeilern und Kuppel ein Ciborium bildet, verläuft eine erste Galerie, vor der ein Narthex liegt. Am Anfang des 14. Jahrhunderts wurde im Norden, Westen und Süden eine weitere umlaufende Galerie mit kleinen Kuppeln angebaut (Abb. 191).

An der Südflanke dieser Kirche schließt ein Parekklesion an, eine winzige Grabkapelle, die die Aufmerksamkeit besonders anzieht. Sie wurde unter Michael IX. Palaiologos (1295–1320) von der Witwe des Klostergründers gebaut. Ihr Grundriß bildet ein griechisches Kreuz; mit ihren vier Marmorsäulen, die große Kapitelle tragen, ist sie nicht geräumiger als ein Zimmer (7,5 auf 6 m). Das zentrale Quadrat, auf dem die kleine überkuppelte Laterne ruht, hat eine Seitenlänge von nur 2,2 m (Abb. 192–195). Der enge Raum ist jedoch 12 m hoch – also über dem zentralen Quadrat fünfmal höher als breit – und besaß ein außerordentlich reiches ikonographisches Programm, von dem noch schöne Elemente erhalten sind. Vor allem ist die Marmorverkleidung zu erwähnen, die den unteren Teil des Innenraums bedeckt. Doch vor allem das Mosaik macht die Fethiye-Moschee zu einem Juwel (Abb. 196).

In der Kalotte der Laterne überragt ein prachtvoller Pantokrator auf Goldgrund die zwölf um ihn stehenden Propheten (Abb. 195). In der Halbkuppel der Apsis erhebt sich, ebenfalls vor einem Goldgrund, ein Christos Hyperagathos (der Übergute). In den Bogenlaibungen sind weitere Mosaiken teilweise erhalten. Schließlich bilden Heiligenfiguren in den kleinen Eckkuppeln (nur 80 cm Durchmesser!) sowie eine Deësis und eine Taufszene an den Wänden die einzigen Spuren einer umfangreichen Ikonographie, die in großartigem und gleichzeitig nüchternem Mosaik ausgeführt war. Diese funkelnde Verkleidung verwandelte die Kapelle in einen wahrhaften Reliquienschrein.

In der Kunst des goldgrundigen Mosaiks findet man die stolze Größe der byzantinischen Werke wieder, in denen die Geste in sakraler Unbewegtheit erstarrt. Doch es ist schon nicht mehr die hieratische Steifheit, wie sie in den Mosaiken aus

Konstantinopel: Chora-Kirche (Kahriye Dschami), die vom 11. bis 14. Jahrhundert restauriert und erweitert wurde. Längsschnitt durch den Endonarthex und Grundriß
A Hauptkirche
B Parekklesion (Grabkapelle)
C Nordkuppel des Narthex
D Narthex
E Südkuppel des Narthex
F Exonarthex, der wie das Parekklesion um 1315 erbaut wurde

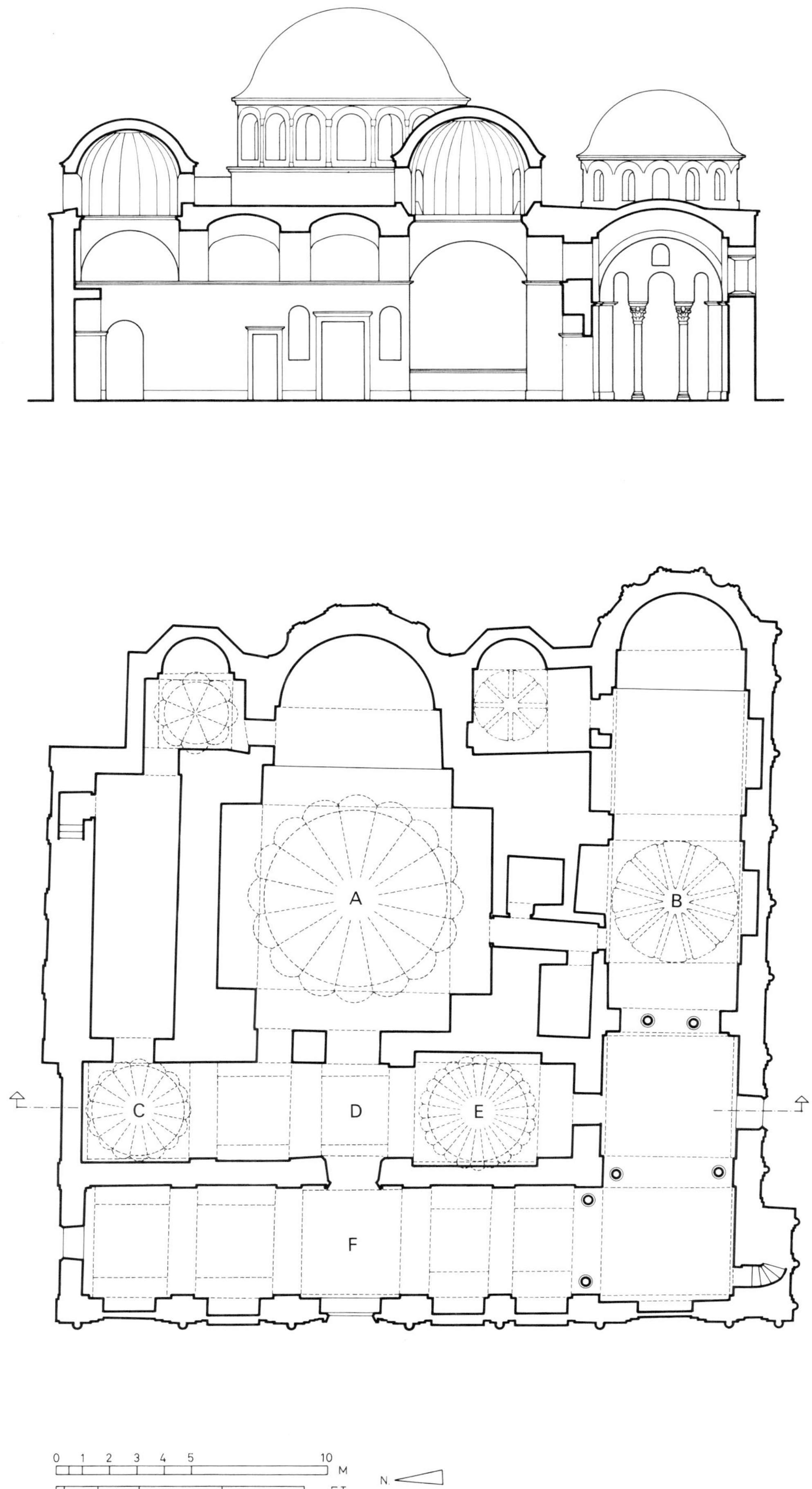

203 Dieses Mosaik im Nordteil des Endonarthex der Kahriye Dschami zeigt Priester, die am Tisch sitzen und segnende Gesten zur (hier nicht sichtbaren) Jungfrau hin machen. Die Darstellung des korinthischen Portikus, hinter dem sich Bäume abzeichnen, stellt eine wichtige Entwicklung in der Mosaikkunst des 14. Jahrhunderts dar; sie ersetzt die einfarbigen Goldhintergründe.

204 Dieses Mosaik bedeckt das südöstliche Pendentif der Südkuppel (Abb. 200) im Endonarthex der Kahriye Dschami. Die Szene stellt Christus dar, der eine Frau vom Blutfluß heilt. Die wunderbar Geheilte wirft sich dem Herrn zu Füßen. Die Komposition wird von zwei Architekturelementen gerahmt, während die gesamte Betonung auf der Frau liegt, die das Gewand Christi küßt; der Mittelteil des Werkes ist freigelassen.

205 Detail einer Kalotte im Endonarthex der Kahriye Dschami. Das Mosaik stellt Maria als dreijähriges Kind dar, das von seinen Eltern Anna und Joachim dem Hohenpriester im Tempel von Jerusalem dargestellt wird, wie das Protoevangelium des Jakobus erzählt. Im Tempel, der wie ein Ciborium angelegt, aber von einer halbhohen Wand umgeben ist, empfängt Maria Speise aus der Hand eines Engels.

206 Diese Szene auf dem nordöstlichen Pendentif der Pantokratorkuppel im Endonarthex der Kahriye Dschami illustriert ein Wunder Christi: die Heilung der Schwiegermutter Petri. Wie in der vorhergehenden Szene des gleichen Ensembles (Abb. 204) ist die Figurengruppe vor und zwischen zwei Architekturelementen angeordnet. In der Mitte hilft Christus der Kranken, sich auf ihrem Bett aufzurichten, während Petrus sich an ihn wendet.

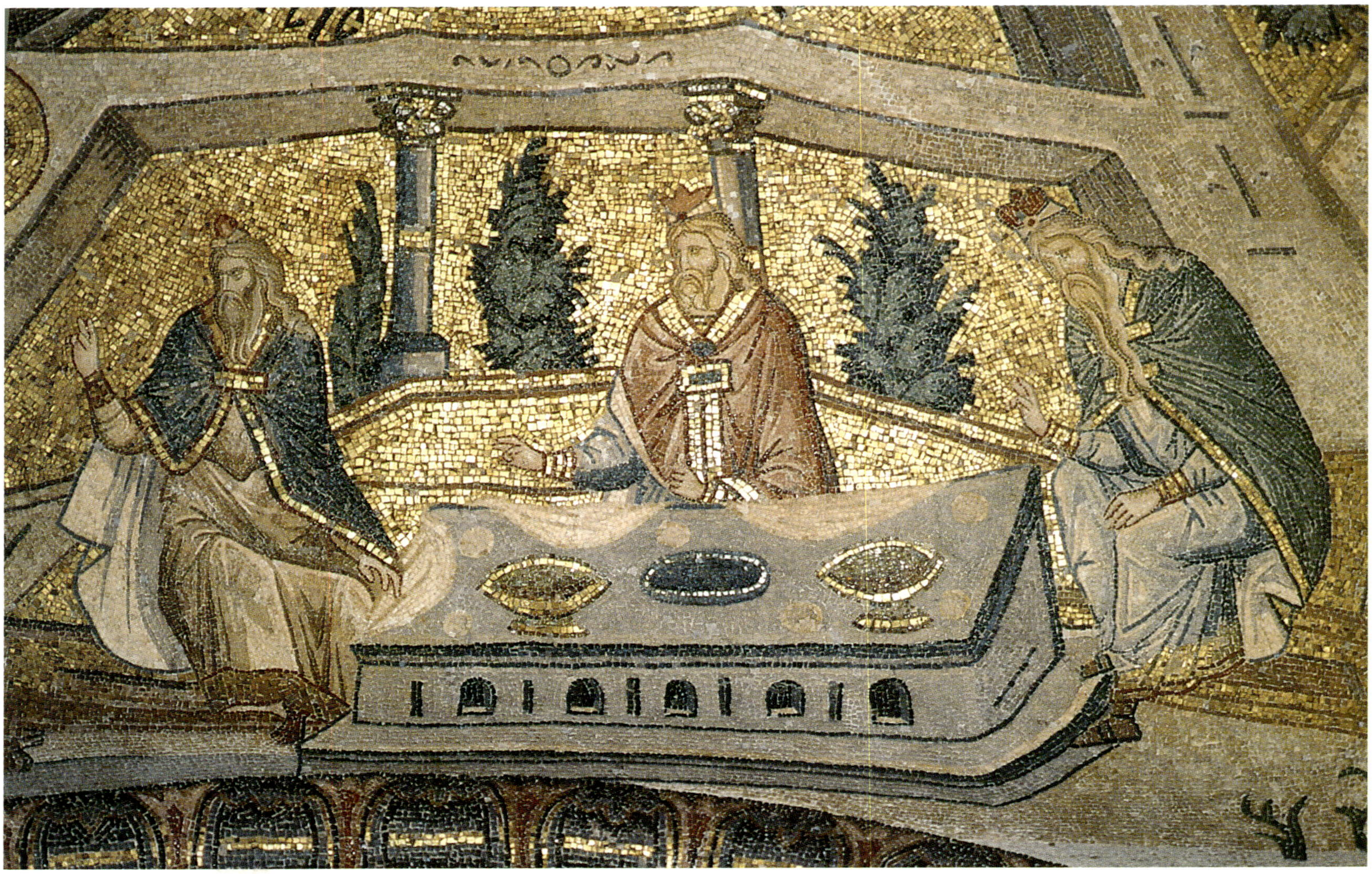

203

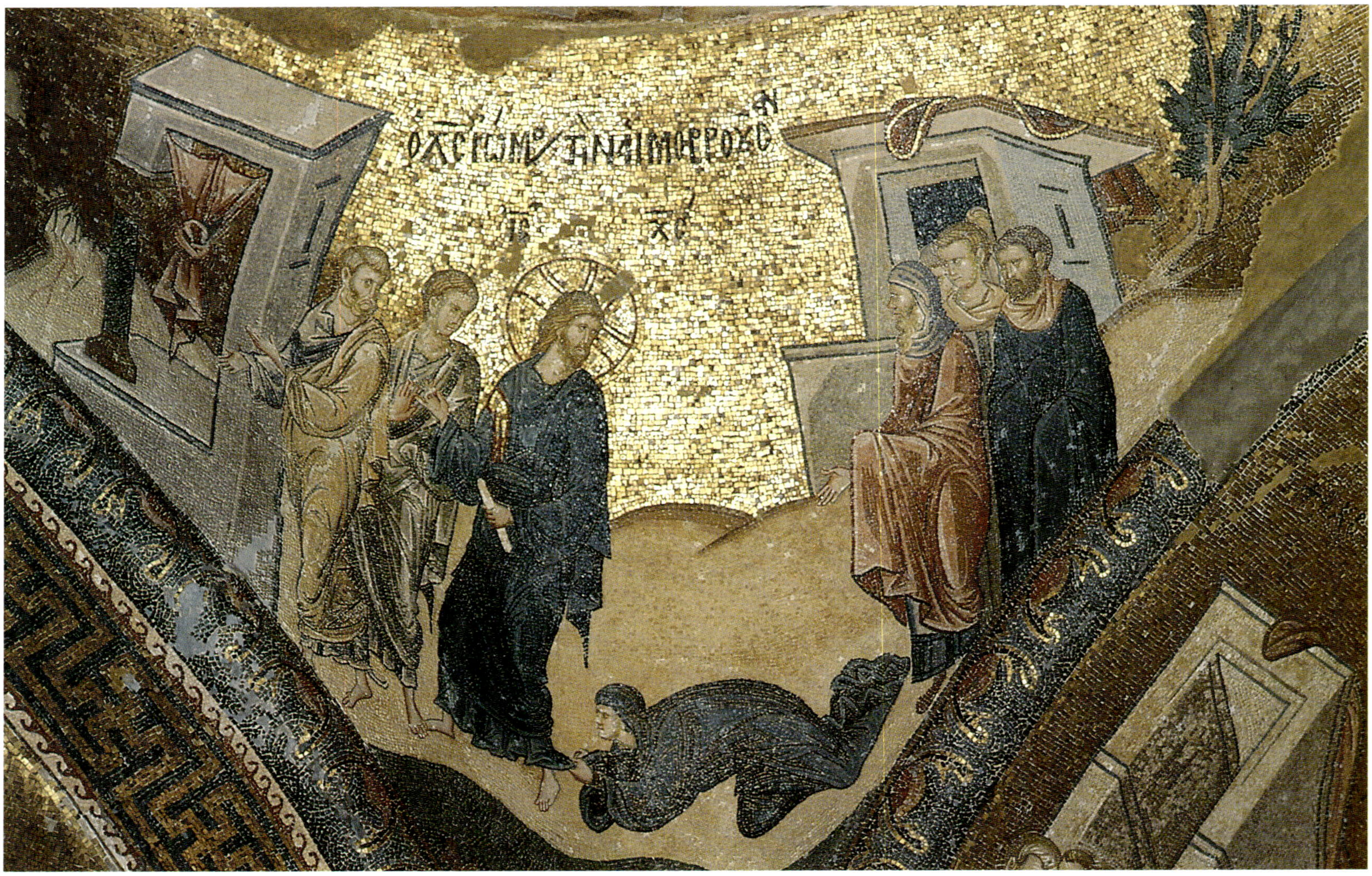

204

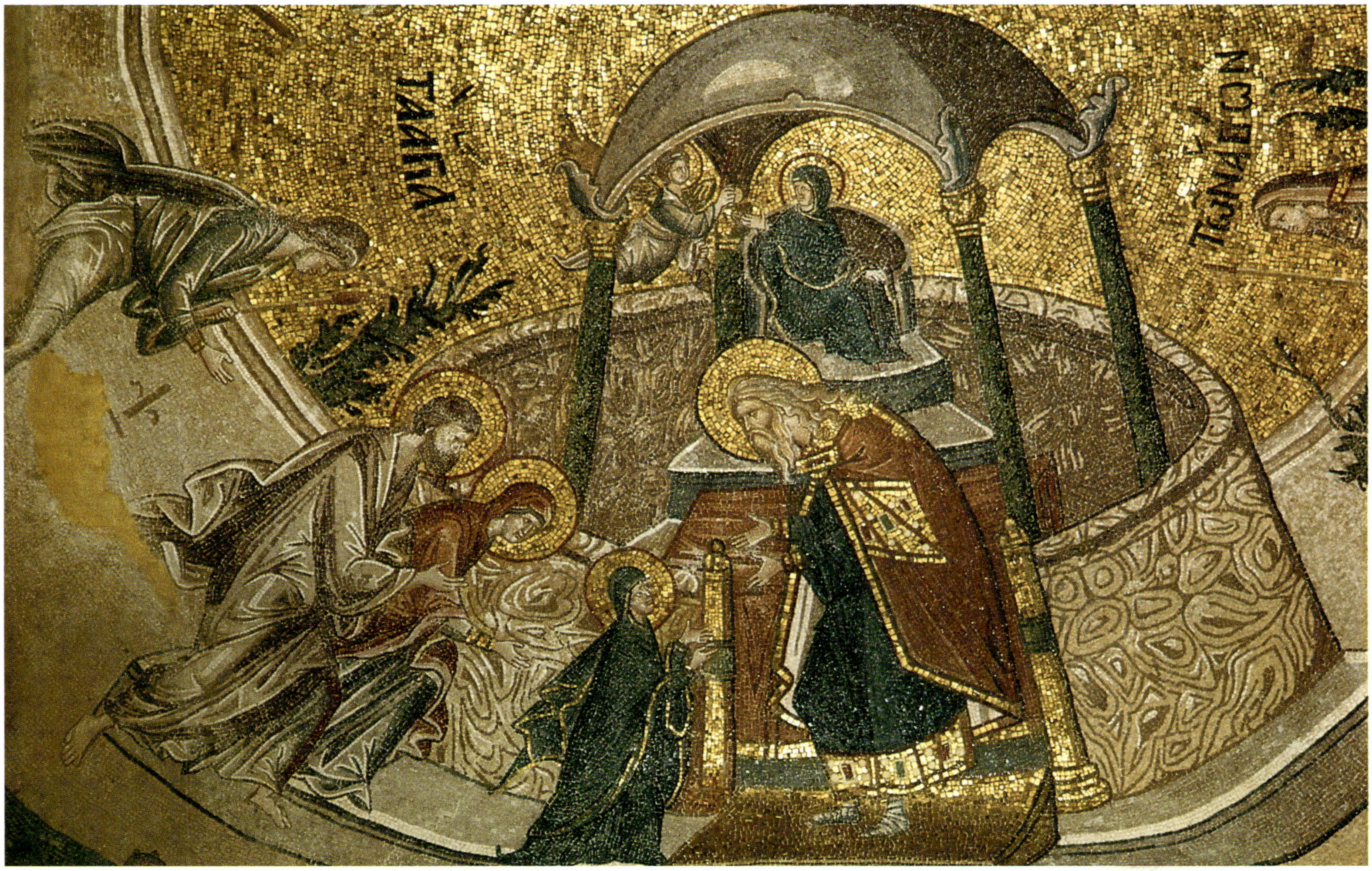

205

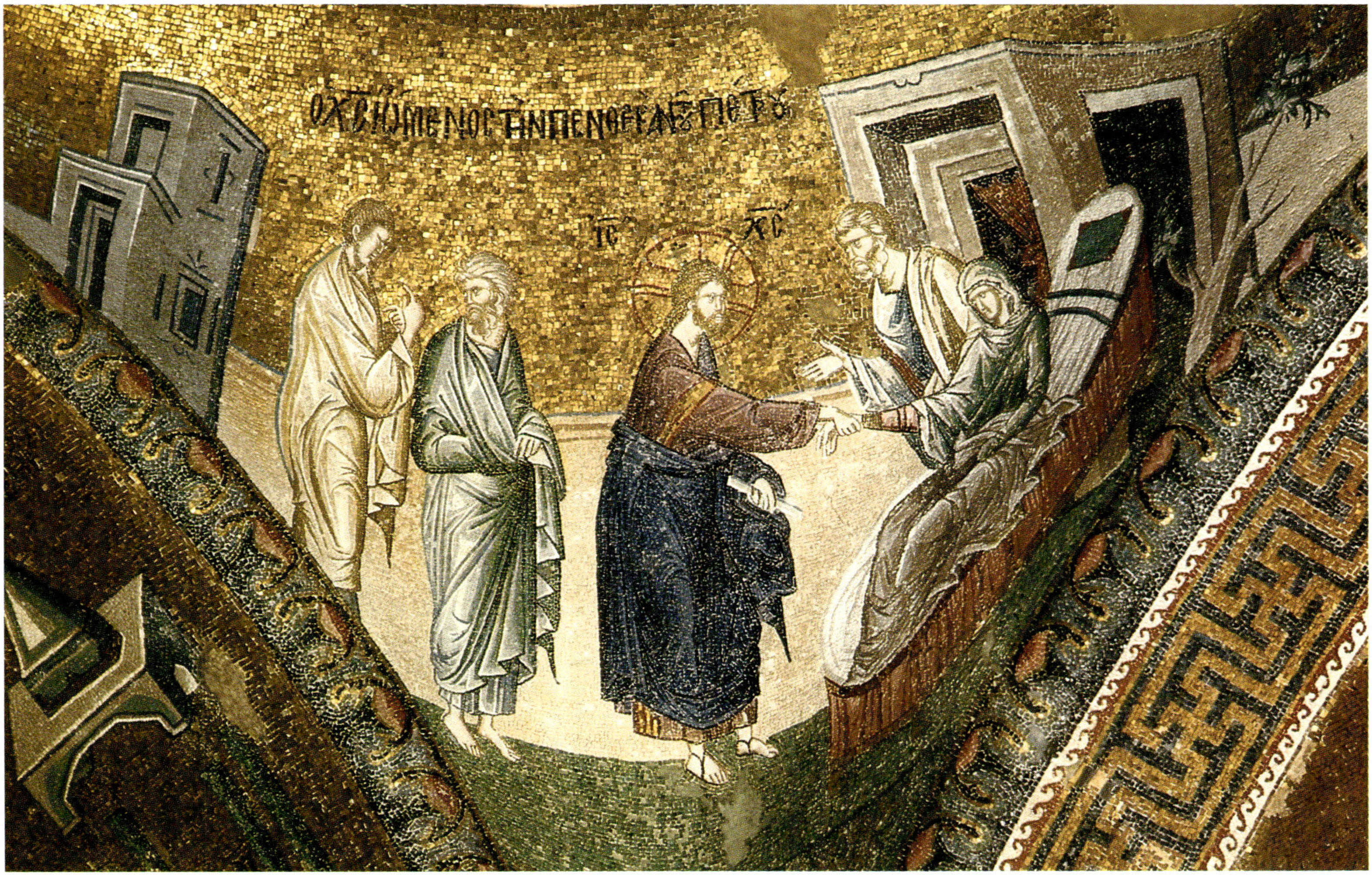

206

dem 11. und 12. Jahrhundert der Hagia Sophia anzutreffen ist. Diese Vermenschlichung, die Maler und Mosaikkünstler ihren Werken gaben, entdeckt man in mehr als einem Beispiel in dem großen figürlichen Repertoire der Chora-Kirche oder Kahriye Dschami. Sie liegt in der Nähe des Palasts von Konstantin VII. Porphyrogennetos und bildet das letzte Glied in unserem Überblick über byzantinische Ausdrucksformen (Abb. 197–209).

Die Apotheose der Chora-Kirche

Es ist kein Zufall, daß das letzte hier vorgestellte Monument in der Nähe des Palasts Tekfur Saray im äußersten Norden der Stadt liegt. Wie die Fethiye-Moschee befindet sich die Kahriye Dschami innerhalb der Grenzen, die die Konstantinischen und Theodosianischen Mauern bilden. In diese nördliche Region verlagerte sich der Schwerpunkt Konstantinopels, als Konstantin VII. im 10. Jahrhundert hier seinen Palast baute. Dieser ähnelt eher einer mittelalterlichen Burg als einer antiken Palastanlage. Seine heute sichtbaren Stockwerke stammen jedoch zum großen Teil aus der Zeit der Palaiologen (Abb. 187). An der Verbindung zwischen dem theodosianischen Verteidigungssystem und dem Verlauf der neuen Stadtmauer, die Manuel I. Komnenos im 12. Jahrhundert baute, stellte das Quartier der Blachernen eine Art befestigtes Feld dar, das in Form eines Winkels am Goldenen Horn herausragt. An dieser Stelle beschloß ein hoher Würdenträger bei Hofe und gleichzeitig ein Humanist, der Logothet des Staatsschatzes Theodoros Metochites, Erster Minister des Palaiologen Andronikos II. (1282–1328), das alte Kloster des Erlösers in Chora – »in den Feldern« – mit einem Exonarthex, einem Parekklesion und einer neuen Mosaikverkleidung auszustatten, die um 1315 bis 1320 ausgeführt wurden.

Die Kirche ist eine sehr alte Gründung und wurde mehrfach umgebaut und restauriert. Ein kleiner Teil des heute sichtbaren Gebäudes könnte auf das 7. Jahrhundert zurückgehen. Das Erdbeben von 558 hatte einen ersten Bau zerstört. Nach der ikonoklastischen Krise wurde das Bauwerk fast ganz neu errichtet, und im späten 11. und frühen 12. Jahrhundert baute Maria Doukaina, die Schwiegermutter des Kaisers Alexios I. Komnenos, es wieder auf. Auch Isaak Komnenos, von dem im Zusammenhang mit dem Oktateuch der Septuaginta schon die Rede war, hatte zu seiner Verschönerung beigetragen. Nach dem Abzug der Kreuzfahrer im 13. Jahrhundert war das Gebäude allerdings in erbärmlichem Zustand.

Hier setzte Theodoros Metochites mit seinen Arbeiten an. So, wie die Kirche sich heute darstellt, ist sie ein Bau mit quadratischem Grundriß, dessen eingezogene Ecken diskret die Kreuzform andeuten. Sie ist von einer großen Kuppel mit über 7 m Durchmesser gekrönt. Der Raum hat mit seinen relativ niedrigen Proportionen noch die gedrungenen Formen von einst, kurz vor der ikonoklastischen Krise. Die Wände tragen eine herrliche Marmorverkleidung mit verschieden gefärbten Motiven »in römischer Manier«. Der Chor mit vorstehender Apsis ist von zwei Nebenapsiden flankiert. Seine Halbkuppel hat all die Verzierungen verloren, die den Höhepunkt des ikonographischen Programms der ganzen Kirche gebildet haben müssen. Schöne polychrome Bodenplatten betonen mit dunklen Streifen die Gesamtanlage des Raumes (Abb. 199).

Vor einem ersten Narthex, der an jeder Seite eine Rippenkuppel hat, ließ der Mäzen aus dem 14. Jahrhundert einen neuen Narthex bauen und ergänzte das Gebäude im Süden mit einer etwa 28 m langen Grabkapelle, die an der Ostseite eine halbkreisförmige Apsis hat. Dieses Ensemble trug einen herrlichen Bilderschmuck, von dem die Mosaiken der beiden Narthizes und die Fresken des Parekklesion im wesentlichen erhalten sind. Wie gesagt, datieren all diese Werke aus der Zeit zwischen 1315 und 1320. Allerdings hatte die Chora-Kirche im späten 11. und frühen 12. Jahrhundert zumindest teilweise schon Mosaiken erhalten; dies bezeugt ein schöner Pantokrator über dem Portal des Endonarthex (Abb. 198). Feinheit im Detail des Gesichts, gepaart mit Kraft und Nüchternheit, charakterisiert diesen Christus, der Ähnlichkeiten mit den besten Mosaiken der Hagia Sophia aufweist und zur gleichen Zeit wie sie geschaffen wurde.

Die Mosaiken der beiden Narthizes offenbaren eine ganz andere Orientierung. Sie gehören zu einer Bewegung, die Unbeweglichkeit und Majestät ablehnte und eine menschlichere, »realistischere« Konzeption an ihre Stelle setzte. Schon die Thematik zeigt die Wandlung der Sichtweise: Den Bildern von Christus und Maria, isoliert im unwirklichen Universum eines strahlenden, leeren Raums, stellt sie lebendige Szenen gegenüber, die in ein bewohntes Umfeld eingefügt sind. Das Gold für den Himmel bleibt, aber es verliert seinen unstofflichen Charakter.

Die Themen, die eine solche Revolution ermöglicht haben, sind das Leben Christi und Mariens. Es sind Zyklen der Kindheit Jesu und der Geburt der Jungfrau (Protoevangelium des Jakobus), die wie in Kappadokien in der Kahriye Dschami überwiegen. In dieser Kunst kam der Wunsch nach weicheren Formen und leiblicher Realität voll zum Ausdruck. Tatsächlich ist diese Tendenz zur Befreiung der sakralen Kunst von den Zwängen des klassischen Byzanz ein markanter Zug in den Spätwerken Konstantinopels.

Lange waren die Künstler der Frontalität und starren Unbewegtheit der Ikonen treu – das heißt der heiligen Bilder, die die Gläubigen verehrten, ob es sich nun um riesige Darstellungen auf Kirchenwänden oder um tragbare Gemälde handelte –, und stimmten darin oft mit der Spiritualität der Christen im Orient überein. In diesen Werken gab es keinen Raum für Gesten, nicht einmal für den Ausdruck von Nächstenliebe oder Erbarmen, der über die Zeichen einer meditativen Innerlichkeit hinausgegangen wäre. Im 14. Jahrhundert hingegen entdeckt man eine Humanisierung, die die Starrheit der Idole vergessen macht. Von nun an strebten die Künstler eher nach liebevoller Weichheit des Ausdrucks als nach einem Stil unergründlicher Größe.

Im Zusammenhang mit den beiden von Mosaiken bedeckten Narthizes der Kahriye Dschami spricht André Grabar von einer Imitation der »frühchristlichen« Modelle von Ravenna. Doch gerade bei diesen Werken aus dem 6. Jahrhundert gibt es kaum Ausnahmen von der Regel der Frontalität. So trifft die Aussage des großen Byzantinologen eher auf die dekorativen Elemente wie Bordüren und Rankenwerk zu. Wenn man Vorläufer der Kunst der Chora-Kirche finden will, muß man sie vor allem in den Szenen des Aufstiegs aus der Vorhölle in der Kirche »Nea Moni« in Chios (11. Jahrhundert), in der Cappella Palatina von Palermo (12. Jahrhundert) oder in den Kunstwerken von San Marco in Venedig (13. Jahrhundert) suchen. Die Verwandtschaft scheint sowohl die Komposition als auch die Bewegung zu betreffen. Doch die Spontaneität der Gesten, das Wallen der Gewänder und vor allem die kunstvolle Einfügung der Bilder in die Eckzwickel und Pendentifs der Kuppeln – mit all den Schwierigkeiten, die gekrümmte Oberflächen und kugelförmige Kalotten bereiten – erreichen in keinem dieser Beispiele eine solche Virtuosität.

Manchmal haben die Mosaikkünstler ihre Komposition aufgewertet, indem sie das Zentrum eines Pendentifs entlasteten und die Handlung auf die Ränder konzentrierten (Abb. 204 und 206), manchmal haben sie im Gegenteil die Rundung des Raumes genutzt, um dort ein ebenfalls rundes architektonisches System anzubringen (Abb. 205), wobei das Bild die ganze Betonung auf die Mitte des verfügbaren Raumes lenkt. In diesem Spiel mit verzogenen Flächen, die wiederum in von konkaven Bogen begrenzten Dreiecken stehen, sind die Gestalten in einem strahlenförmigen, am Scheitelpunkt des Daches gipfelnden Schema angeordnet. Bei der Ausführung solcher technischen Meisterleistungen zeigten die Byzantiner des 14. Jahrhunderts eine so glückliche Hand, daß man sie mit den Künstlern des Barock vergleichen kann. Und man kann mit einer gewissen Berechtigung vom Manierismus dieser Kunst sprechen.

Ähnlichkeiten mit der Renaissance

Wie im Zusammenhang mit den Fresken der Hagia Sophia von Trapezunt schon festgestellt wurde, trägt die imaginäre, oft komplexe und mit instinktiver Perspektive dargestellte Architektur ebenso wie die mageren Bäume zur Schaffung eines Rahmens bei, der die sakrale Geste auf die Ebene des irdischen Lebens zurückbringt.

So läßt sich ein Interesse für die Umwelt feststellen, für gut beobachtete Einzelheiten, für Landschaft, Städte, Bäume, Bauwerke; sie treten an die Stelle der leeren Unendlichkeit in den früheren Mosaiken, in denen die Bilder sich von einem einheitlichen Goldgrund abhoben. Diese Neuerung kann man mit der Entwicklung vergleichen, die zum Beispiel Cimabue, Giotto und Duccio in der italienischen Malerei verkörpern.

Im Parekklesion an der Südseite der Kahriye Dschami sind von 1952 bis 1958 herrliche Fresken von dem Putz befreit worden, der sie bedeckte, als die Kirche zur Moschee umfunktioniert war. Diese Malereien stammen wahrscheinlich aus der gleichen Zeit wie die Mosaiken, wenn nicht gar von derselben Hand. Die große Komposition in der Halbkuppelapsis stellt die Anastasis, den Aufstieg Christi aus der Vorhölle, dar (Abb. 207).

Das große Fresko ist von einem eigentlichen kosmischen Elan beseelt und findet im Westen des frühen 14. Jahrhunderts nicht seinesgleichen. Nirgends geht ein solcher dramatisch-mystischer Geist von einer so großzügigen, nüchternen Szene wie dieser aus, mit ihrem schweren Nachthimmel und ihren zerfurchten, pathetischen Bergen. Pathetisch auch die Gestalten Adams und Evas, die Christus aus dem Grab reißt. Unter den Augen der Gerechten, die seine Himmelfahrt in zwei Gruppen einrahmen, erweckt der Gottessohn die Toten in einer Verheißung von Ewigkeit und Seligkeit.

207 Das große Fresko aus dem frühen 14. Jahrhundert mit der Darstellung der Anastasis im Parekklesion der Kahriye Dschami von Istanbul, ein Meisterwerk der spätbyzantinischen Malerei, das wahrscheinlich 1315 entstand. Es bedeckt die ganze Fläche der Halbkuppelapsis und stellt Christi Aufstieg aus der Vorhölle dar. Der Erlöser nimmt Adam und Eva mit; sie repräsentieren die Menschheit und steigen aus dem Grab, in Gegenwart der Gerechten. Um diese dramatische Szene, die sich in einer düsteren Atmosphäre abspielt, stehen Felsen mit zerfurchtem Relief, die das Pathos noch steigern. Alle Figuren sind von einer Dynamik belebt, die die Aufwärtsbewegung der drei mittleren Gestalten illustriert. Die byzantinische Malerei hat sich nun von den Kanones der Unbeweglichkeit, des Hieratismus und der Frontalität befreit, die ihre klassische Zeit kennzeichneten: Sie wendet sich entschlossen einer Renaissance zu, die im 14. Jahrhundert der italienischen Renaissance um nichts nachsteht.

208 Detail eines Freskos im Parekklesion der Kahriye Dschami. Der heilige Georg mit Lanze, tauschiertem Harnisch und Rundschild ist mit den Zügen eines römischen Soldaten dargestellt. Doch trotz des kriegerischen Themas ist das Gesicht des Heiligen von engelgleicher Milde.

209 Eine der innigsten Eleousa-Darstellungen der byzantinischen Kunst: Dieses Fresko im Parekklesion der Kahriye Dschami zeigt die zärtliche Liebe der Mutter zu ihrem Kind. Es scheut keineswegs eine gewisse Sentimentalität, die jedoch von einem lebhaften malerischen Gespür wettgemacht wird. Das Feingefühl kommt in der Reinheit von Marias Gesicht wie im kraftvollen Faltenwurf zum Ausdruck. Diese Reihe von Fresken voller Hoffnung und Erbarmen, die die Grabkapelle des Erlöserklosters zieren, entstand in einer Zeit, als ganz Konstantinopel sich gerüstet hatte wie der heilige Georg, um dem unaufhaltsamen Vordringen des Islam ein letztesmal Widerpart zu bieten.

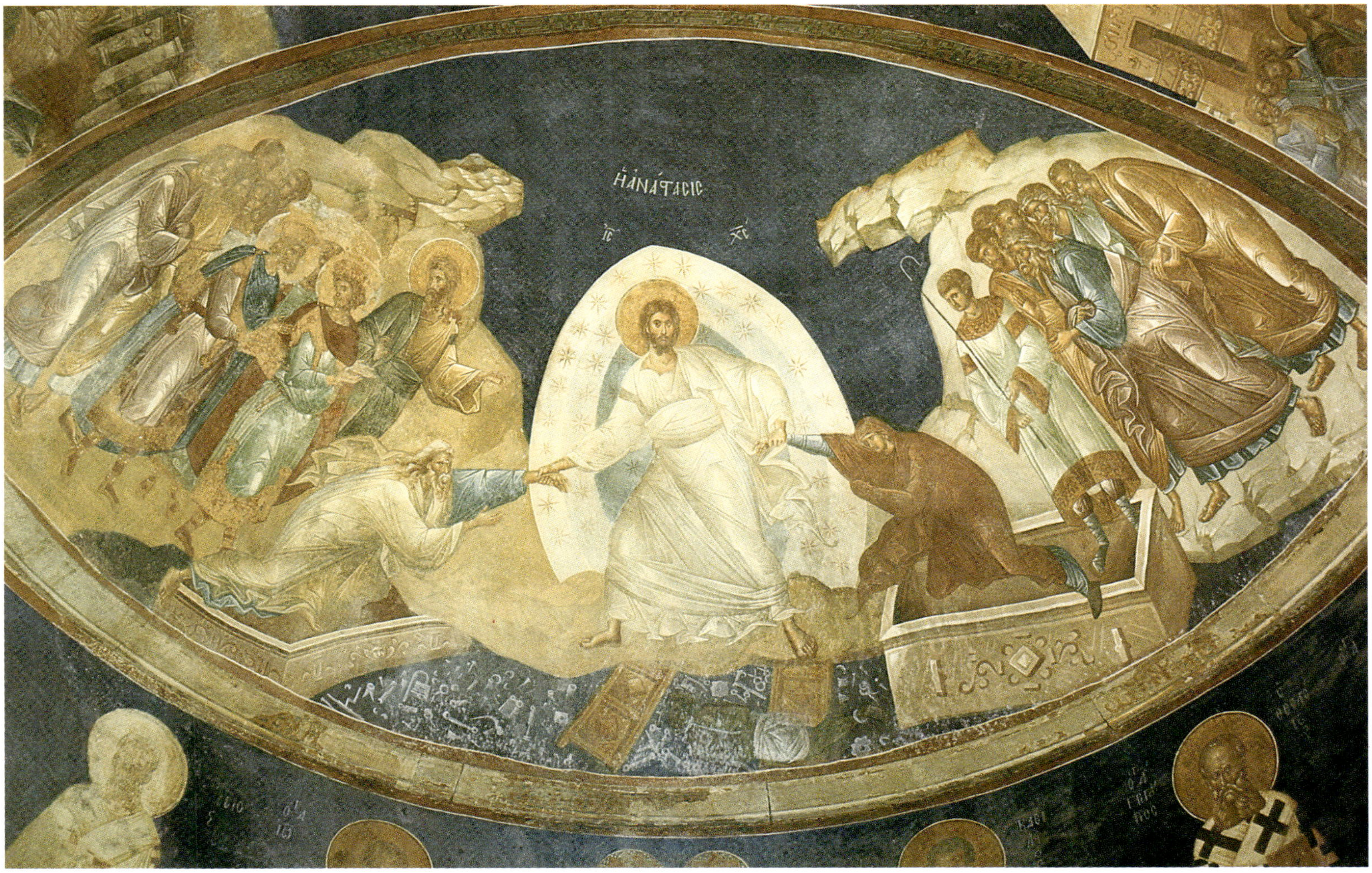

207

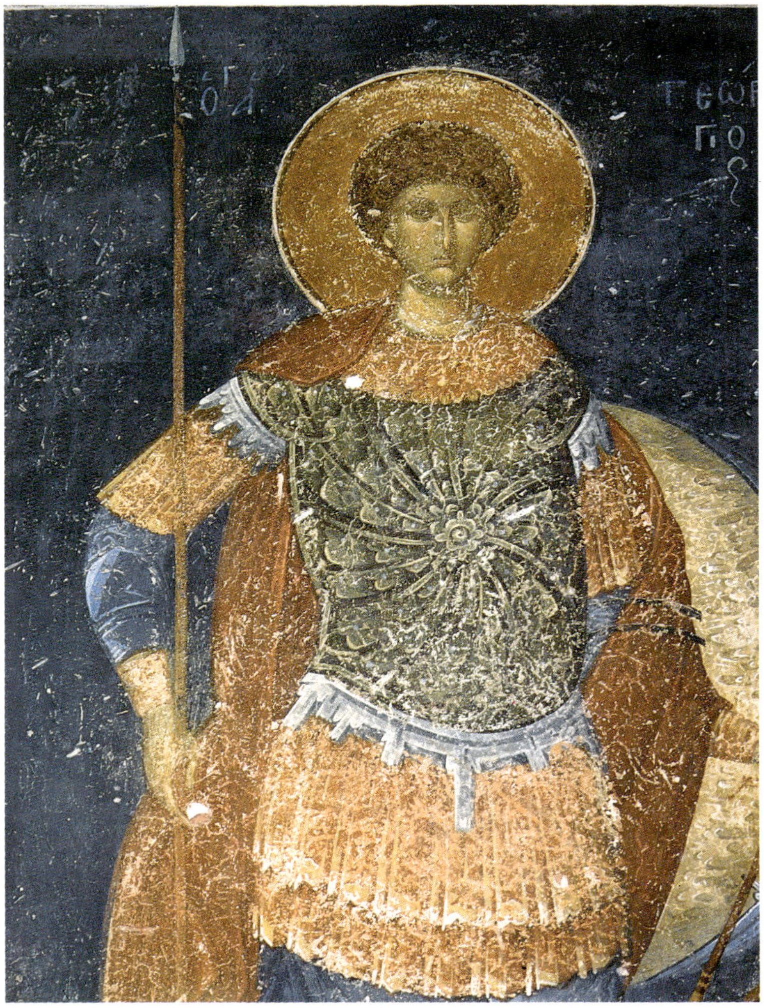

208

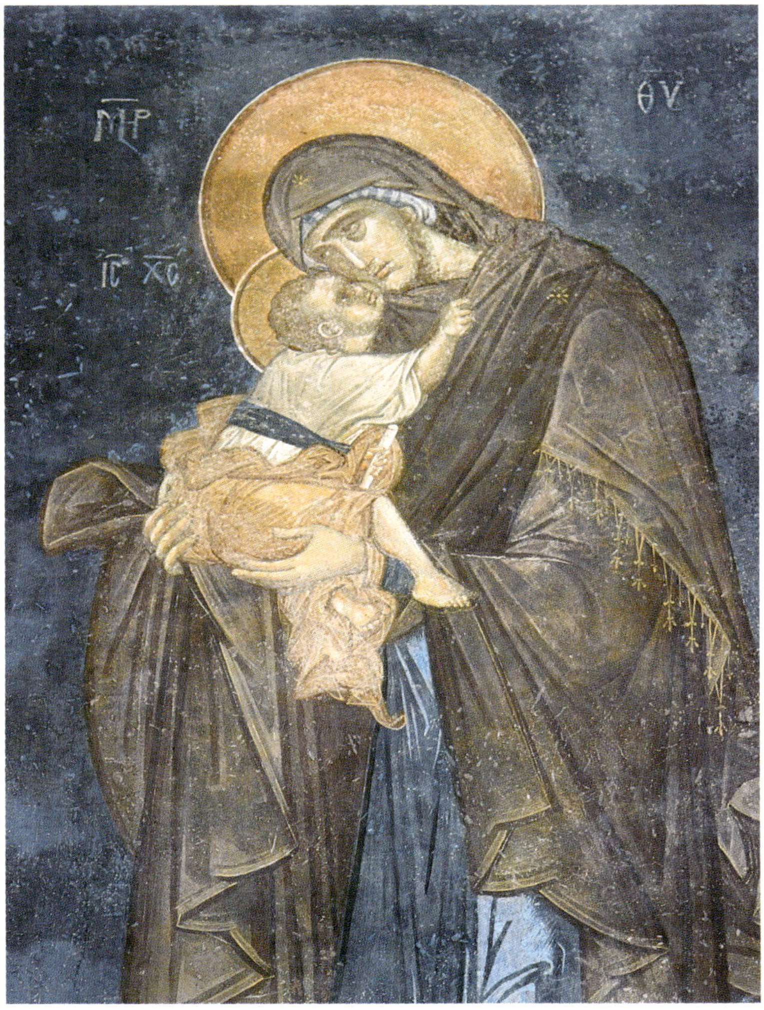

209

Schlußwort

Der Fall Konstantinopels folgte 1453 auf zwei Monate Belagerung durch die osmanischen Truppen unter Sultan Mehmet II. dem Eroberer. Die Türken verdankten ihren Sieg vor allem ihrer Artillerie. Ihre Kanonen – von europäischen Waffenschmieden entwickelt – waren stärker als die Theodosianischen Mauern, und die von den Janitscharen angeführten Truppen waren zahlenmäßig weit überlegen.

So wendete sich ein Blatt in der Geschichte. Wiederum war es ein Sieg des Orients. Dies Ereignis, das sich in der Atmosphäre der italienischen Renaissance niederschlug, war das Vorspiel zur Niederlage der kaiserlichen Armeen und zur Belagerung Wiens im Jahr 1527. Es gilt als der Moment, in dem sich der Vorhang zur modernen Welt hob.

Die letzten Spuren des alten Ostreiches, die letzten Überbleibsel des kaiserlichen Rom gingen in dem Augenblick zugrunde, als der Westen sich bemühte, das Erbe der griechisch-römischen Antike wiederzubeleben. Es ist nicht unangebracht, als Schlußpunkt dieses großen geistigen Abenteuers, das wir in *Kleinasiatisches Griechenland, Städte in der Wüste* und nun *Byzantinischer Orient* in seiner hin und her strömenden Bewegung verfolgt haben, eine Bilanz der Orientalisierung des abendländischen Denkens zu ziehen, die vor allem in Konstantinopel geschah.

Angesichts des Schiffbruchs des byzantinischen Christentums – dem allerdings die slawische Orthodoxie folgte – sollen noch einmal die Etappen genannt werden, in denen sich die Verhaltens- und Denkweisen verändert haben. Es soll versucht werden, die Begegnungen zwischen christlicher Kirche und Hellenismus, zwischen der jüdisch-christlichen Welt und dem Römischen Reich einzuschätzen. Welche Wirkungen hatte diese Wandlung des antiken Erbes unter dem Einfluß der Evangelien?

Die Bekehrung war bei der großen Masse der Bevölkerung des Reiches von der Suche nach Trost motiviert, dem Bedürfnis nach größerer Gerechtigkeit. Es war die Revolte der Massen in einer Gesellschaft, deren Gegensätze sich zunehmend verschärften. Der Aufstand der ausgebeuteten Klassen stützte sich auf das Evangelium, das sich der Geringen und Armen annahm. Die Verheißungen der Frohbotschaft hatten revolutionären Charakter. Darauf beruhte ihr Erfolg. Die Macht ihrerseits war sich bewußt, daß der Inhalt der christlichen Botschaft ihr gefährlich werden konnte. Die Machthaber glaubten zunächst, die Bewegung zerschlagen zu müssen, doch dann stellten sie fest, daß sie die Hälfte des Reiches gegen sich aufbrachten. Um es nicht zum Bruch kommen zu lassen und die von der Dynamik des neuen Glaubens gefährdete Einheit zu sichern, legalisierten Rom und Konstantinopel das Christentum und machten es sich dann zu eigen: So wurde aus einem subversiven Text die Grundlage des offiziellen Kults. Die von Konstantin eingeleitete politische Operation wurde von Theodosius zu Ende geführt. Er verbot jede andere Religion und gab dadurch den ehemals Unterdrückten, dem Volk der Märtyrer, ein absolutes Monopol. Dieser Umschwung mußte eine enge Verflechtung von Macht und Religion zur Folge haben.

Der Kaiser – Gegenstand des Kaiserkults, den man beibehielt – wurde nicht mehr mit Herkules, Sol oder Dionysos identifiziert, sondern mit Christus selbst: Der Kosmokrator wurde die Entsprechung zum Pantokrator. Ein theokratisches System bildete die direkte Fortsetzung der Herrschaft des Diokletian, der seinerseits Erbe des augusteischen, noch von republikanischen Ideen durchsetzten und theoretisch vom Senat kontrollierten Prinzipats gewesen war. Von nun an gab es kein Gegengewicht mehr gegen den Willen des Autokrator – er selbst war die einzige Quelle seiner absoluten Macht. Er herrschte in seinem Palast wie Gott im Himmel.

Parallel dazu entwickelte sich eine Architektursprache, in der Liturgie, aulisches Ritual und kaiserliche Feste sich mischten und die zum Zweck hatte, die Analogie zwischen dem Universum und der Kirche zu zeigen. Der Sakralbau wurde zum Abbild des Kosmos, wie Christus, die Sonne, das Urbild des Kaisers, Helios war. Infolgedessen löste sich die Kunst von den griechischen Kanones, von der Bewegung, der Geste und der lebendigen Idealisierung des Leibes. An die Stelle dieser hellenischen Auffassung trat die alleinige Darstellung der Spiritualität: Die Formen hatten nur noch den Zweck, das Streben nach der Ewigkeit, Majestät, ja mystische Kontemplation auszudrücken. Daher die sakrale Unbewegtheit, die Symmetrie, die Frontalität und der leere, strahlende Raum, in dem sich die göttlichen Bilder der Ikonen erheben: Christus und die Jungfrau, isoliert in der Unendlichkeit des Goldes, das funkelt wie die Sterne des unergründlichen Himmels.

Doch eine solche Entwicklung aufgrund der Evangelien impliziert, daß man der biblischen Tradition absolute Gültigkeit beimaß, die von allen anerkannt wurde. Die unbegrenzte Autorität, die damals die Schriften besaßen, führte zur Ablehnung jeder anderen Quelle der Erkenntnis und konzentrierte die Kultur ganz auf das theologische Wissen mit seinem charakteristischen grundsätzlichen Irrationalismus. Man kann tatsächlich nicht den Einfluß des Orients hervorheben, ohne die Regression der Wissenschaften und der Bildung zu erwähnen. Der jüdisch-christliche Geist neigt mehr zu Religion, Ethik und Spiritualität als zur Erforschung der sinnenfälligen Welt, die er mit dem Bösen identifiziert. Die Offenbarung enthält nach seiner Auffassung alles Wissen, faßt alle Geschichte zusammen und gibt dem Menschen vollkommene, ewige Gebote und Gesetze – sie ist also für ihn die Basis allen Wissens. Der Kanon der biblischen Texte, der im übrigen während der ersten Jahrhunderte nicht leicht zu fixieren ist, bildet den nicht mehr hinterfragbaren Bezugspunkt. Nur die Theologen können entscheiden, »die Wahrheit sprechen« in Funktion des Gotteswortes, das sie auslegen.

Die strenge Beobachtung der religiösen Gebote hat Vorrang vor der wissenschaftlichen Neugier, die Tradition vor der Neuerung. Die biblische Vergangenheit ist der Ort eines Bundes mit Gott, gebrochen durch den Menschen und dann erneuert durch das Blut Christi; in ihm ist Anfang und Ende jedes Lebens, allen Denkens, aller Zukunft und allen Heils. Die Kirche bot ihren Gläubigen unvergleichliche Sicherheiten: Sie betonte die Gottwerdung des Menschen durch die Gabe des Heiligen Geistes. So konnte jeder an den Ritualen beteiligt sein, die einst dem Kaiserkult vorbehalten gewesen waren. Jeder konnte des Heils teilhaftig werden: Gott war Mensch geworden, damit der Mensch durch die Kommunion und das »Mysterium« der Eucharistie Gott werden konnte. Durch eine kosmische Liturgie wurde der Mensch am göttlichen Leben beteiligt. Er wurde zum »Tempel des Heiligen Geistes«.

Warum sollte man sich da noch von den Verlockungen eines anderen Wissens als der göttlichen Weisheit – der Hagia Sophia – anfechten lassen? Die mystische Erfahrung und die geistliche Erleuchtung hatten mit Deduktion und Forschung nichts zu tun. Das einzig sinnvolle Streben war das nach Heiligkeit und Frömmigkeit. Die einzige Norm war die des Evangeliums. Die Folgen einer solcher Haltung, die gleichzeitig glückselig und beschränkt auf die göttliche Vorsehung vertraute, kann man sich ausmalen: Es waren Stagnation und kontinuierlicher Schwund des Wissens.

Wie Paul Lemerle es so glücklich ausgedrückt hat, kam der Stillstand des wissenschaftlichen Fortschritts in der Zeit des Christentums von der Idee, daß die Botschaft Christi in sich abgeschlossen und vollkommen sei wie die Offenbarung. Aus diesem Grund hat Konstantinopel in seinen ersten Jahrhunderten überhaupt keine Rolle in den verschiedenen Bereichen der Wissenschaft gespielt. »Wir verdanken Byzanz keinerlei Fortschritt [...]. Byzanz hat sich in der kommunikationslosen Welt, dem geschlossenen Zirkel des unermüdlich und endlos wiederholten theologischen Diskurses eingeschlossen«, schreibt der große Byzantinologe. Er erinnert weiter daran, daß »für das Christentum die größte gedankliche Anstrengung sich gegen die ›Häretiker‹ richtet, die inneren Feinde, die es mehr fürchtet und die tatsächlich auch gefährlicher sind als die Feinde von außen, weil sie die Einheit gefährden«.

Dennoch gab es Bestrebungen, das antike Erbe zu erhalten. So schuf Constantius die erste große Bibliothek Konstantinopels. Ihm folgte Julian, der diese kaiserliche

Sammlung erweiterte. Theodosius II. war der Autor einer Verfassung, die ab 425 die Aktivität einer kaiserlichen Universität festschrieb. Dies sollte bald die einzige Universität des ganzen byzantinischen Orients sein. Ihr Programm räumte der Theologie überhaupt keinen Platz ein, denn das Lehrziel war die Ausbildung von Staatsbeamten und nicht von Ordensleuten.

Die Bibliothek und die Universität der Hauptstadt erlitten jedoch einen furchtbaren Schlag durch das Verbot des Heidentums, mit dem Justinian die Intoleranz zum Regierungsprinzip machte. Die Situation war um so merkwürdiger, als das Meisterwerk von Justinians Goldenem Zeitalter, die Hagia Sophia, ausgerechnet ein Produkt alexandrinischer wissenschaftlicher Traditionen war. Doch der Rückgang der profanen Bildung begann in dieser Zeit, und man kopierte die klassischen Autoren nicht mehr.

»Mit dem Tod Justinians (565) begann eine Periode von zweieinhalb Jahrhunderten, die in der ganzen byzantinischen Geschichte am schwierigsten zu erkennen und zu beurteilen ist.« Es war der Anfang einer tiefen Regression. Ein Jahrhundert später beendete der Sturm der arabischen Eroberung, der den Beginn des byzantinischen Mittelalters markiert, die letzten Versuche der Versöhnung zwischen Antike und Christentum. Byzanz erlebte gleichsam einen allgemeinen Zusammenbruch und verlor die Herrschaft seiner Territorien und Kulturzentren wie Antiochia, Alexandria und Jerusalem, die Stadt der Passion Christi.

Begreiflicherweise ließen in dieser Lage die Folgen nicht lange auf sich warten: Es waren Radikalismus und Fanatismus. Der Bilderkampf kristallisierte das Unbehagen, das auf die Niederlage gegen die Araber folgte. Denn von nun an war das Reich nicht mehr weltumspannend, und die geschwächte Macht hatte die reichsten und produktivsten Provinzen abgeben müssen. Zudem waren die geistigen Strukturen erschüttert. Die Bezugssysteme der Spätantike, die bisher überlebt hatten, galten nicht mehr. Der Rückgang betraf alle Bereiche: Verlust der Territorien, Wirren des Ikonoklasmus, Zweifel an der Kirche infolge der widersprüchlichen Konzilsbeschlüsse. Die ganze soziale Ordnung und das beruhigende Bild eines Imperiums, das dem Universum gleichkam, und eines Kaisers, der mit Christus identifiziert wurde – all dies galt nicht mehr, außer vielleicht in der Fiktion.

Diese Ereignisse, die ein Zeitalter universeller Herrschaft für Byzanz beendeten, gingen mit einem Erwachen im Abendland einher. Mit dem karolingischen Reich erstand die imperiale Idee in Europa neu, und die Autorität des Papstes über die lateinischen Christen wuchs – hier war der orthodoxen Kirche ein ernstzunehmender Gegner erwachsen. Es galt also, ein Bild zu entwerfen, das den Bedürfnissen der neuen Welt entsprach. Ganz offensichtlich war die Kirche nicht die einzige Antwort auf menschliche Hoffnungen. Sie war nicht länger das Symbol einer allumfassenden und einzigen Einheit. Man wurde sich bewußt, daß es andere Horizonte gab. Um diese Welt, die die geschwächte Kirche nicht länger umfassen konnte, kennenzulernen, wandte man sich von nun an auch anderen Quellen als der Schrift zu.

Paul Lemerle zufolge gab es nun »ein bemerkenswertes Zusammentreffen: Im gleichen Moment wurden endgültig die Bilder rehabilitiert und setzte die erste Renaissance eines byzantinischen Humanismus ein.« Diese Erneuerung entsprach dem echten mittelalterlichen Geist. Mit dem 9. Jahrhundert begann ein neues Streben nach Wissen: Man konsultierte wieder die antiken Bücher und lernte aus der Realität. Gleichzeitig mit dem Wert der klassischen Texte wurden die Vorzüge der Beobachtung wiederentdeckt – eine Vorbedingung für alles künftige wissenschaftliche Experimentieren. Diese Bewegung dämpfte die Virulenz des ersten Christentums, als hätten die Rückschläge das Gebäude des Glaubens erschüttert. Von nun an akzeptierte man implizit zwei Arten der Erkenntnis. Dies war der Anfang einer Dichotomie zwischen Glauben und Wissen.

Lagen die Ursachen des neuen Humanismus im Orient, bei den Byzantinern, oder im Okzident? Man hat oft Byzanz diese Erneuerung zugute gehalten – »ex Oriente lux« –, doch die Frage ist nicht ganz so einfach zu beantworten. Seit Karl dem Großen im 9. Jahrhundert bezog sich der Ausdruck »restitutor imperii romani« auf die Kaiser des Heiligen Römischen Reiches. Konstantinopel, das aus seiner großen Krise kam, und Aachen, das die Invasionen überstanden hatte und zum Hort der Reichsidee werden sollte, hegten also die gleichen Hoffnungen.

Die intellektuelle und künstlerische Entwicklung stand unter dem Zeichen einer Erneuerung, die den Stil wie kulturelle Inhalte betraf. In Byzanz vergaß man die grandiose Vergangenheit und baute nun kleinere Kirchen, die denen im Abendland ähnelten. Nach dem Zusammenbruch im Mittelalter führte das Mosaik die Unbeweglichkeit und Frontalität der sakralen Bilder weiter, denn die Mosaikkünstler mußten erst an die Sprache der Tradition anknüpfen und die Modelle der Zeit vor dem Ikonoklasmus imitieren, bevor sie neue Wege einschlagen konnten. Doch in der Miniatur wurde die Freiheit antiker Formen wiederentdeckt.

Das byzantinische Reich vollzog seine »renovatio« durch eine Reihe von Phasen und Entwicklungen, die es tiefgreifend veränderten, selbst wenn der Anschein unverändert blieb. Die Konfrontation und gegenseitige Beeinflussung zwischen Orient und Okzident ging weiter. Im späten 12. und dann im 14. Jahrhundert – nach der lateinischen Besatzung – gab es »Renaissancen« parallel zu Italien und dem Heiligen Römischen Reich: Eine Gestalt wie Friedrich II. belebte die Reichsidee neu und orientierte sich an antiken Vorbildern. Im 13. Jahrhundert teilten auch Niccolò Pisano, Giotto und Duccio diesen »römischen« Willen. In Byzanz wurde aus der platonischen Philosophie nach den Kreuzzügen eine scholastische und aristotelische Philosophie. Durch Plethon und seine Zurückweisung der christlichen Thesen kam jedoch der Platonismus wieder auf.

In der Kunst fanden Mosaik und Malerei in der Chora-Kirche, in der sich die letzten Meisterwerke konzentrieren, zurück zur Geste, zur Bewegung, zum belebten Faltenwurf, zur Dynamik und zur Landschaft – noch beschränkt auf Bauten, Felsen und Bäume; in ihren großen Kompositionen setzte sich nun eine neue Sichtweise durch.

Nun schloß sich der Kreis: Nachdem das im 4. Jahrhundert offiziell gewordene Christentum die ästhetische Sprache der Antike abgelehnt hatte, um seinen eigenen Stil zu entwickeln, der seinem Streben nach dem Absoluten entsprach, fand es bei seinem Abstieg das Bild des Lebens wieder, dem es die Ewigkeit vorgezogen hatte. Doch der Mensch war nicht mehr der von einst. Er hatte sich gewandelt durch sein beständiges Streben nach Überleben, von dem auch die Renaissance ihn nicht befreien sollte.

Die Rückkehr zu antiken Ideen äußerte sich auch in dem Interesse, das die Zeitgenossen der Palaiologen den Naturwissenschaften und dem Experiment entgegenbrachten. Diese Neugier war übrigens oft von arabischen Manuskripten erregt worden. So besaßen die Byzantiner ab dem 14. Jahrhundert den Kompaß; man weiß, welche Rolle er einmal bei der Entdeckung der Welt spielen sollte, vierzig Jahre nach dem Fall Konstantinopels: 1492 überquerte der Genuese Colombo den Atlantik.

Ist denn die Renaissance ein Versuch, die Vergangenheit wieder aufleben zu lassen? Ist sie bei den Byzantinern wie im Italien des Quattrocento wirklich die auferstandene Antike von Platon, Aischylos, Thukydides, Tacitus, Mark Aurel? Es wäre unsinnig, zu behaupten, die christlichen Theologen und Mystiker seien nur eine Parenthese gewesen, eine vorübergehende Verfinsterung des Wissens. Sie haben dem Menschen eine Dimension gegeben, die zu der des alten, griechisch-römischen Menschen hinzukommt. Und diese unauslöschliche Dimension ist die des Orients.

Als im 15. Jahrhundert Konstantinopel zusammenbrach, endete in Wirklichkeit eine ganze Kultur. Nicht, daß sie zunichte gemacht worden wäre: Sie lebte in der slawischen Orthodoxie weiter. Doch ein wesentlich christlicher Zyklus ging zu Ende: Von nun an war die Heilige Schrift nicht mehr die einzige Quelle des Wissens, und sie wurde immer weniger gelesen. Die antiken, zur Naturbeobachtung geeigneten Traditionen lebten auf – nach dem Modell des Hellenismus. Die Folge dieses Umschwungs, das Wiedererwachen der Wissenschaften, trat nicht unter der Führung Konstantinopels ein, obwohl es aktiv daran beteiligt war. Allerdings gab es einen Wandel in der byzantinischen Hauptstadt. Er kündigte Strömungen an, aus denen das moderne Denken schöpfen konnte.

Kurz nach dem Einzug der Osmanen in Konstantinopel lösten die Streitigkeiten der Reformation die Feindschaft zwischen Orthodoxie und Katholizismus ab, die seit dem Schisma von 1054 getrennt waren. Dies zeigt, daß das ideale Bild eines einheitlichen Christentums, wie es in den ersten Jahrhunderten existiert hatte, einer Unruhe gewichen war, die einen unaufhaltsamen Niedergang ankündigte. Dreißig Jahre, nachdem Byzanz den Truppen und der Marine Mehmets II. erlegen war, wurde Martin Luther geboren. Er brachte die alte Institution eines Christentums, das monolithisch und universell sein wollte, das die Welt beherrscht und mit orientalischen Auffassungen geprägt hatte, endgültig zu Fall. Diese Einheit war nicht mehr denkbar. Die Renaissance knüpfte an eine Vergangenheit an, die vor dem Zustrom jüdisch-christlicher Ideen lag und schwächte dadurch unweigerlich eine Kirche, deren Reich immer weniger von dieser Welt war. Die Vorstellung der Theokratie selbst ging im Abendland unter.

Nach dem Einfall der Türken schien Byzanz am Ende zu sein, doch lebte es nicht in dem neuen Aufwind der grandiosen osmanischen Macht weiter? Süleyman der Prächtige ließ das Reich Justinians wieder aufleben, und der Glanz der Hagia Sophia leuchtet in ihrem »Analogon«, der Süleymaniye. Kurz – man kann sich fragen, ob der Sturz der byzantinischen Hauptstadt von 1453 Vernichtung und Tod bedeuteten oder im Gegenteil das Vorspiel zu einem Überleben in der Form einer Renaissance im eigentlichen Wortsinn – denn die Sultane träumten davon, Leonardo da Vinci und Michelangelo zu gewinnen.

So stieg aus dem von den Osmanen gelegten Feuer die große Stadt wie ein Phönix auf, unter ihrem neuen Namen Istanbul. Wenn man den Begriff »renovatio« so auffaßt, ist Istanbul vielleicht der strahlende Beweis für die Unsterblichkeit einer Idee und die Beständigkeit eines Orts an der Nahtstelle zwischen Morgenland und Abendland.

Dank

Der Autor und Photograph dankt den türkischen Behörden für die Hilfe, die sie ihm bei seinen Reisen nach Istanbul und Anatolien geleistet haben; vor allem:

Herrn Bekir Yazgan, Generaldirektor für Information, Ankara;

Herrn Gültekin Özkan, Unterstaatssekretär im Ministerium für Kultur und Tourismus, Ankara;

Herrn Özer Sezgin, Kulturattaché der türkischen Botschaft in Paris;

Frau Bilge Tamer, Kultur- und Informationsattaché am türkischen Tourismus-Büro, Zürich;

Frau Nazan Tapan, Direktorin des Museums für Islamische Kunst, Istanbul;

der Direktion der Bibliothek im Topkapi Saray, Istanbul.

Er dankt weiterhin den folgenden Persönlichkeiten:

Herrn Jean Leclant, Ständiger Sekretär des Institut des Inscriptions et Belles-Lettres, Paris, für seine freundliche Unterstützung;

Frau P. Posener Kriéger, Direktorin des Institut français d'Archéologie orientale (IFAO), Kairo, und Frau Anne Gout, Archivarin des IFAO, für die Dokumente 100–103;

Herrn Jean-Louis de Cénival, Conservateur en chef der Ägyptischen Abteilung des Musée du Louvre, Paris;

Herrn Alain Gruber, Direktor der Abegg-Stiftung, Riggisberg, sowie Herrn Karel Otavsky, Wissenschaftlicher Direktionsassistent;

Herrn Claude Lapaire, Direktor des Musée d'Art et d'Histoire, Genf, sowie Herrn Franz Koenig, Konservator des Numismatischen Kabinetts.

Schließlich dankt er den Behörden in Syrien, Jordanien und Ägypten für ihre Hilfe bei seinen photographischen Streifzügen zu den byzantinischen Stätten.

Zeittafel (I)

Daten	Dynastien und Herrscher	Politisch-religiöse Ereignisse	Baudenkmäler und Schrifttum
	Flavische Dynastie		
81–96	Domitian		70–80 Entstehung der synoptischen Evangelien
			90 Apostelgeschichte
		95 Verfolgungen unter Domitian	95 Johannes-Evangelium
	Adoptivkaiser		
98–117	Trajan	114 Armenienfeldzug	96–120 endgültige Formulierung der Apokalypse (Briefe 120)
117–138	Hadrian	132 Jüdischer Aufstand	140 Apologie des Aristides
			150 Apologie des Justinus
161–180	Mark Aurel	162 Armenienfeldzug	
			190 Geburt Mariens; Protoevangelium des Jakobus
	Severische Dynastie		
193–211	Septimius Severus	Verbot des jüdischen und christlichen Proselytismus	200 Byzanz: Mauern des Septimius Severus
211–217	Caracalla	Militärische Anarchie	
235	**Illyrische Dynastie**		
249–251	Decius	250 Christenverfolgung	250 Origenes: Gegen Kelsos
253–260	Valerian	260 Valerian Gefangener der Perser	
260–268	Gallienus	262 Toleranzedikt des Gallienus	
270–275	Aurelian	Kleiner Kirchenfriede	270–326 Gregor Illuminator evangelisiert Armenien
		276–278 Große Invasionen	
			270 Tod des Philosophen Plotin
276	Tacitus	281 Feldzug des Carus in Persien	Porphyrius: Gegen die Christen
276–282	Probus	293 Einführung der Tetrarchie	Katakombenkunst in Rom:
284–305	Diokletian	300 Edikt gegen die Manichäer	Porta Maggiore, Domitilla,
287–330	Tiridates III. in Armenien	301 Armenien ist christlich	Petrus und Marcellinus in Rom
		303 Verfolgungsedikt Diokletians	
306	Konstantin wird Kaiser	309 Verfolgung im Orient	
309–313	Maximinus Daia	311 Toleranzedikt	
307–311	Galerius, Augustus mit Konstantin	312 Konstantin besiegt Maxentius	
312–324	Konstantin und Licinius Kaiser	313 Edikt von Mailand: Kirchenfriede	313 Maxentiusbasilika in Rom
		Predigt des Arius	315 Konstantinsbogen in Rom
	Konstantinische Dynastie		
324–337	Konstantin alleiniger Kaiser		Konstantin baut Kirchen
		325 Konzil von Nizäa gegen Arius	330 Einweihung Konstantinopels
		335 Arius rehabilitiert	335 Erste Hagia Sophia wird in Konstantinopel gebaut
337–361	Konstantins Söhne sind Kaiser	337 Konstantins Tod; Aufteilung und Wiedervereinigung des Reiches	Heidnische Tempel werden wieder geöffnet
351–361	Constantius II. alleiniger Kaiser	358 Julian besiegt die Alemannen	
361–363	Julian Apostata	360 Arianerkonzil in Konstantinopel heidnische Reaktion	Katakomben der Via Latina und Constantiusmausoleum in Rom
363–364	Jovianus	363 Perserkrieg	360 Athanasius gegen die Arianer
365	Usurpation des Prokop	Basilius von Caesarea	
		Gregor von Nyssa	Einweihung der ersten Hagia Sophia in Konstantinopel
		Gregor von Nazianz	
	Valentinianische Dynastie		
364–375	Valentinian I. im Westen		Beginn der Arbeit der Kirchenväter
			Valens-Aquädukt in Konstantinopel
364–378	mit Valens im Osten	376–378 Einfall der Goten: Niederlage von Adrianopel	365 Kathedrale von Jerash
	Theodosianische Dynastie		
379–395	Theodosius I. der Große	380 Edikt des Theodosius	380 Konstantinopel: Sockel des Obelisken im Hippodrom
		381 Ende der gotischen Bedrohung	
		Konzil von Konstantinopel gegen Arius. Trinität	
		391 Gesetz gegen heidnische Kulte	
395–408	Arcadius	395 Teilung des Reiches	
		398–404 Johannes Chrysostomos Patriarch von Konstantinopel	400 Armenisches Alphabet
		410 Alarich erobert Rom	
408–450	Theodosius II. der Jüngere		404–415 Bau der zwei Hagia Sophia in Konstantinopel
		428–431 Nestor Patriarch von Konstantinopel	Werk des Augustinus
		431 Konzil von Ephesos gegen die Nestorianer. Jungfrau Maria	408–450 Landmauern Konstantinopels
450–457	Martianus	451 Konzil von Chalkedon gegen die Monophysiten	Ägypten: koptische Webkunst des 4. und 5. Jahrhunderts
		Attila im Westen	
			450 Qalbloze: Pilgerkirche
		455 Ende des Westreiches	

Zeittafel (II)

Daten	Dynastie und Herrscher	Politisch-religiöse Ereignisse	Baudenkmäler und Schrifttum
	Thrakische Dynastie		460 Sohag: Weißes Kloster Umm el-Jemal: Westkirche
457–474	Leo I.		
473–474	Leo II.		
474–475	Ariadne mit Zeno	475 Zeno gegen die Goten	476 Qalaat Seman: Martyrion St. Simeon der Stylit
475–476	Basiliskos		
476–491	Zeno (zweite Regierung)	484–518 Erstes Schisma zwischen Byzanz und Rom	Ereruk: armenische Basilika
491–518	Ariadne mit Anastasios I.	488 Byzanz gegen die Hunnen 502 Perserkrieg Anastasios für Monophysitismus Die Bulgaren in Thrakien 515 Vergebliche Belagerung Konstantinopels durch Vitalian	496 Jerash: Kirche St. Theodor Dschambazde: Ostkirche Dendera: koptische Kirche 512 Bosra: Kathedrale Aksum äthiopische Hauptstadt el-Bawit: koptische Kirche
	Justinianische Dynastie		
518–527	Justin I.	527 Perserkrieg	527–536 Konstantinopel: Sergios und Bakchos-Kirche
527–565	Justinian I. der Große	530 Belisar schlägt die Perser 532 Nika-Aufstand, durch Belisar unterdrückt 533 Eroberung Nordafrikas 535 Eroberung Dalmatiens 537 Eroberung Italiens 540 Einfall der Hunnen in Thrakien 553 2. Konzil von Konstantinopel 554 Eroberung Ostspaniens 562 Friede mit Chosroës	529 Schließung der Athener Universität 532–537 Bau der Hagia Sophia 548 Ephesos: Johannes-Basilika 548–565 St. Katharina vom Sinai Konstantinopel: Zisterne Yerabatan Saray 550 Kloster Deir az-Zafaran 557 Einsturz der Kuppel der Hagia Sophia 560 Prokop: Abhandlung über Gebäude Kloster von Alahan 562 Neue Einweihung der Hagia Sophia
565–578	Justin II.	572 Neuer Perserkrieg 575 Chosroës bei Melitene besiegt	565–578 Konstantinopel: Chrysotriklinon im Großen Palast 575 Johannes Malalas: Chroniken
578–582	Tiberius II.	581 Maurikios besiegt die Perser	578 Madaba: Apostelkirche
582–602	Maurikios Ende der Justinianischen Dynastie	591 Vertrag mit Persien Armenien kommt an Byzanz zurück Verfolgung der Monophysiten	Verbreitung der Seidenwürmerzucht im byzantinischen Reich 608 Dwin: armenische Kathedrale
602–610	Phokas	605 Chosroës II. besetzt Syrien und einen Teil Anatoliens; er bedroht Konstantinopel	
	Dynastie des Herakleios		
610–641	Herakleios	Anarchie und Aufstand gegen Phokas 614 Perser erobern Jerusalem 617 Awaren und Perser belagern Konstantinopel 618 Perser erobern Ägypten 622 Herakleios marschiert auf Armenien 623 Perser räumen Pontus und Kappadokien 627 Eroberung Ktesiphons durch die Byzantiner 629 Perser besiegt 632 Sieg der Araber in Syrien, Mesopotamien und Palästina	618 Armenische Kirche von Rhipsime 630 Armenische Kirche von Gayane
641–668	Constantius II.	642 Araber erobern Ägypten 655 Constantius II. verliert Seeschlacht	641–662 Kirche von Zwartnotz von Narses Constructor Kappadokien: Danielskirche in Peristrema
668–685	Konstantin IV.	672 Araber belagern Konstantinopel 679 Sieg der Bulgaren über die Byzantiner Periode von Unruhen Aufstand in Ravenna Anarchie im Reich	687 Felsendom in Jerusalem von byzantinischen Künstlern
685–711	Justinian II. (685–695 und 705–711)		

Zeittafel (III)

Daten	Dynastien und Herrscher	Politisch-religiöse Ereignisse	Baudenkmäler und Schrifttum
	Isaurische (syrische) Dynastie		
716–740	Leo III.	717 Bulgaren zurückgeschlagen Araber belagern Konstantinopel 726 Beginn des Bilderkampfes 729 Ikonoklastisches Edikt Leos III.	730 Schließung der Universität von Konstantinopel
740–775	Konstantin V. Kopronymos	754 Ikonoklastisches Konzil von Hiera	740 Restaurierung der Kirche Hagia Eirene in Konstantinopel Assuan: Kloster St. Simeon
780–797	Konstantin VI.	787 Konzil von Nizäa rehabilitiert die Bilder	
797–802	Eirene	812 Kontakte mit Karl dem Großen	
813–820	Leo V. der Armenier	814 Ikonoklastisches Konzil in Konstantinopel	
820–829	Michael II.	822 Slawen belagern Konstantinopel	829 Erneuerung der Stadtmauer von Konstantinopel
829–842	Theophilos	831 Ikonoklastisches Konzil 837 Byzantinischer Feldzug zum Euphrat	830 Wiedereröffnung der Universität von Konstantinopel
842–867	Michael III.		843 Konzil rehabilitiert den Bilderkult Sieg der Ikonodulen
	Makedonische Dynastie		
867–886	Basileios I.	871 Byzanz erobert den Taurus von den Arabern zurück 878 Eroberung Caesareas und Kappadokiens durch Byzanz	Fisandon Kilise bei Karaman Minuskeln ersetzen die römische Unzialschrift
886–912	Leo VI.	904 Araber plündern Thessaloniki	907 Konstantinopel: Kloster des Konstantin Lips (Nordkirche) Buch der Zeremonien
913–959	Konstantin VII. Porphyrogennetos mit Romanos I. Lakapenos (919–944)	917 Bulgaren besiegen Byzanz	915 Achtamar: Heiligkreuzkirche 929 Kars: Apostelkathedrale
959–963	Romanos II.	962 Byzanz erobert Kilikien und Aleppo	
963–1025	Basileios II. mit Nikephoros Phokas (963–969) und Konstantin VIII. (961–1028)	965 Eroberung Nordsyriens 974 Feldzug nach Armenien 975 Eroberung Palästinas 975 Erdbeben in Konstantinopel 986 Basileios von den Bulgaren besiegt 999 Basileios erobert Caesarea und Emesa zurück	966 Kloster von Sanahin Kavusin: Kirche des Nikephoros Phokas 980 Wadi Natrun: Kirche el-Adra Zitadelle von Bayburt Kathedrale von Maden Sehir 989 Wiederaufbau der Kuppel der Hagia Sophia in Konstantinopel 1000 Ani: Kirche St. Gregor Armenische Renaissance
1025–1028	Konstantin VIII.	1021 Armenienfeldzug Erfolg der Byzantiner	
1028–1050	Kaiserin Zoë mit Romanos III. (1028–1034), Michael IV. (1034–1041) und Konstantin IX. Monomachos (1041–1055)	1041 Verlust der Eroberungen 1054 Schisma von Rom	1030 Konstantinopel: Mosaiken Romanos' III. in der Hagia Sophia Blüte der Felsenkunst in Kappadokien Wadi Natrun: Malereien in der Kirche el-Adra 1045 Reorganisation der Universität von Konstantinopel
1055–1056	Kaiserin Theodora Ende der Makedonischen Dynastie		
1057–1059	Isaak I. (Komnenos)	1057 Russen belagern Konstantinopel	
	Dynastie der Dukas		
1059–1067	Konstantin X.	1059 Seldschukische Türken in Kappadokien und Syrien 1064 Türken erobern Ani 1068 Türken plündern Caesarea	
1068–1071	Romanos IV. Diogenes		
1071–1078	Michael VII.	1071 Byzantinische Niederlage gegen die Türken bei Mantzikert	Erlöserkirche in Konstantinopel und Tekfur Saray werden restauriert
1078–1081	Nikephoros III. Botaneiates	1081 Nizäa türkische Hauptstadt in Kleinasien	

Zeittafel (IV)

Daten	Dynastien und Herrscher	Politisch-religiöse Ereignisse	Baudenkmäler und Schrifttum
	Dynastie der Komnenen		
1081–1118	Alexios I.	1082 Bündnis Byzanz-Venedig 1087 Türken erobern Edessa 1098 Kreuzfahrer erobern Antiochia 1099 Königreich Jerusalem 1103 Türken erobern Melitene	Mosaik des Pantokrators in der Erlöserkirche von Konstantinopel Oktateuch der Septuaginta im Topkapi Saray
1118–1143	Johannes II.	1137 Rückeroberung Kilikiens 1144 Fall von Edessa: zweiter Kreuzzug	1118 Konstantinopel: Südkirche des Christos Pantokrator Mosaik des Johannes Komnenos in der Hagia Sophia von Konstantinopel
1147–1180	Manuel I.	1176 Byzantinische Katastrophe bei Myriokephalon	1142 Grabkapelle des Christos Pantokrator in Konstantinopel Äthiopische Felskirchen von Lalibela (12.–13. Jahrhundert)
1180–1183	Alexios II.		
	Dynastie der Angeloi		
1185–1195	Isaak II.	1185 Normannen erobern Konstantinopel 1187 Saladin erobert Jerusalem zurück 1188 Friedrich Barbarossa belagert Konstantinopel	Griechisches Evangelium im Topkapi Saray Deësis-Mosaik der Hagia Sophia in Konstantinopel
1195–1203	Alexos III.		
1203–1204	Isaak II. mit Alexios IV.		
	Dynastie der Laskariden		
1204–1222	Theodor I., Kaiser in Nizäa	1204 Venezianer und Kreuzfahrer erobern Konstantinopel	Plünderung der Kunstschätze und Bibliotheken Konstantinopels durch die Lateiner
1204–1222	Alexios I. Komnenos in Trapezunt	1211 Theodor schlägt die Türken vernichtend	
1222–1235	Andronikos I. in Trapezunt	1228 Byzantiner von Nizäa belagern Konstantinopel	
1222–1254	Johannes III. Vatatzes in Nizäa		
1238–1263	Manuel I. Komnenos in Trapezunt	1243 Mongoleneinfall in Anatolien	1238 Trapezunt: Hagia Sophia
1254–1258	Theodor II. Laskaris in Nizäa		
1258–1261	Johannes IV. Dukas		
	Dynastie der Palaiologen		
1259 (1261)–1282	Michael VIII. Mitkaiser in Nizäa, dann alleiniger Kaiser in Konstantinopel	1261 Rückeroberung Konstantinopels von den Lateinern Michael VIII. beseitigt Johannes IV. Laskaris	1261 Konstantinopel: Wiederaufbau des Tekfur Saray
1266–1280	Georg in Trapezunt	1265 Venedig erhält Privilegien 1268 Vertrag mit Genua	
1280–1297	Alexios II. Komnenos in Trapezunt		1291 Südkirche des Klosters des Konstantin Lips
1282–1328	Andronikos II. in Konstantinopel mit Michael IX. (1295–1320)	1299 Konflikt zwischen Venedig und Genua 1301 Niederlage der Byzantiner gegen die Türken bei Magnesia 1326 Fall von Bursa, das zur Hauptstadt der Osmanen wird	1292 Kirche der Theotokos Pammakaristos (Fethiye Dschami) 1310 Südkapelle der Pammakaristos-Kirche 1316–1321 Kirche des Erlösers in Chora (Kahriye Dschami) Allgemeiner Aufschwung des Humanismus Entwicklung des Klosters Sumela bei Trapezunt
1328–1341	Andronikos III.	1331 Fall von Nizäa	
1341–1354	Johannes V. Palaiologos (erste Regierung)	1347 Erdbeben in Konstantinopel	
1355–1376	Johannes V. (zweite Regierung)	1359 Osmanen vor Konstantinopel 1362 Fall Adrianopels	
1376–1379	Andronikos IV. Palaiologos		
1379–1391	Johannes V. (dritte Regierung)		
1391–1425	Manuel II. mit Johannes VII. (1399–1402)	1402 Byzanz durch Tamerlans Sieg bei Ankara gerettet	
1425–1448	Johannes VIII.	1430 Fall von Thessaloniki	1427 Glockenturm der Hagia Sophia in Trapezunt 1433 Wiederaufbau der Stadtmauern von Konstantinopel
1429–1458	Johannes IV. von Trapezunt	1446 Fall des Despoten von Mistra	
1449–1453	Konstantin XI. Dragases, letzter Kaiser von Konstantinopel	1453 Eroberung Konstantinopels durch die Osmanen unter Mehmet II. Fatih	1453 Plünderung Konstantinopels Der osmanische Sultan rettet die Hagia Sophia
1458–1461	David II. in Trapezunt	1461 David II. von Trapezunt und seine sieben Söhne werden in Adrianopel (Edirne) hingerichtet	

Ausgewählte Bibliographie

Ahrweiler, Hélène, *L'idéologie politique de l'Empire byzantin,* Paris 1975

Alföldi, Andreas, »Die Ausgestaltung des monarchischen Zeremoniells am römischen Kaiserhofe«, in: *Mitteilungen des deutschen archäologischen Instituts, Römische Abteilung,* 49 (1934)

— »Insignien und Tracht der römischen Kaiser«, in: *Mitteilungen des deutschen archäologischen Instituts, Römische Abteilung,* 50 (1935)

Al-Jazari, Ibn al-Razzaz, *The Book of Knowledge of Ingenious Mechanical Devices,* Dordrecht–Boston 1974

Alpago Novello, Adriano, *Die Armenier,* Stuttgart 1986

Arts de la Cappadoce, Sammelwerk mit Beiträgen von Paolo Cuneo, Luciano Giovannini und Nicole Thierry, Genf 1971

Art et Société à Byzance sous les Paléologues, Actes du colloque organisé par l'Association internationale des études byzantines à Venise en septembre 1968, Venedig 1971

Atti del terzo simposio internazionale di arte armena, Venedig 1981

Augustin, in: *Corpus Christianorum,* Series Latina, XXXIX, Aureli Augustini Opera Pars X, 2, »Ennarationes in Psalmos«, Bd. 2, Brepols 1956

Azarian, Levon, *Khatchkars arméniens,* Etchmiadzin 1973

— und Armen Manoukian, *Khatchkar,* DAA, Mailand 1970

Badawy, Alexander, *Coptic Art and Archaeology, The Art of the Christian Egyptians from the Late Antique to the Middle Ages,* Boston 1978

Bailly, Auguste, *Byzance,* Paris 1939

Baldwin Smith, E., *Architectural Symbolism of Imperial Rome and the Middle Ages,* Princeton 1956

— *The Dome, A Study in the History of Ideas,* Princeton 1960

Bank, Alice und Bertrand Bouvier, »Etude sur les croix byzantines du Musée d'art et d'histoire de Genève«, in: *Genava* 28 (1980)

Barriviera, Bianchi, *Le chiese monolitiche di Lalibela e altre nel Lasta-Uagh in Etiopia,* Rom 1957

— »Le chiese monolitiche di Lalibela e altre nel Lasta-Uagh in Etiopia«, in: *Fede e Arte* Nr. 4, Rom 1962

Blanchetière, François, *Le christianisme asiate aux IIe et IIIe siècles,* Lille 1981

Bourguet, Pierre du, *L'art copte,* Paris 1968

— *Art paléochrétien,* Lausanne 1970

Brett, Gérard, »The Automata in the Byzantine Throne of Salomon«, in: *Speculum, A Journal of Mediaeval Studies* XXIX, Nr. 3, Cambridge (Mass.), Juli 1954

Bréhier, Louis, *Vie et mort de Byzance,* Paris 1947

— *Les institutions de l'Empire byzantin,* Paris 1949

— *La civilisation byzantine,* Paris 1950

Browning, Robert, *The Byzantine Empire,* London 1980

Butler, Howard Crosby, *Early Churches in Syria, Fourth to Seventh Centuries,* Princeton 1929

Burrows, Millar, *Les manuscrits de la mer Morte,* Paris 1957

— *Lumières nouvelles sur les manuscrits de la mer Morte,* Paris 1959

Cagiano de Azevedo, Michelangelo, *Casa, Città e Campagna nel tardo Antico e nell'Alto Medioevo,* Galatina 1986

Castelfranchi, Marina Falla, »Alcuni elementi della tradizione copta nella decorazione architectonica di Deir Zaferan (Mesopotamia settentrionale)«, in: *XVI. Internationaler Byzantinistenkongreß* II 5, Wien 1982

Coche de la Ferté, Etienne, »L'art paléochrétien«, in: *Encyclopédie de la Pléiade, Histoire de l'Art,* Bd. II, Paris 1966

Conant, Kenneth John, »The first Dome of Sta Sofia«, in: *Bulletin of the Byzantine Institute,* Paris 1946

Costa de Beauregard, M.A. u.a., *L'orthodoxie,* Paris 1979

Cruikshank Dodd, Erica, »Byzantine Silver Stamps: Supplement II, More Treasure from Syria«, in: *Dumbarton Oaks Papers* 22, Washington 1968

Dagron, Gilbert, »L'Empire romain d'Orient au IVe siècle et les traditions politiques de l'hellénisme: le témoignage de Thémistios«, in: *Centre de recherche d'histoire et civilisation byzantines, Travaux et Mémoires* 3, Paris 1968

— *Naissance d'une capitale, Constantinople et ses institutions de 330 à 451,* Paris 1974

— *Constantinople imaginaire, Etude sur le recueil des »Patria«,* Paris 1984

— *La romanité chrétienne en Orient, Héritages et mutations,* Londres 1984

Daniélou, Jean und Henri Marrou, *Nouvelle Histoire de l'Eglise,* Bd. I, Paris 1963

Deichmann, Friedrich Wilhelm, *Rom, Ravenna, Konstantinopel, Naher Osten, Studie zur spätantiken Architektur,* Wiesbaden 1982

Deißmann, Adolf, *Forschungen und Funde im Serai,* Leipzig 1933

Delvoye, Charles, *L'Art byzantin,* Paris 1967

— »De l'iconographie païenne à l'iconographie chrétienne«, in: *IXe Congrès international d'Archéologie classique, Damas, 1971,* Annales archéologiques arabes syriennes, XXI (1971)

— »L'architecture byzantine au XIe siècle«, in: *Proceedings of the XIIIth International Congress of Byzantine Studies,* 1966, Nendeln 1978

Der-Nersessian, Sirapie und Herman Vahramian, *Aght'amar,* DAA, Mailand 1974

Diehl, Charles, *Histoire de l'Empire byzantin,* Paris 1920

Diels, Hans, »Über die von Prokop beschriebene Kunstuhr von Gaza«, in: *Abhandlungen der königlich preußischen Akademie der Wissenschaften,* Berlin 1917

Documenti di Architettura Armena (DAA), herausgegeben von Agopik und Armen Manoukian, Mailand

Doresse, Jean, *Les livres secrets des gnostiques d'Egypte,* Paris 1958

— *L'Evangile selon Thomas ou Les paroles de Jésus,* Paris 1959

Downey, G., »Byzantine Architects, The Training and Methods«, in: *Byzantium* Nr. 18

Ducellier, Alain, *Byzance et le monde orthodoxe,* Paris 1986

Dupont-Sommer, André, »Une Hymne syriaque sur la cathédrale d'Edesse«, in: *Cahiers archéologiques* II, Paris 1947

— *Les écrits esséniens découverts près de la mer Morte,* Paris 1959

Duthuit, Georges, *Byzance et l'art du XIIe siècle,* Paris 1926

Ebersolt, Jean, *Le grand Palais de Constantinople,* Paris 1910

— und Adolphe Thiers, *Les églises de Constantinople,* Paris 1913

Effenberger, Arne, *Koptische Kunst, Ägypten in spätantiker, byzantinischer und frühislamischer Zeit,* Wien 1975

Endres, Franz Carl und Annemarie Schimmel, *Das Mysterium der Zahl, Zahlensymbolik im Kulturvergleich,* Köln 1986

Epstein, Ann Wharton, »Tokali Kilise: Tenth-Century Metropolitan Art in Byzantine Cappadocia«, in: *Dumbarton Oaks Studies* 22, Washington 1986

Evangile de Jean, Papyrus Bodmer II, hg. von Victor Martin, Genf 1956

Festugière, A.J., *Antioche païenne et chrétienne,* Paris 1959
Field, J.V. und M.T. Wright, »Un mécanisme byzantin«, Auszug aus *»Annals of Science«* Bd. 42, März 1985, in: *La Recherche* Nr. 172, Paris, Dez. 1985
Friedländer, Paul, *Johannes von Gaza, Paulus Silentiarius und Procopius von Gaza: Kunstbeschreibungen Justinianischer Zeit,* Hildesheim 1969
Frolow, A., »La dédicace de Constantinople dans la tradition byzantine«, in: *Revue de l'histoire des religions CXXVII* (1944)

Gabriel, Albert, *Voyage archéologique dans la Turquie orientale,* 2 Bde., Paris 1940
Gagé, Jean, »De Rome à Byzance, le cérémonial monarchique, les insignes et le costume des empereurs romains«, Zusammenfassung, in: *Byzantion* XI, Brüssel 1936
Gerke, Friedrich, *Spätantike und frühes Christentum,* Baden-Baden 1967 (= Kunst der Welt)
Gerster, Georg, u.a., *L'art éthiopien, Eglises rupestres,* La Pierre-qui-Vire 1968
Ghalpaktchian, O. Kh. und Adriano Alpago Novello, *Sanahin,* DAA, Mailand 1970
Gough, Michael, »The Monastery of Eski Gümüs, A Preliminary Report«, in: *Anatolian Studies* XIV, London 1964
Gouillard, Jean, *La vie religieuse à Byzance,* London 1981
Grabar, André, *L'empereur dans l'art byzantin,* Paris 1936
— *Martyrium, Recherches sur le culte des reliques et l'art chrétien antique,* 2 Bde., Paris 1946
— »Le témoignage d'une Hymne syriaque sur l'architecture de la cathédrale d'Edesse au VIe siècle et sur la symbolique de l'édifice chrétien«, in: *Cahiers archéologiques* II, Paris 1947
— *Die byzantinische Malerei,* Genf 1953
— »L'iconoclasme byzantin«, in: *Dossier archéologique,* Paris 1957
— *Byzanz,* Baden-Baden 1964 (= Kunst der Welt)
— »Deux monuments chrétiens d'Egypte, Le sens des images frontales chrétiennes«, in: *Synthronon,* Paris 1968
— »Pseudo-Codinos et les cérémonies de la Cour byzantine au XIVe siècle«, in: *Art et Société à Byzance sous les Paléologues,* Venedig 1971
Grant, Robert M., *Augustus to Constantine,* London 1971
Guilland, Rodolphe, »La formation de l'Empire romain d'Orient«, in: *Encyclopédie de la Pléiade, Histoire universelle,* Bd. I, Paris 1956
— »L'Empire d'Orient – L'Empire byzantin«, in: *Encyclopédie de la Pléiade, Histoire universelle,* Bd. II, Paris 1957
— *Titres et fonctions de l'Empire byzantin,* London 1971
Guillou, André, *La civilisation byzantine,* Paris 1974

Haussig, H.W., *Kulturgeschichte von Byzanz,* Stuttgart 1959
Herzfeld, Ernst, »Der Thron des Khosro«, in: *Jahrbuch der Preußischen Kunstsammlungen* 41, Berlin 1920
Hofrichter, Hartmut und Gabriella Uluhogian, *S. Stephanos,* DAA, Mailand 1980

Janin, Raymond, *Les Eglises orientales et les rites orientaux,* Paris 1926
— *Constantinople byzantine,* Paris 1964
Janssens, Emille, *Trébizonde en Colchide,* Brüssel 1969
Jarry, Jacques, *Hérésies et factions dans l'Empire byzantin du IVe au VIIe siècle,* Kairo 1968
Jeffery, Anderson C., »The Seraglio Octateuch and the Kokkinobaphos Master«, in: *Dumbarton Oaks Papers* 36, Washington 1982
Jobst, Werner, »Der Kaiserpalast und seine Mosaiken«, in: *Antike Welt* Nr. 3, Feldmeilen 1987

Kantorowicz, Ernst, »The Kings Advent«, in: *Art Bulletin* XXVI (1944)
— *The King's Two Bodies, A Study in Mediaeval Political Theology,* Princeton 1957
— *L'Empereur Frédéric II,* Paris 1987
Konstantin der Große, hg. von Heinrich Kraft, Darmstadt 1974 (= Wege der Forschung 131)
Koptische Kunst, Christentum am Nil, Ausst.-Kat. Kunsthaus Zürich, 1963
Kostof, Spiro, *Caves of God,* Cambridge (Mass.) 1972
Kraeling, Carl H. u.a., *Gerasa, City of the Decapolis,* New Haven 1938
Krautheimer, Richard, *Three Christian Capitals, Topography and Politics,* Berkeley 1983

Lavin, Irving, »The House of the Lord, Aspects of the Role of Palace Triclinia in the Architecture of the Late Antiquity and the Early Middle Ages«, in: *The Art Bulletin,* XLIV (1962)
Lazovic, Miroslav und Nicolas Dürr, »Objets byzantins de la collection du Musée d'art et d'histoire«, in: *Genava* 25 (1977)
Leitzmann, H., *Die Landmauer von Konstantinopel,* Berlin 1929
Lemerle, Paul, *Le premier humanisme byzantin, Notes et remarques sur enseignement et culture à Byzance des origines au Xe siècle,* Paris 1971
— *Cinq études sur le XIe siècle byzantin,* Paris 1977
— *Essai sur le monde byzantin,* Psychologie de l'art byzantin, London 1980
— *Histoire de Byzance,* Paris 1980
Leroy, Jules, *Moines et monastères du Proche-Orient,* Paris 1958
— *Les peintures du couvent de Ouadi Natroun, La peinture murale chez les Coptes,* Bd. II, Kairo 1982

Mac Donald, W., *L'architecture paléochrétienne et byzantine,* Paris 1963
Magdalino, Paul und Robert Nelson, »The Emperor in Byzantine Art of the Twelfth Century«, in: *Byzantinische Forschungen* VIII, Amsterdam 1982
Mainstone, Rowland, J., »The Reconstruction of the Tympana of St. Sophie at Istanbul«, in: *Dumbarton Oaks Papers* 23–24, Washington 1969–1970
— *Haghia Sophia, Architecture, Structure and Liturgy of Justinian Great Church,* London 1988
Mango, Cyril, »Byzanz«, in: *Die Kunstschätze der Türkei,* Genf 1966
— *Byzantinische Architektur,* Stuttgart 1975
— *Architecture byzantine,* Paris 1981
— *Byzantium and its Image, History and Culture of the Byzantine Empire and its Heritage,* London 1984
— *Le développement urbain de Constantinople,* Paris 1985
— Hans Belting und Doula Mouriki, *The Mosaics and Frescoes of St. Mary Pammakaristos (Fethiye Cami) at Istanbul,* Dumbarton Oaks Center for Byzantine Studies, Washington 1978
— und E.J.W. Hawkins, »The Apse Mosaics of St. Sophia at Istanbul, Report on Work carried out in 1964«, in: *Dumbarton Oaks Papers* 19, Washington 1965
— und John Parker, »A Twelfth-Century Description of St. Sophia«, in: *Dumbarton Oaks Papers* 14, Washington 1960
Mathews, Thomas F., *The Early Churches of Constantinople, Architecture and Liturgy,* London 1971
Metz, René, *Histoire des conciles,* Paris 1964
Millingen, Alexander von, *Byzantine Churches in Constantinople,* London 1912
Mnatsakanian, Stephan und Adriano Alpago Novello, *Haghbat,* DAA, Mailand 1970
Monti della Corte, Alessandro Augusto, *Lalibela, Le chiese ipogee e monolitiche e gli altri monumenti medievali del Lasta,* Rom 1940
Mundell, M.C., »The Sixth-century Sculpture of the Monastery of Deir Za 'Faran in Mesopotamia«, in: *Actes du XVe Congrès international d'Etudes byzantines, Athènes 1976,* Bd. II B, Athen 1981

Nativité de Marie, Papyrus Bodmer V, hg. von Michel Testuz, Genf 1958
Nice, Robert L. van, *Saint Sophia in Istanbul, An Architectural Survey,* Instalment II, Washington 1986

Oikonomidès, Nicolas, »Some Remarks on the Apse Mosaic of St. Sophia«, in: *Dumbarton Oaks Papers* 39, Washington 1985
Orange, Hans Peter L', *Studies on the Iconography of Cosmic Kingship in the Ancient World,* Oslo 1953
— *Das Römische Reich, Kunst und Gesellschaft,* Stuttgart 1985
Ostrogorsky, Georges, *Geschichte des byzantinischen Staates,* München 1952
Ouspensky, Th., *L'Octateuque de la Bibliothèque du Sérail,* München 1907

Paboudjian, Pascal und Adriano Alpago Novello, *Ererouk,* DAA, Mailand 1977
Palanque, Jean-Rémy, »L'Empire universel de Rome«, in: *Encyclopédie de la Pléiade, Histoire universelle,* Bd. I, Paris 1956
Pappus d'Alexandrie, *La Collection mathématique,* hg. von Paul ver Eecke, Bd. I, Paris-Brüssel 1933
Peeters, Paul, *Le tréfond oriental de l'hagiographie byzantine,* Brüssel 1950
Pépin, Jean, *De la philosophie ancienne à la théologie patristique,* London 1986
Person, Ralph E., *The Mode of Theological Decision Making at the Early Ecumenical Councils,* Basel 1978
Piganiol, André, »La loge impériale de l'Hippodrome de Byzance et le problème de l'Hippodrome couvert«, in: *Byzantion* XI, Brüssel 1936
— *L'Empire chrétien (325–395),* Paris 1972
Procopius of Caesarea, *Buildings,* Harvard 1961
Prokop, *Bauten,* und Paulos Silentiarios, *Beschreibung der Hagia Sophia,* München 1977

Réau, Louis, »L'art byzantin«, in: *Encyclopédie de la Pléiade, Histoire de l'Art,* Bd. II, Paris 1966
Restle, Marcell, *Die byzantinische Wandmalerei in Kleinasien,* Recklinghausen 1967
Rice, David-Talbot, *The Great Palace of the Byzantine Emperors,* Edinburgh 1958
— *The Church of Haghia Sophia at Trebizond,* Edinburgh 1968

Salles-Dabadie, J.M.A., *Les conciles œcuméniques dans l'histoire,* Paris 1962
Shahid, Irfan, »Byzantium and the Arabs«, in: *Byzantinische Studien,* 1984
Simon, Marcel, *Hercule et le christianisme,* Straßburg 1955
— *La civilisation de l'Antiquité et le christianisme,* Paris 1972
Stierlin, Henri, *La vérité sur l'Apocalypse,* Paris 1972
— *Le Livre de Feu, L'Apocalypse et l'art mozarabe,* Genf–Paris 1978
— *Hadrien et l'architecture romaine,* Fribourg–Paris 1984
— *Soliman et l'architecture ottomane,* Fribourg–Paris 1985
— *L'Astrologie et le pouvoir,* Vorwort von Pierre Grimal, Paris 1986
Stern, Henri, *L'art byzantin,* Paris 1966
Stratos, Andreas N., *Studies in 7th-Century Byzantine Political History,* London 1971
— *Byzance au VIIe siècle,* Bd. I: *L'empereur Héraclius et l'expansion arabe,* Bd. II: *Les premiers Héraclides et la lutte contre les Arabes,* Lausanne 1980–1985
Striker, C.L. und Y. Dogan Kuban, »Work at Kalenderhane Cami in Istanbul«, in: *Dumbarton Oaks Papers* 21, 22, 25, Washington 1967, 1968, 1971

Tavano, S., »Unità e originalità dell'architettura Giustinianea«, in: *Actes du Xe congrès international d'archéologie chrétienne, 1980,* Vatikan 1984
Tchalenko, Georges, *Les villages antiques de la Syrie du Nord, Le massif du Bélus à l'époque romaine,* 2 Bde., Paris 1953
— »La basilique de Qalblôzé«, in: *Syria,* Bd. L, Paris 1973
Thierry, Jean-Michel und Patrick Donabédian, *Les Arméniens,* Paris 1987
Thierry, Michel, »Les influences byzantines sur l'art arménien«, in: *XVI. Internationaler Byzantinistenkongreß* II/5, Wien 1982
Thierry, Nicole, »Peintures pré-iconoclastes en Cappadoce, Critères de datation, chronologie interne«, in: *XVI. Internationaler Byzantinistenkongreß* II/5, Wien 1982
— *Haut Moyen-Age en Cappadoce,* Institut français d'Archéologie du Proche-Orient, Paris 1983
— und Michel, *Nouvelles églises rupestres de Cappadoce, Région du Hasan Dagi,* Paris 1963
Timiadis, Emilianos, *Le monachisme orthodoxe,* Paris 1981
Toynbee, Arnold, *Constantine Porphyrogenitus and his World,* London 1973

Underwood, Paul Atkins, *The Kariye Djami,* 4 Bde., Princeton 1966–1975

Volbach, W.F., *Frühchristliche Kunst,* München 1958
Vries, W. de, *Orient et Occident, Les structures ecclésiales vues dans l'histoire des sept premiers conciles œcuméniques,* Paris 1974

White, Hugh G. Evelyn, *The Monasteries of the Wâdi'n Natrûn,* Bd. III: *Architecture and Archaeology,* New York 1933

Zarian, Armen und Armen Manoukian, *Haghartzin,* DAA, Mailand 1984
— und Herman Vahramian, *Goshavank,* DAA, Mailand 1982

Glossar

Abakus – Deckplatte des Kapitells, nimmt die Last auf
Anachoret – Mönch oder Einsiedler, der in der Abgeschiedenheit lebt, gewöhnlich in der Wüste
Anastasis – Auferstehung Christi, verbunden mit dem Abstieg in die Vorhölle und der Befreiung der dort Harrenden
Anikonisch – Wörtlich ohne Ikone, ohne religiöses Bild
Apollinarismus – Lehre des Apollinarius von Laodizäa (310–390), nach der in Jesus das Wort direkt mit dem Leib vereint ist
Apologetik – Teil der Theologie, der die Wahrheit der Dogmen beweisen soll
Archivolte – Verzierte Stirn eines Bogens
Arcosolium – Bogen über einer Mauervertiefung, unter der ein Grab liegt
Arianismus – Lehre des Arius von Alexandria (256–336), die Gottsohn dem Gottvater unterordnet und die Konsubstantialität leugnet
Basileus – Beiname der byzantinischen Kaiser ab dem 7. Jahrhundert
Bema – Umfriedung im Schiff einer Basilika, in der der Klerus die heiligen Texte liest
Cardo – Begriff des römischen Städtebaus; bezeichnet die nord-südlich verlaufende Verkehrsachse in römischen Lagern und Städten, die rechtwinklig den Decumanus kreuzt
Cella – Kultraum eines Tempels, in dem die Gottheit verehrt wird
Chalkedonismus – Lehre, nach der in Christus zwei Naturen eine einzige Person bilden, nach dem Beschluß des Konzils von Chalkedon 451
Christusmonogramm – Die beiden ersten Buchstaben des Namens Christus im griechischen Alphabet: Chi und Rho (XP)
Ciborium – Baldachinförmiger Bau, gewöhnlich auf Säulen, über einem Altar, Grab oder Taufstein
Codex – Buch aus zusammengehefteten Seiten, im Gegensatz zur Schriftrolle
Deësis – Bildthema mit dem thronenden Christus zwischen Maria (links) und Johannes dem Täufer (rechts)
Diakonikon – Raum in Basiliken, in dem sich die Zelebranten ankleiden und die Diakone die heiligen Gefäße vorbereiten; Sakristei; flankiert oft – symmetrisch mit der Prothesis – auf der rechten Seite die Apsis
Dormitio – Entschlafung (Mariens), Bildthema der Jungfrau auf dem Sterbebett; oft synonym mit der Himmelfahrt Mariens, die am 15. August gefeiert wird
Dschami – Türkisch: Moschee
Exedra – Oft halbkreisförmiger und an der Fassade offener Raum; in Basiliken erhöhter Teil der Apsis, in dem der Bischof Platz nimmt
Exonarthex – Äußere Vorhalle einer Kirche vor dem eigentlichen Narthex
Hagiographie – Literatur über das Leben der Heiligen
Haikal – Allerheiligstes der koptischen Kirchen in Ägypten
Haruspex – Wahrsager, der aus den Eingeweiden von Opfertieren die Zukunft bestimmt
Heroon – Heldengrab, Kultstätte für einen antiken Helden
Homoiousianisch – Lehre, nach der Christus konsubstantiell mit dem Vater ist
Hypostase – Als göttlich geltende Substanz. Jede der göttlichen Personen, die als substantiell unterschieden angesehen werden. Lehre der Hypostasen: In Gott gibt es drei Hypostasen und nur eine Natur; in Jesus Christus gibt es eine Hypostase in zwei Naturen
Ikone – Sakrales Bild, religiöse Malerei, die die Gläubigen in der Ostkirche verehren
Ikonodulen – »Bildersklaven«, Anhänger des Ikonenkults
Ikonoklasmus – Lehre im byzantinischen Reich des 8. und 9. Jahrhunderts, der zufolge sakrale Bilder zu verbieten, notfalls auch zu zerstören waren
Ikonoklast – »Bilderstürmer«, Anhänger des Ikonoklasmus
Ikonostase – Wand in der Kirche mit griechischem Ritus, die Schiff und Altarraum trennt und auf der die Ikonen zur Verehrung der Gläubigen angebracht sind
Jamatun – Narthex der armenischen Kirchen
Kathisma – Loge des Kaisers im Hippodrom
Koinobit – Mönch, der in Gemeinschaft lebt, nach der Regel, die der heilige Pachomius um 320 festsetzte und die das religiöse Gemeinschaftsleben ordnet
Konsubstantiell – Von derselben Substanz; Konsubstantialität von Gottvater und Gottsohn
Labarum – Kaiserliche Standarte, auf der Konstantin anläßlich der Schlacht an der Milvischen Brücke 312 Kreuz und Christusmonogramm anbringen ließ
Laren – Römische Hausgötter
Lisene – Senkrechter, flacher Mauerstreifen zur Gliederung der Wandfläche
Martyrion – Christlicher Bau, oft von rundem Grundriß, in dem ein Märtyrer verehrt wird; gewöhnlich enthält er dessen Reliquien oder Grab
Memoria – Zum Gedenken an einen Heiligen oder Märtyrer errichteter Bau; oft synonym mit Ciborium
Monastisch – Das Mönchtum betreffend
Monarchianismus – Lehre, nach der es keine Dreifaltigkeit, sondern eine »Monarchie« Gottes gibt, das heißt einen einzigen Gott, gemäß der These von Sabellius aus dem 3. Jahrhundert
Monophysitismus (Monophysit, monophysitisch) – Lehre von Eutyches aus dem 5. Jahrhundert, die nur eine Natur in Christus anerkennt; sie wird besonders von der armenischen Kirche, der jakobitischen Kirche Syriens und der koptischen Kirche Ägyptens und Äthiopiens vertreten
Narthex – Vorraum oder Vorhalle einer Kirche, in den ersten Jahrhunderten des Christentums den Katechumenen vorbehalten
Nestorianismus – Lehre von der Dualität der menschlichen und der göttlichen Natur in Christus, nach Nestor, einem syrischen Bischof, der 428 Patriarch von Konstantinopel wurde und 431 durch das Konzil von Ephesos wegen Häresie abgesetzt wurde
Oktateuch – Die ersten acht Bücher des Alten Testaments
Pallium – Zunächst römischer Mantel; später liturgisches Kleidungsstück: weiße Wollstola mit schwarzen Kreuzen, die kirchliche Würdenträger zu Festen tragen
Pantokrator – Beiname Christi, »Allherrscher«, Herr der Welt
Parekklesion – Anbau an das Seitenschiff einer Kirche, gewöhnlich als Grabkapelle
Pendentif – Wandfläche in sphärischer Dreiecksform, die von einem rechteckigen Grundriß zur runden Kuppel überleitet
Prothesis – Sakristei, symmetrisch mit dem Diakonikon zur Linken der Apsis angeordnet
Skriptorium – Werkstatt zur Herstellung von Manuskripten
Septuaginta – Griechische Übersetzung des Alten Testaments aus dem 3. bis 1. Jh. v. Chr.; laut Tradition von siebzig Weisen für jüdische Gemeinden angefertigt, die nicht mehr Hebräisch sprachen
Subordinationslehre – Doktrin, die aus dem Arianismus hervorging; sieht in der Dreifaltigkeit eine ontologische Unterordnung des Sohnes und Geistes unter den Vater
Synthronon – Halbkreis von stufenförmig angeordneten Bänken für den Klerus in der Hauptapsis einer Kirche
Temenos – Heiliger Bezirk um einen Tempel oder eine Kultstätte
Tetrakonche – Gebäude mit vier paarweise gegenüberliegenden Konchen (Vierpaß)
Theotokos – Die Gottesgebärerin, Beiname der Maria
Trikonche – Gebäude, dessen Chor mit drei großen Konchen abschließt. Die eine bildet die Apsis, die anderen liegen einander gegenüber, um ein Kreuz zu bilden
Triforium – Durchbrochene Empore über den Seitenschiffen einer Kirche
Tetramorph – Darstellung der vier Evangelistensymbole nach der apokalyptischen Ikonographie: Löwe, Adler, Stier und Mensch; oft um den thronenden Christus gruppiert
Trompe – Kleines vorkragendes Gewölbe über der Diagonale einer Ecke, das eine Kuppel abstützt und von einem quadratischen Grundriß zum Achteck oder Kreis an der Kuppelbasis überleitet

Register

Verzeichnis der Farbabbildungen